*Your Strong, Sexy Pregnancy*에 대한 찬사

"Desi와 함께 출산 전 요가를 수행한 것은 임신기간 내내 근력과 몸의 탄력을 유지하는 데 도움이 되었다. 난 임신 기간 내내 일을 했고, 따라서 건강을 유지하고 멋진 몸매를 유지하는 것이 매우 중요했다. 난 겨우 두시간만 진통을 느꼈고 이것이 전적으로 내가 한 출산 전 요가덕분이라고 생각한다. Desi의 수업들은 출산 직전까지 저를 강인하게 만들어줬다."

Maxine Bahns, *배우, 운동선수, 두 아이의 엄마*

"Desi의 임산부 운동과 산후 운동에 대한 수업들은 내게 임신, 진통, 분만, 엄마가 되는 것에 대한 크로스 트레이닝을 알려줬다. 요가, 전통적인 근력 운동들, 유산소운동 일부의 결합은 내가 건강하다 느끼도록 도와줬고 진통과 분만을 대비하게 해줬다. Desi의 수업에 매주 참여한 것은 내가 정신적으로 그리고 육체적으로 모두 건강할수 있게 전적으로 도움이 됐다. 아이를 다시 가졌을 때, 그녀의 지도가 없었더라면 내가 어떻게 했을지 모르겠다."

Sandra Kawahito of Mamai, *웰니스센터의 소유자이자 네 아이의 엄마*

"스스로를 믿고 모든 답이 당신에게 있다는 것을 깨달아라. 당신의 아이에게 무엇이 옳은지 당신보다 더 잘 아는 사람은 없다. 어떠한 것이 옳다고 느낀다면, 그것을 따라라. 어떠한 것이 좋지 않다고 느끼면, 그것을 따라라. 느낌은 거짓말을 하지 않는다. Desi는 이러한 삶의 방식을 구체화시킨다. 그녀는 당신이 무엇을 해야하고 하지 말아야한다고 말하는 외부의 좋은 말들을 흘려보내는 방법과 안쪽 깊숙한 곳의 느낌을 찾는 방법을 당신에게 가르쳐줘서 당신 스스로의 내면이 알려주는 지혜를 들을 수 있고, 이로 인해 보다 진실된 당신으로 살 수 있게 해주는 훌륭한 길잡이이다."

Lori Bregman, *임산부도우미(doula), 치료사(healer),* The Mindful Mom-to-Be의 저자

내가 Desi의 임산부 요가 수업에 처음 참석했을 때, 그녀는 우리에게 한 손을 배 위에 그리고 다른 손은 본인의 심장위에 올리게 했고 나는 그 즉시 울음이 터졌다. 그녀는 나를 태아와 특별한 방법으로 연결해줬고 내가 힘을 내며 동시에 유순해지게 도와줬다. 그녀의 수업은 하나의 피난처였다.

Erin Torpey, *배우이자 두 아이의 엄마*

"Desi의 차분하고 든든한 태도와 함께, 코어 근육들이 보다 빨리 회복되도록 건강하게 유지시키는 가벼운 운동들을 중심으로 안전하고 효과적인 임산부요가에 대한 그녀의 접근법은 예비엄마들한테 완벽하다!"

Linda Shelton, Fit Pregnancy 잡지 전 편집장

"임신 후기의 여성들은 임산부 요가와 피트니스를 통해 진통과 출산에 대한 대비에 도움이 되는 유연성강화 및 근력강화 활동들을 포함해 여러모로 좋은 효과를 얻을 수 있다. Bebe PT(또는 여성 건강 물리치료 클리닉)의 창시자로서, 나는 많은 고객들을 Desi와 공유한다. 여성들은 임신 마지막 3개월동안 신체를 진통과 출산에 대비시키는 특정한 요가 스트레칭 및 자세들을 수행하면서 다양한 생리학적 변화를 경험한다. Desi는 임산부의 신체를 이해하고 누군가가 물리치료 또는 카이로프랙틱과 같은 추가적인 치료가 필요한 경우를 알아보려고 한다. 우리가 공유한 고객들은 Desi가 단지 대단한 요가 강사 정도가 아니고 고객들에게 훨씬 더 많은 역할을 한다며 그녀를 극찬한다. 그녀의 방대한 지식과 사람을 끌어당기는 성격은 정말 용기를 주고 나는 그녀 및 그녀의 고객들과 일 할 수 있어 영광이다."

Martina Fogt, 물리치료학 석사, 공인 임신 및 산후 물리치료사,
주산기 돌봄, 골반바닥, 장 및 방광 기능이상에 대한 전문가

"한명의 엄마로서, 출산을 하는 것은 살면서 가장 놀라운 경험이었다. 나는 내 몸이 그렇게 큰 힘과 능력을 발휘할 지 생각도 못했다. 내가 탈진상태를 넘어섰을 때, 내 몸은 무엇을 해야 할 지 정확히 알고 있었다. 아이를 처음 안아보고서 느낀 끝없는 기쁨과 사랑을 나는 절대 잊지 못할 것이다. 환자가 임산부에서 엄마가 되는 과정을 지켜보고 같이하는 것은 산부인과 의사로서 느낄 수 있는 가장 큰 영광과 기쁨이다. Desi와 그녀의 임산부 요가 수업 덕분에, 나는 내 신체에 집중하고, 신체의 힘과 능력을 굳게 믿고, 엄청난 고통에도 차분하게 호흡을 유지하는 것을 배웠다. 고마워요 Desi! 나는 당신의 도움을 말로는 이루 다 표현할 수 없다."

산부인과 의사 Conny Fendler

"진통과 출산 후 운동을 다시 시작하기 전에 의사의 승인은 여성에게 중요하다. 조심스럽고 부드러운 요가 수행은 신체가 새로운 상태를 형성하는 동안 수월하게 운동을 다시 할 수 있는 좋은 방법이다. Desi는 초보엄마들에게 운동을 부드럽게 재시작하는 방법을 알려준다."

산부인과 의사 Betty Lee

"Mommy & Me 요가의 좋은 점은 한시간에 걸친 수업이 끝난 후에도 계속된다. 당신의 아기와 함께하는 요가는 초보엄마들에게 평생동안 운동하고 그들 스스로를 돌보는 방법을 길들인다. 연구에 따르면, 엄마들이 운동을 할 때, 아이들이 더 건강하고 학업에 더 뛰어난 경향을 보였다. 따라서, 학부모들이 내게 아이들의 건강과 행복을 증진시킬 수 있는 방법을 물을 때 나는 그들에게 "여러분 스스로를 위해 매일 운동하는 습관을 가지세요. 모범을 보이세요. 당신들의 아이는 규율과 자기관리를 배울 것이고, 이를 모범행동 모방훈련이라 한다". 이는 당신과 당신의 아이에게 좋다! 이는 널리 사용되며 양쪽에게 득이 되는 방법이다".

캘리포니아 주 산토모니카 시 10번가 소아과, **의학박사 Lisa Stern**

"나는 의대에서 임산부 요가와 출산 후 요가에 대해서 배우질 않았고, 이것을 내 임신기간과 그 이후에 더 생각했다. 내 막내아이는 2살 남짓이고 나는 내가 다른 엄마들을 격려하기 위해 목표로 한 "건강한 엄마"의 모습이 되기 위한 최선의 방법을 찾기 위해, 계속해서 치료하고 변화시킨다. 나의 피트니스 전문가, Desi Barlett에게 감사를 전한다."

Natiya Guin, 자연요법의사(ND)

"엄마들을 위한 자기 관리의 중요성은 아무리 강조해도 지나치지 않다. 자기 관리를 무시하면, 삶에서 건강과 기분부터 관계들까지 모든 것들이 악화된다. Desi의 수업은 엄마들에게 폭넓은 정신적 고찰을 제공하고 그들의 신체를 강화하고 본인 스스로의 건강을 우선시 하는데 중점을 두게끔 한다."

Noelle Claudat Fletcher, 결혼/가족상담전문치료사

"우리의 환자들 다수가 임산부 요가와 이것이 임신기간과 그 이후에 그들에게 육체적 건강, 정신적 건강, 정서적 건강을 어떻게 증진시키고 유지시키는지에 대해 극찬하지만, Desi의 고객들과 학생들은 그녀의 수업들을 극찬하고 그녀의 활동을 대개 삶을 변화시킨다 말한다. 나는 Informed Pregnancy Podcast에서 이뤄진 Desi의 인터뷰에 즐거웠고 그녀의 마법을 직접 체험할 수 있었다. 좋은 피트니스 전문가들은 제대로 된 운동을 지시할 수 있고 이 운동들을 어떻게 해야 적절한지 보여줄 수 있지만, Desi의 열정은 당신이 이 운동들을 하고 싶게끔 하고, 당신이 이것을 즐기도록 도와주며, 장기적으로 수행할 힘을 준다. 피트니스에 대해 Desi와 이야기 하는 것만으로도 이미 나는 변화되었다."

Elliot Berlin DC 박사, Berlin Wellness Group의 창립자

임산부요가

요가와 피트니스 계획

김우성 옮김

Your Strong, Sexy Pregnancy

A Yoga and Fitness Plan

Desi Bartlett

영 문 출 판 사

■ **옮긴이** (약력 및 경력)

김우성 (맘스바디케어 대표)

- 경희대학교 스포츠의학 전공
- 임산부운동처방사 PEC 디렉터
- 경희대학교 스포츠의학과 초빙강사
- 단국대학교 운동처방재활학과 초빙강사
- 미국조산사 Gail tully - spinning baby 교육 수료
- 독일조산사 Ms.mirian schomann 교육 수료
- 강남차병원 임산부 운동처방 담당 및 간호부 교육
- 강서미즈메디병원 산부인과 의료진 교육
- 자연주의 출산 전문병원 연앤네이쳐 의료진 및 산모 교육담당

《인스타그램 momsbodycare_ceo》

Your Strong, Sexy Pregnancy A Yoga and Fitness Plan
by Desi Bartlett, MS, CPT, E-RYT200, RPYT, YACEP.

임산부요가
요가와 피트니스 계획

2020년 2월 21일 인쇄
2020년 2월 28일 발행

지은이 : Desi Bartlett
옮긴이 : 김우성
발행인 : 박병조
발행처 : 도서출판 영문출판사
등 록 : 1987년 12월 21일 제2-419호
주 소 : 서울시 강남구 삼성동 69-1
전 화 : (02) 514-5590, 776-5590
팩 스 : (02) 756-8943
홈페이지 : www.ymsbook.net
E-mail : yeongmunsa@empas.com
정 가 : 30,000원
ISBN 978-89-7224-477-6

※ 파본은 교환해 드립니다.

모든 곳의 모든 엄마들에게. 내 안의 빛은
여러분 개개인과 여러분의 자녀들
개개인의 빛을 인식하고 받아들인다.

목차

자세와 운동 찾기

> 계속

자세와 운동 찾기

> 계속

자세	임신	임신초기	임신중기	후기	
짐볼 위에서 좌우로 스트레칭 하기				X	165
벽에 다리 올리기 자세			X		118
메뚜기 자세				X	222
허리와 엉덩이 스트레칭		X			92
아기와 함께하는 런지				X	188
변형 차투랑가 자세	X				51
변형 물구나무서기				X	242
사이드 플랭크 변형 자세				X	267
엄마와 나 (Mommy-and-Me) 태양 경배 자세 A				X	184
산 자세	X				45
비둘기 자세	X				56
짐볼 위에서의 파이크 자세				X	214
필라테스 롤-다운				X	219
복사근 비틀기와 함께 필라테스 롤-다운				X	220
플랭크 자세	X				50
포인터 독 자세	X				43
복부를 굽히는 포인터 독 자세				X	221
엎드린 자세로 무릎을 굽혀 들어올리기				X	158
짐볼 위에서 엎드려서 다리 들어올리기				X	215
강아지 자세		X			83
런닝맨				X	261
다리를 넓게 벌린 채 앞으로 굽히기 자세			X		108
앉아서 길게 옆으로 기울이기 자세			X		112
앉은 여신 자세			X		110
앉은 채 무릎을 향해 머리 숙이기 자세 (열린 변형)			X		109
앉은 채 골반 굴리기			X		115
앉은 채 양 옆으로 흔들기			X		111

> *계속*

자세와 운동 찾기

> 계속

추천사

20여년 전 나는 우리가 잘 통해서 곧장 친구가 될 꺼라 생각한 명상 선생을 통해 Desi를 소개받았다. 우리는 우리 둘 다 임산부와 초보엄마들, 건강, 치유, 여권신장을 위해 일하는 것에 큰 열정을 갖고 있다는 것을 알게됐다. 수년 간, 우리는 모든 종류의 치유 방식들을 함께 연구했다. 그녀의 요가와 피트니스 작업은 임산부도우미와 코치로서 내 작업과 멋지게 조합되었다. 우리는 수천명의 여성들이 아이 엄마로 변화하는 모든 과정을 도왔다.

몇년 후, Desi는 임신을 했고 나는 그녀의 두 아들에 대한 임산부도우미가 되었다. 그녀의 출산은 빨랐으며, 다소 크고 아름다운 아기들을 출산했음에도, 그녀는 그들을 쉽고 자신감 있게 낳았다. Desi는 엄청난 기쁨을 느꼈고 엄마가 되는 경험 전체를 경이로워했으며, 그녀는 강좌들, DVD, 개인 강습들을 통해 임산부와 초보엄마들에게 그들의 아기들 및 본인들의 신체에 깊게 연결되는 느낌을 갖도록 돕는 전문 지식을 공유했다.

나는 Desi와 운동한 여성들과 그렇지 않은 여성들의 출산 경험에 대한 차이에 감탄했다. 이러한 여성들은 모두 건강하고 출산을 수월하게 했으며, 심지어 그들의 진통이 더 짧았음을 알게 됐다. 말할 필요도 없이, 이것을 내 눈으로 보고 난 후, 나는 모든 내 고객들을 Desi와 연결되게끔 권장하기 시작했다. 저 또한 그녀의 비밀들을 배우기 원했고, 그래서 그녀의 임산부 요가 강사 트레이닝에 등록했다. 이는 굉장했고, 나는 분만 준비와 출산을 위해 내 고객들에게 사용할 아주 많은 것들을 배웠다.

Desi는 그녀가 말한 것을 실천한다. 그녀는 그녀에게서 배운 모든 엄마들에게 마법을 부린다. 그녀는 이루 말할 수 없이 열정적이고, 타고났으며, 직관적이다. 나는 이 책과 Desi의 지혜를 배우게 될 세상에 모든 엄마가 될 사람들 및 엄마들이 기대된다. 나는 그녀가 가르치는 것이 확실한 효과를 발휘할 것을 직접적인 경험을 통해 안다!

Lori Bregman, 유명 임산부도우미, MAMASTE 및
The Mindful Mom-to-Be의 저자, 모든 여성들을 위한 Seedlyfe 슈퍼푸드의 공동창업자

서문

2008년에, 나는 내 큰 아들인 Cruz를 임신했다. 피트니스 전문가에게, 준비는 보통 비디오 및 사진 촬영을 위해 감량하는 것을 뜻한다. 그러나 나는 엄마가 되기 위한 준비는 어떠한 경우에도 감량을 뜻하지 않는다는 것을 알고 있었다. 그 대신, 이는 육체적 그리고 정서적 양쪽 모두에서 내 힘을 발달시키는 시간이었다. 이러한 두가지 유형의 힘은 서로 아주 밀접한 연관이 있으며, 특히 임산부에게 그러하다: 진통과 분만(그리고 엄마 스스로에게!) 신체적 그리고 정신적 힘 모두가 필요하고, 따라서 진통과 분만(L&D)이라는 매우 어려운 도전을 준비하기 위해 체력을 향상시키는 것은 또한 자신감과 역량을 키운다.

나는 매일 내 배에 노래를 불러줬고, 운동을 했으며, 명상을 했고, 그 밖에 무엇이든 했다. 나는 진통 및 분만 과정에 힘이 될 수 있는 것에 개방적이었다. 9월 8일 한밤중, 나는 갑자기 일어났고 TV가 켜져 있는 것을 알았다. 브리트니 스피어스는 침체기였고, 그녀는 비디오 뮤직 어워드에서 무대위에 섰다. 내가 그것을 보고 "불쌍한 브리트니…그녀를 저녁 식사에 초대하고 싶어"라고 생각했을 때, 양수가 터졌다.(제 아이들의 출산에 대한 기억의 상세한 상황들이 웃기지 않은가?) 내 남편은 의사를 불렀고, 그는 "집에 머물고, 와인 한잔을 하세요, 잠시 쉬고나서, 진통이 점점 짧아질 때 병원에 가세요"라고 기본적인 것들을 말해줬다. 그러나 내 남편은 너무 흥분했고 그 모든 것들을 기다릴 수가 없어서, 대략 45분 후 병원으로 출발했다.

우리가 Los Angeles에 위치한 Cedars-Sinai 병원에 도착하고 몇 시간 후, 나는 피토신(Pitocin)을 투여받았다. 나는 최근 Ricki Lake의 영화인 The Business of Being Born 을 봤고 피토신이 경막외 마취와 제왕절개로 이어질까 봐 두려웠다. 만약 당신이 피토신에 익숙하지 않으면, 이것은 진통 및 분만을 유도하기 위해 더 큰 수축을 유발한다. 더 강한 수축은 더 강한 통증을 의미한다. 더 강한 통증은 대부분 경막외 마취제를 투여하게 되고 그 영화가 주장한 것처럼 다수의 아기들이 피토신을 견딜 수 없고 태아가사로 이어질 수 있기 때문에 대부분 제왕절개로 이어진다. 두말할 나위 없이, 나는 무서워졌다.

나는 내가 임산부도우미가 내 아기의 출산을 위해 참석하도록 결정한 것을 평생 다행으로 여길 것이다. 내 임산부도우미와 나는 경막외 마취제는 피토신으로 이어지는 방법이라고 함께 판단했다. 나는 극심한 통증을 겪고 있었고, 이를 완화시키고 싶었다. 불행히도, 누군가가 내 경막외 마취제 투여를 중지하거나 최소한 줄이는 것을 잊어버려서 나는 허리 아래로 완전히 마비되었다. 힘을 줘야 할 시간이 되었을 때, 나는 아무것도 느낄수가 없었으며, 심지어 충분히 강한 힘을 줄 수 없었다. 나는 내 근육 기억을 촉구해서 내 골반바닥근과 깊은 코어 근육들을 단련할 때 어떠한 느낌이었는지 그리고 어떻게 힘을 줘야하는지 상기시키기로 결정했다.

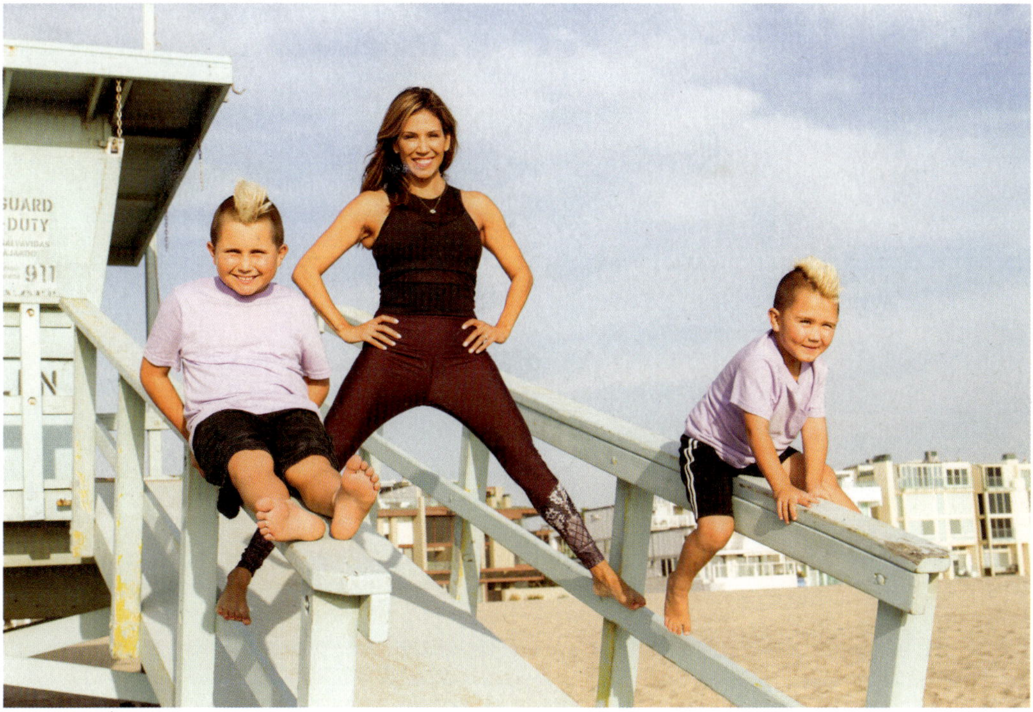

Cruz, Nico Rocket, 나.

내 생각에, 나는 이러한 근육들이 협동해서 아기를 보다 쉽게 낳을 수 있게 도와준다 상상했었다. 나는 등근육들이 계속해서 보조하면서, 내 배가로근(TVA)이 안으로 당겨지고 내 골반바닥을 아래로 미는 것을 상상할 수 있었다. 15분 후, Cruz Roman Bartlett이 세상에 나와서 그의 엄마에게로 왔다.

내 두번째 아들의 경우에는, 과정들이 조금 달랐다. 그들이 말한 것이 옳다: 두 가지 임신은 같지 않다, 심지어 같은 여성일 때도. 이쯤에서는, 내가 Cruz 주위에서 매우 활동적이었으므로, 체중이 많이 늘지 않았다. 나는 건강하고 준비된 느낌을 받았고, 어떤 것을 예상해야 하는지 조금은 알고 있었다. 내가 예상하지 못한 것은 내가 39주 안에 분만을 유도하지 않으면, 10.5파운드의 아기를 낳게 될 것이라고 그들이 말한 것이었다. 그래서 우리는 분만 유도를 했다. 나는 다시 한번 피토신을 투여받았고, 또다시 경막외 마취제 투여를 선택했다. 양수가 저절로 터졌고, 이때 나는 더 낮은 용량의 경막외 마취제를 요구하기로 결정해서 내가 무엇을 하는지 느낄 수 있도록 했다. 나는 Nico Rocket Barlett을 2013년 12월 31일에 단지 세번 힘을 주는 것만으로 낳았음을 공유하게 되어 기쁜 마음이다!

Mothers Into Living Fit: 시작

내가 내 첫번째 아들 Cruz를 임신했을 때, 아들을 엄마와 나(mommy-and-me) 요가 수업들에 데려가는 몽상을 했다. 산후 6주차 산부인과 검진 에서, 그녀는 내게 운동을 해도 된다고 허락했고, 나는 Cruz를 요가 수업에 데려갈 수 있어서 매우 기뻤다. 대략 일주일 후, 우리는 현지 스튜디오의 엄마와 나 요가 수업에 갔다. 수업의 처음 20분간, 내 아들은 카시트에서 자고 있었다. 아기가 일어났을 때, 그는 배가 고팠고, 우유를 먹이는데 대략 20분이 걸렸다. 우유를 먹은 후, 안기길 원했고, 나는 팔로 조심스레 안고서 아름다운 요가 음악이 흘러나오는 동안 다정한 유대감을 느끼며 즐거운 시간을 보냈다. 수업이 끝난 후 강사는 "당신의 아들이 당신이 요가를 수행하지 못하게 하는 게 유감스럽네요"라고 말했다. 그 순간에, 나는 머리에서 브레이크가 끼익하는 소리를 들었고 엄마 곰 에너지(아이를 극도로 방어하는)가 충천하는 것을 느꼈다. 나는 "내 아이는 훌륭하고 그의 행동은 나이에 적합하며, 당신이 그 소리를 할 때까지 난 좋은 경험을 하고 있었어"라고 생각하고 있었다. 강사에게 이것을 표현하는 대신, 나는 "수고하셨어요"라고 말하고, 재빨리 나왔다. 그 순간에 더 좋은 방법이 있다는 것을 알았다.

바로 다음날, 나는 내가 찾을 수 있는 모든 엄마와 나 요가 비디오를 봤다. 나는 또한 다양한 스튜디오에서 수업들을 들었고, 이 포맷이 무엇인지 살펴보기 시작했다. 아기와 함께 다정하고 사랑스러운 유대감을 경험하는 수행을 할 수 있는 가능성이 존재했다. 나는 대부분의 아기들이 대부분의 시간동안 안겨있길 원하고, 수많은 요가 자세들이 아기를 안은 채 수행할 수 있음을 빠르게 배웠다. 매일같이 나는 따뜻하고 보송한 담요를 내 요가 매트 앞에 두었고, 내 아들은 그를 위해 준비한 아늑한 공간에 누워 있었다. 빈야사 시퀀스(플랭크, 차투랑가 자세, 업독 자세, 다운독 자세)를 거칠 때 마다, 아들에게 키스를 하거나 말이 우는 것처럼 히힝하는 소리 또는 이랴하면서 말이 빠르게 달리는 다그닥 소리를 냈다. Cruz는 이 소리들과 배에 키스하는 것을 좋아해고, 특히 서있는 자세들에서 그를 잡고 있는 것을 좋아했다. 이것은 그를 편안하고 안전하게 잡고 내 손목이 중립 자세를 취하기 위한 자세를 찾는 시행착오의 과정이었다. 우리는 함께 그가 즐거워하는 것과 내 신체가 좋게 느껴지는 것을 바탕으로 시퀀스를 만들었다.

이것이 Mothers Into Living Fit 엄마와 나 요가의 시작이었다. Cruz와 나는 이 포맷을 스튜디오들과 도시 주변의 아이엄마센터(mommy center)들에 가져갔고, 우리는 함께 수행을 노래, 춤, 요가, 즐거움으로 가득 차게 계속해서 개발했다. 현재, 거의 10살이 된 내 아들은 학교가 끝나면 수업을 도와준다. 그가 엄마들과 아기들을 확인하고, 아기들을 웃게 만드는 것을 돕고, 사랑스러운 아기들과 까꿍하며 노는 것을 보면 내 마음이 기쁨과 자부심으로 부풀어 오른다. 그는 나에게 이 포맷을 어떻게 가르쳐야 할 지 아기의 관점에서 귀중한 피드백을 제공한다. 현재 그는 보조 강사로서 돕고 있다. 이것은 수많은 단계들에서 내게 많은 도움이 되었다. 이 경험에서 내가 배운 두 가지 가장 중요한 교훈들은 (1) 엄마는 아기에게 건강과 웰니스의 첫번째 롤모델이고 (2) 아기는 엄마에게 훌륭한 선생님이라는 것이다.

역자 서문

임산부에게 운동지도 시 가장 중요한것은 무엇인가?

10년가까이 임산부를 지도하며 확신하게된 두가지가 있다. 그중 하나는 임산부의 정신적인 부분(mental)이고, 다른 하나는 신체적인 부분(physical)이다.

즉, 두가지 모두를 충족시킬수 있는 운동이 임신기간을 편하게 만들어주고 출산과 출산후 회복에 도움을 준다.

노르웨이 대학병원에서 진행한 연구에서 불안해하거나 과도하게 긴장하는 만삭 산모들은 체내 호르몬 변화와 교감신경의 항진으로 인해 평균 진통시간이 1시간 30분정도가 더 소요된다는 결과에서 알수 있듯이 정신적인 부분은 매우 중요한 요소임에 틀림없다. 심리적 안정감을 향상 시켜줄 수 있는 임산부요가는 이러한 부분에서 굉장한 이점이 있다.

또 미국 존스홉킨스대학 보고서에서 발표한 내용을 보면 임산부의 체중이 평균보다 1kg 증가할 때마다 제왕절개율은 4%씩 증가한다고 보고하였다. 그리고 출산시에 태아의 심박수가 떨어지거나 불안정하면 응급으로 제왕절개를 결정하기도 한다. 즉, 조금이라도 쉽고 편안한 출산을 위해서는 산모의 적절한 체중증가량, 태아에게 산소를 공급하는 능력인 산모의 심폐기능, 심폐지구력, 오랜 진통을 견딜수 있는 산모의 근력, 근지구력 등과 같은 기본적인 신체적 체력요소의 뒷받침이 중요하다.

이 책은 임산부 요가책이지만 기본적인 운동학적 개념을 바탕으로 요가+근력운동+유산소운동을 강조하고 있어 위에서 언급한 임산부의 심리적인 안정과 신체적인 기능향상을 모두 다루고 있다. 지금까지 본 임산부요가 교재중 가장 통합적인 내용을 다루고 있는 것 같아 임산부뿐 아니라 요가강사, 필라테스강사, 트레이너 등 모든 영역의 임산부 운동지도자에게 좋은 도서임에 틀림없다.

국내 임산부운동 관련 서적이 많지 않아 아쉬움이 많았는데 매우 좋은 책이 번역되어 개인적으로 매우 기쁘게 생각하며 많은 임산부와 임산부를 지도하는 운동전문가에게 읽혀지길 바란다.

임산부스포츠의학센터 맘스바디케어 대표 김우성

감사의 글

Mothers Into Living Fit와 *Your Strong, Sexy Pregnancy* 에 기여한 모두에게 감사의 마음을 표한다.

아래의 사람들에게는 특별한 감사를 표한다:

Jeff Bartlett, 내 남편, 가장 친한 친구, 아들을 기르는 삶의 파트너
나를 엄마로 만들고 내가 가족들을 위한 서비스 분야를 시작하게 만들어 준 Cruz Bartlett와 Rocket Bartlett; 너희는 내 인생을 밝게 비춰준단다. 사랑해.
맨 처음부터 이 프로젝트의 설계를 도와준 Michelle Maloney
이 책을 편집하고 연속성을 만들어준 Laura Pulliam
나를 믿어주는 좋은 친구인 Mike Soenen
자연적인 모성애의 아름다운 예시가 되어 준 Alicia Silverstone
나를 작가로서, 강사로서, 친구로서 지지해주는 Felicia Tomasko
내 사진작가, 모델, 후원자, 친구인 Natiya Guin; 당신은 정말 대단해
내 임산부도우미이자 절친한 친구, 꿈을 현실로 만들어준 지원의 모든 원천, Lori Bregman
내 길을 안내해주고 모든 엄마들의 안내를 도와주는 명상의 공헌자 Michele Meiche
나에게 생체역학과 신체운동학을 알려준 Dr. Thomas Sattler; 당신은 지구상에서 최고의 운동 생리학 선생님이다
당신의 니드라 요가 스킬과 훌륭한 휴식을 알려준 Kali Sampson Alexander
Mothers Into Living Fit을 처음부터 믿어주고 당신의 맛있는 레시피를 알려준 Shannan Yorton Penna
나를 지지해주고 엄마들을 위한 생체 역학이 따분하지 않게 해준 Jennifer Wells McCauley; 난 당신을 아주 좋아하고 너무나도 감사한 마음이다

당신의 타의 추종을 불허하는 비건 요리 스킬들을 알려준 Victoria Davis Dodge
내게 내 첫번째 비디오인 Better Belly Yoga작업을 제공해주고 내가 지금 엄마들을 위한 깊은 심오한 중심 과제를 작업하는 동안 옆에 있어준 Liz Vaccariello
진짜 요가 강사가 무엇인지 보여준 Jane Fryer
이 꿈이 성사되게 도와준 Travis Eliot
엄마의 힘에 대한 진짜 의미를 보여준 Theresa Sauter
당신의 이야기를 나눠준 Kimberly Mampe과 내 대모 Gia Perrone
열정적으로 지지해 준 Yael Cohen Braun
엄마와 힘에 대한 아름다운 표현이자 강하고 섹시한 임산부에 대해 집필하는 동안 영감이 되어준 Kate Hudson
내 수업에 참석해준, 내 비디오를 봐준, 지난 10년간 내 블로그를 읽어준 모든 아름다운 엄마들—당신들에게 도움이 되는 것이 내 영광스럽고 당신들은 매일 내게 용기를 준다

건강한 임신을 위한 계획
(Plan for a Strong Pregnancy)

건강함은 새로운 상징

3 + 1 전신 운동

엄마가 제일 잘 안다

건강함은 새로운 상징

(Strond is the New Skinny)

안에서부터의 힘: 이것이 Mothers Into Living Fit 운동의 목표이다. 엄마들은 모든 부분—육체적, 정신적, 정서적—에서 힘을 기르고 이는 우리가 임신의 여정 전반에 걸쳐서 그리고 새로이 엄마가 되는 것을 돕기 위해 촉구한다. 이 힘의 중심에는 무엇이 있을까? 우리가 당신의 코어라고 부르는 당신의 복근이 있다. 이것이 당신의 첫번째 임신이든 다섯번째 임신이든, 강력한 코어는 아기의 무게를 지탱하며 엄마가 쉽게 그리고 최소한의 통증을 느끼며 움직일 수 있게 하는데 있어서 아주 중요하다. 필자는 9개월동안 뚜렷한 식스팩을 형성하는 것에 대해 말하는 것이 아니다. 인구의 아주 작은 일부만이 임신기간 동안 복부 근육의 갈라짐이 보이도록 유지할 수 있지만, 이러한 여성들은 일부 사람들에게 과도하게 미화(비현실적인 기대들)되고 다른 이들에게는 거세게 비난받는데("그녀는 자신의 아기보다 본인의 복근에 더 신경을 쓴다!") 건강한 임산부가 보일 법한 모습을 짐작하기란 정말로 혼란스럽다.

내 관점에서는, 진정한 Mother Into Living Fit 엄마는 안에서부터 만들어진다. 이것은 다른 사람들이 그녀에 대해 어떻게 생각하는지가 아니고 그녀의 자신감과 그녀의 건강과 행복을 우선시하는 능력—그리고 그녀의 작은 존재의 건강과 행복—에 대한 것이다. 그녀의 복부 가장자리가 말랑말랑한지 근육 라인이 두드러지게 나타나는지는 중요하지 않다. 그녀가 어떻게 느끼는 지가 중요한 것이다: 모든 면에서 건강하고 섹시하게.

당신의 안쪽 코어에 대한 학습

섹시한 셀카나 출산 후 우리 주위를 맴도는 시어머니같은 파파라치에게 최소한 OK를 받을 셀카를 찍고 싶은 장소를 어떻게 정할까? 이 질문에 대한 답은 다시금 코어로 바로 이어진다! 코어—몸통의 안정화근으로 알려진—는 두개의 주요한 근육층으로 형성되어 있다. 그 중 하나는 모두가 예쁜 복근을 생각할 때 떠오르는 식스팩 근육들이다. 이 근육들은 배곧은근(복직근)이다. 그러나 강력한 코어의 진짜 비밀은 그 아래에 있다: 배가로근(복횡근;m. transversus abdominis), 줄여서

TVA로 부른다. 이 배가로근은 코르셋처럼 생겼고 당신의 복부 주위를 둘러싼다.

건강한 엄마들은 배가로근이 자세를 잡을 때 기반을 튼튼하게 해주고, 안정성 및 내장에 압박을 제공하며, 태아의 무게를 지탱하는 것을 안다.

또한, 배가로근은 골반바닥근(그림 1.1 참조)이라 부르는 엄청나게 중요한 근육군과 연결된다. 골반바닥은 근육과 연결조직으로 이루어진 해먹모양의 층으로 방광, 장, 자궁과 같은 장기들을 지탱하며, 당신이 필요로 할 때, 당신의 자라나는 아기를 위해 안전을 제공하고 받쳐준다. 이 근육들은 배가로근과 단단히 연결되며, 해당 근육들도 강하고 유연하게 유지시키며 진통, 출산, 회복이 보다 쉽게 만들어준다(당연히, 요실금 문제들에 대한 위험도 또한 낮춰준다).

기억하라, 당신이 제일 좋아하는 운동이 무엇이든, 임신기간 동안의 피트니스에 대한 규칙은 이것이다: 당신이 임신 전에 하지 않았다면, 지금 시작해서는 안 된다. 당신이 *시작할 수 있는* 것은 이것이다: 당신의 배가로근과 허리 근육들을 단련. *잠깐! 내가 이 근육들을 임신 전에 단련하지 않았고, 당신이 이전에 해본적 없는 것들을 하라는 말을 했단 말인가?* 사실은, 당신은 틀림없이 줄곧 이 근육들을 단련했다(심지어 지금도!); 당신이 걸을 때마다, 무언가를 들어올릴 때 마다, 단지 일어설 때마다, 당신은 코어와 척주기립근(허리근육들)을 사용한다. 이들은 매일 수많은 움직임에 필요하다. 그리고 지금은 이 근육들을 조금 더 도전적인 방법으로 목표할 시간이며, 이는 임신기간 내내 당신에게 힘이 나게 도울 것이다.

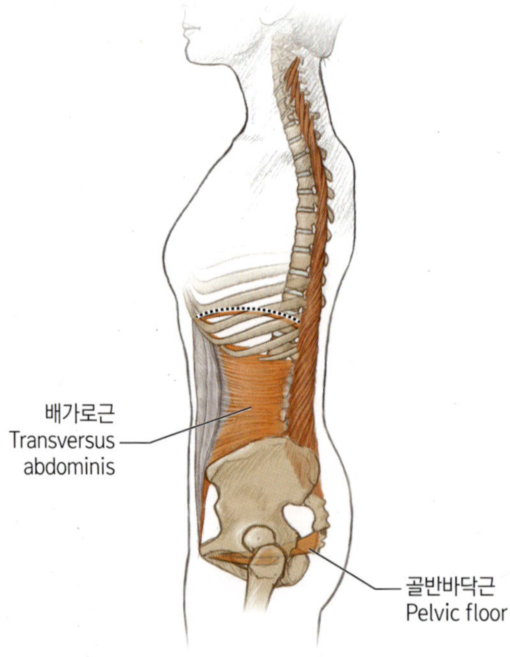

그림 1.1 골반바닥근과 배가로근

여왕처럼 당당하게

당신의 임신이 진행되는 동안, 건강한 코어는 전적으로 당신이 자세를 잡는데 도움이 될 것이다. 좋은 자세는 흔히 높은 자존감과 연결되어 있다. 연구에 따르면, 당신이 여왕처럼 어깨를 펴고 허리를 꼿꼿하게 세워 당당하게 서거나 원더우먼 같이 파워 포즈를 취할 때, 피로가 감소하고 긍정적인 기분이 향상된다. 따라서, 이것은 단지 보기에 좋은 것만이 아니고, 내면으로부터의 좋은 기분에 대한 것이다.

당신이 아기에게 줄 수 있는 가장 큰 선물 중 하나는 당신의 좋은 기분이다. 출생 전후 심리학 및 건강 협회(Association for Prenatal and Perinatal Psychology and Health; APPPAH)의 창설자인 Thomas Verney는 "엄마의 긍정적인 감정은 태아의 건강을 증진시킨다는 것이 밝혀졌다"라고 말했다. 그는 계속해서, "발달중인 아기에게 행복감이나 차분함과 함께 주입되는 생각들은 살아가는 동안 균형적이고, 명랑하며, 차분한 성격의 기반을 만들어준다"라고 하였다. 이것은 우리가 매 순간마다 행복해야 한다는 소리가 아니다. 살아가면서 다음과 같은 일들이 발생한다: 교통 체증, 정치적 문제, 업무 스트레스, 그 밖에 뭐든지. 그러나 긍적적인 생각들은 영양의 한 형태이고, 꼭 우리가 주로 건강한 식생활을 통해 좋아질 수 있는 것처럼, 주로 긍정적인 생각들을 통해 좋아질 수 있다. 스트레스를 받는 순간들이 존재할 때(우리 모두에게 이러한 순간들이 있다), 그 찰나에 침착을 되찾고, 호흡을 하고, 당신의 아기에게 사랑을 주기위해 노력하라.

건강한 엄마가 되라

왜 코어가 임신기간 동안의 건강하고 섹시한 몸에 매우 중요한가? 그리고 임신한 상태로 코어를 단련하는 것이 정말로 *안전한가?* 심지어 1980년대까지 그 누구도 이 주제에 대해 연구하려 들지 않았기 때문에, 우리는 오늘날 과학적 관점에서 임산부의 피트니스에 대해 점점 더 많은 것을 알아가고 있다. 선구자 중 한명인 Dr. James F. Clapp III는 수년간 임산부의 신체의 육체적 능력을 분석했다. 그는 많은 연구결과들을 그의 저서 *Exercising Through Your Pregnancy*를 통해 알렸고, 이 책에서 그는 "운동과 임신의 조합은 홀로 단련하는 것보다 향상된 단련 효과를 보인다"고 말했다. 옮김: 우리는 임신기간 동안 운동을 계속할 때, *놀라운* 결과를 발휘할 잠재력을 갖고 있다. 아름다운 임산부의 배에는 힘이 있다.

우리가 진짜 섹시한 임산부의 첫 화보사진을 보았던, 1990년대로 가보자: *Vanity Fair*의 커버에 실린 아름다운 데미무어와 그녀의 봉긋한 배. 서서히, 여성들—특히 유명인사들—이 그들의 임신을 공유하기 시작했다. 우리가 21세기에 들어서자, 운동선수들부터 락스타들에 이르기까지 모두가 임신한 배를 축하하기 시작했다. 임신한 동안 4인치 높이의 힐을 신고 다녔던 비욘세부터 임신한 상태로 원더 우먼을 찍은 갈 가도트까지, 오늘날 건강한 임산부는 어떤 모습을 할 수 있는지 알려주는 수많은 아름답고 건강한 롤모델이 존재한다.

엄마의 동작

유니콘 자세와 무지개 자세

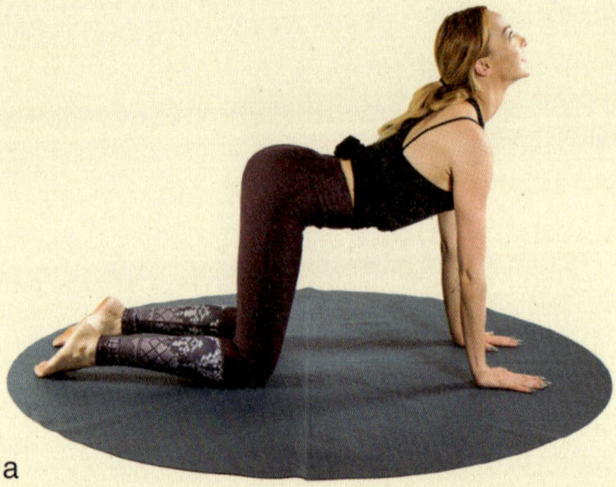

a

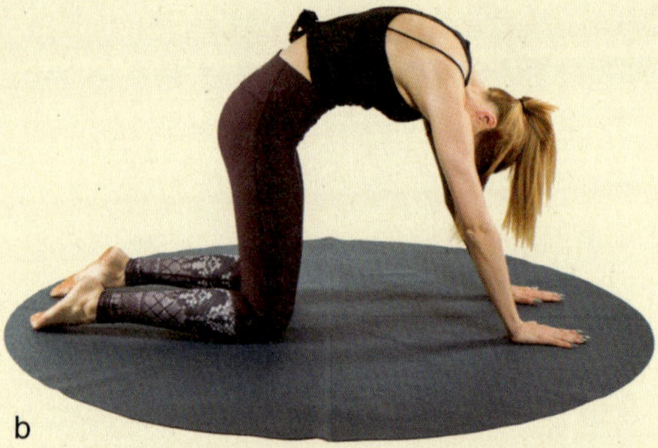

b

이 동작은 전통적으로 *고양이*와 소로 불린다. 임신 기간 동안, 나는 내 몸을 한 마리의 소로 여기기 싫었고, 따라서 이름을 유니콘과 무지개로 변경했다. 이 동작을 어떻게 해야 하는지는 다음과 같다.

1. 양손을 어깨넓이로 벌리고 양 무릎은 골반 너비로 벌린 채, 사지를 이용해 엎드린 자세로 시작하라. 무릎 아래에 받침이 필요하면, 담요를 아래에 받쳐서 완충해준다.
2. 숨을 들이 쉬며, 가슴과 꼬리뼈를 들어올리면서 하늘을 응시하고 몸의 앞쪽이 아래로 부드럽게 스트레칭되는 것을 느낀다 (그림 a 참조).
3. 숨을 내쉬며, 척주를 둥글게 말고 태아를 중심으로 무지개 모양을 만든다 (그림 b 참조). 둥글게 말때, 꼬리뼈를 과도하게 집어넣어서 뱃속의 태아가 눌릴 수 있으므로 유의한다.
4. 여러 차례(10~12)에 걸쳐 유니콘과 무지개 자세를 취해주고, 당신의 왕관이 숨을 들이쉴 때 들어올려지고, 숨을 내쉴 때 태아 주위에 무지개가 있다고 상상한다.

누구도 당신에게 말해주지 않은 정보

당신은 임신한 상태로도 섹시할 수 있다

임신한 몸에 대한 우리의 이미지를 재구성 하는 것은 우리가 사용하는 언어로 시작할 수 있다. 나는 나의 수업을 듣는 예비 엄마들이 그들 스스로 또는 다른 임산부들에 대해 얘기할 때 *여신*과 같은 단어를 쓰도록 장려한다. 우리 몸에 생명을 잉태하는 능력은 기적과 다름없으며, 임신한 몸은 건강하고 활력이 있다는 것을 명심하는 것이 중요하다. 다른 이들도 이러한 강함에 주목한다. 섹시함은 성적인 의미만 담고 있지 않다; 이 단어는 매력적이고, 자신감 있으며, 호감이 가는 것을 뜻하기도 한다.

허리의 힘은 코어 근력의 구성 요소임을 기억하라. 여왕처럼 어깨와 허리를 펴고 당당하게 서는 것은 요통 환자가 서 있는 모습과 아주 다르다. 2010년에 파워 자세와 요가 자세가 참여자의 자존감에 주는 영향을 비교하는 연구가 이뤄졌다. 파워 포즈(예: 양손을 허리에 올린 채 서 있는 자세)는 대인관계에서 우세하게 만들고 힘을 증진시킬 수 있는 반면, 요가 자세는 자존감을 높여줬다. 임신기간과 출산 후 요가를 즐겨야 할 또다른 이유는 자세를 개선한다고 과학적으로 밝혀졌으며 자존심을 높여주기 때문이다.

당신의 아이에 대한 사랑의 시각화

당신의 배를 성역이라 상상하라

하루 중 시간을 내서 눈을 감고 휴식을 취하라. 완전하고 깊게 집중하여 호흡을 만끽하라. 뱃 속의 태아에게 주의를 기울이고 그/그녀를 위해 신체가 생성한 공간의 성소 안에 있는 당신의 작은 아기를 상상하라. 마음의 눈으로, 아기의 집을 신성한 공간이라 상상하라. 당신의 아기에게 사랑을 보내고, 사랑의 빛이 아기의 얼굴을 빛추는 것처럼 당신의 배 안에 빛이 있다고 상상하라. 숨을 쉴 때마다, 동이 틀 무렵 햇빛과 같이 빛이 확장된다고 상상하라. 당신의 신체 전체를 빛의 용기로서 감지하고 보고 느낄 때까지 숨을 쉴 때마다 빛이 확장하는 이 느낌을 계속하라. 준비가 되면, 당신이 있는 방으로 주의를 돌리고, 단지 눈을 감고 깊게 집중하여 호흡을 만끽하는 동안 당신이 원하는 언제든 빛을 당신 안에 붙잡고 있는 이 느낌과 당신이 연결될 수 있다는 것을 알라. 메모: 유럽권 로망스 어에서는 출산을 빛을 준다고 표현한다.

맛있는 음식들

인도의 아유베르딕 전통에서는, 뿌리 채소들이 땅의 에너지를 우리가 불러들이게 도와준다고 말한다. 우리가 땅 속 깊은 곳에서 자라는 식품들을 즐길 때, 이들은 어머니 지구의 에너지를 우리와 연결되게끔 도와주는 것으로 생각된다. 뿌리 채소들은 비트, 얌, 당근같은 식품들을 포함한다. 또한, 이러한 식품들은 섬유질이 풍부한 경향이 있고, 모든 임산부가 당신에게 말해줄 수 있듯이, 섬유질은 당신의 친구이다! 임신기간 동안 프로게스테론의 농도가 증가하면, 당신이 불규칙한(변비를 표현하는데 좋은 단어임) 날들이 있는 것이 일반적이다. 추가적으로, 자연의학 보건의사들은 흔히 임신 초기에 흔한 입덧을 완화시키기 위한 도움으로서 생강을 권장한다.

땅으로부터의 스무디

당근 1 개, 세척 후 잘게 다짐
비트 1 개, 세척 후 잘게 다짐
오렌지 1 개, 껍질을 벗기고 조각으로 나눔
신성한 생강의 1/2 인치 크기의 조각, 강판에 갈음
물 1 컵
얼음 1 컵

블렌더에 재료들을 섞어준다. 부드러워질 때까지 갈아준다.

산출량: *1 회분*

하지만 당신은 다음과 같은 것이 궁금할 것이다: 유명 인사들은 임신을 했든 안했든, 예쁘게 보이는 것이 그들의 일이지 않나? 그 말이 맞다, 그리고 나는 다수의 유명인들을 고객으로 일하며 로스엔젤레스를 기반으로 둔 요가 강사로서의 경험에서 많은 유명인 엄마들이 몸매를 유지하려는 동기가 그들 스스로의 건강과 안녕만을 위한 것이 아니라, 다수의 경우 그들의 커리어를 위한 것이라 말할 수 있다.

그리고 그들은 당연히 수많은 고급 피트니스 프로그램들, 개인 셰프들, 심지어 의사들과 만날 기회가 있다. 몇몇은 출산 후 30일간의 바디 클린징에 들어가거나 성형 수술을 받기로(제왕절개와 복부지방제거수술이 결합된 것을 계획하는 사람들과 같이) 결정한다. 이것은 내가 판단할 일이 아니지만, 당신에게 다른 방법이 있다는 것을 말하고 싶다. Mothers Into Living Fit 프로그램은 당신이 임신기간, 분만실로 들어갈 때, 그 이후의 모든 기간동안 건강을 유지하도록 도와주게끔 고안됐다. 당신은 본인의 몸이 대단함을 느끼고, 어떠한 방법을 선택했든(제왕절개 또는 자연분만, 진통제의 투여여부, 집에서 또는 병원에서) 당신의 아기를 낳을 힘을 가지며, 빠르게 회복할 수 있다. 이 지속적이고, 건강한 움직임은 단번에 빠르게 고쳐지는 것이 아니다; 이것은 생활방식이다. 그리고 당신이 이 책 곳곳에 있는 몇가지 인용문구들에서 읽은 것처럼, 다수의 유명인 엄마들 또한 깡마른 것보다 건강한 것을 수용한다.

내가 당신에게 임신기간 동안 단련을 권고할 때 당신이 여전히 겁이나서 움츠린 상태라면, 당신은 혼자가 아니다. 앞에 서술한 바와 같이 운동이 예비엄마와 태아 모두에게 좋다는 증거들이 늘어나고 있지만, 여전히 이 주제에 대한 수많은 논란이 존재한다. 그 이유 중 하나는 크로스 핏 운동이 뜨면서 점점 더 많은 엄마들이 임산부가 하리라고 예상하는 것과 비교했을 때 너무 격렬하게 보이는 운동을 하고 있다. 크로스 핏을 즐기는 엄마 Lea-Ann Ellison이 임신 8개월째 고중량의 데드 리프트를 하기 위해 쭈그려 앉은 자세를 찍은 사진이 온라인에서 유명해졌을 때, 수많은 악플이 달렸다. 비방하는 사람들이 잘못됐음을 입증하면서, Ellison은 건강한 사내아이를 낳았고, 출산 5개월 후, 임신 전보다 몸무게가 더 줄었다. 그러나 많은 예비엄마들이 이것의 효능을 확신하지만, 고강도 운동은 모든 엄마들에게 괜찮지 않을 수도 있다. 즉, 컨디션이 나빠진 몸(몸매가 망가진 것을 좋게 표현한 것)은 태아의 체중을 지지하거나 빠르게 회복하는 것 어느하나에도 적절한 상태가 아니다. 이것이 Mothers Into Living Fit의 엄마들이 중간 어딘가에 사는 이유이다. 우리는 믿을수 없을 정도로 건강하고 균형잡힌 생활을 하는 지능적이고, 통찰력이 있는 여성들이다.

몇 년 전, 오프라 윈프리가 "당신이 더 잘 알수록, 더 잘 할 것이다"라고 말했다. 이 강력한 메세지는 내 마음에 확 와닿았었다. 현시대의 임산부들은 우리 엄마 세대의 엄마들과는 아주 다르다. 빈 백 의자(bean bag chair)에 앉아서 임신 중에 휴식을 취하기 위해 담배를 피는 시절은 지나갔다

(이것은 내 어머니가 받았던 조언이다). 우리가 살아가는 동안 연구자들이 임신 중 안전한 것과 위험한 것을 밝히기 위해 시간을 냈던 것이 정말 다행이다. 오늘날 우리는 우리 스스로와 자라나는 아기들을 돌보는 방법을 여느 때보다도 더 많이 안다.

요가, 피트니스, 명상, 바른 먹거리 다이어트(Clean diet), 긍정적인 태도는 건강한 생활 방식의 모든 구성요소들이다. 우리 힘으로 어깨와 허리를 펴고 당당하게 서있는 외면만 멋져보이는 것이 아니고, 우리가 품고 있는 아기가 이러한 긍정적인 관점과 생활 방식에서 좋은 영향을 받고 있다는 것을 아는 내면에서 더욱 좋은 기분을 느낄 수 있다. 당신이 임신을 하려고 노력하는 중이든, 이미 임신했든, 초보엄마이든, Mothers Into Living Fit 프로그램은 당신이 의욕이 충만하고 고취되도록 도와준다. 우리는 다양한 수준의 힘을 기르고 이를 아이들과 공유한다.

3 + 1 전신 운동 (3+1 Total Body Fitness)

필자는 다년간에 걸쳐 크로스 트레이닝의 능력을 연구했다. 다양한 방법으로 트레이닝을 하면 여러가지 이득을 획득할 수 있다. 내가 시카고에 위치한 일리노이 대학에서 기업적 피트니스에 대한 주제로 석사를 하고 있을 때, 국립 피트니스 명예의 전당 박물관 및 연구소의 멤버인 Thomas Sattler 박사에게서 육체적 피트니스의 5가지 주요 구성요소들에 대해 배웠다:

1. *근력 (muscular strength)* – 얼만큼의 중량을 들 수 있는가,
2. *근지구력 (muscular endurance)* – 해당 중량을 몇 회까지 들 수 있는가,
3. *심혈관지구력 (cardiovascular endurance)* – 심장혈관계통의 컨디션,
4. *유연성 (flexibility)* – 주어진 가동범위에서 뻗는 능력,
5. *영양 (nutrition)* – 체지방 및 체성분과 관련됨.

개인 트레이너로서 수년간 일한 후, 이 요소들 모두를 함께 모으면 하이브리드 운동이 필요하다는 것을 깨달았다. 나는 고객들과 수업을 심혈관 준비운동으로 시작하며, 근력 운동으로 옮겨가고, 스트레칭과 간단한 영양에 대한 조언으로 끝내곤 했다. 나의 기술을 갈고 닦으면서, 복싱부터 발레까지 다양한 형태의 움직임으로 구성된 운동들을 추가하면 내 고객들이 더욱 큰 효과를 보여준다는 것을 알게 됐다.

요가는 내가 어릴적 시카고에 위치한 크리야(Kriya) 요가 사원의 예배에 참여할때 부터 내 삶의 일부분이었다. 이 사원은 벽에 옴(om) 기호가 있었다. 어른이 된 어느 날, 이 기호에 대해 찾아보았고 이것이 3+1과 같이 보인다는 것을 깨달았다. 그 순간, 3+1 전신 피트니스에 대한 발상이 떠올랐다.

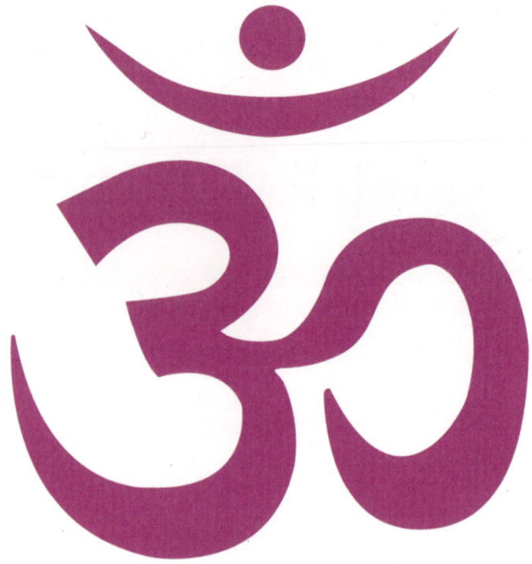

3 (요가, 저항 운동, 유산소 운동) + 1 (영양)을 나타낸다.

요가를 하며 자란 사람으로서, 나는 요가를 기초로하여 3+1 프로그램을 당연하게 생각했다. 요가는 동작과 호흡이 합쳐져 있다; 이것은 엄마들이 피트니스를 시작하기에 좋다.

요가

산스크리트 어로 *요가(yoga)*는 *합일(union)*을 의미한다. 호흡과 동작의 합일이 가장 일반적인 의미이다. 신체와 정신의 합일을 의미하기도 하며, 이 두가지 단어를 합치면 *심신(bodymind)*이 된다. 이것은 요가가 스트레칭 또는 순수한 유연성 운동과 어떻게 다른지 보여준다; 스스로의 다양한 부분들을 통합하는 데 초점을 둔다. 당연히 유연성을 늘리는데 도움이 되는 신체 스트레칭에 대한 목적이 있지만, 이는 단지 하나의 구성요소일 뿐이다. 우리는 위대한 인도 현자 파탄잘리(Patanjali)의 가르침에서 요가는 8개의 원칙(그는 이를 요가의 8개 가지들이라고 불렀다)을 기반으로 한 하나의 풍부하고 다양한 전통이라는 것을 배우며, 이는 다음과 같다:

1. *야마 (yamas)* – 문화적 기준, 또는 자율 행동
2. *니야마 (niyamas)* – 자기 수양, 또는 내면 관조
3. *아사나 (asanas)* – 육체적 자세
4. *프라나야마 (pranayamas)* – 호흡 기술
5. *프라트야하라 (pratyahara)* – 감각을 끌어당김, 또는 외부 영향들에 대한 통제 획득
6. *다라나 (dharana)* – 정신 집중
7. *다야나 (dhyana)* – 명상
8. *사마디 (samadhi)* – 황홀감, 또는 삼매

걱정하지 마라; 당신은 요가를 수행하기 위해 향을 피우거나 공중부양을 할 필요가 없으며, 요가의 8개 가지들에 대한 이름들을 외울 필요도 없다. 여기에서 중요한 것은 요가가 얼마나 깊게 앞으로 굽혀지는 지 또는 우리가 인스타그램에 포스팅 할 수 있는 멋진 물구나무서기 사진들을 얼마나 찍을 수 있는지에 대한 것만이 아니라는 것을 유념하는 것이다. 우리가 단지 몸뿐이 아니라는 것을 인식하는 풍부한 역사가 존재한다. 우리의 호흡은 우리 생명력의 일부분이고, 우리의 정신은 외부 자극으로부터 안으로 향하는 것을 끌어당길 수 있는 능력이 있으며, 우리의 집중력은 깊은 수준의 명상으로 끌어올릴 수 있다. 따라서, 누군가가 당신에게 당신이 요가를 수행하고 있는지 물어본다면, 이 책에서 찾을 수 있는 요가 시퀀스들은 고대의 전통에 기반했지만, 현대 엄마들의 삶에 대한 특별한 고찰이 함께 함을 알아달라.

현대 사회에서, 우리는 몸을 앞으로 기울인 채 많은 시간을 보낸다. 우리가 운전을 하든, 무엇을 먹든, 컴퓨터로 작업을 하든, 아기를 사랑스럽게 응시하든, 우리의 습관은 몸을 앞으로 자주 기울여서 자세 근육들이 손상되고 어깨와 허리를 펴고 똑바르게 서는 것보다 구부정한 자세를 보인다. 이 구부정한 자세는 *등뼈뒤굽음(흉추후만; thoracic kyphosis)*라고 하며 자세 근육들을 엄청 긴장시킬 수 있다. 요가는 호흡 주기에 특별히 유의하면서 어떻게 어깨뼈(견갑골)을 모아서 당길 수 있는지 알려준다. 이 강력한 작용은 새로운 자세 및 호흡 양상을 생성하도록 도와주고 이로 인해 당신이 여왕과 같이 당당한 자세로 설 수 있게 한다.

임신 중에는 허리에 과도한 곡선이 생성된다. 척주가 앞으로 굽혀진 자세는 배에서 자라고 있는 아기를 보정하기 위해 필요한 정도는 정상이지만, 가끔 과도하게 굽혀지고 골반이 앞으로 기울어져서 허리 통증을 유발한다; 이를 *허리뼈 앞굽음증(lumbar lordosis)*이라 한다. 우리는 항상 어느 정도 척주앞굽음증을 갖고 있고 임신 중 이 굽음을 고치려 하지 않음을 기억하는 것이 중요하다. 하지만, 꼬리뼈를 늘리고 복근들을 부드럽게 수축시키는 간단한 운동은 태아의 체중을 지탱하고 허리 통증을 완화시키는 데 도움이 될 수 있다.

이러한 두가지 유형의 어긋난 자세를 쉽게 외우는 방법은 곱사등이와 오리걸음이다. 우리 스스로의 자세를 확인하기 위해서, 정면에서와 측면에서 본인의 사진을 핸드폰의 타이머를 사용하여 찍는다. 발을 보면서 발이 옆으로 살짝 벗어나지 않는지 신경쓰고, 측면에서도 동일하게 한다. 어깨를 보면서 어깨가 둥근어깨(round shoulder) 또는 구부정한 어깨가 되지 않는지 신경쓴다. 최종적으로, 당신의 머리가 앞으로 나와서 거북목이 되진 않는지 신경쓴다; 이상적으로는 당신의 귀, 어깨, 엉덩이가 일렬로 정렬되어야 한다. 4장에서 6장과 8장에서 12장 마지막에 있는 운동들은 보다 바른 자세를 취할 수 있도록 도와주며 이로 인해 노틀담의 곱추나 도날드 덕 같은 자세가 아니고 여왕처럼 똑바른 자세를 취하게 된다.

저항 운동

미국 스포츠의학회는 "저항 운동은 단일근육 또는 근육군을 외부 저항에 반대하여 운동함으로써 근육의 피트니스를 증진시키도록 고안된 육체적 활동의 한 형태이다"라고 말한다. 어떠한 근육을 강화시키기 위해서는, 이 근육에는 저항이 부여돼야 한다. 저항 훈련은 우리의 근육들이 아령, 역기, 기구, 탄성저항밴드, 그 외 외부 저항 용품을 사용한 무수히 많은 방법들을 이겨내게 한다. 본인의 체중을 들어올리는 것 또한 저항 훈련에 속함을 기억하는 것이 중요하다. 당신의 아이들과 함께 공원에서 정글짐에 매달려 있으면, 당신의 체중을 잡고 있으므로 이것 또한 저항 훈련이다. 저항 훈련(웨이트 트레이닝으로도 알려짐)을 수행하면 수많은 좋은 점들이 있다. 다음은 이에 대한 몇가지 예시이다:

- 골밀도를 증가시킴
- 근육량(lean muscle mass)을 증가시킴
- 근육들과 결합조직을 강화시킴
- 우울증의 완화에 도움이 될 수 있음
- 당뇨의 위험성을 낮출 수 있음
- 허리 통증을 예방함
- 균형감각을 증진시킴
- 몸매에 대한 자신감을 증진시킴

당신이 임산부라면, 반드시 안전한 방법으로 운동을 해야한다. 당신이 이전에 중량 운동을 한 적이 없다면, 개인 트레이너를 부르기 전에 의사에게 허락을 받아야 한다. 규칙을 다시한번 말하자면: 당신이 임신하기 전에 어떠한 활동을 한 적이 없다면, 임신했을 때 시작하면 안 된다. 그러나 우리 모두는 본인의 체중을 지지해야 하고, 따라서 가벼운 저항 훈련에 대한 의사의 허락을 반드시 받아야 한다. 당신의 아기를 들어올리는 준비를 하기 위해 약간의 중량(손으로 잡을 수 있는 형태의 5~8 파운드 무게)을 추가하고 싶으면, 매우 숙련된 개인 트레이너(가급적이면 임산부 및 출산 후 운동에 관한 자격증과 경험이 있는 사람)와 함께 운동해야 한다.

당신이 수년간 운동을 했고 헬스장을 편안하게 느낀다면, 금지된 움직임들(지금은 건너뛰어야 하는 운동들)에 익숙해지도록 하라. 이 운동들 중 다수가 4장에 나열되어 있다. 임신 중 권장되지 않는 웨이트 트레이닝들과 임신 중 권장되지 않는 요가 수행의 교차혼합이 많이 존재한다. 당신의 배는 당신의 아기를 위한 신성한 공간이고, 이것은 말 그대로 아기의 집임을 명심하라. 우리는 집 위에 눕거나, 집을 바스라뜨리거나, 집을 과열시키는 것을 절대 원하지 않는다. 당신의 작은 룸메이트—또는, 어떤 엄마들이 말하듯, 당신의 자궁메이트—는 안전하고 보호된 공간을 원한다.

많은 요가 자세들은 저항 훈련으로 2배의 운동 효과를 보인다. 움직임들은 많은 경우에 거의 동일하며, 이 책에서의 우리의 목적을 위해 실제로 이 저항 훈련은 주로 우리 체중을 사용하는 형태인 요가 수행들로 고안되었다. 스쿼트, 런지, 플랭크, 브릿지와 같은 운동들은 모두 요가에 존재하고, 당신이 임신기간동안 보다 편한하게 지내도록 도와주고 출산 후 보다 빠르게 회복하는 데 필요한 힘을 기르도록 도와줄 것이다.

더 예쁜 엉덩이를 위한 스쿼트 운동

스쿼트와 런지는 필자가 가장 좋아하는 하제 운동들이다. 런지(때때로 분열 스쿼트라 불린다)는 당신의 다리와 엉덩이 근육의 힘과 선명도를 증가시키는데 엄청나게 효과적인 도움을 준다. 이 두가지 운동들은 어디에서나, 언제라도, 체중 이외에 어떠한 장비없이도 수행할 수 있다. 수년 간 수많은 여성들과 함께 일하면서, 나는 나 스스로를 포함한 많은 여성들이 임신 중에 엉덩이의 탄력을 다소 잃는다는 것을 알게 되었다. 엉덩이가 임신으로 인한 추가적인 체중과 함께 조금 커지지만, 출산 후에는 마치 바닥이 꺼진 것 같은 느낌을 받을 수 있다. 나는 임신 중의 내 엉덩이는 자두같았고 출산 후에는 말린 자두 같았다라고 비유하곤 했다. 당신은 아마도 *뭘 해야 하는지* 궁금할 것이다. 스쿼트는 나의 뒤태를 탄력있게 올려줬고, 이 운동은 임신한 내내 및 그 이후에도 할 수 있다.

당신은 거의 모든 형태의 운동에서 스쿼트를 볼 수 있다. 우리의 몸은 무릎과 엉덩관절을 굽히도록 고안되었다. 스쿼트에는 다음과 같은 다양한 형태가 존재한다: 스모 스쿼트(pliés), 맨손 스쿼트, 외다리 스쿼트(lunge), 고블릿 스쿼트(goblet squat), 등등. 스쿼트를 하면 엉덩이근육, 허벅지 앞쪽근육(네갈래근), 엉덩관절 폄근(햄스트링), 종아리근육들, 코어근육들의 강화 등 좋은 점이 많다. 물리치료계에서는, 이러한 *근육들을 후면 사슬(posterior chain)*이라 한다. 사회에서 우리는 대부분의 시간을 앉아 있고, 우리가 거울을 통해 볼 수 있는 근육들을 단련하는 것이 인간의 본성이기 때문에, 이 후면 사슬을 흔히 경시한다.

엄마들은 후면 사슬을 단련함으로써 임신기간 동안 그리고 출산 후 많은 덕을 본다. 임신 중에는 배를 앞으로 당기는 아름다운 아기의 무게와 함께 무게중심이 이동한다. 당신이 단련하지 않으면, 이 모든 것은 허리의 긴장과 후면 사슬의 약화로 이어진다. 그리고 출산 후에는, 한쪽 엉덩이로 앉아서 아기를 안고 있는 경우가 많다. 당신의 복근과 허리 사이 및 당신의 엉덩관절 굽힘근들(가장 큰 부분은 허리근이다)과 햄스트링근들 사이에 여러 불균형이 발생할 수 있다. 당신의 엉덩이 근육들을 올바르게 단련하면 이러한 일반적 근육 불균형 중 일부를 교정하는데 도움이 될 수 있다. 당신의 근력과 궁극적으로 자세의 균형을 도울 수 있는 후면 사슬 운동들은 스쿼트, 런지, 데드 리프트, 브릿지, 힙 익스텐션이 있다.

출산 후에, 당신은 당신의 아기와 함께 이러한 다양한 운동을 할 수 있다; 아기의 체중은 당신이 운동하는 동안 저항으로 작용한다. 일반적으로, 대부분의 아기의 체중은 5~9파운드이며 매주 몇 온스의 체중이 늘어난다. 피트니스에서 우리는 근력 향상이 정체되지 않기 위해 몇 주마다 조금씩 중량을 늘려야 하는 것을 배운다. 자연현상은 계속해서 자라는 아기의 형태로 자연스럽게 증가되는 중량을 만들어 냈다. 매주 당신이 당신의 아기를 들어올리며(적절한 역학적 방법으로), 당신은 아기의 늘어나는 체중에 적응하면서 점점 더 강해진다.

에버그린 운동

거의 모든 피트니스 잡지들이 동일하다는 것을 알아차렸는가? 이 잡지들에는 항상 몇가지 형태의 런지를 하고 있고, 대개 복부 크런치의 몇가지 형태 또한 하고 있는 모델이 있다. 이것은 효능이 증명된 운동들은 세월이 흘러지 변하지 않기 때문이다. 마케팅에서는, 이것을 에버그린(evergreen)이라고 부르며 변하지 않는 내용을 말한다. 요가 잡지들에서도 이와 마찬가지의 진리가 통한다; 거의 모든 간행물에서, 당신은 명상을 하고 있는 모델의 사진과 아래로 향한 개 자세(Downward-Facing Dog)를 취한 모델의 사진을 볼 수 있다. 새로운 동작을 찾기 위해 이러한 잡지들을 몇 년간 구입한 후, 나는 어떠한 시스템에서 다른 시스템까지 겹치는 수많은 운동들이 있으며, 이 운동들은 사실상 정말로 변하지 않는다는 것을 깨달았다. 다음은 이에 대한 예시를 나열한 것이다:

요가	**피트니스**
의자 자세	스쿼트
여신 자세	플리에
초승달 런지	런지
엄지발가락 잡기 자세	프론트 킥
차투랑가 자세	삼두 푸쉬-업
플랭크 자세	플랭크
포어암 플랭크 자세	포어암 플랭크
사이드 플랭크 자세	사이드 플랭크
보트 자세	파이크
메뚜기 자세	슈퍼맨

겹치는 운동들과 여러가지 운동에서 동일하게 보이는 수많은 동작들 사이에서 당신은 *어떠한 운동 방법이 가장 좋은 것인가?* 하고 궁금할 것이다. 이 질문에 대해 내가 들어본 가장 최고의 대답은 내 친구이자 미스 올림피아 참가자였던 Joanne Lee Cornish가 말한 "최고의 운동 방법은 당신이 *하려고 하는* 운동이다."이다. 당신이 즐겁게 할 수 있는 동작의 형태 하나를 찾는 것은 동작에 따른 좋은 점만큼 중요할 수 있다. 즐거움은 당신이 이것을 장기간 수행하게 해줄 것이고 당신의 신체, 마음, 정신에 유익할 수 있다. 나는 요가와 피트니스를 좋아하고, 양쪽 모두의 좋은 점들을 본다. 내 고객 중 한명에게 어떠한 동작이 별로 마음에 들지 않으면, 내게는 이에 사용될 수 있는 다양한 도구 세트가 있다. 동작이 재밌게 느껴질 수 있는 다양한 형태가 존재한다: 요가, 피트니스, 댄스, 필라테스, 걷기, 인도어 사이클링, 고강도의 인터벌 트레이닝(HIIT) 등등. 운동의 다양한 유형들에서 유사점을 찾아보라. 일반적으로 다양한 유형들에서 중복되는 동작들에서 당신은 신체가 움직이는 방식을 알 수 있다. 우리의 몸은 스쿼트, 일어서기, 굽히기, 돌리기, 걷기, 밀기, 당기기에 아주 적합하게 만들어졌다.

유산소 운동

미국 스포츠의학회(ACSM)는 유산소 운동을 "리듬적이고, 연속적이고, 신체의 큰 근육들을 사용하는 것들… 최소 연속 10분 동안 중강도의 신체활동 단계로 운동하는 것이 목표이다. 활동 중 말하기 검사(talk test)는 당신의 운동 강도를 관찰하기 위한 하나의 방법이다"라고 정의하고 있다.

예비 엄마들은 줌바에서 수영에 이르기까지 모든 종류의 유산소 운동의 안전함에 대해 궁금해한다. 보통 나는 이에 대해 만족할만한 대답을 할 수 없다: 만약 당신이 임신 전에 이를 한 적이 없다면, 이 활동을 지금 시작하면 안된다. 걷기, 수영, 수중 에어로빅, 라틴 댄스, 트레드밀, 엘립티컬 머신, 스테어 마스터스(StairMasters), 인도어 사이클링과 같은 것들을 포함한 다양한 형태의 유산소 운동들은 임산부에게 안전하다 간주된다. 당신의 심박수가 중간 수준의 영역을 유지하는 동안 기분이 좋은 것을 고르라. 당신이 어떠한 형태의 유산소 운동이 최선인지 모른다면, 내 대답은 같다: 당신이 하고자 하는 종류. 즐거운 것을 선택한다면 당신이 이를 계속 하고싶어 할 것이다. 트레이너로서, 당신이 성공하도록 준비를 도와주는 것이 내 목표이다.

출산 후, 당신은 유산소 운동의 강도를 살짝 올릴 수 있지만, 점진적으로 증가시켜야 한다. 출산 후 처음 몇 주간은 조심해야 할 기간이다. 이 기간 동안 걷기를 통해 당신의 심혈관 지구력을 다시 보강하라. 몇 달 뒤에, 당신은 조깅을 하고 페이스를 높이는 것을 생각할 수 있으나, 기반이 잘 닦이도록 천천히 시작하는 것을 권장한다.

이 기간에 심박수를 관찰하는 것은 좋은 생각이다. 임신 중 당신의 심박수를 관찰하면 당신이 확실하게 너무 빠르지도 너무 느리지도 않은 구간에서 운동할 수 있게 된다. 당신이 심박수 측정기 구입을 결정하지 않았다면, *말하기 검사*를 통해 당신의 운동 강도를 확인할 수 있다. 운동을 하는 동안, 조금씩 말을 하라. 운동은 당신이 노래를 부르지 못하거나 몇 마디를 말할 수 없을 정도의 강도로 해야 한다. 당신이 임신한 상태라면, 당신 뱃속의 태아에게 말을 하려 노력하라. 요즘은 수많은 사람들이 헤드폰이나 블루투스 이어폰을 사용하기 때문에, 누구도 당신이 당신 스스로에게 말한다고 생각하지 않을 것이다. 당신은 뱃속의 태아에게 부드럽게 말을 걸고 당신이 얼마나 사랑하는지 알게하라.

임신 중 당신이 오랫동안 걸을 때, 아기가 많이 움직지 않는다고 느낌을 알게 될 것이다. 이것이 정상임을 제발 알아달라. 당신의 골반은 내장된 요람과 같다. 앞으로 나아가는 매 걸음마다, 당신은 이 요람을 가볍게 흔들고 당신의 아기를 달래게 된다. 수많은 아기들이 당신이 운동을 하는 동안 짧은 낮잠을 자게 된다. 당신이 잠을 자려고 할때 당신의 뱃속에서 아기가 댄스 파티를 하는 것도 전적으로 정상임을 누구도 당신에게 말해주지 않았을 것이다. 이 때 당신은 요람을 흔들지 않고 있고, 대부분 그들은 적극적이고 움직일 준비가 된 상태이다. 내 학생들 중 한 명이 내게 그녀의 아기가 낮에는 조용히 잠을 자고 밤에는 파티를 하는 것 같다면서 락 스타를 낳을 것 같다고 말

무사하게

임신 중 때때로, 우리는 균형감이 조금 불안정해진다. 넘어지거나 미끄러지는 것을 방지하기 위해 주의사항을 꼭 숙지하라. 먼저, 접지력이 좋은 적절한 신발을 선택하라. 트레드밀을 사용할 때는, 당신의 양손을 심박수 측정기에 올려놓거나 트레드밀 옆에 올려놓는 것이 좋다. 트레드밀 위에 있을 때 무언가가 떨어진다면, 그것을 줍기위해 앞으로 숙이지 마라(대부분 당신이 생각하는 것보다 더 안좋은 일이 일어난다). 떨어진 물체를 다시 줍기 전에 머신을 반드시 종료하라. 마지막으로, 사용중인 바닥이나 운동하는 곳의 표면이 깨끗하고 마른 상태인지 확인하라. 당신의 헬스장 또는 요가 스튜디오의 바닥이 젖어 있으면, 당신이 운동하기 전에 직원에게 대걸레로 바닥을 닦아달라고 요청해도 괜찮다. 당신은 진상 고객이 아니다; 당신은 단지 이 기간에 안전해야 하며 당신 스스로와 당신의 아기를 안전하게 보호해야 할 뿐이다.

매우 더운 곳에 사는 엄마들은, 유산소 운동을 꼭 실내에서 하라. 임산부는 운동을 하는 동안 너무 더워서는 안 된다. 임산부의 몸이 38℃를 넘으면 태아의 신경관에 손상을 줄 수 있으므로, 절대로 해당 온도를 넘어서는 안 된다. 반대 방향의 극단적 경우로, 너무 추운 것 또한 동상이나 얼음 위에서 미끄러짐과 같이 위험하다. 바깥의 기온이 너무 춥거나 너무 더우면, 헬스장에 등록하거나, 트레드밀에서 시간을 보내거나, 동네에서 마트 걷기 프로그램을 찾는 것을 고려하라.

한 적이 있다. 이것은 모두 임신이라는 거친 모험의 일부이다.

출산 후에는, 걷기를 통해 본인이 유산소 운동에 다시 익숙해지도록 하라. 아기와 함께 걷는 것은 아기와 유대감을 갖고, 신선한 공기를 마시며, 아기의 체중을 다소 줄이도록 시작하는 기분 좋은 방법 중 하나이다. 체중을 감량시키기 위해 너무 오랫동안 걸을 필요는 없다. 하루에 몇 번 짧은 운동이 목표를 이루는 데 도움이 된다. 아침 산책과 저녁 산책을 일주일에 몇 번 하면 당신의 정신 또한 맑게 해줄 것이다. 가장 좋아하는 음악을 듣고, 아기를 보며 미소짓고, 자연의 아름다움을 느끼는 것은 동적 명상의 한 형태이고 내면의 감각 깊숙히 돌아가게 해줄 수 있다.

몇 달 안에, 당신은 반드시 보다 큰 육체적 단련을 위한 준비가 될 것이다. 유산소 운동에서 강도를 높일 준비가 되면, 심박수 측정기를 다시 떼어내고 정체기를 벗어나기 위해 얼만큼의 중량이 필요한지 알아차리기 시작할 수 있다.

저항 훈련을 하는 것처럼, 유산소 운동에도 적응 반응이 있고, 당신은 강도, 운동시간, 또는 둘 다를 점진적으로 증가시켜야 할 것이다. 좋은 소식은 당신이 *애프터번(Afterburn)*이라 불리는 것을 즐기게 될 것이라는 점이다. *애프터번*은 운동 생리학자들이 붙인 운동 후 산소 과다 소비(EPOC; Excess Posteexercise Oxygen Consumption)에 대한 별명이다. 연구에 따르면, 우리가 강도 높은 운동에 참여한 후, 신체가 천천히 항상성을 회복시키는 동안 칼로리를 계속해서 태운다. 이것은 단순히 뛰거나 고강도의 인터벌 트레이닝 수업에 참여하기 위해 신체 활동이 필요한 것처럼,

정상적인 휴식 상태로 돌아오기 위해 신체 활동이 필요하다는 뜻이다. 이것은 당신이 피트니스 책 저자인 Covert Bailey가 언급하곤 했던 "better butter burner [베터 버터 버너 – 버터(지방)를 더 잘 태우는 사람]"가 되게 한다.

임신기간 동안의 영양

우리 신체에 영양분을 공급하는 것은 다이어트를 할때와는 매우 다르다. 신체에 어떠한 영양분을 공급해야 되는지는 당신의 가장 친한 친구나 심지어 당신의 자매와도 매우 다를 수 있다는 것을 명심하는 것이 중요하다. 우리는 각기 고유한 몸의 화학적 성질, 고유한 미각, 서로 다른 필요 열량(우리가 보낸 일상 활동의 요구에 따른)을 갖고 있다. 극단적인 다이어트를 장려하는 세상에서 균형을 찾는 것은 조금 어려울 수 있다. 이는 유행하는 추천 음식이나 음식군이 단순히 가끔 당신의 마음에 들지 않는 것을 말하는 것이 아니다. 피트니스의 구성요소로서 영양은 칼로리의 형태로 당신의 에너지 필요량을 확실히 충족시키고 음식이 당신의 건강에 해로울 수 있는 과도한 지방으로 축적되지 않도록 하는 것이다.

임신기간은 다이어트를 하는 시간이 아니다. 당신의 신체는 자연적으로 명확하고 뚜렷한 선호도를 나타낼 것이고, 이는 매달 크게 달라질 수 있다.

예를 들어, 나는 임신 중 계란을 요리할 때 같은 공간에 있을 수 없었고, 심지어 임신 전 즐겨먹던 요리였지만, 그 냄새를 맡았을 때 심하게 구역질을 했었다. 언제나 손에는 레모네이드를 들고 있었다. 레모네이드에는 설탕이 엄청나게 들어있는 것을 알면서도, 나는 계속해서 더 많은 양을 원했다. 나는 임신시간 중 원하는 것이 더 깊고 원초적인 것들을 나타낸다고 생각하기 시작했다.

*Magical Beginnings, Enchanted Lives*의 저자인 Deepak Chopra는 어떤 음식에 대한 혐오들이 우리 진화의 일부라고 말한다. 석기시대에 동굴에서 생활하던 여자들은 박테리아를 박멸할 수 있는 방법으로 고기를 조리하거나, 사용된 표면이 교차 감염되지 않았는지 확실히 알 수 있는 지식이 없었다; 그녀들은 단순히 어떠한 것이 역겨운 냄새가 나는지만 알았다. 이것은 그녀에게 뱃속의 태아를 보호하라고 알려주는 생명 작용이었다. 이러한 방식으로 볼 때, 이것은 마음에 들지 않는 음식을 누군가가 조리한다고 단지 방을 나가는 것보다 흥미롭다. 당신은 *"와우, 내 몸이 내 아기를 보호하고 있어"*하고 스스로에게 놀랄 것이다.

어떠한 음식이 먹고 싶은 것은, 내 경험에 따르면 예비 엄마들이 그들이 어린시절 먹던 음식들을 원하는 일이 아주 흔하다; Pop-Tarts, 땅콩 버터, 젤리 샌드위치, 박스에 캐릭터가 그려진 아침식사용 시리얼들이 대부분 선호하는 것들이다. 여기에는 심리학적 요소가 작용하며, 이에 더해 탄수화물을 원한다. 심리학적 요소는 어린시절 우리에게 친숙했거나 위안이 되는 음식들을 갈망하는 것과 관련이 있다. 임신은 삶에서 엄청난 이벤트이고, 이런 변화의 기간동안 우리를 위로하고 안정시킬 수 있는 무언가를 먹고 싶은 것은 일리가 있다. 또한, 탄수화물을 먹고싶은 것은 뼈, 장기, 태반을 만들기 위한 에너지 필요량 증가의 측면에서 이해가 된다. 아기를 만드는 것은 노력이 필요하다.

임신기간과 그 이후의 적절한 영양 섭취를 위해 영양소의 균형이 중요하다. 건강과 영양에 관한 서양적 가르침에서, 우리는 혈당을 안정화시키는 것이 매우 중요하다고 배운다. 우리 몸을 위해 사용되는 탄수화물, 지방, 단백질의 올바른 균형을 찾으면 당신이 충분히 만족하며 활력을 느끼게 하고 건강한 체중 및 신체 구성(지방과 근육량의 비율)을 유지할 수 있게 해준다. 모든 식사에 다음과 같은 것들이 포함되어 있는지 확인하라.

- 고품질(high-quality)의 탄수화물(예: 과일, 채소, 스틸컷 오트밀, 현미)
- 단백질(예: 비건을 위한 두부, 템페, 렌틸콩; 동물성 단백질이 괜찮은 이들을 위한 선택사항으로 계란과 살코기)
- 지방(예: 아보카토, 엑스트라 버진 올리브 오일, 견과류)
- 물(엄마와 태반의 수분공급을 위해)

동양의 가르침에서는, 균형잡힌 영양분에 대해 다른 관점을 배우며, 이는 코네티컷 의대의 연구원 Amala Guha에 의해 잘 정의되어 있다. 그녀의 가르침에 따르면, 아유르베다식 식습관에서는 "모든 뿌리가 약이라고 주장되고, 이에 따라 좋은 음식이나 나쁜 음식은 없으며 조화를 이루고, 적절한 소화를 유도하며, 필수 영양분들이 최대한으로 흡수되게끔 촉진시키는 음식 집단을 형성해서 적절한 영양공급을 위한 균형잡힌 음식들을 고안하는 논리적 접근을 제공한다."

아유르베다식 가르침에 따르면, 음식의 맛(rasa라고 불림)은 다음과 같이 분류될 수 있다고 한다:

- *단맛*(힘이 나게 하지만 과다 섭취 시, 비만을 유발할 수 있다; 예: 대추, 캐슈넛)
- *짠맛*(전해질의 평형을 유지하지만 과다 섭취 시, 수분 저류(water retention)를 유발할 수 있다; 예: 샐러리, 바다 소금)
- *신맛*(소화를 촉진시키지만 과다 섭취 시, 속 쓰림을 유발할 수 있다; 예: 레몬, 토마토)
- *알싸한 맛*(소화를 촉진시키고 코가 뚫리게 할 수 있지만 과다 섭취 시, 심한 갈증을 유발한다; 예: 생강, 양파)
- *쓴맛*(췌장 기능을 돕는다고 알려져 있지만, 과다 섭취 시, 현기증을 유발할 수 있다; 예: 강황, 커피)

- *떫은 맛*(영양소의 흡수를 돕는다고 알려져 있지만 과다 섭취 시, 변비를 유발할 수 있다; 예: 파슬리, 병아리콩)

동양과 서양의 가르침 모두를 일생에 걸쳐 배우는 사람으로서, 나는 양쪽에서 가장 좋은 것들을 통합하고, 일관된 이론들을 찾으며, 아이디어들이 서로를 보완할 수 있는 방법들을 찾으려 한다. 예를 들어, 내가 감기에 걸렸을 때, 나는 가능한 한 빨리 호전될 수 있게 동양의 방식인 네티 팟(neti pot)과 서양의 방식인 비타민 C를 섭취한다. 나는 당신이 영양에 관한 동양과 서양 양쪽 모두의 철학들을 살펴보고 겹치는 아이디어가 균형잡힌 것이라 알기를 권장한다. 임신기간과 그 이후에 당신의 욕구를 채울 수 있는 균형잡힌 식단을 찾는 것은 엄마와 아기 모두에게 이득이 된다.

이 책을 통해, 당신은 각 장의 마지막에 있는 맛있는 음식들 섹션에서 레시피들을 볼 수 있다. 이러한 레시피들은 임신 중 흔한 헛구역질과 다른 질병들에 대한 자연적인 해결책들을 제공하고, 가능한 가장 건강한 방법으로 편한 음식들에 대한 자연적인 욕구를 충족시켜 준다. 출산 후, 균형잡힌 식단을 찾으면 당신이 새로운 에너지를 섭취하는데 도움이 되고 간호를 도와준다; 이에 대해서도 뒤에서 언급된다. 당신의 욕구는 3달마다 그리고 출산 후에 바뀐다는 것을 명심하라. 스스로를 조심스럽게 대하며 안쪽에서부터 균형잡히고 영양분이 공급되는 느낌이 드는 선택을 하라.

요가, 저항 운동, 유산소 운동, 적절한 영양공급은 당신이 근육이 강력하게 지지하여 올바른 자세로 걸을 수 있고, 건강한 심장 및 폐 기능을 발휘하게 하며, 지방과 순수근육조직이 건강한 비율을 유지하게 해주는 강력한 조합이다. 4장에서 6장 그리고 8장에서 12장의 끝에 있는 운동 프로그램들 및 걷기와 적절한 영양공급은 근력, 유연성, 심혈관 지구력의 튼튼한 기반을 생성하고 당신의 체지방이 건강한 범위를 유지하도록 도와줄 것이다. 새로운 운동들과 활동들을 추가하라. 피트니스는 경주가 아니다; 이것은 당신이 어머니가 되는 여정 내내 도와줄 수 있는 하나의 생활방식이다.

엄마의 동작

코르셋에 숨을 불어넣기

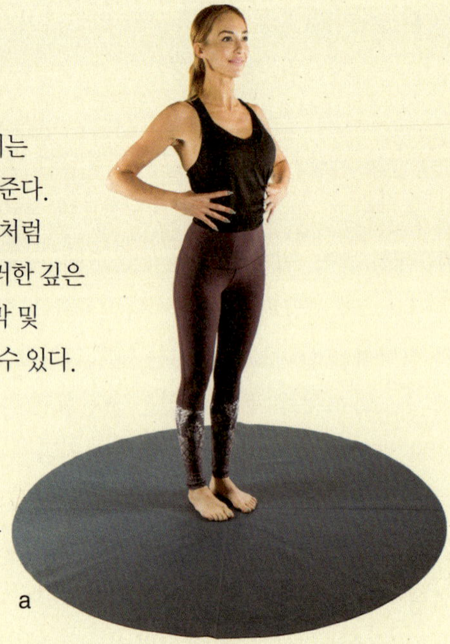
a

우리는 깊은 복부 근육인 배가로근(TVA)을 갖고 있으며, 이는 우리 신체를 옛날의 코르셋마냥 안쪽에서 바깥쪽으로 받쳐준다. 배가로근은 흔히 의식할 필요없이 계속해서 박동하는 심장처럼 우리가 이에 대해 의식하지 않아도 활성화된다. 우리가 이러한 깊은 복부 근육들에 집중하면, 우리는 그 근육들이 어떻게 횡격막 및 골반바닥근과 조화를 이루면서 작동하는지 느끼기 시작할 수 있다. 우리는 1장에서 이 배가로근에 대해 논했다; 이러한 근육들은 복근 뒤에 위치하고 있음을 기억하는 것이 도움이 될 것이다.

여기에 안쪽 코르셋과 그 위아래 구조들 사이의 조화로운 관계를 느끼는데 도움이 될 수 있는 운동 하나를 상세히 설명하겠다.

- 양손을 옆구리에 코르셋처럼 위치시키고 산 자세로 시작하라 (그림 a 참조).
- 숨을 깊게 쉬고 숨을 들이쉬면서 복부 전체가 바깥쪽을 향해 양 옆으로 팽창하는 것을 느껴라. 당신의 몸통이 풍선처럼 채워지는 것을 느껴라.
- 배를 들이 쉬며 완전히 채운 채 잠깐 멈추라.
- 깊은 복근이 중심을 향해 이동하는 것을 느끼면서 천천히 숨을 내쉰다.
- 양손으로 이 동작을 보조할 수 있다; 숨을 들이쉴 때 당신의 배가 양손을 부드럽게 미는 것을 느끼고, 숨을 내쉴 때 양손이 당신의 배를 부드럽게 누르는 것을 느낀다 (그림 b 참조).
- 몇 회에 걸쳐 당신의 복부 깊은 곳을 의식하고 장기를 돕는 안쪽 코르셋과 흡사한 배가로근의 감각을 연결할 수 있도록 하라.

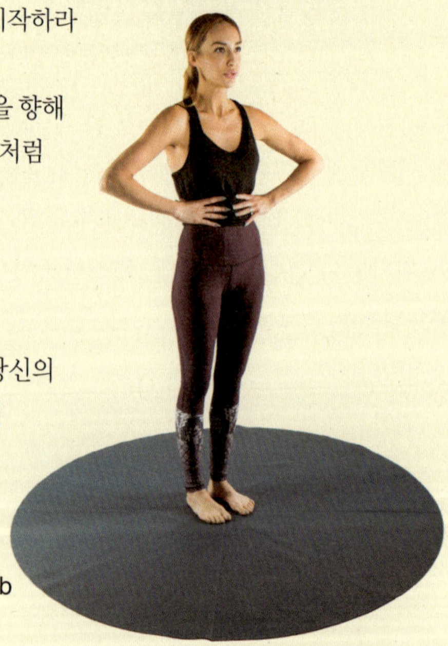
b

누구도 당신에게 말해주지 않은 정보

몸의 색상 변화

복근들은 복장뼈(가슴뼈)의 아래에서부터 두덩뼈까지 이어지는 근육의 긴 덮개로 구성되어 있다. 이 근육은 반으로 나뉘고 중앙에서 강력한 결합 조직과 함께 만난다. 피부 위에서 이 연결을 확인할 수 있다;

이를 백색선(linea alba)라고 부르며, 복근에서 아래로 내려가는 희끄무레한 선이다. 호르몬 농도의 변화로 인해, 임신 중 흥미로운 일이 발생한다: 이 선이 매우 짙은 갈색이 될 수 있다; 이때는 이것을 흑색선(linea nigra)라고 부른다. 이 변화는 임산부 중 최대 75%에게서 발생하고 유두의 색이 짙어지거나 임신기미(melasma)와 같은 단순한 과다색소침착이다. 이 흑색선은 대개 출산 후 몇 주안에 사라진다. 누구도 당신에게 말해주지 않은 것은 출산 후 박피를 하면, 이 선이 더 빠르게 사라진다는 것이다. 일부 엄마들은 솜에 알코올을 묻혀서 닦아준다; 설탕 스크럽 또한 죽은 피부 세포들을 제거하는데 도움이 된다. 두가지 방법 모두 효과적이다.

당신의 아이에 대한 사랑의 시각화

태반에 영양분을 공급하기

양눈을 감고 태아의 등이 당신의 배에, 머리는 당신의 골반쪽을 향해 아래를 향한다고 상상하라. 이제 탯줄을 통해 당신의 아기에게 영양분을 공급하도록 도와주는 평평한 기관인 태반을 상상하라. 호흡을 느리고 깊게하면서 숨을 들이마시고 내쉬는 동안 1~2초 정도 스트레칭을 하라. 숨을 계속해서 깊게 쉬면서, 요가 수행자들이 프라나 라고 부르는 생명력 에너지를 마시고 있다고 상상하라. 숨을 쉴 때마다 프라나, 산소, 빛을 들여오고, 이제 이 아름답고 빛을 발하는 에너지를 태반을 건너 탯줄을 통해 당신의 아기와 공유된다고 생각하라. 둘이서 먹는 대신, 둘이서 숨을 쉬고 있다고 상상하라. 매회의 깊은 호흡은 당신 몸에 기분이 좋은 화학 물질들을 분비하여 모든 것이 괜찮고 안전하다는 신호를 보내기 때문에, 당신의 아기에게 주는 선물이다. 이러한 생각들을 당신의 아기와 공유하고 당신의 사랑과 일생의 사랑 중 하나가 될 작은 존재에게 축복을 보내라.

맛있는 음식들

1980년대에는, 미국의 모든 쇼핑몰이 푸드 코트에 Orange Julius를 갖고 있는 것처럼 보였다. 밝은 주황색 표시와 맛있는 오렌지-바닐라 맛 쉐이크들은 우리가 여자친구들과 쇼핑할 때 빠트릴 수 없었다. 이러한 음료가 맛있는 많큼, 고함량의 설탕은 당신의 혈당 수치를(특히, 임신 중에) 급등시킬 수 있다. 우리가 물리학의 세계에서 배우듯이, 올라간 것은 내려와야 한다. 혈당이 급등하면, 이것은 결국 급격히 떨어져서 우리를 피로하게 만들고 더 많은 설탕을 원하게 한다. 이러한 혈당 급등 및 급락의 굴레에서 벗어나기 위해, 약간의 단백질을 단 음료에 추가하는 것이 중요하다. 여기에 맛있고 단백질이 함유된 버젼의 오렌지-바닐라 음료에 대한 레시피를 적는다.

건강한 바닐라-오렌지 쉐이크

1 테이블스푼의 바닐라맛 단백질 파우더(내가 가장 좋아하는 것은 Quest 사의 제품이다)

1/2 컵의 갓 짜낸 오렌지 쥬스

1/2 컵의 아몬드 밀크 또는 코코넛 밀크

3/4 컵의 얼음

더 나은 맛을 위한 소량의 바닐라 추출물

블렌더에 재료들을 섞어준다. 부드러워질 때까지 갈아준다.

산출량: 1 회분

엄마가 제일 잘 안다 (Mama Knows Best)

태초부터 여성들은 아기를 가지며 살아왔다. 몇 세기에 걸쳐, 우리는 몸 속의 아기를 보호하기 위한 내장된 안전장치를 갖는 방식으로 진화했다. 어떤 음식에 대한 혐오감은 당신의 내부적 안전장치의 한 예시이다. 당신이 날고기나 계란들에 헛구역질을 할 수 있는데, 이는 당신의 신체가 당신을 안전하게 지키기위해 노력하고 뱃속의 아기에게 그것이 안전하지 않다는 것을 알려주기 때문이다. 운동 또한 이와 같다. 당신이 올바르지 않다고 느끼는 동작이 있다면, 이것은 당신의 내부적 안전장치가 알려주는 중요한 피드백이라 생각하라. 또한, 이것은 당신에게 새롭고 강력한 스킬이 생성된 것이다: 엄마의 직감.

*Guide to Intuitive Healing*의 저자인 심리학자 Judith Orloff 박사는 "엄마의 직감은 엄마가 아이에 대해 가질 수 있는 깊고 직관적인 피로 이어진 유대감이다. 이것은 엄마가 아이가 위험이나 필요로 하는 지를 알아차리는 제6의 감각이다." 라 말한다. 엄마들에게, 아기에 대한 직관적인 유대감을 갖는 것은 아름다운 경험이고, 엄마가 되는 여정에서 당신을 이끌어줄 수 있다. 우리가 무엇을 해야하고 무엇을 하지 말아야하는 지에 대해 논하는 수많은 목소리들이 있어서, 어떤 말이 옳고 어떤 것이 옳은 답인지 아는 것은 어려울 수 있다. 사실 모든 엄마와 모든 아기가 유일무이하기 때문에(심지어 쌍둥이라도), 엄마가 될 때 대개 정답이 하나가 아니다. 당신이 당신의 에너지 시스템에 대해 알게되고 당신의 신체, 정신, 마음에서 보내는 피드백을 듣는다는 생각을 처음 접하는 경우, 임신 중 이러한 인식을 키우면 당신이 아기의 에너지 시스템과 연결하는데 도움이 된다.

당신의 내부 에너지 시스템에 연결하기

요가 수행에서, 척주는 생명의 나무라 불리고, 이 나무 위에 요가수행자들이 차크라라고 부르는 에너지 중추들로 이뤄진 무지개를 볼 수 있다. 산스크리트어로 *차크라(chakra)*는 *바퀴* 또는 *원반*을 의미한다. 7개의 메인 차크라가 있으며, 각기 다른 색깔과 생명 부위에 대응된다(그림 3.1 참조). 앞쪽 3개의 차크라들은 물질적 차크라들(*물라드하라; muladhara, 스와디스타나; swadhisthana, 마니푸라; manipura*)이라고 한다. 즉, 3개의 차크라들이 신체에 직접적으로

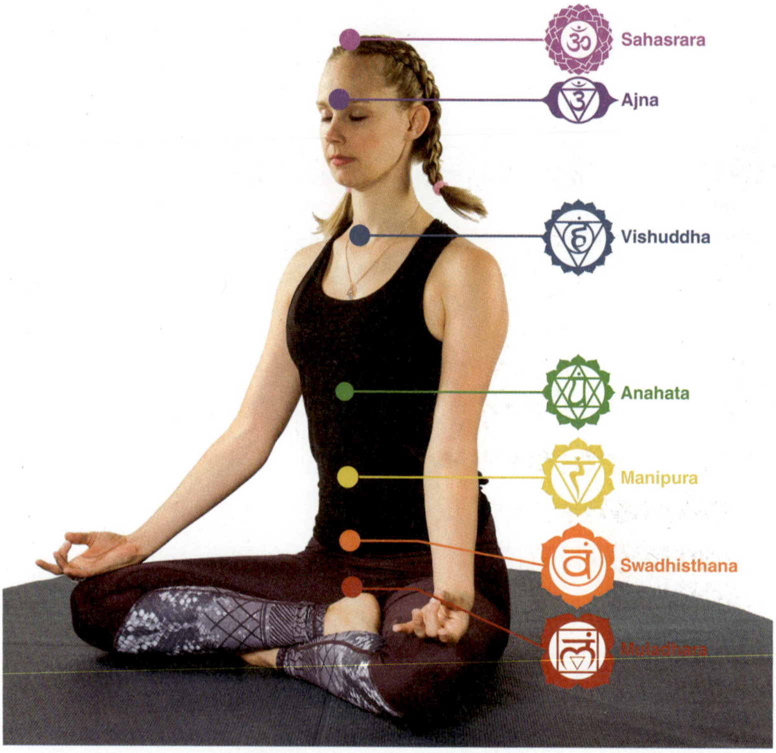

그림 3.1 7개의 메인 차크라들.
Sahasrara = 사하스라라, Ajna = 아즈나, Vishudda = 비슈다, Anahata = 아나하타,
Manipura = 마니푸라, Swadhisthana = 스와디스타나, Muladhara = 물라드하라

연관되어 있다는 것을 의미한다. 네번째 차크라(심장 차크라)는 물질(당신의 신체)를 당신의 정신과 연결시키는 장소라고 한다. 위쪽의 차크라들(*비슈다; vishudda, 아즈나; ajna, 사하스라라; sahasrara*)은 당신의 정신, 영혼, 에센스(어느 것이든 당신과 가장 잘 맞는 단어)와 직접적으로 연관된다고 일컬어진다. 당신이 물질적 차크라와 물질계에 닿으면, 어머니로서 온전한 존재감을 느끼게 된다.

정신 차크라들은 당신이 모든 것과 연결될 수 있고, 우주 및 우주 에너지와 당신이 연결되는 것을 인식하게 해준다. 땅과 하늘을 연결하는 차크라는 당신의 심장이다. 이것은 당신 마음의 중심이고, 엄마의 따뜻한 마음이며, 아기와 연결된 무조건적인 사랑이다.

차크라에 대해 공부할 때는, 아이와 같이 명랑하고 편견이 없는 상태를 유지하도록 노력하라. 내부의 무지개에 대한 생각을 단순히 당신 스스로의 다양한 면에 대해 비유하라. 각각의 모습은 서로 다른 주제를 갖고 있고, 하나씩 초점을 맞추면 어떠한 불균형에 대해 개별적으로 인식하게 된다. 또한, 이를 통해 당신이 임신했다는 사실을 처음 알았을 때의 기쁨과 같은 새로운 기쁨들을 인식할 수 있다. 각각의 부위에 대한 상세한 설명은 다음과 같다.

첫번재 차크라

첫번째 차크라(뿌리 차크라)는 척주의 바닥에 위치하고 우리의 토대와 땅에 닿고, 뿌리를 내리고, 신체의 완전한 존재감을 느끼는 능력을 다룬다. 또한, 이 첫번째 중점은 신뢰하는 능력과 관련이 있으며 빨간색으로 표시된다.

두번째 차크라

두번재 차크라(천골 차크라)는 우리의 성욕 및 창의력과 관련이 있다. 천골은 바지 허리춤 바로 아래쪽 허리에 있는 크고 넓은 뼈이고, 신성한 이라는 단어와 같은 뿌리를 갖고 있다; 많은 사람들은 이것을 신체의 특별하거나 신성한 부분이라 믿다. 두번째 차크라는 성기 높이에 위치하고 있고 다른 사람과 성적으로 연결되는 능력과 관련이 있다. 이 차크라는 주황색으로 표시된다.

세번째 차크라

세번째 차크라(태양 신경총 차크라)는 배꼽 몇 인치 위에서 발견할 수 있다; 이 차크라는 힘과 개성의 표현에 대한 것을 다룬다. 이것은 우리가 자세가 튼튼하다고 느끼거나(강한 코어는 자신감을 표현한다) 진짜로 배꼽 빠지게 웃을 때 활성화되는 중점이다. 이 중점은 노란색으로 표시된다.

네번째 차크라

네번째 차크라(심장 차크라)는 심장 높이에서 발견할 수 있고 물질(당신의 신체)과 당신의 정신을 연결하는 에너지 중점이라 불린다. 이 중점은 사랑 및 치유에 대한 것을 다루며 엄마가 되기 위해 필수적인 사랑과 포용의 능력과 직접적으로 관련된다. 수많은 임산부들이 이 중점을 분홍색으로 경험한다고 보고하는 것이 흥미롭지만, 이 중점은 녹색으로 표현된다.

다섯번째 차크라

다섯번째 차크라(목 차크라)는 목의 높이에서 발견되며 소통과 우리의 진심을 완전하게 표현하는 능력에 대해 다룬다. 이 섯번째 중점은 파란색으로 표현되고 말을 명확하게 하는데 필수적이다.

여섯번째 차크라

여섯번째 차크라(세번째 눈 차크라)는 이마의 높이에서 발견되며 내면의 눈에 대해 다룬다. 우리가 눈을 감았을 때, 우리는 내면의 이미지나 사진을 본다. 이 중점은 인식과 확장된 시야를 가지는 것(우리의 눈에 보이는 것 너머)과 관련이 있다. 이것은 남색으로 표현된다.

일곱번째 차크라

일곱번째 차크라(왕관 차크라)는 정수리 위에 위치하고 있다. 이 에너지 중점은 인간을 넘어서는 어떤 것과 당신을 연결하는 것을 다룬다: 생명, 자연, 그 모두. 몇몇 전통에서는 가끔 왕관 차크라를 하얀색으로 표현하기도 하지만, 이 차크라의 색깔은 대부분 보라색으로 표현된다.

차크라들은 육안으로 볼 수 없다. 당신의 신체가 수술 중 열려 있을 때, 누구도 우리 배에서 돌고있는 원반을 볼 수 없다. 같은 이유로, 우리는 신체의 특정 부위에서 우리의 특성을 찾아낼 수 없지만, 이는 그곳에 존재한다.

우리 스스로에 우리가 볼 수 없는 부분들이 존재하지만, 우리는 이러한 부분들이 우리 모습을 만드는데 도움이 된다는 것을 안다. 우리가 명상을 할 때, 이 차크라들을 구성하는 은은한 에너지들이 느끼기 더 쉽다. 우리가 눈을 감으면, 우리는 특정 색깔에 대한 시야 또는 우리가 신체의 특정 부위에서 느낄 수 있는 특정한 감각에 연결할 수 있다. 우리의 일상 생활에서, 우리가 강한 감정을 갖고 있는 다른 사람과 관계가 있는 특정 에너지 중점을 느끼는 것은 매우 쉬울 수도 있다.

우리가 사람들과 소통을 할 때, 우리의 차크라 중 하나에서 다른 사람의 차크라로 에너지가 연결될 수 있다. 나는 이것이 야유를 받을 수도 있거나 이해하기 힘든 생각이라는 것을 알지만, 당신이 당신이 진정으로 사랑하는 사람에 대해 생각하고 당신의 신체에서 이것을 어디에서 느끼는 지

몸의 지혜

임신 중 운동에 대한 다양하고 많은 규칙들과 가이드라인들이 존재한다. 내가 보기에는, 가장 중요한 단 하나의 가이드라인은 당신의 정신, 신체, 마음이 당신에게 운동을 그만두라는 신호를 보내면 즉시 멈춰야 할 때라는 것이다. 당신의 신체는 지혜를 품고 있으며 어떠한 운동이 당신에게 적합한지 알려준다. 당신은 어떠한 동작에 대해 다소 불안해 할 수 있고 그 이유를 설명할 수 없거나, 육체적으로 불편함을 실질적으로 느낄 수 있다. 심지어 어떠한 운동이 임신의 특정 기간동안 안전하다 여겨지면, 이것은 당신의 신체가 목록에 있는 모든 운동에 잘 적응했다는 뜻이 아니다. 당신은 개성 있는 사람이고 당신의 임신은 유일하다; 몸으로부터의 이 명확한 피드백을 존중하는 것이 중요하다.

어떠한 여성이 즉각적으로 운동을 멈추고 의사에게 연락해야 하는 몇가지 경우들이 있다. 미국 산부인과학회(American College of Obstetricians and Gynecologists; ACOG)에 따르면 운동을 즉각적으로 중단시켜야 하는 이유들은 다음과 같다:

- 질 출혈
- 현기증 또는 기절
- 운동을 시작하기 전, 숨이 가빠짐
- 가슴 통증
- 두통
- 근력 저하
- 종아리 통증 또는 부기
- 자궁의 규칙적이고 고통스러운 수축
- 양수 파수

잠시 느껴보면, 매우 명확한 피드백을 느낄 것이다. 아마, 새로운 사랑과 마찬가지로, 당신은 마치 당신이 좋아하는 마음을 전화를 통해 처음 말했을 때 조마조마했던 감정을 느낄 것이다. 아마 당신은 이를 당신의 사랑을 표현하고자 하는 느낌을 당신의 목에서 느낄 것이다; "참을 수 없어" 또는 "너에게 말할 것이 있어"같은 가사들이 들어간 당신이 들어본 모든 노래들을 생각해보라.

당신의 에너지 시스템에서 다른 사람으로의 이러한 연결들을 에너지 연결선이라고 한다. 일반적으로 우리는 타인과 많은 에너지 연결선을 갖지 않는 것이 좋다. 우리 스스로의 에너지 시스템을 깨끗하게 유지하고 다른 사람에 대해(좋거나 나쁘거나) 항상 생각하고, 말하고, 환상을 갖지 않는 것이 더 좋다.

이 규칙에는 한가지 커다란 예외사항이 있다. 엄마의 심장에서부터 아기의 심장으로 이어지는 에너지 연결선은 건강한 선이다. 탯줄이 신체에 영양분을 공급하긴 하지만, 에너지 연결선은 정서적인 그리고 에너지 자양분을 제공한다. 당신의 마음 중심에서 아기의 마음 중심으로 사랑을 보내는 것은 엄마와 아이에게 즐거운 경험이다. 명상을 통해 이 유대감을 확인함으로써, 아기가 뱃속에 있는 동안 당신은 정서적 유대감을 강화할 수 있고, 출산 후에 당신은 엄마의 직감에 매우 쉽게 연결될 것이다.

자궁 안의 당신 아기와 연결

내가 처음 임신했을 때, 나는 명상에 많은 시간을 쏟았다. 나는 보통 오랫동안 걸은 후 해변에 앉아서 내 아들의 에너지에 연결했다. 나는 바다 앞에 가부좌를 틀고 앉아서 내 작은 소년에게 사랑을 보내는 것을 좋아했다. 하루는 내가 가슴 속에 달콤한 사랑의 감정이 느껴지고 있었고 돌고래들이 물 위로 점프하는 모습을 아주 명확하게 목격했다. 그 순간 나는 내가 태평양에서 놀고있는 진짜 돌고래들을 보고 있는 것인지 또는 명상에 잠긴 채 마음의 눈으로 돌고래들을 보고있는 것인지 확신하지 못했다. 결국 나는 내가 명상에 깊게 잠겨있었고 누군가가 내게 핸드폰으로 비디오를 보낼 때처럼 이 돌고래들이 내게 보내지는 것처럼 느껴진다는 것을 깨달았다. 나는 그 이미지를 기억하려 했지만 몇 주동안 이에 대해 다시 생각하지 않았다.

대략 2달이 지난 후, 나는 완전히 알을 품는 상태에 돌입했고 아기 방을 몹시 준비하고 싶었다. 내 좋은 친구 한명은 벽화를 그리는 사람이었고 아기의 방 한면에 벽화를 그려주었다. 그녀는 내게 어떤 것을 그려줬으면 좋겠는지 물었고, 나는 즉각 돌고래들이 떠올랐다. 기저귀를 가는 탁자 위에 돌고래들이 그려졌고, 내 아들이 태어난 후에 그는 항상 돌고래를 응시하거나 가리키려 했다. 아들이 완전한 문장으로 말을 할 수 있을 만큼 자란 후, 내게 "제 돌고래들을 그려줘서 고마워요, 엄마"라고 말했다. 그 순간 나는 내가 명상하며 봤던 그 이미지가 내 작은 소년이 보낸 메세지라는 것을 알았다.

나는 많은 여성들이 바쁘게 산다는 것을 안다. 특히 당신이 이미 작은 아이가 있다면, 두번째 또는 세번째 임신기간 동안 명상을 하기 위해 시간을 것은 어려울 수 있다. 작은 고추가 맵다는 것을 알아주기 바란다. 직관적인 유대감 형성 명상은 총 5분정도 밖에 걸리지 않고 당신은 이것을 어디에서나 할 수 있다: 기차에서, 자동차의 뒷좌석에서, 욕조에서. 당신의 아기와 연결하는 데 2시간이 필요한 것이 아니다. 나는 이를 깨닫자마자, 이 명상을 Los Angeles에서 가르치는 임산부 요가 수업에 포함시키기 시작했다. 모든 수업은 엄마와 아기를 위한 짧고 기분 좋은 유대감 형성 명상으로 끝난다.

어느날 수업 시간에, 나는 예비 엄마들에게 그들이 명상하면서 느낀 것들을 나누기 원하는 사람이 있는지 물어보기로 결정했다. 그 이야기들은 놀라웠다. 어떤 엄마는 몇 개월간 그녀와 남편이 아기의 이름을 정하지 못했었는데, 명상을 하는 동안 그녀가 아기의 이름을 명확히 들었고 이것이 운명이라는 것을 알았다고 말했다. 또다른 엄마는 산맥을 아주 또렷하게 보았고 그녀 스스로와 그녀의 딸이 그 산맥에서 놀고 있는 것을 보았다고 말했다.

이 엄마는 또한 그녀가 본 광경에서 그녀의 딸이 두세살 정도로 보였다고 했다. 놀랍게도, 대략 2년 뒤에 그녀의 딸이 태어났고, 그들은 해변에서 산 가까이로 이사를 갔다. 이와 같은 수많은 이야기들이 존재하고, 나는 이들을 엄마와 아이 사이의 직관적인 유대감 형성에 대한 아름다운 예시들이라 생각한다.

매일 몇 분간 당신의 아기와 연결되도록 하라. 깊게 숨을 쉬고, 아기가 당신의 뱃속에 있을 때이 기분 좋은 시간을 즐겨라. 당신의 작은 소년 또는 소녀에게 사랑과 고마움을 보내라. 당신의 아기에게 말을 하거나 노래를 부르라. 당신이 어떤 파닥거림이나 발차기를 느낄 수 있는지 확인하라. 뱃속의 아기는 당신이 느끼고 있는 감정을 느낄 수 있고, 사랑의 감정을 불러일으키는 것은 엄마와 아이 모두에게 선물과 같다.

다음의 명상은 당신과 아기 사이에 에너지가 연결된 것을 깨닫고 발전시키는 기회를 제공한다.

가부좌를 틀고 앉아서 편한 자세(Easy Pose)로 이 명상을 시작하라. 한 손을 심장에 가져가고 다른 손은 태아에게 가져가면서 눈을 감아라. 생각을 멈추라. 호흡을 느리게 하라. 숨을 점점 느리고 깊게 들이쉰다고 상상하라. 당신의 주의를 천천히 마음의 중심으로 가져가라. 마음의 중심은 가슴의 중앙에 위치한다. 산스크리트어로 이를 아나하타 차크라라고 한다. 아나하타는 마음의 기관이 끊임없이 박동한다는 시적인 생각과 함께 일정한 리듬을 계속하기 위해 바깥으로부터 누군가가 두드릴 필요없는 드럼처럼 두드려지지 않았음(unstruck)을 의미한다. 당신이 당신의 마음공간에서 특정한 에너지를 감지하고, 보고, 느낄 수 있는 지 확인하라.

당신이 당신의 마음 공간에 연결할 때, 사랑과 동정심을 불러오라. 매 호흡과 함께 팽창감을 연결하라. 당신이 숨을 들이쉴 때마다, 태양빛과 같이 마음의 공간에서 자라고 있는 사랑을 상상하고, 이 사랑이 따뜻함과 빛을 갖고 퍼져나가게 하라. 당신의 마음 중심을 향하는 빛의 아름다운 은색 선이 아기의 마음 중심으로 천천히 확장되고 연결되는 것을 상상하라. 옛날 전화기 선 같은 빛의 연결선을 마음속에 그리고 이것을 이용하여 당신의 아기에게 사랑의 메세지를 보내라. 아마 당신은 단순히 나는 너를 사랑해 또는 너의 엄마가 되어가 정말 기뻐 같은 말들을 말하거나 생각할 것이다. 당신이 자연스럽게 느끼는 것을 말하는 것이 맞다. 적어도 1분간 아기에게 사랑한다는 느낌을 주며 앉아 있어라.

1분정도 지나면, 소통의 수신자가 되라. 당신이 본인의 의식에서 비롯되지 않은 것으로 보이는 어떠한 생각이나 감정을 갖고있는지 확인하라. 전 세계의 수많은 치료사(healer)들은 아기들이 엄마의 뱃속에서 이미지로 소통한다고 믿는다. 당신의 아기가 보내는 메세지일 수도 있는 어떠한 이미지들이 마음의 눈에 스쳐 지나가는지 확인하라. 당신은 당신을 보고 웃고 있는 4살짜리 아기의 작은 얼굴이 보이는가? 아니면 자신의 이름이 무엇이 되었으면 좋겠다고 당신에게 속삭이는 목소리가 들리시나요? 어떠한 피드백도 묵살하지 않도록 노력하라.

또한, 당신이 아기의 우주 전체라는 것을 기억하라. 당신은 그들이 가장 좋아하는 목소리와 가장 좋아하는 냄새를 갖고 있고 그들은 당신을 이미 사랑하고 있다. 아기가 보내는 당신을 향한 사랑의 힘을 느끼고, 우주에서 수백만가지의 가능성 중에서 당신과 당신의 아기가 만났다는 것을 알아달라.

어떠한 감정을 사진으로 찍을 수 있으며, 당신과 아기 사이의 아름다운 사랑의 유대감을 사진으로 찍는다고 상상하라. 아기에게 나누는 이 사랑의 유대감은 당신에게 특별하고, 앞으로 당신이 움직일 때 이 사랑의 감정을 소중히 알 것이라는 것을 아기에게 알려주라. 아름다운 흰색 또는 금색 빛이 살짝 비추고 있는 당신과 아기를 상상하며 명상을 끝내고, 당신이 준비되었을 때 눈을 살며시 뜨라. 어디에 있든지, 당신은 단순히 호흡을 느리게 하고 아기에 대한 사랑의 감정이 담긴 이미지를 기억함으로써 이 감정에 다시 연결될 수 있다.

엄마의 동작

의자 위에서 역전사 (Reverse Warrior) 자세

요가 수행에서 전사 이야기들은 모두 견디고 힘을 느끼는 것이다. 이 특정한 변형은 때때로 역전사라고 불리고, 저를 포함한 다른 이들은 이를 의기양양한 전사(Exalted Warrior)라고 부른다. 두번째 이름은 자세의 에너지를 반영한 이름이다. 당신은 가슴을 들어올리고 하늘을 응시하며 여성의 신체에서 경외감을 불러일으키는 힘을 느끼고 있는 승리한 엄마 전사로 스스로를 상상할 수 있다.
당신은 말 그대로 이 세상에 올 완전히 새로운 사람을 위한 공간을 갖고 있다.
이 자세는 워리어 2의 변형 자세로, 이 자세에서 의자의 보조를 받는다.
이 자세를 어떻게 취하는 지는 다음과 같다.

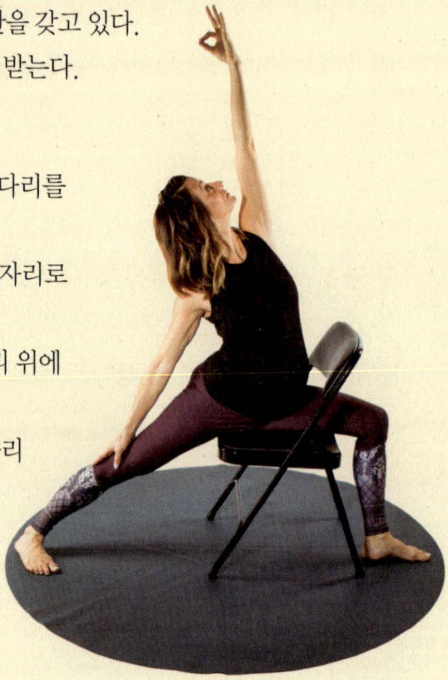

1. 왼쪽 다리를 의자 뒤쪽 공간으로 부드럽게 집어넣어서, 다리를 옆으로 벌리고 의자에 올라앉을 수 있게 한다.
2. 왼쪽 무릎을 90°로 굽히고 뒤쪽 다리를 발의 바깥쪽 가장자리로 바닥을 누르면서 곧게 편다.
3. 왼쪽 팔을 하늘을 향해 들어올리고 오른손을 오른쪽 다리 위에 가볍게 올려놓아라 (그림 참조).
4. 목에 통증이 없는 경우, 시선을 하늘을 향해 조심해서 돌리라. 목에 통증이 있는 경우, 당신의 시선을 오른쪽 어깨 너머 뒤쪽으로 아래쪽을 향해 보낼 수 있다.
5. 숨을 깊게 쉬고 자세를 대략 60~90초 동안 유지하도록 노력하라. 반대쪽에서도 반복하라.

누구도 당신에게 말해주지 않은 정보

잠을 자는 데 편안한 자세 찾기

임신 중 불면증은 아주 흔하게 나타난다. 호르몬 농도의 극적인 변화는 불면증을 유발할 수 있고, 잠을 자는 데 편안한 자세를 찾는 것 또한 불면증을 유발할 수 있다. 임신 전 엎드린 자세로 자던 엄마들에게는, 편안하게 쉴 수 있는 자세를 찾기가 매우 어려울 수 있다. 일반적으로 임산부는 왼쪽으로 눕거나 베개를 이용해 경사를(머리는 심장보다 위에, 심장은 엉덩이보다 위에) 만든 채 자는 것을 권장한다. 왼쪽으로 눕는 것은 엄마에게 그리고 다음으로 아기에게 정맥혈의 반환이 적절히 이뤄지게 한다. 당신이 어떤 것을 선호하는지에 따라, 임신 중 매우 도움이 될 수 있는 두 가지 유형의 베개가 있다. 첫번째 유형은 수많은 이름을 갖고 있다: Snoogle, 남친베개(boyfriend pillow), 전신베개(body pillow). 이 베개는 길고 좁으며 옆으로 누워서 자는 것을 선호하는 엄마들에게 좋다. 이 베개를 양 무릎 사이에 놓고 배의 왼쪽 아래를 감싸주면 배의 옆면이 베개 위에 위치하므로 엎드려 자는 것에 익숙한 사람들에게도 좋다. 물론, 이것은 엎드려 자는 것과 같다고 할 순 없지만, 안전상의 이유로, 이것이 가능한 가장 비슷한 자세이다. 두번째 유형의 베개는 등받이 베개이다.

때로는 웨지(wedge)라고 불리는, 이 베개는 TV를 시청하는데 사용되며 몇 년전 인기를 끌었다. 이 베개는 아마존(Amazon)이나 수많은 베개들을 판매하고 있는 소매점에서 쉽게 찾을 수 있다. 그들 중 다수는 플러쉬 천으로 덮여있고 리모컨이나 간식을 넣어 놓을 수 있는 주머니가 옆에 달려있다. 이 베개는 당신의 머리를 똑바른 자세로 유지시켜주므로, 당신에게 새롭고 낯설다면 TV를 보거나 랩탑으로 일을 할 때를 위해 어딘가 남겨놓을 수 있다.

이러한 유형의 베개들 모두는 출산 후에도 유용하다. 전신 베개는 말굽모양으로 만들수 있으며 아기의 상체 힘을 기르기 위해 엎어놓을 때 사용할 때나(6-7개월 후, 아기가 머리를 쉽게 들어올릴 수 있을 때), 머리와 목을 가눌 수 있을 때 누워있는데 사용할 수 있다. 또한, 등받이 베개는 아기에게 모유 수유나 젖병 수유를 할 때 등을 받치기 위해 사용될 수 있다.

당신의 아이에 대한 사랑의 시각화

당신의 내면의 눈과 연결하기

Merriam-Webster는 *시각화(visualization)*를 "정신적인 시각이미지의 형성"이라 정의한다. 시각화 행위는 흔히 스포츠 심리학에서 언급된다. 예를 들어, 농구 선수는 눈을 감고 공이 링에 들어가는 상상을 수차례 하며 시합을 준비한다. 신체와 정신의 연결은 정신적 연습의 효과가 운동 선수의 능력을 향상시킬 수 있다는 것이다. 같은 방식의 기술이 분만 시 어떤 일이 일어날 수 있는지에 대한 상상을 하는데 사용될 수 있다. 운동 선수의 경우와 마찬가지로 아기를 낳는 강렬한 육체적 사건을 준비하는 것이 도움이 될 수 있다. 당신이 제왕절개를 예정했든 자연 분만을 준비했든, 당신의 신체와 정신이 건강하고, 힘이 넘치고 사랑받는 느낌을 받는 정신적 연습을 하는 것이 좋다.

병원이든, 분만원이든, 당신의 거실이든 당신이 분만을 하는 모습을 그림으로써 시각화를 시작하라. 가족 구성원이나 진구, 산부인과 의사, 산파, 임산부도우미와 같이 분만실에 들어올 사람을 잠시 확인하라. 마음의 눈으로 응원과 긍정적 에너지를 담고 당신을 바라보는 이러한 사람들 각각을 상상하라. 이제 이 상상에서 당신의 얼굴에 주의를 돌리고, 당신을 둘러싼 사람들이 당신을 전적으로 지지한다는 것에 입가에 부드러운 미소를 띄우라. 당신의 몸에 대한 확신과 안전함을 느끼고 힘을 어떻게 줄 것인지 느껴라. 당신은 이 시각화를 아기를 품에 처음으로 안을 때까지 계속해서 수행할 수 있다. 당신의 작은 아기의 눈을 처음 쳐다볼 때 당신이 충만하게 느낄 놀라운 기쁨의 감정에 연결하라. 당신이 완성감을 느끼면, 눈을 부드럽고 천천히 뜨라. 이 시작화는 언제든지 원하는 만큼 할 수 있다.

맛있는 음식들

수많은 소수의 전통들에서, 차크라와 같은 색의 음식을 섭취하면 해당 에너지 중점에 영양을 공급하는데 도움이 된다고 한다. 조금 받아들이기 어려울 수 있지만, 영양학에 대한 광범위한 연구로부터 다양한 색깔의 자연 식품들을 먹으면 광범위한 효능을 준다는 사실을 알게 됐다. 사실, 많은 유아용 접시에는 녹색 채소, 빨간색 또는 주황색 과일, 갈색 또는 황갈색 통밀의 색과 모양이 담긴다. 다음은 무지개에서 영감을 얻은 것으로 채소들을 준비하는 쉬운 방법이다.

석쇠에 구운 무지개색 채소들

채소들에 칠하기 위한 기름
통 아스파라거스와 손질된 아스파라거스 1 컵
세로로 반을 자른 작은 당근 4 개
1 인치 길이로 채 썬 빨간 고추 작은 것 1 개
1/2 인치 길이로 둥글게 자른 중간크기의 노란 여름호박 1 개
조각낸 중간 크기 빨간 양파 1 개
소금과 후추

야채에 기름을 살짝 뿌리고 석쇠 바구니에 옮긴다. 12분간 중간불로 굽는다. 맛을 위해 소금과 후추로 양념하라.

***산출량:** 4 회분*

출산과 그 후에 대한 준비
(Prepare for Birth and Beyond)

임신 초기: 지구력 기르기
(First Trimester: Increase Endurance)

임신 중에는 매일이 돌발적인 사건이다. 몸, 마음, 감정의 변화가 매일같이 일어난다. 정보의 힘은 강력하고, 임신 초기에 당신의 몸에서 일어나는 엄청난 변화들에 대해 배우면 도움이 된다. 어떠한 임신도, 심지어 같은 엄마한테서도 똑같지 않지만, 각 3개월 마다 몇 가지 공통적인 주제들이 있다. 이 기간에는 신체적 변화들로 인해 흔히 피로를 느낀다. 지구력을 위한 몇 가지 간단한 기법들을 받아들이면 피로를 완화시키는 데 도움이 될 수 있다. 피곤할 때 운동을 하는 것은 직관적으로 맞지 않는다는 것을 알지만, 가벼운 운동을 조금 하면 당신의 기력을 증진시키는 데 도움이 된다.

임신 초기의 신체

임신 초기에는 우리가 생명을 세상에 태어나게 하는 가능성이 시작되고 있다는 것을 깨달을 때, 완전 환상적이고 우리가 심지어 여신과 같이 느껴지는 날들이 있다. 어떤 날에는, 단지 하루종일 낮잠을 자고 싶기도 한다. 스스로에게 관대해져라. 그리고 이것은 모두 당연한 일이라는 것을 기억해라. 엄마의 몸에서는 수많은 일들이 일어나며 피로감을 느끼는 것은 아주 자연스럽고 정상적인 일이다.

언젠가는 당신이 다른 사람들보다 많은 에너지를 갖고 있을 것이므로, 신체에 인내심을 갖고 스스로에게 자비를 베푸는 것이 중요하다. 나는 임신한 예비엄마들은 심지어 단순히 앉는 것도 그 어떤 사람들보다 힘들다는 것을 자주 상기시킨다. 태아는 임신 초기에 신경관이 발달되고, 셋째 달 마지막에는 이미 조그만 양손, 양발, 기능하고 있는 간을 갖고 있다. 따라서, 스스로를 돌보고 몸의 피드백을 잘 받아들여라. 임신 중 몸이 보내는 메세지는 희미하지 않다; 가끔은 휴식을 취하라고 비명을 지른다. 당신이 휴식이 필요하면, 확실히 휴식을 취한다. 당신이 에너지가 얼마 없는 것 같은 느낌을 받고 가벼운 운동을 하고 싶다면, 이 장에 나오는 더할나위 없이 잔잔한 Steady As She Goes 운동을 한다. 이 프로그램은 서서 하는 매우 짧은 시퀀스로 구성되며 대부분의 운동을 앉거나 누워서 하고 싶은 날에 정말 좋다.

어떤 날에는 당신이 더 많은 에너지를 가질 것이고, 이때는 당신의 지구력을 향상시킬 때이다. 지구력은 임신, 분만, 그 이후에 계속 필요한 능력이다. 수천명의 여성들과 함께 한 내 경험에 따르면, 우리가 수업을 통해 기른 육체적 지구력은 보통 정신적 그리고 정서적 인내로도 전환된다. 운동 심리학의 세계에서 신체가 필요로 하기 전에 뇌가 포기하는 일이 잦다는 것을 배운다. 이 경우, *나는 지금 지구력을 기르고 있어* 라는 긍정적인 생각을 가지고 노력한다. 정신적 형상화 또한 도움이 될 수 있다. 당신의 신체가 매 숨, 매 동작마다 강해진다고 상상하고, 뱃속의 작은 존재와 힘을 공유하고 있다고 생각한다. 에너지와 의욕이 가득한 날에는, Let Your Light Shine 프로그램을 해보라(이 장의 뒷부분에서 자세히 설명하겠다).

피로감 이외에도 많은 것들을 임신 초기에 느낄 것이다. 기저귀 광고에서 울고있는 것과 같이 어떠한 감정이 당신에게 불시에 엄습하는 것과 같이 아기 부모들이 *큰 감정* 이라 부르는 많은 것들이 있을 것이다. 이것 또한 아주 정상이고 신체의 호르몬 변화에 따른 결과이다. 에스트로겐의 증가는 당신의 기분을 변화시킬 수 있고, 프로게스테론의 증가는 변비와 더부룩함을 유발할 수 있다. 특히, 프로게스테론은 민무늬근의 기능(소화)을 저하시키고, 이로 인해 복통을 유발할 수 있다. 이러한 모든 변화들이 일어나면서, 당신은 *운동을 어떻게 하지?* 하고 궁금해 할 것이다.

많은 여성들은 임신 초기에 운동을 하는 것이 안전한지, 또는 임신 전에 하던 것들을 계속해서 해도 되는지 물어본다. 예비엄마들은 *물구나무서기가 안전한가요?* 부터 전력질주는 어때요? *까지* 모든 것을 궁금해한다. 존재하는 자료만큼 운동에 대한 많은 의견이 존재하는데, 그러면 조심스러운 엄마는 무엇이 옳은지 어떻게 알까요? 우선, 어떤 운동 프로그램이든, 산부인과 의사나 산파에게서 운동에 대한 허락을 받는 것이 중요하다. 산부인과 의사 및 기타 숙련된 출산 전문가들이 고위험임신의 여부와 운동이 미칠 영향이 무엇일지 가늠할 것이다. 고위험군으로 분류되지 않고, 운동을 해도 된다고 허락을 받으면, 당신이 계속해서 즐길 수 있는 다양한 형태의 운동들이 존재한다.

임신 초기에 대한 가장 기본적인 규칙은 다음과 같다(저는 이것을 계속해서 강조할 것이다): 당신이 임신하기 전에 해보지 않은 활동은, 지금 시작해서는 안된다. 이 규칙은 임신 중 수많은 규칙들처럼 하나의 예외 사항이 있는데, 이는 임산부 요가이다. 임신 중 처음으로 요가 수행을 해보기로 결정을 내리면, 레벨2 또는 레벨3의 빈야사 플로우 수업에 참석하거나 물구나무서기를 배우려 하지 않을 것이다. 그러나 임산부 요가에는 특히 임신 초기에 상쾌하고 새로 활기를 불어넣을 수 있는 많은 것들이 있어 특히 도움이 될 수 있다.

엄마들을 위한 동기부여

어떠한 임산부 피트니스 프로그램의 좋은 출발점은 의욕과 자극이다. 왜 운동을 해야하는 지에 대해 깨달을 때, 특히 에너지가 다소 저조한 날에, 더더욱 프로그램을 수행하려 할 것이다. 다음은 임신 중 운동을 함으로써 당신과 아기에게 좋은 점들이다.

임산부 운동을 하면 당신에게 좋은 점

- 에너지와 행복감의 증진
- 긍정적인 자아상 촉진
- 심장 및 혈관 강화
- 분만과 도움을 준비하기 위해 근육들을 강화
- 허리 통증 완화
- 변비 완화
- 자세와 생체역학 개선
- 혈액순환 개선
- 유연성 강화
- 일반 피트니스의 전반적 강화
- 유산소 능력(지구력) 증가 또는 유지
- 이완을 돕는 근긴장 감소
- 회복 기간 감소
- 임신 중 건강한 체중 증가 촉진
- 출산 후 체중 감소를 도움

임산부 운동을 하면 아기에게 좋은 점

임신기간 동안 엄마가 규칙적인 운동을 하면 태아의 심박수(HR)가 현저히 낮아지고 심박동수의 변동이 심박동수 변이(HRV)가 증가한다. 운동은 태아의 적절한 체중과 신체 조성, 심혈관 건강, 신경계 발달을 돕는다. 임신 중 운동은 태아기의 프로그래밍 효과(prenatal programming effect)를 유도하여, 장기가 발달하는 중요한 기간동안 자궁에 건강한 환경을 조성한다. 임신 중 운동을 한 여성들이 쉽게 잠에 드는 조용한 아기들을 낳는다는 증거가 있다.

이러한 좋은 점뿐 아니라, 엄마의 운동은 다음의 위험 요소들을 줄이는 데 또한 도움이 된다.

- 부종(부기)
- 피로
- 불면증
- 임신당뇨병
- 복직근분리
- 골반 및 직장 내 압력
- 외과적 또는 의료적 개입의 필요
- 산후 체중 유지
- 우울증

임신기간 동안 운동을 하면 그 목록들을 복사하여 욕실 또는 부엌 찬장에 붙여놓고 싶어질 만큼 좋은 점이 아주 많다. 매우 효과적인 좋은 점들의 목록을 보며 매일을 시작하면 왜 당신의 운동 프로그램을 해야 하는지에 대한 이유들을 기억하는데 도움이 될 것이다. 당신에게 특별히 중요한 점들을 형광펜으로 칠하고, *할 수 있어요, 엄마!* 와 같은 동기를 부여하는 말들을 추가적으로 쓰라. 운동에 대한 의욕을 유지하면 일일 프로그램을 계속 수행하는 데 도움이 될 것이다.

임신 초기의 운동

이제 움직이는 것이 왜 좋은지에 대한 이유를 알았으니, 시작하는 방법을 살펴보겠다. 당신이 운동의 여왕이든 한동안 운동을 멀리했든, 명상은 좋은 시작점이다. 명상은 당신이 목적을 세우고 정신을 집중하는 데 도움이 된다. 요가는 강렬한 동작으로 가기 위한 다음 단계 또는 거쳐가는 다리와 같다. 당신은 매일 필요한 만큼 가볍게 또는 자극적으로 운동을 함으로써 구역질과 피로감 같은 임신 초기의 불편함들을 극복할 수 있다. 요가는 체중을 저항으로 사용하고 스쿼트와 런지같은 강렬한 운동으로 자연스럽게 넘어간다. 임신 중 당신의 근력, 유연성, 심혈관 지구력을 유지시키면 큰 도움이 된다. Mothers Into Living Fit 3+1 모델은 임산부의 움직임에 대해 균형잡힌 전체적 접근법을 제공한다. 이어서 각 구성요소에 대해 자세히 살펴보겠다.

명상

명상은 운동의 필수요소 중 하나이자 건강 및 피트니스 프로그램에 대한 좋은 시작점이다. 명상을 무서워하거나 두려워할 필요가 없다. 연꽃 자세로 한 시간 동안 앉은 채 *옴(om)*을 읊조릴 필요가 없다. 명상은 단순히 우리 마음 속의 모든 정신적 소음을 침묵시키고 내면 중심 깊은 곳에 감각을 연결하는 것을 말한다. 명상을 실행하면 임신 중 엄마와 아기 모두에게 큰 도움이 될 수 있다.

Deepak Chopra는 그의 저서 *Magical Beginnings*에서 태아는 엄마가 느끼는 모든 것을 느낄 수 있고 자신만의 고유한 신경계를 갖고 있다고 말한다. 이것은 엄마가 스트레스(교통체증, 직장에서의 안 좋은 일 등)를 받으면, 태아는 그 상황에 대해 스스로의 투쟁 또는 도피 반응(fight-or-flight reaction)을 보인다는 의미한다. 태아는 다른 갈 곳이 없으므로 코르티졸과 같은 스트레스 호르몬에 점철되고, 이는 출생 시 저체중이 유발될 수 있다. 역으로, 명상을 수행하는 엄마들의 경우 태아가 엔돌핀 및 엔케팔린같은 기분을 좋게 해주는 화학 물질들에 흠뻑 적셔진다. 임신 초기의 명상은 내면의 소리와 연결하고 평화감, 평온함, 안정감을 갖고 하루를 시작할 수 있는 좋은 방법이다.

수많은 요가수행자들은 동틀 무렵에 명상을 한다. 아침을 명상으로 시작하는 것은 잠든 상태에서 일상 생활로 전환하는 좋은 방법이다. 이메일과 소셜 미디어를 체크하거나 아침 뉴스를 보기 전에 명상을 하면, 외부 세계로부터 어떠한 정보도 입력도 존재하지 않다. 이 아침의 고요한 시간 동안 당신은 스스로의 생각을 들을 수 있고 바깥 소식에 반응하기 보다 당신이 선택한 방향으로 하루를 시작할 수 있다. 다음은 당신의 하루를 자주적이고 활기차게 시작할 수 있는 신속한 아침 명상 방법이다.

아침에 일어나서 눈을 뜨기 전에, 호흡을 천천히 가다듬고 당신의 에너지가 어느 정도인지 느껴라. 당신의 배에 햇빛과 같은 아름다운 금색 빛을 상상한다. 매 들숨마다, 이 빛이 햇

별같이 점점 퍼져나간다 상상한다. 당신의 팔, 다리, 손가락 끝, 발가락에 빛이 퍼져나가는 것을 감지하고, 보고, 느껴라. 완전히 빛을 발하며 태양의 온기로 가득찬 느낌을 불어넣아라. 완료된 느낌을 받으면, 천천히 눈을 뜨고 하루를 시작한다.

요가

명상뿐 아니라, 가벼운 요가 수행은 임신 중 당신의 몸과 연결하는 효과적인 방법 중 하나이다. 요가는 당신의 자세, 혈액순환, 에너지의 증가를 도울 수 있다. 임신 초기에는, 강렬한 운동은 전혀 불가능하다. 당신의 몸 속에서는 많은 일들이 일어나고 있고, 내부적 변화들의 결과로서 피로가 생길 가능성이 있다. 당신의 신체는 심지어 당신이 휴식을 취하고 있을 때도 열심히 작동하고 있다. 가벼운 요가 수행을 통해 현재 몸의 상태를 알 수 있다. 이는 단순히 당신의 몸이 지쳤을 때는, 버피 운동이나 전력 질주를 할 때가 아니라는 뜻이다. 천천히 그리고 주의하며 움직이면서 기초 근력을 제공하는 운동들은 임신 초기에 매우 적합하다.

임산부 요가에 대한 특별한 지시 사항들

요가에는 임신 중 굉장히 좋은 몇 가지 자세들이 있는 것처럼, 임신 초기를 비롯한 전체 임신기간 내내 피해야만 하는 몇 가지 (금지된) 자세들이 존재함을 명심한다. 임신이 확인되자마자 코브라 자세, 활 자세, 메뚜기 자세, 양 다리와 함께 앞으로 굽히기 자세, 모든 깊은 비틀기 자세, 불의 호흡을 피해야 한다.

또한, 임신 중 요가에 대한 특별한 지시 사항들이 있다. 이 목록 외에도, 잘못되었다 느껴지면 즉시 그 자세를 중단해야 함을 명심한다.

- 어떠한 운동 프로그램을 시작하기 전, 의사의 허락을 받아라.
- 아기와 태반의 건강을 지키기 위해 정기적으로 신체검사를 받아라.
- 대부분의 시간 동안 머리를 심장보다 위에 두어라(앞으로 굽히기 자세는 변형될 수 있다).
- 깊게 앞으로 굽히기 자세는 피하고, 변형 앞으로 굽히기 자세를 위해 발 사이를 넓게 벌리라.
- 깊게 비틀기와 몸의 중심선을 교차하는 곳에서 비트는 자세를 피한다.
- 엎드린 자세로 하는 운동들을 피한다.
- 임신 초기 이후에 똑바로 누운 자세로 하는 운동들을 피한다; 짧은(90초 미만) 운동은 괜찮을 수 있다.
- 어떠한 자세로 과도하게 신전하거나 너무 깊게 움직이지 않게 주의한다.
- 숨을 깊게 쉰다(우짜이ujayii 호흡 또는 횡격막 호흡이 편하지 않으면, 자연스럽게 호흡한다).
- 현기증이나 출혈이 있을 경우, 즉시 중단한다.
- 숨을 참거나 급격한 내쉬기(카팔라바티kapalabhati 또는 불의 호흡)를 피한다.
- 엄마의 중심 온도가 과도하게 높으면 태아의 신경관에 문제가 생길 수 있으므로, 핫요가 및 과도하게 높은 온도를 피한다.

요가는 시퀀스가 기초부터 천천히 쌓이고 임신 기간 동안 당신의 스테미나를 유지시키는데 도움이 되므로, 당신의 에너지 수위를 유지하는데 도움이 될 수 있다. 요가를 처음 접하거나 어디에서부터 시작해야될 지 몰라도 걱정하지 마라. 임신 초기에 안전한 요가 자세들은 뒤에서 다뤄진다.

크로스 트레이닝

지구력을 향상시키기 위해서 명상과 요가를 시작한 후에는, 크로스 트레이닝을 시작하는 것이 좋다. 크로스 트레이닝은 두 가지 이상의 운동 유형들이 운동 프로그램에 관여되는 것을 말한다. 예비엄마들을 위한 요가와 잘 어울리는 좋은 운동 유형은 걷기이다. 걷기는 우리 일상의 일부이며, 무료이다. 또한, 걷기는 동적 명상과 같은 느낌을 받을 수 있고, 참견하는 목소리가 너무 많을 때 맑은 정신을 갖게 해준다. 선의를 가진 친구들과 친척들은 흔히 사생활을 너무 드러내고 그들의 분만에 대해 상세히 설명한다. 걷는 것은 건강해질 뿐 아니라 자기 내면의 지혜를 확인하고 외부 의견을 흘려보내기 위한 좋은 시간이다. 게다가, 걷는 동안은 당신의 아기와 내면의 대화를 나누거나 아기를 안아들고 있을 때의 삶이 어떠할 지 기분 좋은 상상을 시작할 좋은 시간이다. 아기와 함께하는 움직임의 즐거움을 느끼고, 몰입의 상태로 나아가라.

몰입(Flow)이라는 스포츠 심리학에서 자주 사용되는 용어는 1990년대 심리학 교수 Mihaly Csikszentmihalyi 에 의해 만들어졌다. 그는 몰입의 상태를 "완전히 행위 자체에 열중한 상태. 자아가 침잠한다. 시간이 빠르게 흘러간다. 모든 동작, 행동, 생각은 재즈를 연주할 때처럼 필연적으로 그 이전의 것을 따라간다. 온 몸이 관여하고, 당신은 최대한의 기량을 사용하고 있다."라고 설명했다. 임산부들에게는, 몰입을 활용하기 위한 하나의 방법으로 걷기는 매우 보람찬 일이다. 이 기간동안 오프라가 깨달음*(aha moment)*이라 한 순간을 자주 느낄 것이다. 이러한 깨달음의 순간들은 움직일 때 내 몸이 상쾌한 것처럼 간단하며, "이것이 내가 엄마가 되기 위한 준비를 도와준다. 나는 지금 에너지를 매우 보존하려하고 있다. 아기를 만들고 있으며, 건강한 경계선(healthy boundaries)이 좋다. 나는 모든 것에 예(yes)라고 할 필요가 없다."는 것을 깨닫다.

이것은 육체적 힘이 정신적 및 정서적 힘을 증진시키도록 돕는 방법이다. 간단히 초점을 바꾸면 엄마가 되기 위한 몸, 정신, 마음을 준비하는데 도움이 된다. 여러분 중 일부는 다음과 같은 의문을 가질 것이다: *강인한 정신과 몰입 상태는 듣기엔 좋지만, 내 엉덩이는? 걷는 것만으로 내 뒷태가 탄력있게 만들 수 있을까?* 이에 대한 답은 다시 한번 그렇다! 이다. Mayo Clinic의 연구에 따르면, 정기적인 걷기 프로그램은 다음과 같은 점들을 도와줄 것이다:

- 건강한 체중 유지
- 심장병, 고혈압, 내 2형 당뇨병 같은 다양한 상태들을 예방 또는 관리

유산소 운동과 식사에 대한 간단한 메모

지금은 내가벌칙 운동 이라 부르는 것으로 칼로리 섭취를 관리할 때가 아니다. 이것은 과식을 했을 때 스스로에게 음식에 대한 보상으로 어마어마한 양의 운동들(대개 유산소운동)을 약속하는 것을 의미한다. 우리 모두는 추수감사절 저녁식사 또는 슈퍼 볼(Super Bowl)을 보며 간식을 먹은 후 이것을 한번 이상 해봤을 것이다. 임신 중 먹는 것은 운동하는 것과 같이 균형이 잡혀야 한다. 칼로리 필요량은 임신 초기에 완만하게 증가하게 된다. 임산부에게 어린 시절 즐겨 먹었던 음식들을 찾는 것은 드문 일이 아니다. 땅콩잼 토스트(PB and J), 맥 앤 치즈(mac and cheese), 팝 타르트(Pop-Tarts)가 당신을 유혹할 것이다. 탄수화물에 대한 엄청난 갈망이 느껴진다면, 일리가 있다. 임신 초기에는, 당신은 자궁 안에서 작은 손가락, 발가락, 골격계를 만들고 있다. 이는 추가적 에너지를 칼로리의 형태로, 탄수화물을 요구한다. 스틸컷 오트밀과 같은 보다 복합적인 탄수화물들을 소량의 유기농 땅콩 버터에 지방과 단백질을 조금 추가해서 먹으려고 노력한다. 이것은 당신의 혈당이 급격히 낮아져서 쇼크가 오지 않도록 예방할 것이다. 기념일 식사와 벌칙 운동은 당신에게 에너지가 고갈된 느낌을 줄 수 있다; 이것은 신체에 영양분을 공급하는데 있어서(특히, 임신 중) 오랫동안 유지가 가능하거나 균형잡힌 방법이 아니다. 하루 또는 이틀 전 식단을 계획하기 위해 시간을 내면 과식하고 과도하게 운동하려는 유혹을 피할 수 있다.

- 뼈와 근육의 강화
- 기분 전환
- 균형감과 협동능력 향상

걷기 프로그램이 강화할 수 있는 근육 중 일부는 햄스트링근과 엉덩이근육이다. 이 근육들은 보다 탄탄해지고, 이는 보기에 좋을 뿐 아니라 임신 중 좋은 자세를 취할 수 있게 해준다. 임신 후반에, 태아가 자라고 배가 나오게 됐을 때, 허리의 근육들이 보상적으로 수축하고 보통 팽팽하게 조여진 느낌이 든다. 동시에, 엉덩관절 굽힘근들에 힘이 들어갈 수 있으며 햄스트링근은 이완될 수 있다. 이 장의 뒷부분에서 자세들을 매우 자세히 살펴보겠다. 지금은 걷기가 근육을 강화할 수 있고 이로 인해 임신 기간 내내 좋은 자세를 취하도록 해준다는 것을 알아줄 것.

걷기는 매우 효과적인 형태의 유산소 운동이고 요가 수행에 큰 도움이 된다. 유산소 운동은 심박수를 증가시키는 운동을 말한다. 당신은 이미 심장과 폐의 능력을 향상시켜야 함을 느끼고 있을 것이다. 임신 중, 당신의 몸은 최대 50% 더 많은 혈액을 보유한다. 계단을 올라갈 때 숨이 차기 시작하는 것을 느낀다면, 이는 완전히 정상이다. 걷기는 신체의 반응에 따라 얼만큼 활동해야 하는지 쉽게 측정할 수 있기 때문에 임신 중 즐기기에 아주 좋은 유산소 운동이다. 다음은 걷기 프로그램을 최대한 활용하기 위한 몇 가지 조언이다.

- 좋은 신발을 사라; 임신 중 발이 부을 수 있고, 적합한 깔창이 필요하다.
- 좋은 스포츠 브라를 사라; 충분한 잡아주고 양쪽 컵이 독립적으로 부착된 형태여야 한다.
- 물병을 챙기라; 본인의 수분 섭취량 이외에도, 태반 또한 물이 필요한다.
- 걷기 프로그램을 하는 동안 요가의 산 자세와 비슷하게 어깨와 허리를 똑바로 펴라.
- 속도를 올리기 전에 최소 2분 동안 느린 속도로 걸어라.
- 스마트폰 앱과 활동 추적기는 한 주간의 경로를 추적하는 좋은 방법이다.
- 최소 10분은 걸어야 득이 된다는 점을 명심한다.
- 필요한 경우 운동을 나눠서 한다. 예를 들어, 아침에 10분 걷고 오후나 저녁에 10분 걸어라.
- 대화를 계속할 수는 있지만, 노래를 부르기엔 어려운 속도로 걸어라.
- 너무 춥거나 너무 더운 날에는 실내에서 트레드밀을 사용하여 걷거나 쇼핑몰 안에서 걸어라.
- 응급상황이 생길 때를 대비해서 핸드폰을 갖고 나오시고, 당신이 어디에서 걷고 있을 것인지 주변 사람들에게 알려줄 것
- 당신의 신체에 귀기울이고, 필요한 경우 휴식을 취한다.
- 태아와 함께 즐거운 시간을 보내고 말을 거라; 당신의 목소리를 사랑하는 운동 파트너가 뱃속에 있다.

질병관리본부(CDC; Centers for Disease Control)은 임산부가 일주일에 150분 걸을 것을 권장한다. 이것은 많아 보이지만, 위에 보이는 목록에서 기술한 대로 운동 시간을 둘로 쪼개서 수행해도 괜찮음을 명심한다. 아침에 10분동안 걸으면 깨어나고, 당신의 호흡에 연결하며, 아기와 연결하고, 당신의 운동 목표를 달성할 수 있게 준비시켜 주는데, 이 목표가 구체적이고 현실적일 수록 더욱 달성하기 쉽다. 임신 중에는 작고 감당할 수 있는 목표를 설정하는 것이 좋다.

임신 초기를 위한 요가 자세와 운동들

이어지는 자세들은 임신 초기에 지구력이 유지되게끔 도와줄 것이다. 임신기간 내내 각 자세를 취하기 위한 힌트들이 있다. 천천히 움직이고, 깊게 숨을 쉬며, 즐겁게 요가를 수행한다.

편한 자세 Easy Pose

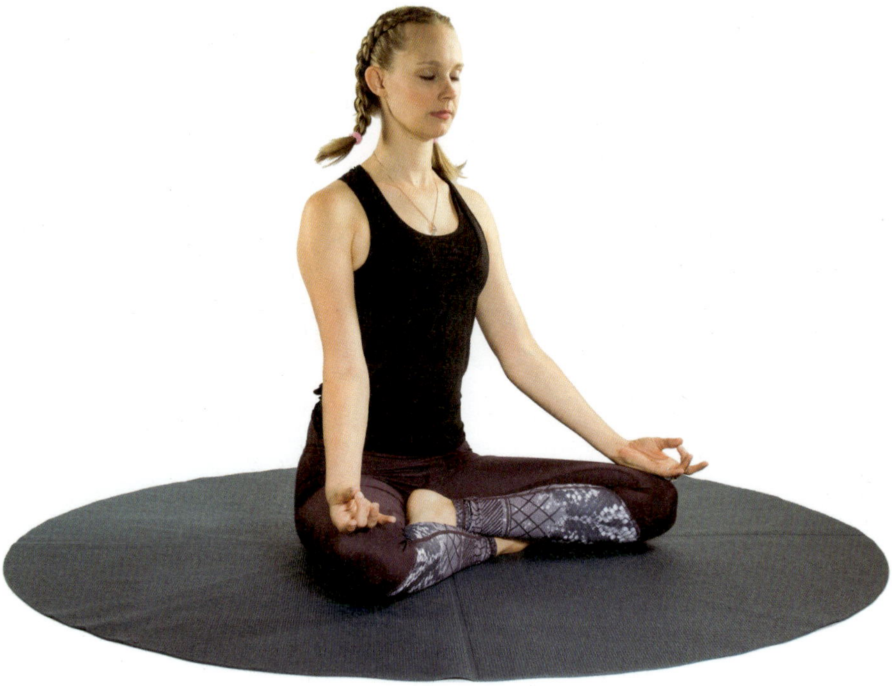

좋은 점

이 자세는 골반을 매우 부드럽게 여는 자세이며 또한 편안한 느낌이 들게 한다.

감정

이 자세는 평화와 평온을 가져다 준다.

자세 지도

- 앉은 자세에서 시작하여 오른쪽 다리가 앞에 오든 왼쪽 다리가 앞에 오든 본인에게 가장 편한 방법으로 양 다리를 교차시켜라
- 꼿꼿이 앉아서 옆구리(허리)의 길이를 느껴라
- 목을 길게 빼고 등세모근(승모근)을 이완시켜서 양 어깨를 편안히 내려주며 귀에서 멀어지도록 한다 (그림 참조).

조정

매우 피곤할 때는, 편한 자세를 등을 벽에 기댄 채 수행해도 된다. 편한 자세를 오랜 시간동안 유지(특히, 명상 중)할 때는, 아래에 담요를 한 장 또는 두 장 깔고 앉으면 매우 편안할 것이다.

유니콘과 무지개 자세 Unicorn and Rainbow Pose

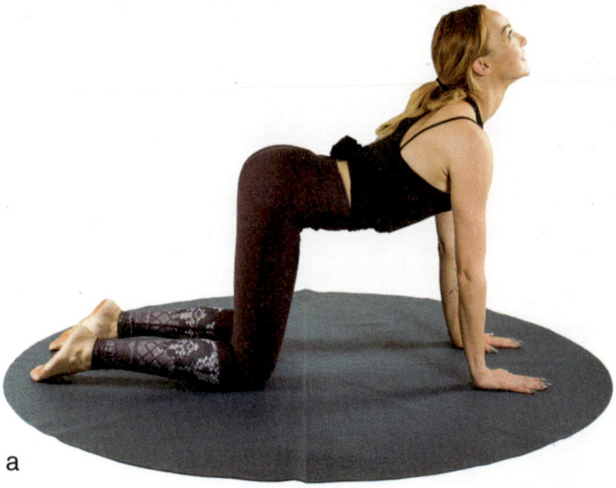

a

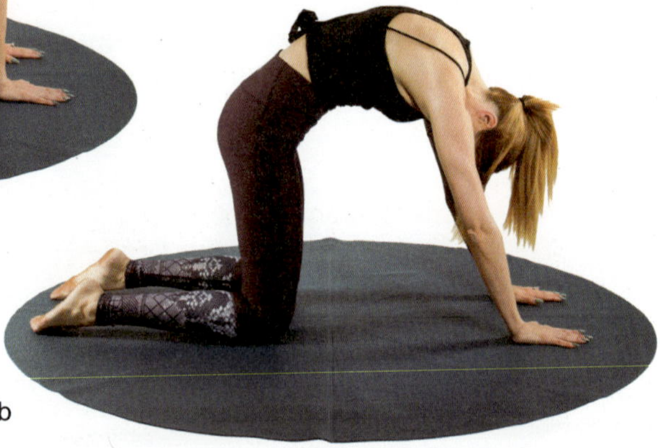

b

좋은 점

대개 고양이와 소(cat and cow)로 불리는 이 연속 자세는 허리와 복부를 강화하고 유연성을 유지시키는데 도움이 된다.

감정

이 연속 자세는 코어 근육들을 따뜻하게 만드는 매우 부드러운 방법이다. 안쪽에서부터 나오는 온기를 느껴라.

자세 지도

- 사지를 이용해 엎드린 자세로 시작하며, 양 팔은 어깨 넓이로 벌리고 양 무릎은 엉덩이 넓이만큼 벌려줄 것
- 숨을 들이쉬고 하늘을 응시하면서, 허리를 부드럽게 수축시키며 가슴뼈(흉골)와 꼬리뼈(미골)을 하늘을 향해 들어올려줄 것 (그림 a 참조).
- 숨을 내쉬고 척추를 무지개 형태로 둥글게 만들라. 임신 중기와 임신 후기에는 골반을 조심히 밀어넣고, 상체의 곡선에 더 집중한다 (그림 b 참조).

조정

담요를 한장 접어서 무릎 아래에 쿠션으로 사용할 수 있다. 아니면, 이 연속 동작을 다리를 서 있는 자세에서 엉덩이 넓이만큼 벌리고, 무릎을 살짝 굽혀서, 양손을 허벅지 위에 올린 자세로 수행할 수 있다.

포인터 독 자세 Pointer Dog Pose

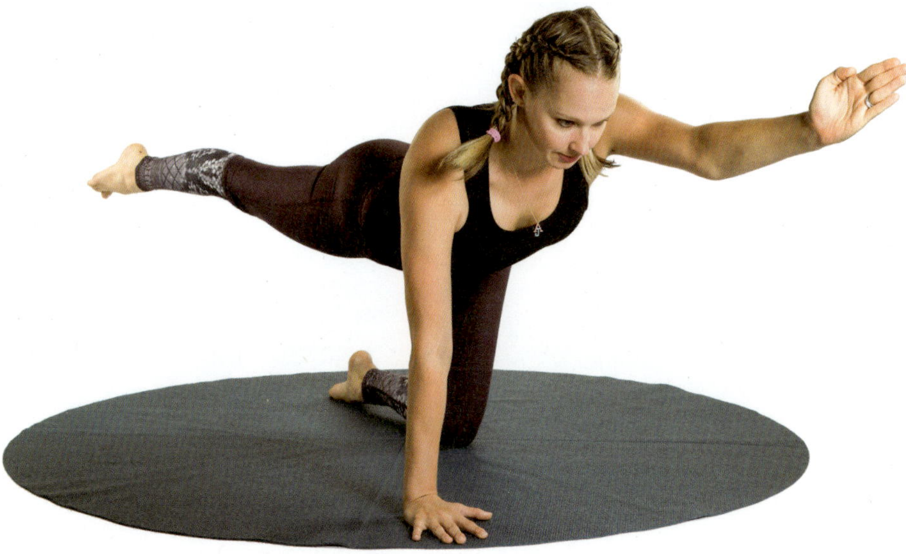

좋은 점

이 자세는 코어 강화(복횡근, 복사근, 허리)에 좋고 균형감각 훈련에도 도움이 된다.

감정

이 자세는 나침반의 화살표같이 두 방향(앞과 뒤)으로 뻗는 긴 에너지 선을 제공한다.

자세 지도

- 사지를 이용해 엎드린 자세로 시작하며, 양 팔은 어깨 넓이로 벌리고 양 무릎은 엉덩이 넓이만큼 벌려줄 것.
- 숨을 들이쉬고 왼쪽 팔을 들어올려 엄지손가락으로 하늘을 가리키며 오른쪽 다리는 엉덩이 높이만큼 들어올려라.
- 앞으로 들어올린 손을 뒤쪽을 발에서 멀리 뻗으면서 척주를 늘려주고 복부를 가볍게 들어올려서, 근육이 이 자세를 아래에서 지지하도록 한다 (그림 참조).
- 목을 길게 펴준 채 요가 매트보다 대략 12인치 앞쪽을 응시한다.
- 3~5번의 심호흡을 한 다음, 팔과 다리를 반대편으로 바꿔줄 것.

조정

담요를 한장 접어서 무릎 아래에 쿠션으로 사용할 수 있다. 복부에 어떠한 당김이 있으면, 엉덩이를 지면에 내려놓아라. 특정 임신 기간 중 자궁원인대(round ligament)에 통증이 수차례 있었으면, 뒷발을 바닥에 딛은 채 수행하는 것을 권장한다.

다운 독 자세 Down Dog Pose

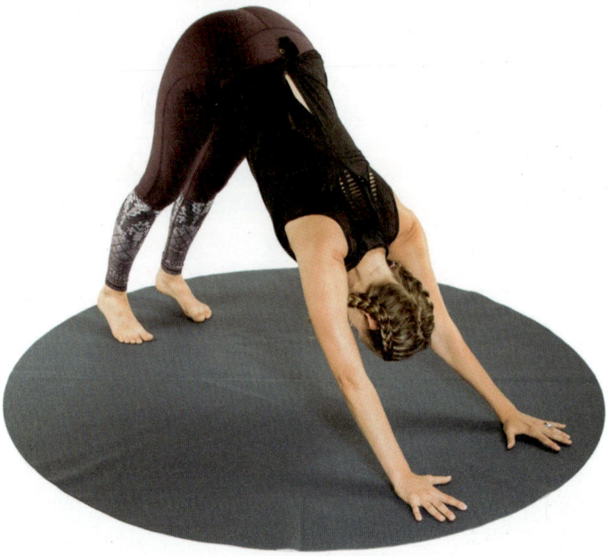

좋은 점

아래를 향한 개 자세(Downward-Facing Dog)라고도 알려진 이 자세는 머리부터 발끝까지 몸의 뒷부분 전체를 스트레칭 시켜주는 좋은 자세이다. 또한, 다운 독 자세는 머리가 심장 아래에 위치하고 심장은 골반 아래에 위치하기 때문에 위 · 아래를 바꿔주는 자세로 간주된다. 위아래를 바꾸는 것은 산소가 포함된 피를 뇌로 운반할 뿐 아니라, 세상에 대한 새로운 시각을 부여한다.

감정

다운 독은 부드럽게 위 · 아래를 뒤집는 자세이고, 보통 임신 중 아주 좋은 기분이 들게 한다.
스스로를 대자연의 에너지와 연결시키고 이 에너지가 올라와서 당신과 태아를 받쳐주는 것을 느껴라.

자세 지도

- 사지를 이용해 엎드린 자세로 시작하며, 양 팔은 어깨 넓이로 벌리고 양 무릎은 엉덩이 넓이만큼 벌려줄 것.
- 숨을 내쉴 때, 양 팔과 양다리를 쭉 뻗으면서 골반을 하늘을 향해 들어올려줄 것. 팔꿉관절과 무릎관절이 부드러운 상태이고, 잠기지(locked) 않았는지 알아보라 (그림 참조).
- 임신 중기나 임신 후기인 경우, 다리와 팔 사이의 거리를 더 벌려주면 대부분 더 편안하게 느낀다. 다리 사이 간격을 요가 매트의 폭만큼 벌려도 괜찮다; 엉덩관절에서 안쪽 돌림이 발생하여 발꿈치가 바깥쪽으로 살짝 기울어진 상태이므로, 양발을 볼 때 발가락만 보이고 발꿈치는 거의 보이지 않음을 확인한다.

조정

그 날의 기분에 따라, 다운 독 자세가 기분이 좋을 수도 있고 아닐 수도 있음을 명심한다. 구역감, 속쓰림, 손목 통증이 있을 때는, 이 자세를 잠시 동안 건너뛰고 그 대신 사지를 딛는 안정감(특히, 빈야사 시퀀스를 통해)을 느껴라.

산 자세 Mountain Pose

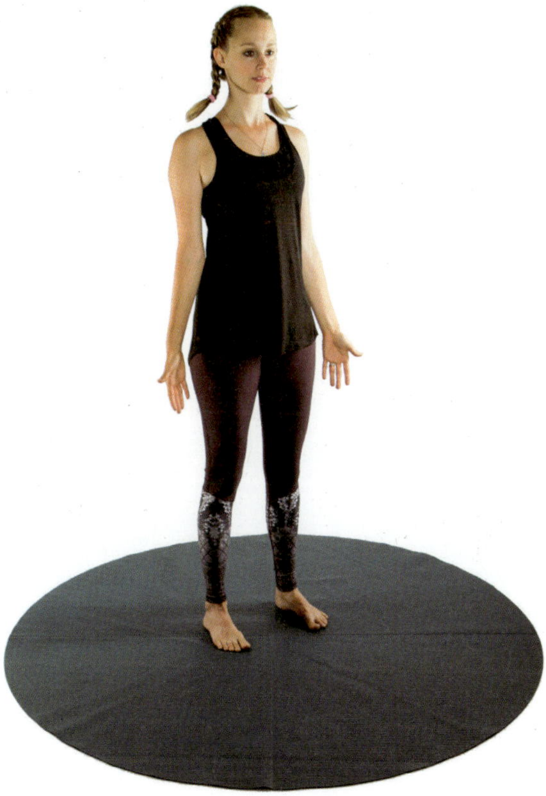

좋은 점

이 자세는 올바른 자세(특히, 임신 중의 올바른 자세)를 가르쳐준다.

감정

산의 에너지를 받으며, 하늘을 향해 들어올려진 머리를 받쳐주는 넓은 지지부가 있다.
한 번 또는 두 번의 호흡동안 눈을 감고, 아름다운 산을 상상하며, 신체가 자연 상태에서 발생하면서 자연의 생기가 넘치는 형상을 어떻게 몸으로 표현할 지 고려하면 도움이 될 것이다.

자세 지도

- 양 다리를 엉덩이 넓이만큼 벌리고 선 채, 무릎을 살짝 굽혀준다.
- 척주를 늘려주고 정수리가 하늘을 향해 올라가는 것처럼 머리를 들어올려줄 것.
- 양 허벅지에 천천히 힘을 주고 꼬리뼈를 바닥을 향해 아래로 늘려줄 것.
- 양 팔은 몸 옆에서 늘려주고 어깨관절을 살짝 바깥쪽으로 돌려줌으로써 손바닥이 앞을 보게 한다 (그림 참조).

조정

임신 후기에는 자세를 인지하고 숨을 내쉴 때 복부를 아주 살짝 수축시키는 것이 특히 중요하다.
또한, 이 자세는 팔을 하늘을 향해 뻗은 상태로 수행할 수도 있다.

서서 앞으로 굽히기 자세 Half Forward Fold

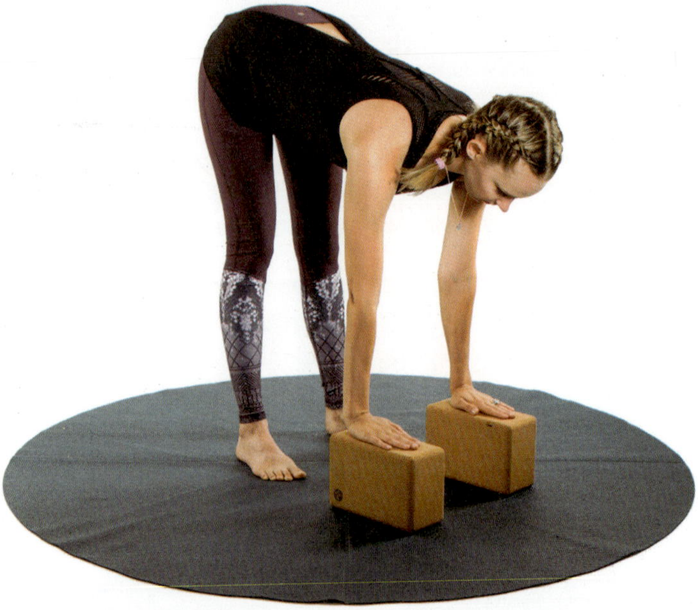

좋은 점

이 자세는 허리의 근력과 무언가를 집어 올리기 위해 상체를 굽힐 때마다 척주를 늘려주는 기능적 기술을 훈련할 수 있는 안전한 방법이다.

감정

요가에서 허리는 매우 중요하다; 사실상 생명의 나무에서 뿌리라고 불린다. 엉치뼈(천골; Sacrum, 아래쪽을 향한 척주의 넓은 뼈)는 골반과 맞닿고 엉치엉덩관절(천장관절; sacroiliac joint)을 형성한다. Sacrum 이라는 단어는 성스러운(sacred) 이라는 단어와 같은 어근을 갖고 있다; 수많은 요가 수행자들은 이 영역을 생명의 시작점이라 생각한다. 허리를 힘의 근원이라 생각하고 임신 체중을 편하게 받쳐주는 강력한 도구인 근육들을 감지하고, 보고, 느껴라.

자세 지도

- 양 발을 엉덩이 넓이만큼 벌리고 서서, 무릎 관절이 잠기지 않도록 부드럽게 굽혀줄 것.
- 상체를 앞으로 굽히고 손가락 끝을 블록 위 원하는 높이에 위치시켜라(손가락 끝은 머리와 꼬리뼈가 일직선이 되기에 충분한 높이여야 한다).
- 머리와 목의 뒷부분을 길게 늘려주면서, 블록에서 대략 12인치 앞쪽을 응시한다 (그림 참조).
- 체중을 살짝 앞쪽으로 싣도록 신경써서 주저앉지 않도록 한다.

조정

양 어깨를 부드럽게 뒤로 모으고 아래로 내려주면 목을 늘리는 데 도움이 된다. 또한, 블록들은 당신과 바닥 사이의 공간을 채워주기 위한 것임을 명심한다. 임신 후기에는 보통 블록을 최대한 높게 설치하면 아주 편하다.

당신의 하루를 시작하는 태양 경배 자세들 (Sun Salutations)

운동을 끝까지 할 시간이 없는 날에는, 아침 운동을 가볍고 짧게하면 부드럽게 잠을 깨고 하루의 분위기를 정하도록 도와준다. 태양 경배 자세들을 통해 새로운 날의 에너지와 새로운 날이 가져올 모든 무한한 가능성을 맞이하게 된다. 태양 경배 자세들은 부드럽게 호흡보조근들과 몸을 풀 수 있게 도와주므로, 깊게 호흡을 할 수 있게 된다. 임신이 진행되면서, 가끔 숨이 찬 느낌을 받을 수 있는데, 특히 몸통이 짧은 사람이거나 횡격막 호흡을 완전히 할 공간이 충분하지 않은 경우에 그렇다. 3가지 태양 경배 자세들을 빠르게 연속하는 것은 하루를 시작하는 좋은 방법이다.

또한, 태양 경배 자세들은 태양의 빛과 광채를 받아들이도록 도와준다. 고대의 요가 수행자들은 포워드 플렉시온(앞으로 굽히기), 백 익스텐션(뒤로 굽히기), 스쿼트, 런지, 삼두 푸쉬업(차투랑가)와 같이 운동 수업에서 친숙한 동작들을 통해 큰 근육군들을 풀어줄 다양한 변화를 고안했다. 임신 중에는 이러한 자세들 중 다수를 태아가 있는 공간의 안전을 유지하기 위해 변형시켜야 한다. 임산부를 위한 실제 변형 태양 경배 자세들에 대한 다양한 의견들이 존재한다. 나는 지나치게 조심하는 경향이 있고, 매우 강한 느낌이 드는 날과 쉬운 운동이 필요한 날을 위한 각각의 자세들을 확인한다.

다양한 형태의 태양 경배 자세들이 존재하므로, 대개 문자로 된 표식이 붙다. 우리의 목적을 위해서, 힘과 밝은 에너지를 발생시키는 세 가지 형태들을 이 운동 프로그램의 설계에 통합시켰다: 하프 태양 경배 자세(Half Sun Salutation), 태양 경배 자세 A(Sun Salutation A), 태양 경배자세 B(Sun Salutation B). 하프 태양 경배 자세와 태양 경배 자세 A에 대한 자세한 설명은 이 장의 다음 부분에 나와있으며, 태양 경배 자세 B는 5장에 자세히 기술되어 있다.

하프 태양 경배 자세 Half Sun Salutation

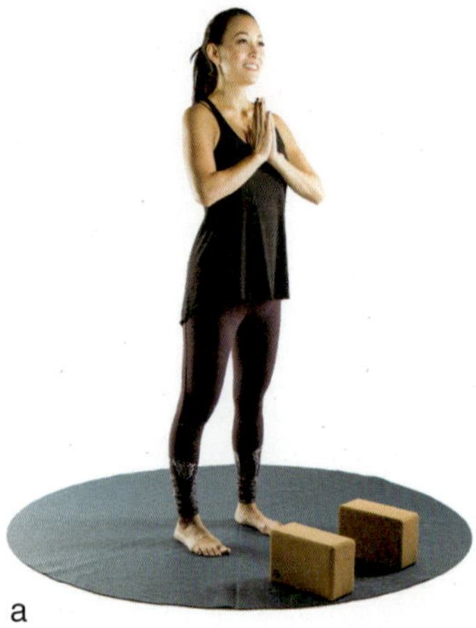
a

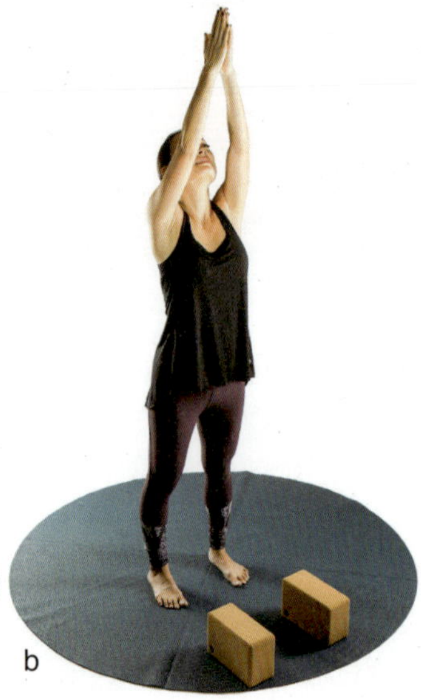
b

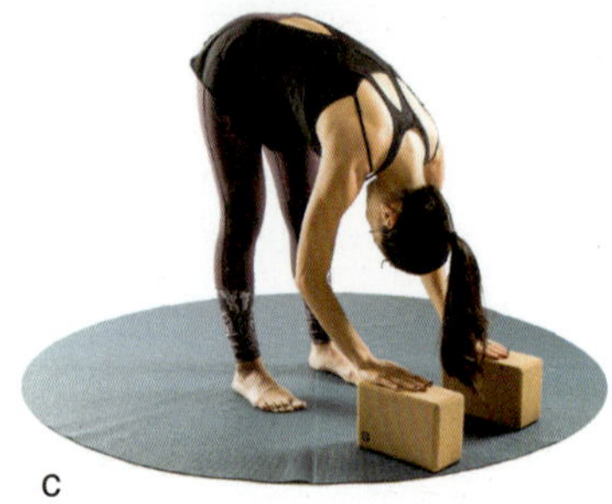
c

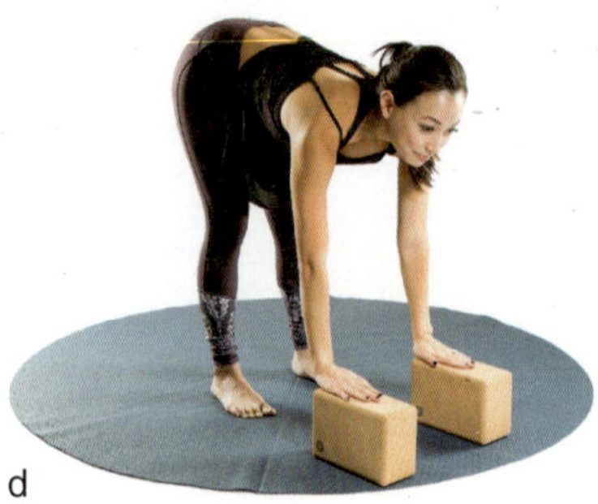
d

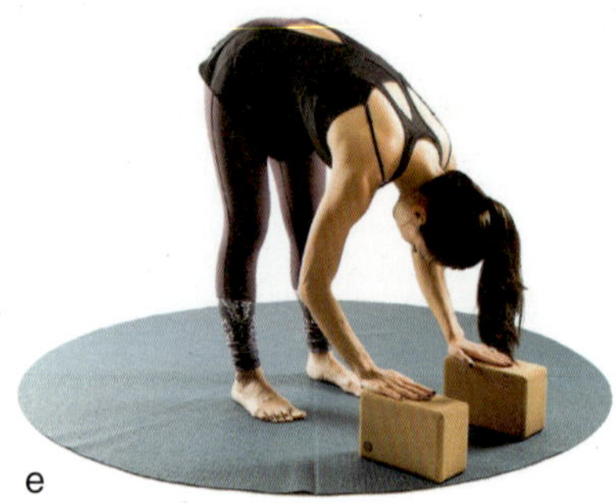
e

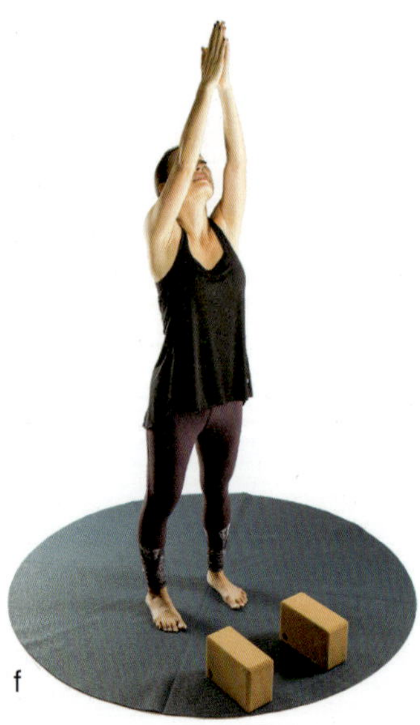
f

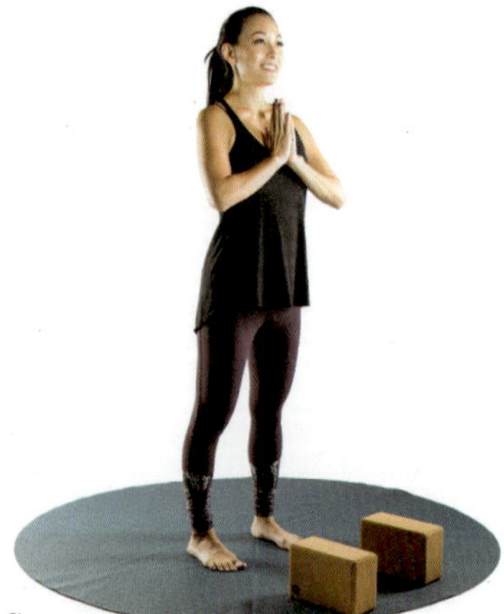
g

좋은 점

이 시퀀스는 상체를 매우 부드러운 방식으로 풀어주고 다리와 하체에 안정감을 부여한다.

감정

태양 경배 자세의 매 회마다 일출의 온기와 새로운 날의 가능성들을 불러온다 생각한다. 따뜻하고, 기분좋은 햇살을 느끼며 호흡하고 이를 뱃속의 태아와 공유한다.

자세 지도

- 양 발을 엉덩이 넓이만큼 벌리고 모든 발가락들은 똑바로 앞을 가리키는 산 자세에서 시작한다 (그림 a 참조).
- 숨을 들이쉴 때, 양 팔을 하늘을 향해 위로 들어올림으로써 산 자세를 시작하고, 척주의 느끼며 늘려줄 것 (그림 b 참조).
- 숨을 내쉴 때, 양 손을 블록들 위에 놓고 무릎을 살짝 굽힌 채 부드럽게 앞으로 굽히는 변형된 또는 부드러운 형태의 앞으로 굽히기 자세를 시작하라 (그림 c 참조).
- 숨을 들이쉬고 척주를 길고 평평하게 만들어 반만 올라오며, 양 손으로 블록을 짚어서 앞으로 반 굽히기 자세(Half Forward Fold)를 취한다 (그림 d 참조).
- 숨을 내쉬고, 머리와 목을 부드럽게 굽혀줄 것 (그림 e 참조).
- 숨을 들이쉬고 날개와 손이 위에서 만나는 것처럼 양 팔을 위로 뻗은 채 일어서기 위해 온 힘을 다해 올라오라 (그림 f 참조).
- 산 자세의 시작했던 지점에서 이 시퀀스를 끝내라 (그림 g 참조).

조정

하프 태양 경배 자세는 몇 가지 앞으로 굽히기 자세들을 포함한다는 것을 명심한다. 임신 중에는 앞으로 굽히기 자세가 임신하지 않았을 때와는 매우 다른 모습을 보인다. 양 무릎을 부드럽게 굽히고 모든 서서하는 동작에서 양 발 사이에 간격을 남겨두라(특히, 앞으로 굽히기 자세에서). 최대한 깊게 하는 것보다(코를 무릎에), 척주를 최대한 늘리는 것에 더욱 집중한다. 바닥이 보다 가까워지고 허리에 압력이 가해지지 않도록, 블록들을 최대한 높게 설치하는 것을 고려한다.

플랭크 자세 Plank Pose

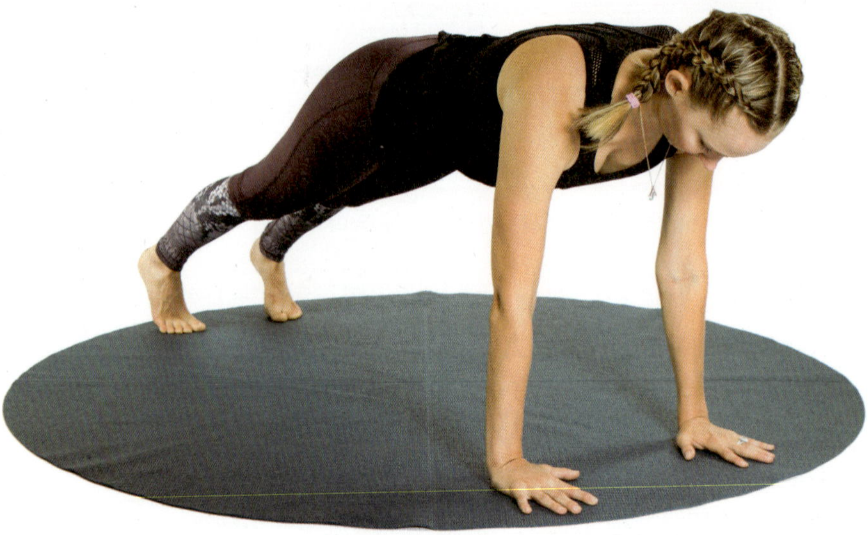

좋은 점

이 자세는 세갈래근(삼두근), 어깨근육, 코어근육의 근력을 유지시켜 준다.

감정

꼭 바닥을 당신에게서 밀어내는 것 같이, 상체에 큰 힘을 느낀다.

자세 지도

- 양 손을 어깨 넓이로 벌린 채 사지를 이용해 엎드린 자세로 시작한다.
- 한 발짝 뒤로 물러난 후, 다른 발을 옮겨서 푸쉬-업 자세를 취한다 (그림 참조).
- 느리고 주의깊게 호흡을 하며, 몸이 사선을 유지하게 한다. 엉덩이가 너무 높거나 너무 낮으면 운동의 본질을 변화시키기 때문에, 이러한 자세를 유지하는 것이 중요하다. 거울 앞에서 운동하면 도움이 될 수 있다.

조정

무릎으로 하는 변형 플랭크 자세는 손목 통증이나 배가 땡길 때, 또는 쌍둥이를 임신했을 때 아주 좋은 옵션이다. 완전 플랭크 자세를 취하는 총 시간을 최소한으로 유지한다; 이 자세를 오랫동안 취할 필요가 없다. 3~5번을 호흡하는 동안 자세를 취하면 이 운동으로 인한 좋은 점을 취하기에 충분하다. 무릎이 민감하거나 딱딱한 나무바닥위에서 할 때는, 무릎 아래에 담요 한장을 깔면 좋다.

변형 차투랑가 자세 Modified Chaturanga Pose

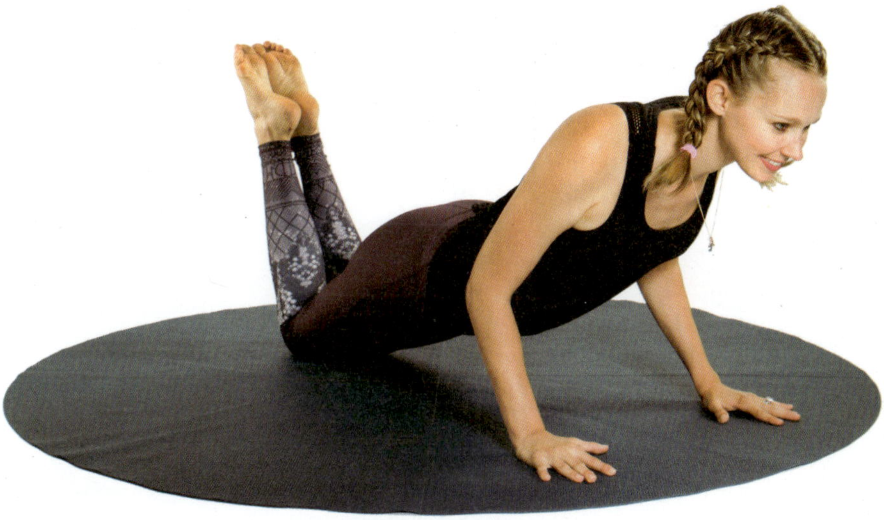

좋은 점

낮은 플랭크 자세라고도 불리는 이 자세는 상체와 코어 근육들을 강화시켜 준다.

감정

힘, 파워, 땅 위에 떠 있는 느낌(악어처럼)을 얻게 된다.

자세 지도

- 변형 플랭크 자세에서 시작하여, 배가 바닥에 닿지 않는 지점까지만 팔꿈치를 굽혔을 때 양 팔꿈치가 똑바르게 뒤를 향하는 지 느끼고, 마치 팔을 쭉 펴서 확실히 다시 올라올 수 있는 것처럼 생각한다 (그림 참조).
- 목 뒤를 길게 늘리고 등세모근(승모근)을 내린 자세를 유지하는 것을 명심한다.
- 거울 앞에서 수행하면 매우 도움이 되며, 자세를 비디오로 녹화하여 적절한 자세를 취했는지 확인할 수 있다.

조정

무릎 아래에 완충재를 두면 편한다. 엉덩이를 너무 높게 들어올리면 운동의 중점이 변하므로, 그러지 않도록 유의한다. 엉덩이가 너무 낮으면, 허리를 긴장시킬 수 있다. 느리고 주의해서 움직이며, 느리고 깊은 호흡을 당신과 태아 모두에게 적합한 강도로 운동하고 있는지에 대한 지표로 삼아라.

태양 경배 자세 A Sun Salutation A

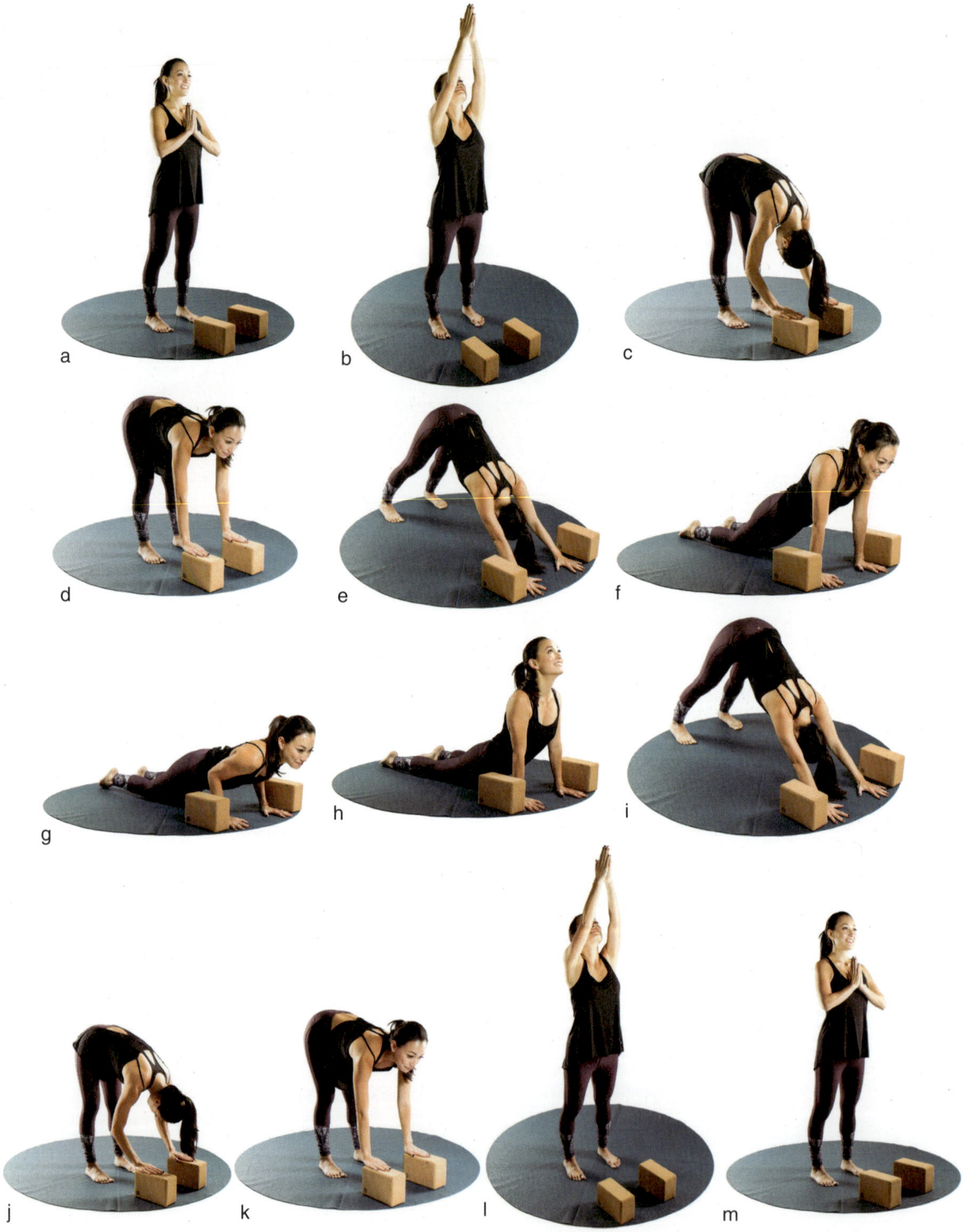

좋은 점

이 시퀀스는 전신과 코어 근육을 풀어준다.

감정

태양 경배 자세는 햇빛을 느끼게 해준다. 태양 경배 자세를 취하는 내내, 각 상태마다 시간을 갖고 호흡과 몸 안에서 온화한 온기를 느껴라. 따뜻한 아침 햇살을 빛과 광채를 통해 몸으로 느껴라.

자세 지도

- 양 발을 엉덩이 넓이만큼 벌리고 모든 발가락들이 앞을 똑바로 가리키는 자세로 시작한다 (그림 a 참조).
- 숨을 들이쉬고 척주를 늘려주면서 양 팔을 하늘을 향해 들어올려라(양 손을 들어올린 산 자세) (그림 b 참조).
- 숨을 내쉴 때, 양 손을 블록들의 위에 올리면서 앞으로 굽히기 자세를 가볍게 취한다 (너무 깊게 굽히지 않도록 명심한다; 그림 c 참조).
- 숨을 들이쉬고 상체를 들어올려 척주를 늘려준 채 살짝 앞에 시선을 두면서 앞으로 반 굽히기 자세를 취하며, 머리와 목을 척주의 연장선에 위치시켜라 (그림 d 참조).
- 숨을 내쉬고 양 손을 사용해서 블록 옆 바닥 위를 짚으며 걸으면서 양 발은 뒷걸음쳐서 다운 독 자세를 취한다. 위아래가 바뀌는 자세를 취하는 동안 깊게 호흡을 한다 (그림 e 참조).
- 숨을 들이쉬고 앞으로 몸을 밀어서 무릎을 땅에 댄 변형 플랭크 자세를 취한다 (그림 f 참조). 엎드려서 팔을 절반정도 굽힘으로써 차투랑가 자세를 변형하여, 배가 땅에 닿지 않게 한다 (그림 g 참조).
- 숨을 들이쉬면서 가벼운 업 독 자세 또는 유니콘과 무지개 자세를 취한다 (그림 h 참조).
- 숨을 내쉬고 다운 독 자세로 돌아가며, 다시 깊게 호흡한다 (그림 i 참조).
- 다운 독 자세에서부터, 앞을 향해 양 손을 바라보고 매트의 맨 위까지 걸음을 옮겨서 부드럽게 앞으로 굽히기 자세로 전환한다 (그림 j 참조).
- 숨을 들이쉬고 상체를 반절만 들어올려서 앞으로 반 굽히기 자세로 전환하며, 척주를 늘려준다. 숨을 내쉬는 동안 앞으로 반 굽히기 자세를 유지한다 (그림 k 참조).
- 숨을 들이쉴 때, 온 힘을 다해 다시 일어서서 산 자세를 취하고(그림 l 참조), 양 손을 심장 앞에 위치시킨다 (그림 m 참조).

조정

이 시퀀스를 임산부에게 편하게 조정하는 수많은 방법들이 있다. 매트의 중간을 가로질러 접은 담요 한 장을 놓음으로써, 변형 플랭크 또는 차투랑가 시퀀스에서 무릎을 보호하고 유니콘과 무지개 자세를 취할 때 뒤로 굽힌 자세를 보호하기 위해 완충재를 생성할 수 있다. 부드러운 업 독 자세를 취해야 할 지 결정할 때는, 몸이 알려줄 것이다. 복부에 당김이 존재하지 않아야 한다. 업 독 자세에서 어떠한 당기는 느낌이나 자궁원삭 통증이 존재하면, 무릎을 떨어트리고 유니콘과 무지개 자세를 대신 취한다.

업 독 자세 Up Dog Pose

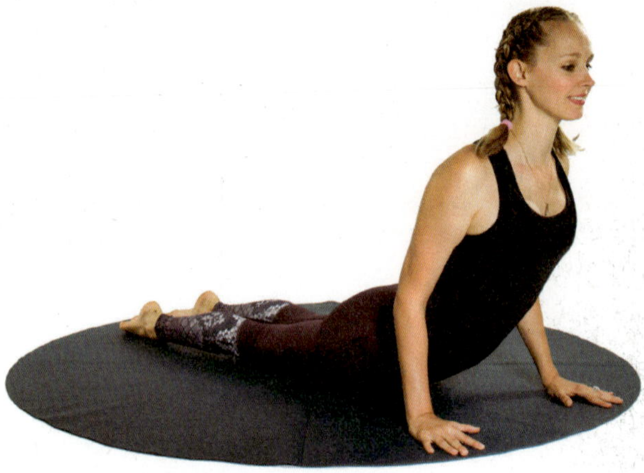

좋은 점

위를 향한 개 자세(Upward-Facing Dog) 라고도 알려진 이 자세는 가슴, 어깨의 앞쪽, 복부를 스트레칭 시켜준다. 둥근 어깨 증후군(Round Shoulder)이 있는 경우 자세를 교정하는데 큰 도움이 되는 업 독 자세는 등을 뒤로 당기고 내려주는(어깨뼈 뒤로 모음과 내림) 등 중앙 부분(midback)의 근육들을 단련시킬 수 있다.

감정

뒤로 굽히는 자세들(후굴자세)은 마음을 활짝 여는 느낌이 들도록 도와준다. 무섭거나. 긴장하거나, 걱정할 때, 몸은 자연스레 중요 기관들(뇌와 심장)을 보호하려 한다. 이 때, 심장 부위를 보호하기 위해 자세가 앞으로 구부정하게 될 수 있다. 이 공간이 당신의 삶에 들어가려하는 새로운 사랑으로 활짝 열리는 것을 느껴라.

자세 지도

- 변형 차투랑가 자세에서, 심장을 하늘을 향해 들어올리고 엉덩이를 바닥을 향해 부드럽게 움직이는데, 바닥에 닿지 않게 한다; 엉덩이가 요가 매트 위를 맴돌게 한다.
- 일반적으로, 이 자세는 무릎을 바닥에 대고 수행한다 (그림 참조). 배가 너무 깊게 스트레칭 되거나, 무릎을 땅에서 띄운 채 하는 자세가 너무 힘들면 무릎을 땅에 대고 해도 된다. 무릎을 바닥에 대는 변형은 때때로 백조 자세(Swan Pose)라고 한다.
- 어떤 변형에서든, 목을 늘려주고 손바닥으로 힘껏 바닥을 눌러서 위팔(상완) 근육들을 활성화 시켜라.
- 깊게 호흡하고 척주를 늘려주며 등 중앙 부분과 윗 부분에 힘을 줄 것.

조정

무릎 아래에 담요 한장 또는 엉덩이 아래에 베개를 받쳐주거나 둘 다를 행하면 추가적인 보조를 받을 수 있다. 가끔 이 자세가 불편하게 느껴진다. 이전의 임신에서 배곧은근분리(복직근분리)가 발생했거나, 쌍둥이를 임신했거나, 직관적으로 이 자세를 넘겨야 한다고 느껴지면, 유니콘과 무지개 자세를 대신 취한다. 어떤 형태를 선택하든, 업 독 자세나 백조 자세를 오래 취할 필요가 없음을 명심한다. 몇 회의 깊은 호흡으로 충분하다.

나무 자세 Tree Pose

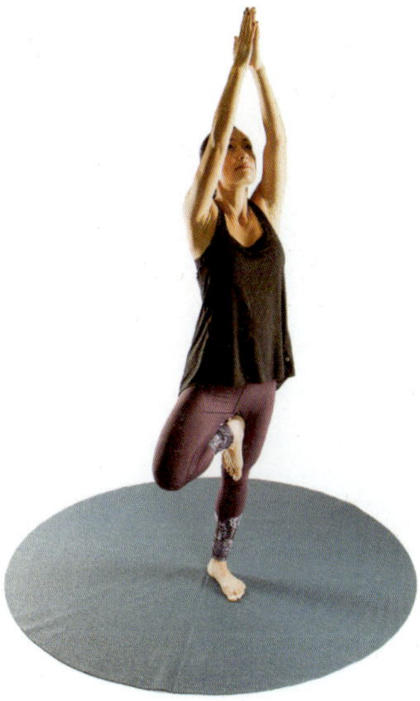
a

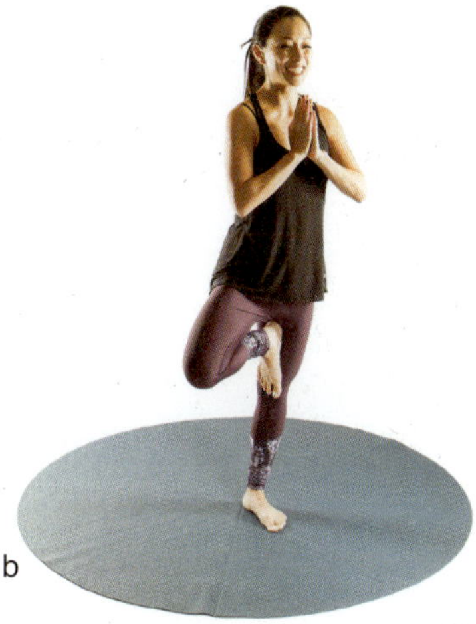
b

좋은 점

이 자세는 균형감과 서 있는 다리의 근력을 향상시킨다. 자세를 신경쓰면서 수행을 하면, 코어 근육의 안정화에도 도움이 된다.

감정

서 있는 다리를 나무의 몸통이라 생각하고 발가락들을 땅 속으로 퍼져 있는 뿌리들이라 상상한다. 지구의 에너지에 깊게 뿌리 내린 느낌을 당신과 당신의 작은 존재를 위한 힘, 기반, 지지의 원천으로 사용한다.

자세 지도

- 서서 산 자세를 취한 채 시작한다.
- 오른쪽 발을 왼쪽 허벅지 안쪽으로 천천히 들어올리면, 오른쪽 골반의 가쪽 돌림으로 인해 오른쪽 무릎이 바깥쪽으로 돌아가게 된다(무용수들은 이 가쪽 돌림을 턴아웃(turnout)이라 한다). 나무 자세는 서 있는 다리가 중립 자세가 되고 다섯 발가락 모두가 똑바로 앞을 가리키며 들어올린 다리는 바깥쪽으로 돌아간다 (그림 a 참조).
- 양 손을 심장 중심으로 가져오고 꼬리뼈가 뒤쪽이 아닌 아래쪽을 향한다 생각한다 (그림 b 참조). 이 생각은 당신의 복근들을 살짝 수축시켜서 앞으로 굽은 자세(swayback position)가 되지 않게 한다.
- 깊게 호흡을 3~5회 한 후, 방향을 바꿔라.

조정

균형감은 수많은 요인들에 영향을 받는다; 수면 부족, 탈수증, 감정 상태, 임신 모두는 균형감각을 교란할 수 있다. 스스로에게 관대해져라, 그리고 다리를 더 낮게 들어올리는 것이 편하면, 종아리 안쪽에 올려놓거나 발차기를 하듯 발가락 끝을 바닥에 닿게해도 된다. 균형을 잡는데 추가적인 도움이 필요하면, 손을 벽에 짚어도 된다.

비둘기 자세 Pigeon Pose

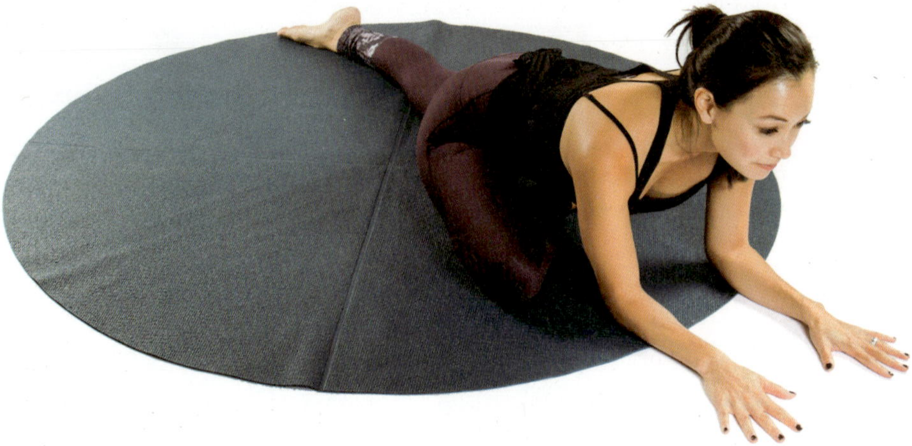

좋은 점

이 자세는 골반을 열어주는 자세로 분만을 위해 골반을 강하고 유연하게 유지시켜 준다.

감정

이 느낌은 무언가를 놓아주는 이완의 느낌 중 하나이다. 아이가 놀람 반사(startle reflex)를 보일 때, 허리근(요근, psoas)이 수축된다는 점은 흥미로운 사실이다. 이것은 보통 성인이 투쟁-또는-도피 반응을 보이는 영역과 동일하다. 호흡과 함께 이를 확인하고 호흡이 일정하게 돌아올 때 관찰한다.

자세 지도

- 오른발을 앞에 두고 왼발은 뒤로 뻗은 낮은 런지 자세로 시작한다.
- 천천히, 오른쪽 아래다리가 90°를 이룰 때까지 오른발의 발가락부터해서 발꿈치를 왼쪽 너머로 옮겨라.
- 이 자세에 적응할 시간을 갖고 앞으로 굽힐 때, 배에 무게가 전혀 실리지 않는지 확인한다(그림 참조). 바닥을 높여서 앞팔을 올려놓아서 배를 항상 안전하게 바닥에서 띄워 놓기 위해 블록들을 이용하는 것은 좋은 방법이다.
- 수 차례 깊게 호흡한 후, 방향을 바꿔라. 조심하고 호흡과 연결하는 것이 매우 중요하다. 느리고, 깊고, 편안한 호흡 패턴은 당신이 스스로 인식하며 수행하고 있다는 좋은 지표이다.
- 이 자세를 시작하고 끝낼 때 조심한다. 임신 중 릴랙신(relaxin) 호르몬의 증가로 인해 가끔 두덩뼈 관절(pubic joint)이 살짝 이완되거나 풀려있을 수 있다.

조정

골반 아래에 베개를 받치면, 엉덩이에 쿠션을 주며 무릎이 굽혔을 때 엉덩이가 들어올려 집니다. 펴져 있는 다리의 무릎 아래에 담요 한 장을 받침으로 사용할 수 있으며, 단단한 나무 바닥에서 운동할 때 편안한다. 이 자세에서 블록의 사용을 적극 권장한다. 코르크 블록은 탄력성이 있으면서도 매우 안정적이기도 한 좋은 천연 제품이다.

장경인대 비틀기 자세 IT Band Twist

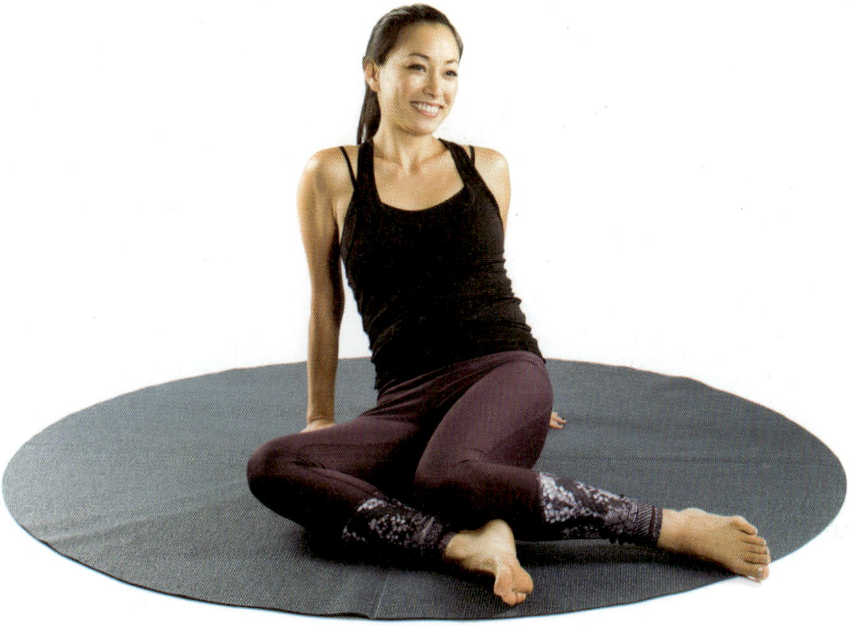

좋은 점

이 자세는 엉덩정강근막띠(장경인대, iliotibial band; IT band)를 스트레칭 시킨다.

감정

전통적인 비틀기 자세들은 요가에서 클렌저(cleanser)의 한 종류로 사용된다. 예를 들어, 골반 열기 자세들부터 뒤로 굽히기 자세들로 움직이기 전에, 보통 비틀기 자세를 한다. 장경인대 스트레칭은 제대로 비트는 자세를 대체하며, 몸이 한 유형의 스트레칭에서 다른 것으로 넘어갈 때 산뜻하게 다시 시작하도록 해준다.

자세 지도

- 양 발을 앞으로 내밀고 무릎을 굽힌 채 바닥에 앉아라.
- 오른쪽 발목 바깥쪽을 왼쪽 발목 바깥쪽 앞으로 교차시키고, 왼쪽 무릎 안쪽을 부드럽게 접어 오른쪽으로 넘겨줄 것 (그림 참조).
- 깊게 심호흡을 3~5회 하고, 무릎을 다시 가운데로 모았다가 방향을 바꿔줄 것.

조정

이 특별한 스트레칭을 천천히 그리고 조심스럽게 수행한다. 임신 중 깊게 비트는 동작은 금해야 한다. 이것은 제대로 된 비틀기 동작이 아니지만, 옆으로 자세를 바꾸는 느낌을 조금 들게하며 골반 열기 자세 이후에 시행하면 아주 좋다.

위를 향한 테이블 자세 Upward-Facing Table Pose

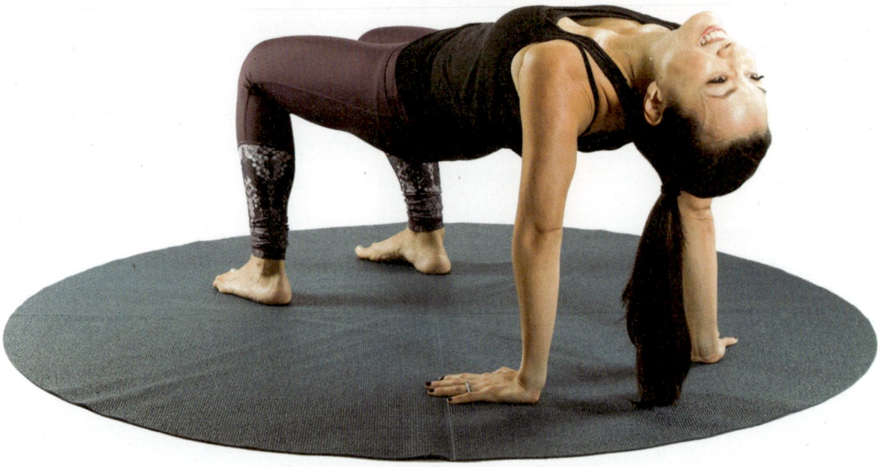

좋은 점

이 자세는 엉덩이 엉덩관절(고관절)의 윗부분을 열어주고 신체 뒤쪽과 세갈래근(삼두근)의 힘을 기르는데 도움이 된다.

감정

양 손으로 단단히 지지하고 태아가 하늘을 향해 올라가거나 빛을 발하고 있다 생각한다. 요가 수행에서는 종종 "상승하기 위한 뿌리"를 언급한다. 이것은 상승감을 느끼기 위해서 강하게 지탱할 수 있는 지반을 찾고 이 안정된 지반을 눌러주는 것(이 경우에선 양 손과 양 발)을 말한다.

자세 지도

- 편한 자세(Easy Pose)로 앉아서 시작한다.
- 손가락 끝을 앞쪽으로 향한 채 양 손을 뒤로 돌려 엉덩이에서 대략 12인치 뒤쪽에 위치시켜라.
- 한 발을 앞으로 내딛은 후, 다른 발은 바로 무릎을 직각으로 세워주고 모든 발가락들이 똑바로 앞을 향하게 만들라.
- 엉덩이를 하늘을 향해 들어올리고 머리와 목을 편하게 두라 (그림 참조). 전통적으로, 이 자세는 머리와 목 그리고 척주를 쭉 편 채 수행한다.

조정

머리와 목에 어떠한 통증이 발생하면, 태아가 있는 방향을 바라봐도 괜찮다. 손목이나 어깨에 몇몇 통증이나 감수성이 존재하면, 양 손을 살짝 바깥을 향해 돌려도 된다.

아기 자세 Child's Pose

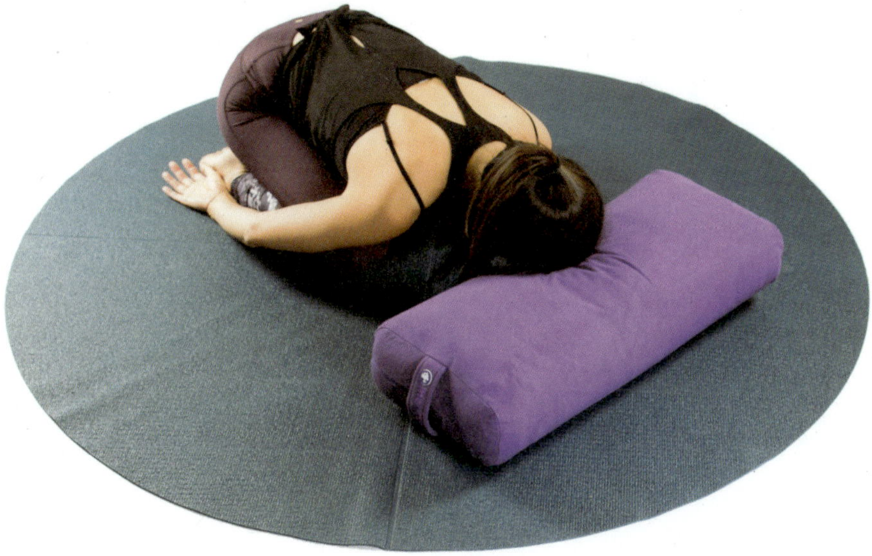

좋은 점

이 자세는 평온함과 안정감을 가져다 준다.

감정

일부 강사들은 우리가 언제 휴식을 취해야 하는지 알기 위한 지혜가 필요하기 때문에 이 자세를 지혜 자세(Wisdom Pose)라고 부른다. 언제 휴식을 취해야 하는지 아는 것은 자기 관리를 잘 하는 것의 일부이다. 우리는 엄마로서 아이들에게 모범이 되는 행동을 한다. 아이들은 우리의 언어생활을 배우는 만큼 또는 이보다 더 우리의 행동을 배운다.

자세 지도

- 무릎을 엉덩이 넓이보다 살짝 넓게 벌린 채, 무릎을 꿇고 양 손으로 바닥을 짚은 자세로 시작한다.
- 숨을 내쉴 때, 엉덩이를 발꿈치와 닿게 부드럽게 내려주고 양 손을 뒤로 뻗어 편안하게 스트레칭시켜라 (그림 참조).
- 이마를 땅 또는 베개 위에 편안하게 올려놓고, 배는 요가 매트 바로 위에 떠 있게 한다 (이를 통해 배에 무게가 실리지 않게 한다).

조정

양 무릎을 태아를 위한 공간을 확보하기에 충분히 넓게 벌렸는지 확인한다. 쌍둥이를 임신한 경우, 앞팔 아래에 베개를 받쳐 올려주면 이 자세를 취하기가 한결 편하다; 편한 자세를 위해 양 발목 아래에 담요 한 장을 받쳐줄 수도 있다.

엉덩이를 들어올리는 곧은 영웅 자세 Upright Hero Pose With Hip Lift

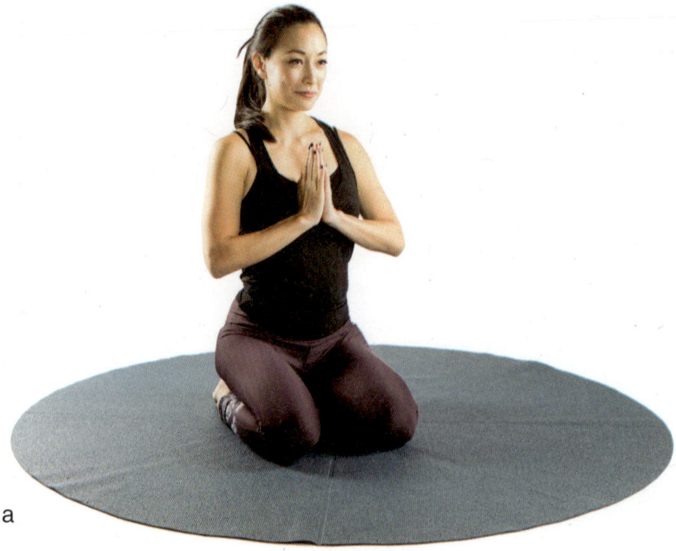

a

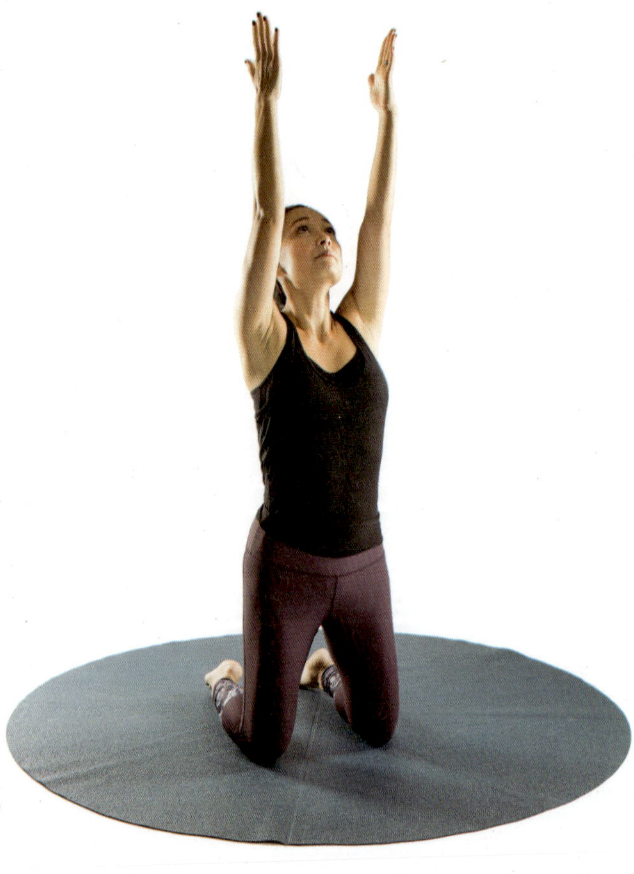

b

좋은 점

이 자세는 엉덩이와 사타구니(서혜부)를 스트레칭 시키고, 몸의 앞쪽을 늘려주며, 일어날 때 더 깊은 호흡을 하기 위한 공간감을 만들어준다. 이는 전신에 열이 살짝 나게 하는 효과를 보이며, 이 효과는 호흡보조근들 또한 데워지고 있기 때문에 더 깊은 호흡을 할 수 있게 도와준다.

감정

당신은 영웅이다. 강하다. 영웅의 에너지를 담은 모든 자세들을 취하면서, 당신은 아기에게 엄청난 영웅이라는 것을 명심한다. 건강한 것들을 선택하고 옳은 것들을 옹호하는 것이 이 에너지의 예시들이다. 더 잘 이해하기 위해, 안전한 유아용 좌석을 차에 열심히 설치하는 건강한 부모들을 생각해 보라. 이것은 영웅적인 업적이다; 아이들을 보호하기 위한 무언가를 설계하고 이것이 기준이 되도록 하는 것은 모든 아이들을 위한 챔피언이 되는 아름다운 예시이다.

자세 지도

- 무릎을 엉덩이 넓이로 벌린 채, 무릎을 꿇고 앉아서 시작한다.
- 양 발이 발바닥을 하늘로 향한 채 바닥에 부드럽게 놓여있는 것을 느껴라. 특히, 뒤침(회외) 시키는 경향이 있거나 보조기구를 차고 있을 때, 바깥쪽 족궁이 돌아가지 않게 한다 (그림 a 참조).
- 양 손을 심장 앞으로 모으고 숨을 들이쉬면서 높게 일어나며, 양 팔은 원을 그리며 하늘을 향해 뻗어줄 것 (그림 b 참조).
- 숨을 내쉴 때, 하늘에서 심장으로 에너지의 선을 끌어당기고 엉덩이를 발꿈치에 닿게 다시 내려놓아 시작 자세로 돌아가라.
- 숨을 들이쉴 때마다 일어나는 자세를 최대 9회 수행한다.

조정

임신 중, 무릎을 전통적인 자세보다 조금 더 넓게 벌려야 한다; 이는 안전을 위한 것이다. 편안함을 위해 무릎 아래에 담요 한 장을 깔고 수행하는 것을 고려한다. 네갈래근(사두근)이 너무 강하게 스트레칭되면, 이 시퀀스를 블록 한두개 위에 앉아서 수행해도 되며, 이 때 체중의 일부가 블록 위에 실리게 된다. 블록은 또한 무릎이 민감한 경우에 좋은 옵션이다.

빗장 자세 Gate Pose

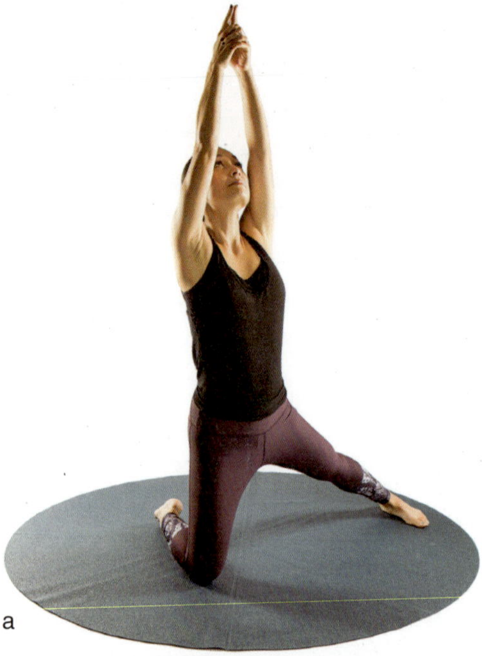
a

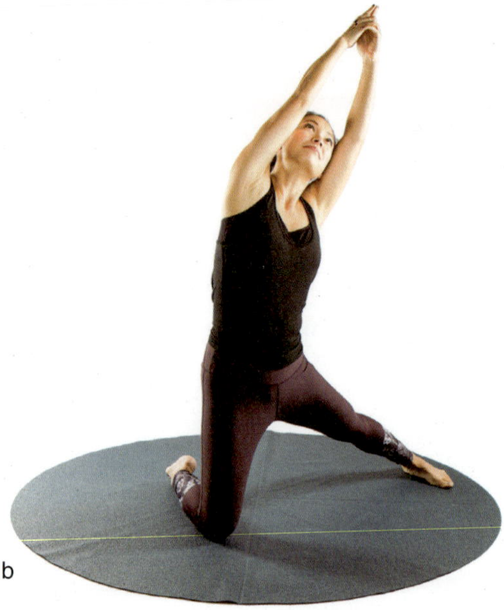
b

좋은 점

이 자세는 배빗근들(복사근들)과 몸통의 옆면 전체를 스트레칭 시킨다. 요가 수행에서, 이는 대개 옆구리(side body)라고 불린다.

감정

이 자세에 대한 이름을 고찰하고 당신이 엄마가 되는 관문을 통과하고 있다는 것을 깨닫는 것은 매우 기분 좋은 일이다.

자세 지도

- 양 손을 심장에 모은 채 바닥에 무릎을 꿇으면서 시작한다.
- 왼쪽 다리를 바깥쪽으로 뻗으며 발 전체를 사용해서 바닥을 부드럽게 눌러줄 것. 양 팔은 하늘을 향해 뻗고 검지손가락을 하늘을 가리키며 나머지 손가락들로 깍지를 껴라 (그림 a 참조).
- 몸의 옆면을 스트레칭하는 느낌을 받으면서 상체를 왼쪽으로 굽혀라 (그림 b 참조).
- 깊게 호흡을 3~5회 한 후, 방향을 바꿔라.

조정

지탱하는 무릎 아래에 접은 담요 한 장을 놓아서 부드러운 쿠션을 만든다. 당신은 머리와 목을 편안하게 할 방법도 고민해야 한다. 부드럽게 위를 바라보고 하늘을 향해 열린 공간의 에너지를 계속 보내도 되지만, 목에 어떠한 감수성이 존재하면 바닥을 향해 시선을 내려야 한다. 균형감각이 이상하면, 뻗은 다리의 발을 벽에 올려놓고 해도 된다.

초승달 런지 자세 Crescent Lunge

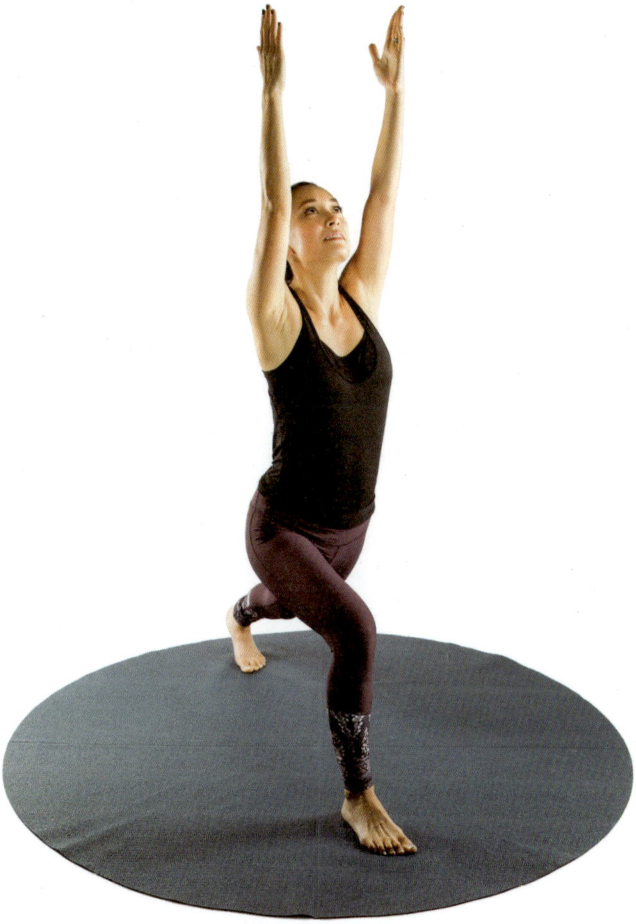

좋은 점

이 자세는 골반 윗부분의 앞쪽을 열고 스트레칭 시키며 사타구리(서혜부), 척주, 가슴근육들(흉근들), 모음근들(허벅지 안쪽)을 강화한다. 또한, 이것은 균형감을 기르는 데 도움을 준다. 이 자세는 하이 런지(high lunge), 로우 런지(low lunge), 바깥쪽 엉덩관절(고관절) 굽힘근을 스트레칭하는 로우 런지(low lunge)로 불리기도 한다.

감정

상승하기 위해 뿌리를 박는 느낌을 가집니다; 하체는 강하고, 바닥에 붙어서, 안정감을 구축하는 반면, 상체는 하늘을 향해 상승한다.

자세 지도

- 산 자세에서, 왼발을 뒤로 내딛어서 로우 런지 자세를 만들고 오른쪽 무릎을 90°로 굽혀줄 것.
- 시작하기 위해 엉덩이를 나란히 만들고 꼬리뼈는 땅을 향해 부드럽게 내려준다.
- 숨을 들이쉬면서 양 팔을 하늘을 향해 내민 후(그림 참조), 깍지를 낀 채 손바닥을 하늘을 향해 돌려준다.
- 숨을 다시 내쉴 때, 위로 뻗어서 오른쪽으로 넘겨주며, 왼쪽 허리근과 왼쪽 옆구리를 스트레칭한다.
- 수차례 깊게 호흡한 후, 방향을 바꿔라.

조정

이 자세는 뒷발의 무릎을 바닥에 붙인 채 수행할 수 있다. 뒷발 무릎 아래에 접은 담요 한 장을 놓아서 쿠션을 만들 수 있다. 임신 후기 또는 쌍둥이를 임신했을 때는 오른쪽부터 왼쪽까지 발 사이 거리를 살짝 넓혀줘도 된다. 또한, 이 자세는 양 팔을 위로 똑바르게 들어올리거나 허리근(요근)을 추가적으로 스트레칭 시키기 위해 앞발의 무릎 쪽으로 기울인 채 수행할 수도 있다.

화환 자세 Garland Pose

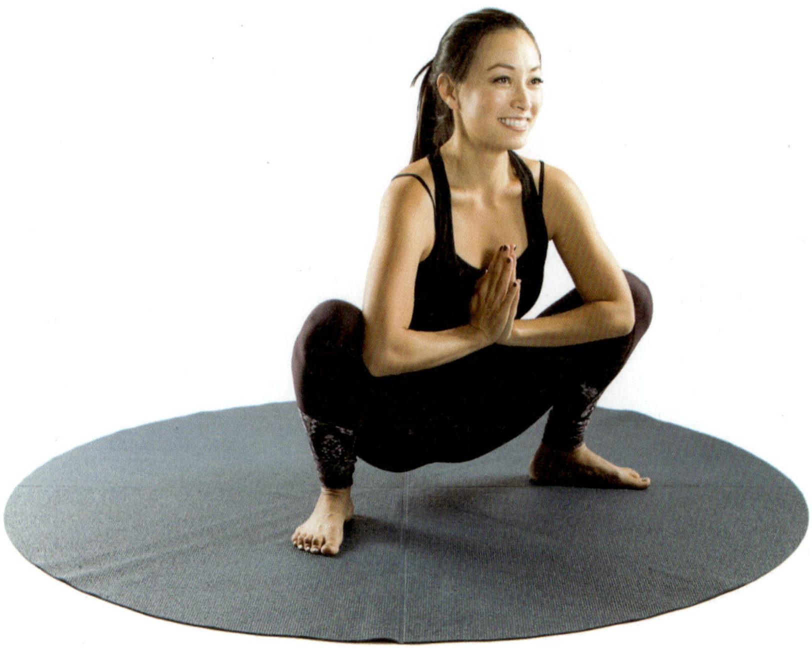

좋은 점

이 자세는 쭈그리고 앉는(스쿼트) 능력을 보조하며, 이는 보통 분만할 때 취하는 자세이다. 자연의 중력은 수많은 여성들이 이 자세로 보다 쉽게 분만하도록 해준다. 또한, 이 자세는 엉덩 관절(고관절)의 가동성 향상에 도움이 된다.

감정

바닥에 붙어서 대자연과 연결되는 느낌을 받는다.

자세 지도

- 산 자세에서, 양 발을 엉덩이보다 살짝 넓게 벌려주고 발가락들을 바깥쪽으로 45° 돌리며, 양 팔은 심장 앞에 모아준다.
- 엉덩이가 바닥에 닿기 전까지 아래로 쭈그리고 앉아라 (그림 참조).

조정

블록이나 접은 담요 여러 장을 궁둥뼈 결절(좌골 결절) 아래에 놓을 수 있다. 이는 특히 발꿈치가 깊게 쭈그려 앉을 때 바닥에 잘 닿지 않을 때, 매우 좋다. 또한, 이 자세는 골반 바닥의 근력에 집중하는데도 좋고 케겔 운동 및 여타 골반 기저근 운동을 하기에 좋은 자세이다.

가슴 열기 자세 Heart-Opening Pose

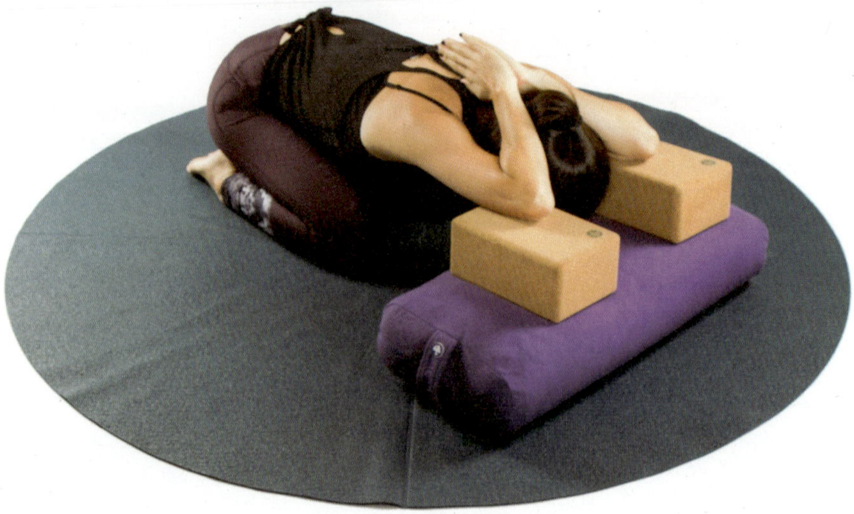

좋은 점

이 자세는 세갈래근(삼두근)과 어깨를 깊게 스트레칭 시키고 몸통의 앞부분을 매우 부드럽게 스트레칭 시킨다. 또한, 이것은 가슴의 중심부를 열어주는 느낌을 준다.

감정

가슴의 중심부는 몸의 네번째 차크라(또는 에너지 중점)이다. 이 중점의 주안점은 사랑이다. 가슴의 중심부를 가르키는 이름을 가진 이 자세를 취한 채, 눈을 감고 사랑의 감정을 가슴 중심부로 불어넣아라. 인생의 사람 중 하나를 만나기 위해 준비하는 것처럼, 숨을 쉴 때 마다 팽창되는 감각을 느껴라.

자세 지도

- 베개를 앞에 두고 사지를 이용해 엎드린 자세로 시작한다.
- 베개 위에 블록 두개를 올리고, 양 블록 사이에 머리가 들어갈 수 있게 공간을 띄우라.
- 블록 위에 세갈래근(삼두근)을 올려놓고 이마를 베개 위에 올려라.
- 상체를 부드럽게 이완시켜 스트레칭하고, 블록과 베개에 완전히 기대라 (그림 참조).

조정

쿠션을 위해 무릎 아래에 접은 담요 한 장을 두라.

나비 자세 Butterfly Pose

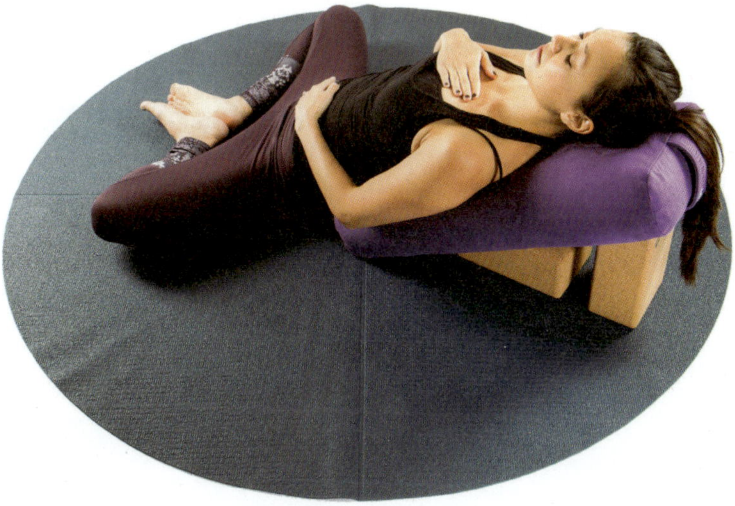

좋은 점

이 자세는 몸의 앞부분과 허벅지 안쪽을 수동적으로 스트레칭 시킨다. 이는 따로 힘이 필요하지 않고 원기를 회복시킨다.

감정

양도감, 이완감, 해방감을 느껴라. 이 자세는 매우 열린 자세로 나비의 날개를 연상시킨다.
나비의 이미지를 삶의 변화(엄마가 되는 것)에 대한 비유로 받아들여라.

자세 지도

- 무릎을 굽히고 발바닥을 모은 채 앉아서 시작한다.
- 중력을 따라 무릎이 땅을 향해 부드럽게 내려가고 나비의 날개와 같이 양 옆으로 벌어지게 한다.
- 이 자세를 아래로 비스듬히 앉아서 머리가 심장위에 심장이 골반 위에 위치하도록 한 채 수행하는 것을 권장한다. 이는 두 개의 블록(긴 것 한개와 짧은 것 한개)으로 T 자 형태를 만들고 그 위에 베개를 올려 경사진 베개(incline pillow)를 만들어서 수행할 수 있다. 또한, 담요 몇 장을 차곡차곡 쌓아서 이 위에 베개를 세로로 놓아 경사진 베개를 만들 수 있다. 꼬리뼈를 이 베개의 아래에 올리고 천천히 누우라.
- 양 손은 가장 편안하게 느끼는 위치에 받쳐두면 된다: 심장에, 배 위에, 땅 위에, 한 손은 심장에 다른 손은 태아 위에 (그림 참조).

조정

이 자세를 더 편안하게 하려면, 접은 담요 한 장을 바깥쪽 무릎 아래에 놓아서 무릎이 완전히 지지되도록 한다. 또는 담요 한 장을 말아서 발 주변에 둘러줄 것. 또다른 방법으로는 라벤더 향이 나는 안대가 있으며, 시트러스 에센셜 오일을 손목에 몇 방울 떨어트리는 것도 좋다.

깊은 휴식 자세 Deep Relaxation Pose

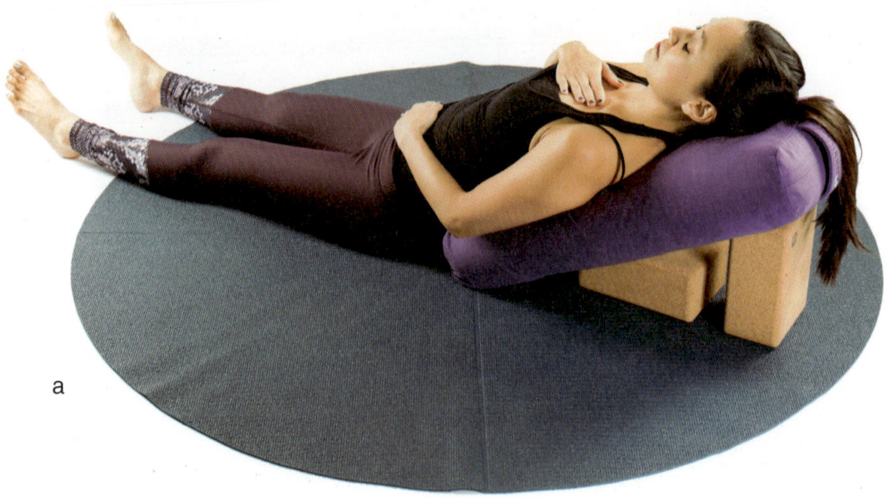

a

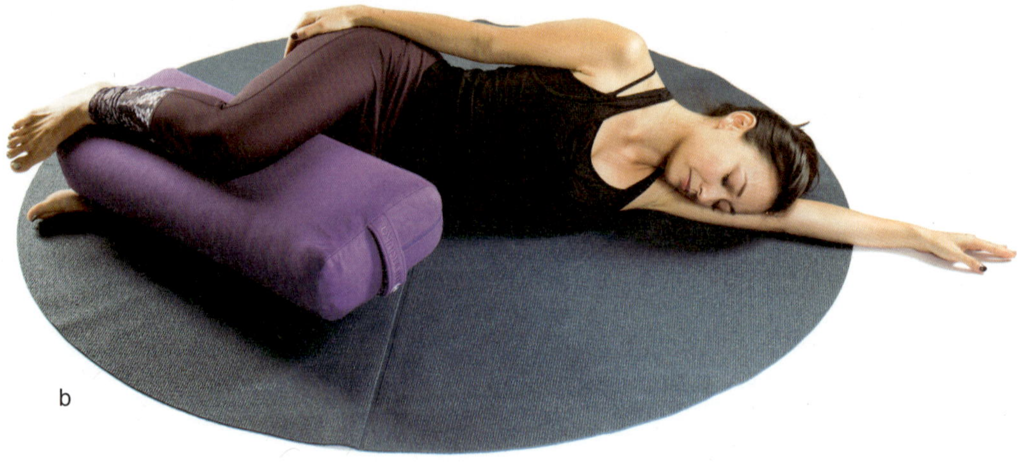

b

좋은 점

이 자세는 휴식을 취하는 느낌, 안락함, 양도감이 들게 한다.

감정

대자연에 체중을 맡긴 채 이완시켜서 전적으로 안락함을 느끼고 도움을 받는 느낌을 받게 된다.

자세 지도

- 보조를 받는 나비 자세에서, 양 다리를 부드럽게 뻗어 똑바르게 펴라.
- 양 발을 최소 엉덩이 넓이만큼 벌렸는지 그리고 몸통이 경사를 이루는 지 확인한다 (그림 a 참조).
- 손바닥을 위로 향한 채 양 팔을 아래로 똑바르게 뻗어줄 것.
- 또는 무릎 사이에 베개를 끼고 왼쪽으로 돌아 누워도 된다(왼쪽으로 돌아 누으면 엄마와 아기에게 차례대로 정맥혈이 잘 반환될 수 있다), 그리고 머리를 앞팔이나 다른 베개 위에 부드럽게 올려 놓아라 (그림 b 참조).

조정

이 자세는 전통적으로 시체 자세(Corpse Pose)라고 불린다. 이 생각은 새로운 것을 완성하는 시간 동안 오래된 것을 버리면서 깊은 휴식을 찾는 것이다. 나는 임산부에게 이를 깊은 휴식(Deep Relaxation)이라 언급하길 좋아한다. 깊게 휴식하는 감각을 찾는 것은 각 개인에 따라 다르다. 라벤더향 안대, 아로마테라피, 부드러운 음악, 몸을 감쌀 담요, 당신의 사원을 마사지해 줄 배우자와 같이 오늘 깊게 휴식하기 위해 도움이 되는 요인들을 실험해 보라.

이 모두를 한번에 해보기

임신 초기에 균형잡힌 운동 계획을 만드는 데에, 일일 명상과 10분간의 아침 산책 및 저녁을 포함시키려 해보라. 그 후, 격일로 다음 두 가지 운동 중 한 가지를 선택한다.

꾸준하게: 임신 초기의 부드러운 요가 수행

기분이 좋은 날과 쉬어야 하는 날이 있을 것이다. 몸의 지혜가 수행할 운동을 선택하게 한다. 다소 피곤함을 느낀다면, 이는 전적으로 정상이고, 당신의 몸은 쉴 때도 아주 활동적임을 명심하는 것이 중요하다. 몸이 편안함과 휴식을 원할 때 이 운동을 선택한다. 1~12주차 또는 대략 3개월차까지 이 운동법을 사용한다.

운동	페이지	중점	횟수/시간
아기 자세(Child's Pose) 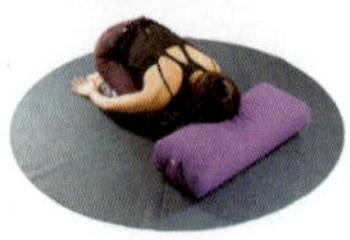	59	허리와 엉덩이의 스트레칭, 안락함을 느끼게 함	들이쉬고 내쉬는 숨의 길이가 동일하게 신경쓰며 느리고, 깊게, 집중하여 27회 호흡.
엉덩이를 들어올리는 곧은 영웅 자세(Upright Hero Pose With Hip Lift) 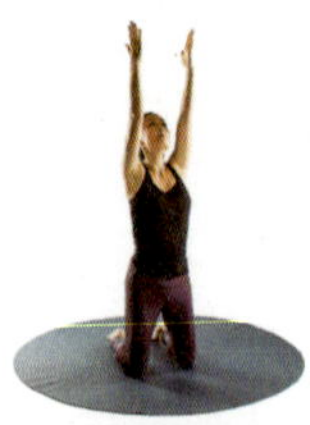	60	네갈래근(사두근)과 심혈관계(심장과 폐)의 가벼운 준비 운동	호흡의 리듬과 결합시켜 9 차례의 올림과 내림; 당신이 일어날 때마다 당신과 태아 주위에 금빛 원이 생긴다 상상할 수 있다.
빗장 자세(Gate Pose) 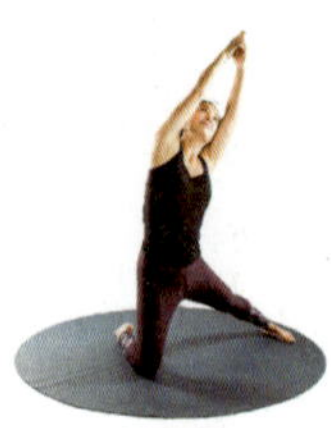	61	배빗근(복사근), 모음근, 햄스트링근	몸을 기울여 오른쪽으로 넘어가는 동안 9차례 깊게 호흡하고, 천천히 방향 전환을 하며, 왼쪽에서 9차례 깊게 호흡한다.
초승달 런지 자세(Crescent Lunge) 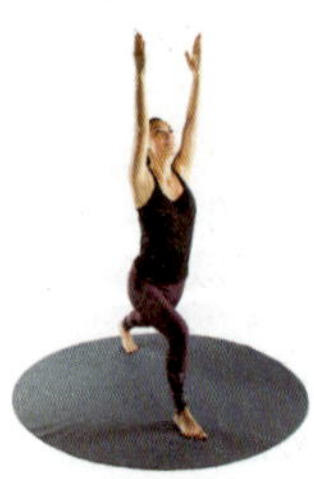	62	허리근(요근)과 배빗근(복사근)	몸을 기울여 오른쪽으로 넘어가는 동안 9차례 깊게 호흡하고, 천천히 방향 전환을 하며, 왼쪽에서 9차례 깊게 호흡한다.
다운 독 자세(Down Dog Pose) 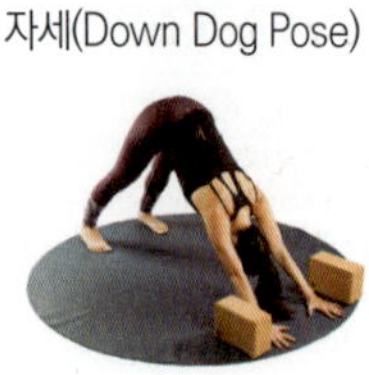	44	허리, 햄스트링근, 종아리	9회의 깊은 호흡을 할 수 있게 노력한다; 구역감이 발생하면, 3회로 줄여라

임신 초기 (First Trimester)

운동	페이지	중점	횟수/시간
유니콘과 무지개 자세 (Unicorn and Rainbow Pose) 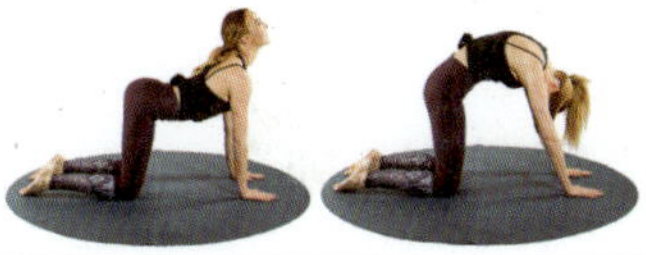	42	허리와 복부	위를 응시할 때 숨을 들이쉬고, 부드럽게 굽힐 때 숨을 내쉬면서 9차례 수행
하프 태양 경배 자세 (Half Sun Salutation)	48	어깨, 코어근육의 근력 및 유연성	3회; 각 움직임이 들숨 및 날숨과 일치함을 명심
화환 자세(Garland Pose) 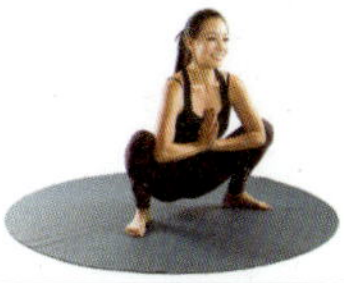	63	골반과 발목	9차례 깊게 호흡
가슴 열기 자세(Heart-Opening Pose) 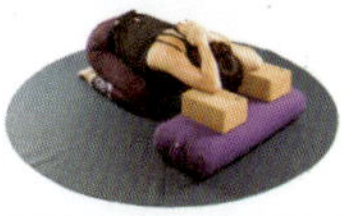	64	어깨, 가슴근육, 허리	9차례 깊게 호흡
비둘기 자세(Pigeon Pose) 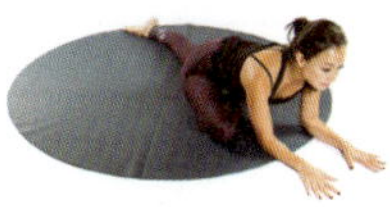	56	바깥쪽 허벅지, 엉덩이 근육, 허리 근육	양 쪽으로 각각 9차례 깊게 호흡
위를 향한 테이블 자세 (Upward-Facing Table Pose) 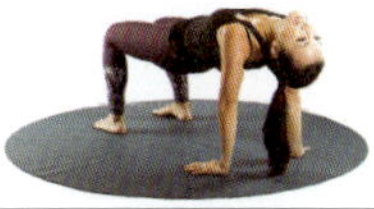	58	등 아래 부분, 어깨 근력	3차례 깊게 호흡
장경인대 비틀기 자세(IT Band Twist) 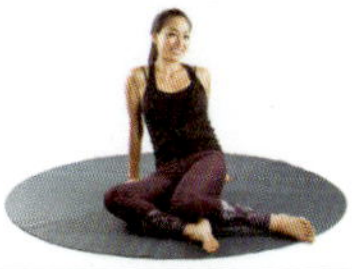	57	엉덩정강근막띠(장경인대)	양 쪽으로 각각 3차례 깊게 호흡
나비 자세(Butterfly Pose) 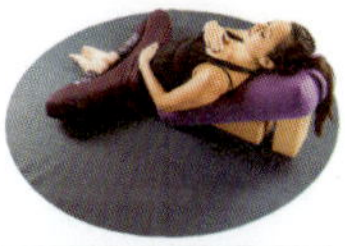	65	바깥쪽 허벅지와 골반	3분
깊은 휴식 자세(Deep Relaxation Pose) 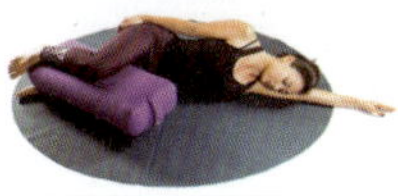	66	전신	3~5분

당신의 빛이 빛나게 하라: 지구력을 키우기 위한 임신 초기 운동

임신 초기에 조금 더 활동적이고 에너지를 증진시키고 싶은 날들이 있다. 산스크리트 어로 수리야(surya)는 태양(sun)을 의미한다; 대부분의 워밍-업 운동들은 태양 경배 자세(Sun Salutation)이라 불린다. 여유를 가지고 몸의 피드백을 받아들여라; 당신이 원할 때 휴식을 취한다. 1~12주차 또는 대략 3개월차까지 이 운동법을 사용한다.

운동	페이지	중점	횟수/시간
편한 자세(Easy Pose) 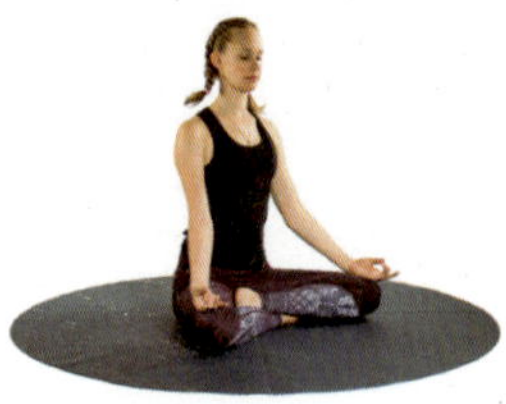	41	허벅지를 부드럽게 스트레칭하고 안락함을 느끼게 함	들이쉬고 내쉬는 숨의 길이가 동일하게 신경쓰며 느리고, 깊게, 집중하여 9회의 호흡.
유니콘과 무지개 자세 (Unicorn and Rainbow Pose) 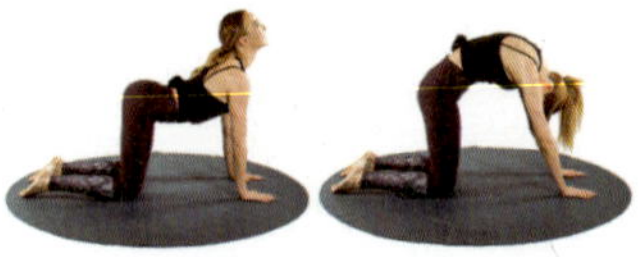	42	복부, 배가로근(복횡근), 척주세움근(척주기립근)을 준비시킴(배와 등)	위를 응시할 때 숨을 들이쉬고, 척주를 굽힐 때 숨을 내쉬면서 3차례 수행; 원할 경우, 무릎 아래에 완충재를 넣어도 된다.
포인터 독 자세(Pointer Dog Pose) 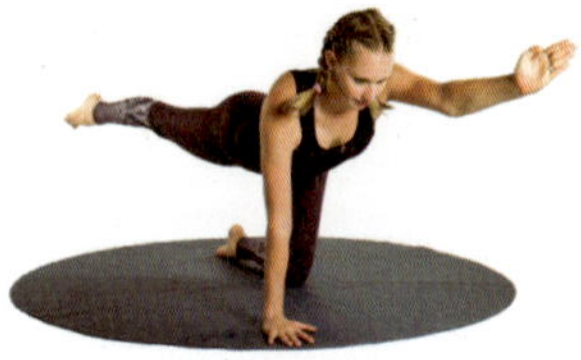	43	코어근육 안정화	오른쪽에서 3-5 차례 깊게 호흡, 가운데에서 균형을 잡으며 잠시 휴식, 그 후 왼쪽에서 3-5차례 깊게 호흡
다운 독 자세(Down Dog Pose) 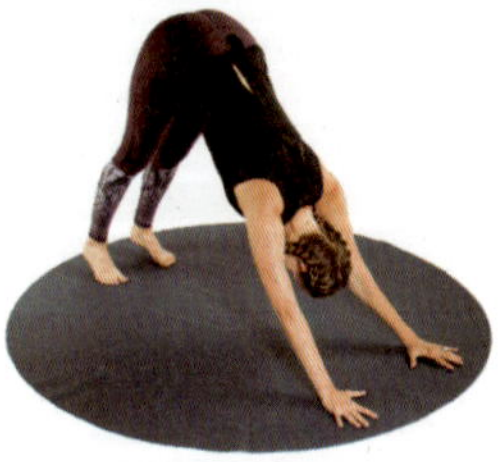	44	햄스트링근, 허리, 팔의 근력	매 호흡마다 발꿈치가 중력에 의해 땅을 향해 내려간다 생각하면서, 5차례 느리고 깊게 호흡
하프 태양 경배 자세 (Half Sun Salutation)	48	어깨, 코어근육의 근력과 유연성	3 회; 각 움직임이 들숨 및 날숨과 일치함을 명심
태양 경배 자세 A(Sun Salutation A)	52	어깨, 세갈래근(삼두근), 코어근육의 근력과 유연성, 햄스트링근	3 회; 각 움직임이 들숨 및 날숨과 일치함을 명심

운동	페이지	중점	횟수/시간
나무 자세(Tree Pose) 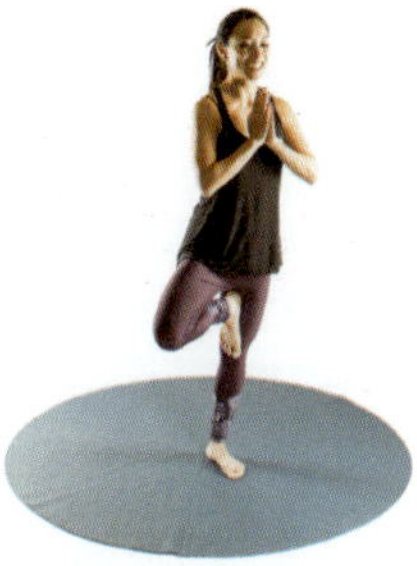	55	안쪽 및 바깥쪽 허벅지를 안정화, 코어 근육의 안정화	오른쪽에서 3-5차례 깊게 호흡, 그 후 왼쪽에서 동일하게 수행.
비둘기 자세(Pigeon Pose) 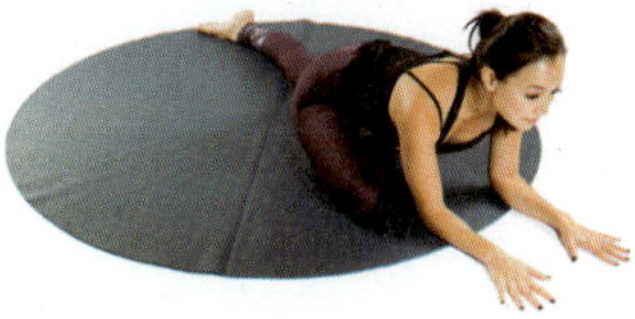	56	바깥쪽 허벅지, 엉덩이 근육, 허리 근육	양쪽으로 각각 9차례 깊게 호흡
장경인대 비틀기 자세(IT Band Twist) 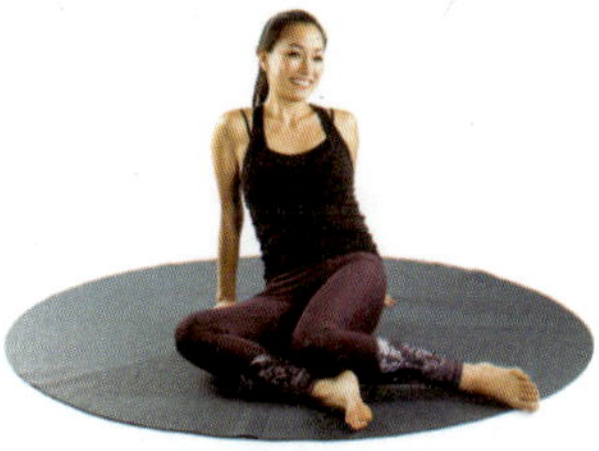	57	엉덩정강근막띠(장경인대)	양쪽으로 각각 3차례 깊게 호흡
위를 향한 테이블 자세 (Upward-Facing Table Pose) 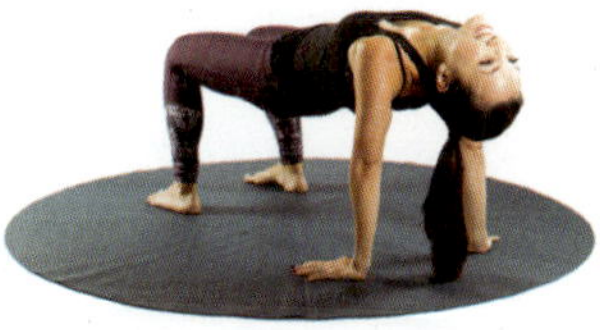	58	바깥쪽 허벅지, 엉덩이 근육, 허리 근육	양쪽으로 각각 9차례 깊게 호흡
편한 자세(Easy Pose)로 앉아서 명상 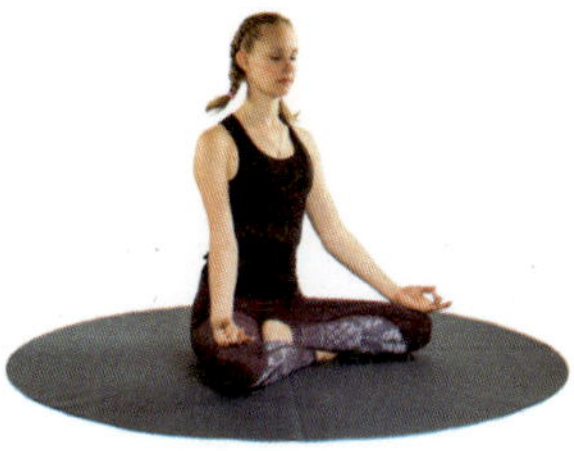	41	허벅지를 부드럽게 스트레칭하고 안락함을 느끼게 함	1-3분; 필요한 경우 쿠션을 깔고 앉아라

엄마의 동작

문을 여는 자세로 하는 가슴 스트레칭

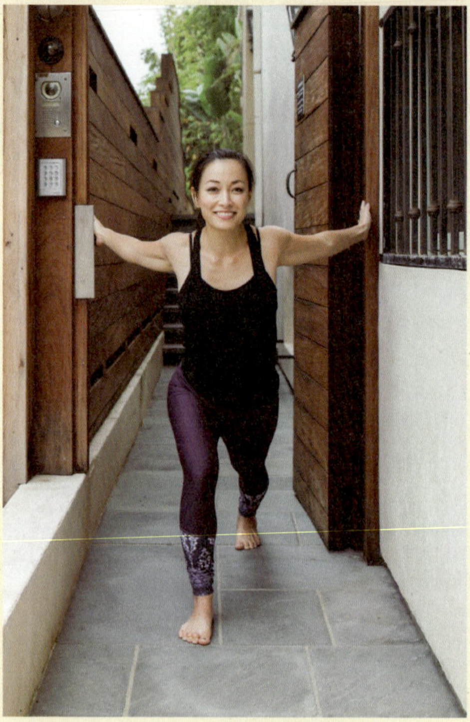

문을 여는 자세로 하는 가슴 스트레칭(Open Door Chest Stretch)은 가슴근육들과 어깨 삼각근의 앞부분을 스트레칭하는 좋은 방법이다. 굽은등(hunchback)이라고 알려진 흉부 후만증(*thoracic kyphosis*)의 증상으로 이 근육들이 팽팽하게 긴장될 수 있다. 이러한 앞으로 굽은 자세는 컴퓨터 작업, 운전, 가슴의 크기가 불어나고 민감해지기 시작할 때 그 무게와 통증, 임신 기간의 호르몬 변화로 인해 발생할 수 있다.

나쁜 자세를 막으려면, 이 근육들을 매일 최소 한번씩 스트레칭 시켜줄 것. 여기에 설명된 것처럼, 이 동작은 사실상 모든 열려진 출입구에서 할 수 있으므로, 매우 쉽게 할 수 있는 스트레칭법이다.

- 양손으로 양쪽 문틀을 잡아라.
- 한 발을 앞으로 내딛고 무릎을 살짝 굽혀서 몸을 편안하게 앞으로 굽혀줄 것.
- 가슴뼈(흉골)을 앞으로 내밀고 척주를 길게 늘려줄 것 (그림 참조).
- 느리고 깊게 호흡하면서 30~60초간 스트레칭한다.

누구도 당신에게 말해주지 않은 정보

카페인 섭취량

우리 모두가 알듯이, 카페인은 흥분제이다. 임신 중 카페인이 얼마나 안전한지에 대한 수많은 연구가 이뤄졌다. 상충되는 결과들로 인해, March of Dimes는 임산부는 카페인을 하루에 200mg 미만으로 섭취해야 한다고 발표했다. 이는 대략 12온스 컵으로 한 잔과 같다. 카페인은 커피뿐 아니라 차, 스포츠 드링크, 일반의약품에도 존재할 수 있음을 명심한다. 카페인은 태반을 통과할 수 있기 때문에, 하루종일 섭취하는 모든 공급원을 고려하는 것이 중요하다. 자궁에 있는 태아는 카페인을 대사할 수 없으므로, 가능하면 카페인을 거의 또는 전혀 섭취하지 않는 것이 최선이다.

당신의 아이에 대한 사랑의 시각화

심장에서 심장으로 연결

당신의 심장에서 태아의 심장으로 당신의 사랑과 축복을 전한다. 양 눈을 감고 호흡을 점차 느리게 가져가라. 호흡을 하면서, 당신의 심장 차크라에 집중한다. 심장 차크라는 가슴 높이 가운데에 위치해 있다.

비전에 따르면, 이 중점은 녹색과 사랑의 감정에 해당한다. 임신 중 많은 여성들은 이 심장 차크라의 에너지를 예쁜 분홍색이라 여긴다. 이곳을 당신이 어떠한 색깔, 질감, 감정으로 알고 있든, 당신이 태아에 대해 느끼는 감정에 연결하려 노력한다. 열정, 사랑, 흥분, 당신이 느끼고 있는 긍정적인 감정이 어떤 것이든, 이 감정이 매 호흡을 따라 확장된다고 상상한다. 이제 당신의 심장 차크라에서 아기의 심장 차크라에 연결된 아름다운 빛의 선을 상상한다. 이 빛의 선이 전화기 선과 같고 의사 소통을 위한 통신선을 연다고 상상한다. 태아에게 (묵묵히, 내면으로) 말을 하고 얼마나 사랑하는지 표현한다. 태아가 당신의 모든 기쁨과 흥분을 느끼게 한다. 당신의 사랑과 축복, 엄마의 고마움을 전한다.

맛있는 음식들

생강은 동양에서 위장 질환과 구역감을 완화시키는 데 사용된다. 임신 중, 생강 차는 임신 초기와 그 이후의 구역감을 완화시키는데 도움이 될 수 있다. 신선한 생강을 동네 시장에서 고르고, 생강의 강한 맛을 잡고자 할 때는 신선한 레몬을 고르라.

무 카페인 생강 차

곱게 간 신선한 생강 1 큰술
끓인 물 1컵
갓 짠 유기농 레몬 주스 1 큰술
유기농 꿀 1 큰술

생강을 중간 크기의 그릇이나 차 주전자에 넣아라. 끓인 물을 생강 위로 붓고, 생강이 최소 5분간 우러나게 놔두라. 차가 우러나는 것을 기다린느 동안, 레몬과 꿀을 머그잔에 담아라. 준비가 되면 생강을 걸러내고, 머그잔에 차를 옮겨 담아라. 원하는 대로 레몬과 꿀을 첨가한다.

***산출량:** 1 회분*

임신 중기: 근력 기르기
(Second Trimester: Build Strength)

일반적으로 피로감과 구역감이 진정되기 때문에, 흔히 우호적 기간(honeymoond period)이라고 부르는 임신 중기에 접어든 것을 환영한다. 또한, 당신의 감정도 더욱 안정되었음을 느낄 것이다. 이제 일상 생활의 틀로 돌아왔으므로, 운동 루틴을 천천히 올리고 근력을 기르는 데 집중할 때이다. 본인의 에너지 레벨이 상승하고 있음을 느끼고 있을 것이므로, 조금 더 힘든 운동을 할 기회이다.

임신 중기의 몸

임신 중기에 몸은 새로운 리듬을 찾기 시작할 것이고 태아의 첫 발차기를 곧 느낄 수도 있을 것이다. 어떤 날에는 원더우먼 같이 어떤 것이라도 할 수 있고 모든 것에 도전할 수 있는 느낌을 가질 것이다. 또, 어떤 날에는 본인의 몸이 다소 낯설게 느껴져서 *대체 이것이 누구의 몸이지?* 하고 의아해 할 것이다. 이 기간에 신체에서 발생할 수 있는 몇 가지 변화들은 다음과 같다.

체중 증가

뱃속에서 예쁜 아기가 점점 커지고 있으며, 본인의 허리가 점점 두꺼워지고 배가 앞으로 나오기 시작할 것이다. 임신 중기의 몸은 임신 전과 비교해서 보통 더 둥그렇고 부드럽다. 복부가 앞으로 나오는 것 외에도, 브래지어 사이즈가 커질 것이다. 임신 중인 몸은 혈액의 양이 50% 증가하기 때문에 자연적으로 체중이 증가한다. 태아의 체중이 증가하고 커지는 것 외에도, 임산부의 몸은 모유 수유를 위해 지방을 축적한다. 걱정하지 않아도 된다; 몸은 자라나는 태아를 위한 공간을 만들고 있으며, 안전하고 지능적인 움직임을 통해 코어 근력을 유지시킴으로써 분만 후 코어 근력이 다시 회복될 수 있도록 준비한다(임신 중기에 진입할 때 4장에 나오는 임산부 운동들에 대한 모든 안전 수칙들을 다시 읽어보라!).

임산부의 배는 집과 같다; 이 곳은 다정하고 안전한 공간으로 어떠한 외부적 압력을 받아서는 안된다(말 그대로 또는 비유적으로). 절대로 엎드린 채 운동을 하거나 잠을 자지 않도록 한다. 뱃속의 아름답고 성스러운 공간이 자라고 있고, 체내의 변화들을 즐기면 본인의 변화무쌍한 몸에 적응하는데 도움이 될 것이다.

두꺼워진 머리카락과 반짝거리는 피부

보통 임신 중기에는 머리카락이 두꺼워지고 윤기가 나며 피부가 자연스럽게 빛나기 시작하는 것을 알 수 있다. 호르몬 수치에 변화가 생긴다; 무성한 머리카락은 에스트로겐 수치의 증가와 관련이 있으며, 이것은 생장을 촉진하고 머리카락이 덜 빠지게 한다. 반짝거리는 피부 또한 호르몬 수치의 변화에 따른 결과이며, 다른 사람들은 대개 이 피부를 칭찬하고 빛이 난다 말한다.

흑색선(Linea Nigra)

*왜 내 배에 짙은 선이 있지?*는 임신 중기에 생기는 흔한 의문점이다. 아름다운 머리카락과 피부와 마찬가지로, 호르몬 수치의 변화는 배에 있는 선이 짙어지게 하며, 흑색선*(linea nigra, black line)*이라고 한다. 당신이 임신하기 전에는, 배 위의 이 선이 밝은 색이며 백색선*(linea alba, white line)*이라 부른다. 백색선은 가슴뼈(흉골)의 끝부분에서 시작해서 계속 아래로 내려가 두덩뼈(치골)에 이르는 두꺼운 섬유질의 결합 조직이다. 임신 중 배의 선이 짙어지는 것은 정상이며, 보통 출산 후 몇 달이 지나면 사라진다.

더 많은 에너지와 덜 피로함

임신 중기에는 흔히 *내 에너지가 돌아오고 있어* 라고 말한다. 임신 중 알아차리기 미묘한 것들은 별로 없다. 대부분의 변화들은 극적이다. 그러나 나를 포함하여 내 수업을 듣는 대부분의 여성들은 에너지 레벨이 돌아오는 것을 한층 미묘하고, 부드러운 방법으로 경험했다. 이것은 마치 차츰차츰 더 많은 에너지가 있는 것처럼 느껴질 수 있다. 나는 임신 초기에 짧은 낮잠을 자기 위해 갓길에 차를 댄 여성들에 대한 이야기를 들었다. 임신 중기의 엄마들 또한 밤에 충분히 숙면을 취할 필요가 있지만, 낮시간 동안의 피로는 대개 줄어들고 본인의 운동 루틴으로 다시 돌아갈 수 있다.

임신 중기의 운동

임신 중기의 몸이 되면 특히 임신 초기에 운동 패턴이 다소 불규칙한 경우에, 본인의 동작을 수행하는 리듬을 찾는 것을 시작하기 좋은 때이다. 임신 초기에는 내부에 엄청난 움직임들과 변화들이 존재하기 때문에, 운동 동작에 리듬이 없는 것처럼 느껴지는 것은 완전히 정상이다. 에너지가 돌아오면, 리듬을 찾고 정기적으로 요가를 수행하는 습관을 기르는 것이 더 쉽다.

에너지가 회복되면, 힘을 다시 키우기 시작할 수도 있다. 근력은 임신 기간을 보다 편하게 보내는 데 도움이 되는 수단이다. 예를 들어, 허리가 아플 때는, 코어 근력을 안전하고 효과적인 방법으로 기르면 신체가 성장하는 동안 발생하는 일반적인 아픔과 통증들을 완화시킬 수 있다. 뱃속의 예쁜 아기는 몸에 무게를 더하고, 이 추가적인 무게를 지탱하려면 근력이 필요한다.

체육관에서 또는 트레이너에게서 *기능 훈련(functional training)* 이라는 용어를 들어봤을 것이다. 기능 훈련은 특정 작업 또는 활동에 대한 훈련을 의미한다. 임신이라는 특별한 시간 동안의 기능 훈련은 몸 속 태아의 체중을 지탱하기 위해 신체를 훈련하는 것을 포함한다는 점에서 차별화된다. 이는 내부 구조에 특별한 관심을 쏟을 필요가 있다는 것을 의미한다: 골반바닥근(골반기저근), 배가로근(복횡근), 횡격막, 척주를 따라 깊은 곳에 위치한 근육들(뭇갈래근; 다열근). 당신은 문자 그대로 안쪽에서부터 힘을 기르고 있다.

근력은 당신의 정신적 그리고 정서적 힘을 고취시키는 데 도움이 되기도 한다. 본인의 신체를 믿으면, 든든함을 느끼고 필요한 경우 당당하게 말을 하게 된다. 본인과 태아의 대변인이 되는 진료실, 유치원, 방과후 활동을 포함한 수많은 상황에서 도움이 될 중요한 기술이다. 용기(Brave)라 불리는 운동은 힘을 느끼게 도와주고 필요한 경우 본인 스스로와 가족을 위하도록 도와준다. 요가 수행에는 힘과 파워을 자극하는 수많은 이야기들과 당신이 믿는 바를 뒷받침하는 수많은 예시들이 있다. 이러한 이야기 중 하나는 전사라는 뜻의 비랍하드라(Virabhadra)의 이야기이다. 비랍하드라의 이야기는 신부의 죽음에 복수를 시도했던 비극적인 사랑 이야기이다. 이 이야기는 요가의 전사 자세에 영감을 줬으며 이 동작에 대하여 설명한다.

전사 1 자세 는 땅에서부터 올라오는 힘과 분노에 대한 것이다.
전사 2 자세 는 검을 뽑는 행동을 나타내며, 펜싱 자세와 매우 유사한다.
전사 3 자세 은 아내에 대한 복수를 하기 위해 검으로 공격하는 자세이다.

임산부 요가의 맥락에서는 이를 상징화한 동작들을 약간 다른 방법으로 해석하게 된다. 우리는 누군가 또는 무언가에 *대항해서* 싸우는 대신, 우리가 사랑하는 것을 *위해서* 싸운다. 맹렬한 엄마곰이 보호하려는 에너지가 우리 몸에서 솟구침은 부정할 수 없다. 많은 여성들은 이것이 임신 중 발생하기 시작한다 느낀다. 그 외의 엄마들은 출산 후에 이를 느끼는 경우가 많다. 어느 경우든, 엄마는 태아를 보호하기 위해 온갖 노력을 다한다. 임신 중기의 용기(Brave) 운동을 통해 모든 전사 자세(Warrior Pose)들로 이어지기 위해 버티는 느낌을 받는다. 태아를 보호하기 위한 결심에 대한 힘을 느끼기 시작하는 것은 정신적 그리고 육체적으로 필요한 때 사용할 수 있는 강력한 스킬이다.

꾸준함과 편안함

요가 수행에서, 육체적 운동에 영향을 줄 수 있는 다양한 개념들을 배운다. 요가는 수 세기동안 존재해왔고, 이 개념들 중 다수가 세월이 흘러도 변하지 않다.

이러한 개념 중 하나는 스티라(sthira)와 수카(sukha)로 꾸준함과 편안함을 의미한다. 고대의 요가 수행자들은 꾸준하고 편안한 운동이 오랫동안 지속될 수 있다는 것을 알았다. 너무 무리하게 운동을 하려 하거나 비현실적인 목표를 세우면, 루틴을 잃어버리고 그 결과 낙담하게 된다. 평소 거의 운동을 하지 않으면서 새해 다짐으로 매일 10마일을 조깅하겠다고 결심하는 사람들이 많다. 이러한 목표는 성공할 수 없다. 꾸준하고, 적당한 프로그램이 활기를 느끼게 하고 다음날 재차 운동을 할 동기를 부여한다.

키워드는 균형이다. 몇 가지 힘든 요가 자세들의 마지막에 회복 운동으로 균형을 맞추면 탈력감이 아닌 재충전된 느낌을 받을 것이다. 일주일에 며칠은 이 유형의 운동을 수행할 수 있다. 균형을 찾기 위해 노력하는 만큼, 다양한 형태의 움직임들로 균형을 맞추는 생각을 할 수 있다. 임신 중 정기적으로 유산소 운동을 계속하는 것이 중요하다. 요가, 가벼운 웨이트 트레이닝, 유산소 운동의 균형은 임신 중 운동에 대한 거시적 접근법이다. 이는 조금 과하게 들리며, 당신은 다음과 같이 생각할지도 모른다: *헤이, 그러한 유형의 운동들 모두를 하기 위해 노력하는 것은 매일 10마일씩 달릴거라 얘기하는 사람같지 않아?* 트레이너로서, 요가 강사로서, 한 사람의 엄마로서, 나는 이 모든 것을 수용할 수 있는 간단한 테크닉 몇 가지를 배웠다.

모두를 한번에 적용하기

- 다음 날 입을 운동복을 전날 밤에 꺼내 놓아라.
- 핸드폰의 달력에 운동 일정을 입력하고 *아기를 위한 시간* 이라고 이름을 붙여라.
- 시간이 부족한 날에는 10~20분간 운동한다.
- 아기가 당신과 함께 요가를 할 수 있게 놀이 매트를 깔아 놓아라.
- 함께 운동할 친구나 가족을 초대한다.
- 석양이 지는 해변과 같이, 걷고 싶어지는 장소와 시간을 마련한다.
- 거실(쇼파 아래에 요가 매트를 보관하고 테이블 위에 특별한 초를 올려 놓아라)과 같이, 집에 요가를 위한 공간을 만들라.
- 차의 트렁크에 운동화 한 켤레를 넣어두라.
- 걸을 때 들을 즐거운 재생 목록을 만들거나 오디오 북을 들어라.

*운동 지속수행(Exercise adherence)*은 프로그램을 계속 수행하는 것에 대한 기술적 용어이고, 성공을 도와줄 수많은 요소들은 이 팁들에 포함되어 있다. 친구나 트레이너와 정기적인 약속을 잡는 것은 루틴을 계속해서 수행하기 위한 가장 큰 동기요인 중 하나이다. 여성들은 빈번하게 일과 가정 양쪽 모두에서 신경써야 할 일이 많다. 스스로를 후순위에 두는 것이 일반적이고, 다른 것들을 먼저 신경써야 할 때 본인의 운동 프로그램이 가장 먼저 미뤄질 수 있다. 하지만, 당신이 오길 기다리는 누군가와 약속을 잡는다면, 나가는 데 더욱 의욕이 생길 것이다. 당신의 건강과 요가 수행을 우선하기 위한 쉬운 방법은 이를 *아기를 위한 시간* 이라고 이름을 바꾸는 것이다. 스스로의 건강을 위한 시간을 챙기면 아기에게도 좋은 점이 있다. 평온하고 행복한 엄마는 출산 전과 출산 후에 태아에게 있어서 큰 선물이다.

운동 일정을 잡는 것 외에도, 짧게 몰아서 운동을 계획하면 운동을 지속적으로 할 수 있게 된다. 건강에 도움이 되기 위해 한번에 60분간 운동을 할 필요는 없다. 질병관리본부는 일주일에 최소 150분의 운동을 권장하고 있다. 이는 10분과 20분 단위로 늘려가며 운동 시간을 나눌 수 있고, 이에 따라 더 작고, 달성가능한 운동 목표를 설정할 수 있다. 다음은 자극을 위한 일정의 예시이다.

	일요일	월요일	화요일	수요일	목요일	금요일	
오전	20분간 걷기	용기(Brave) 운동	Take It Easy 요가	20분간 걷기	용기(Brave) 운동	Take It Easy 요가	20분간 걷기
오후	명상	20분간 걷기	20분간 걷기	명상	20분간 걷기	(휴식)	명상

임신 중기의 요가 자세와 운동

다음의 자세들은 임신 중기에 근력을 기르는 데 도움이 된다. 임신기간 내내 각 자세를 즐겁게 수행하기 위한 단서들이 포함되어 있다. 천천히 움직이고, 깊게 호흡하며, 요가 수행을 즐겨라.

태양 경배 자세 B Sun Salutation B

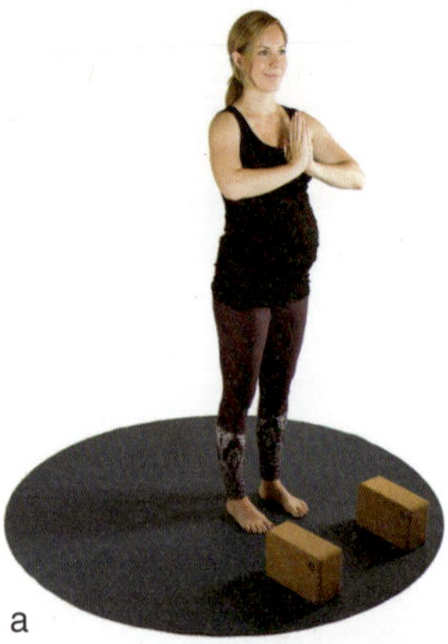
a

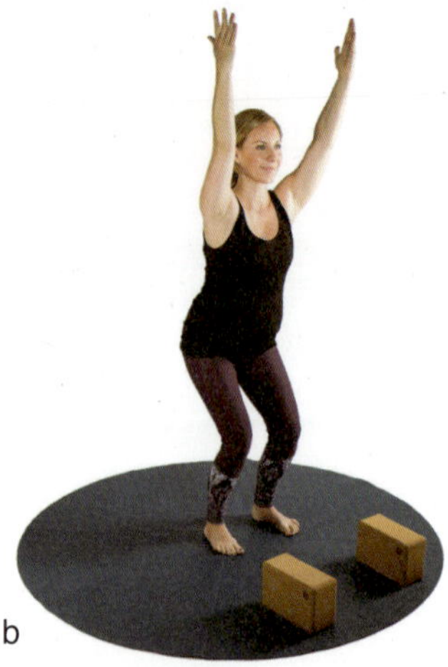
b

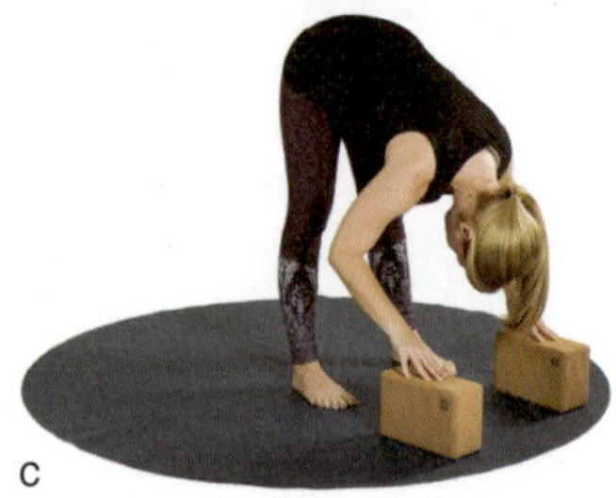
c

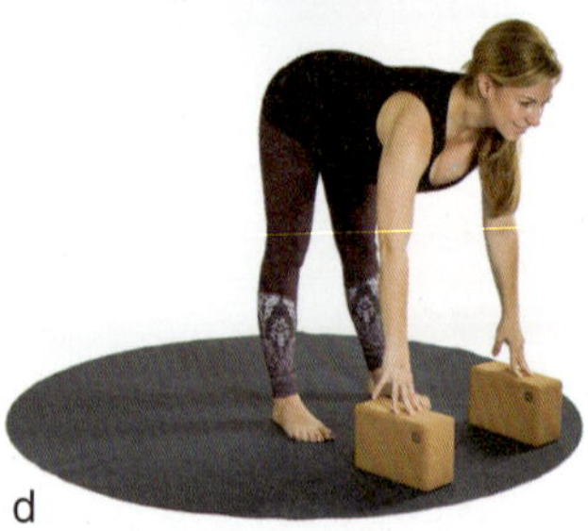
d

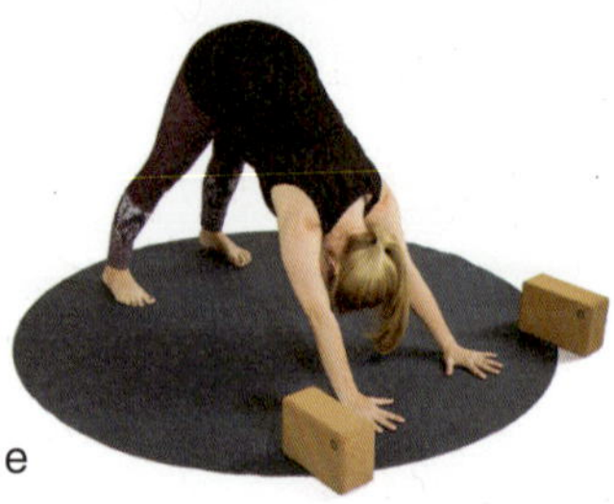
e

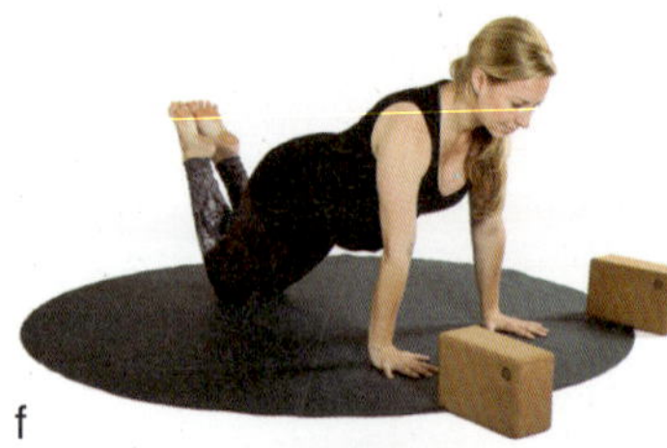
f

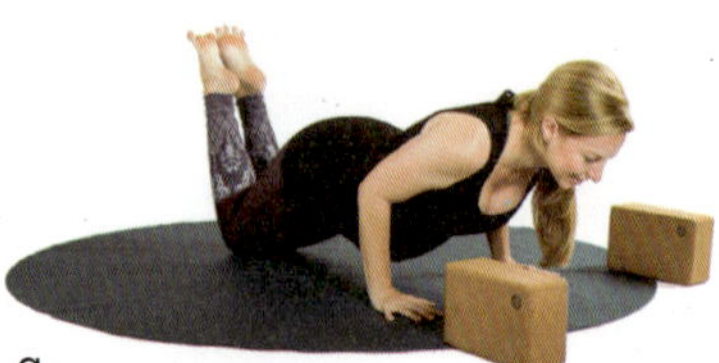
g

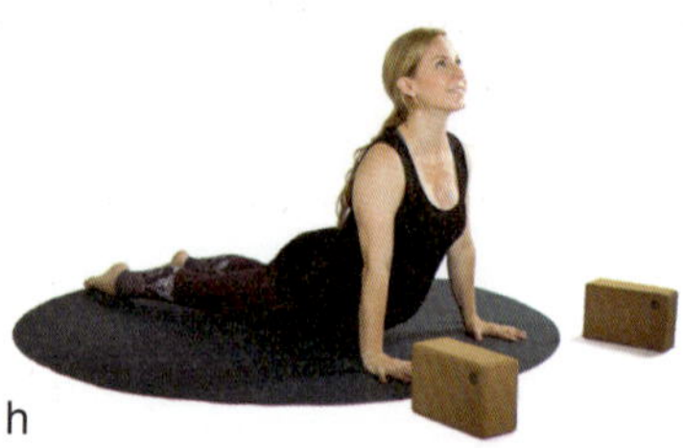
h

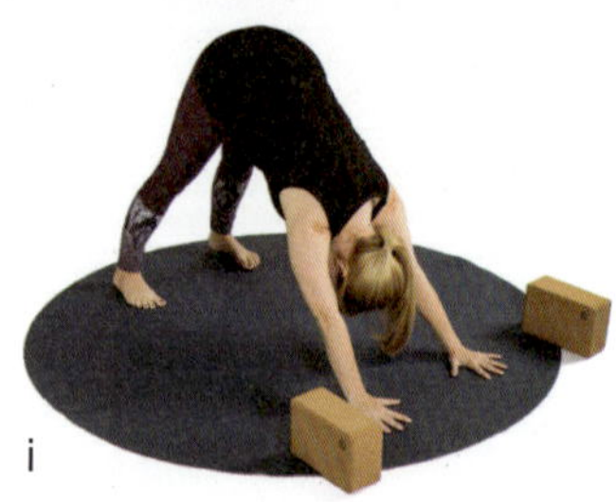
i

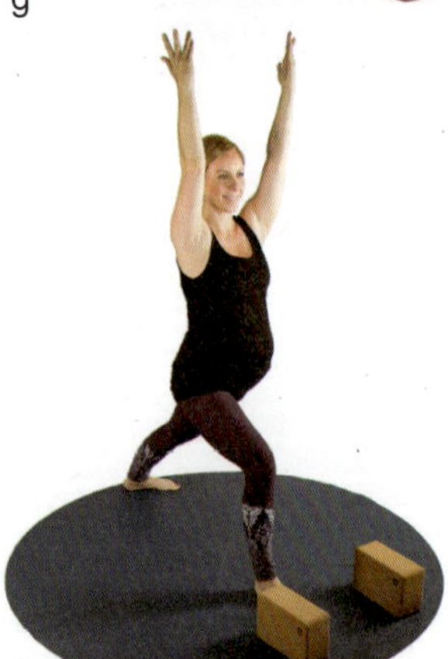
j

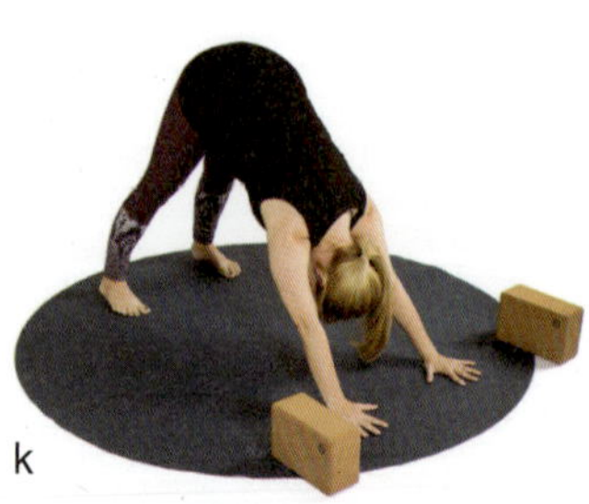
k

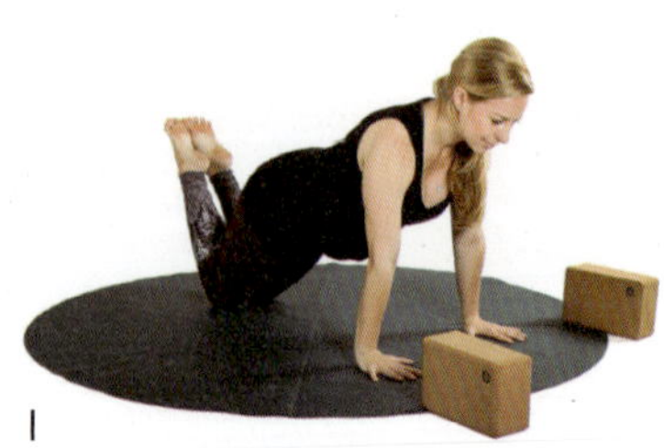
l

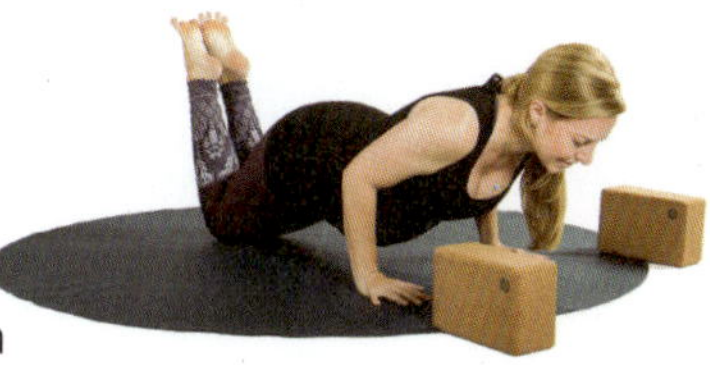
m

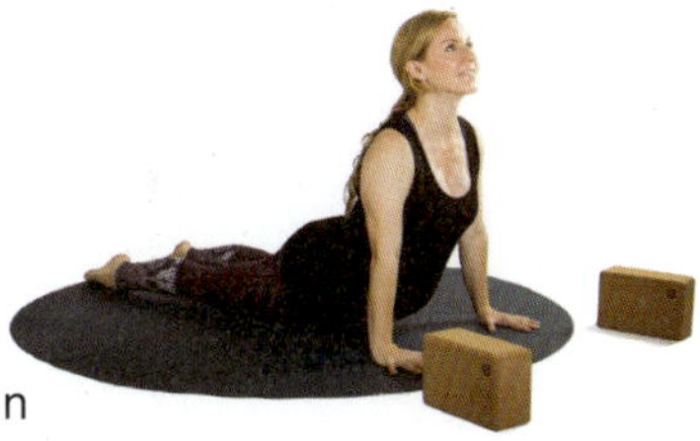
n

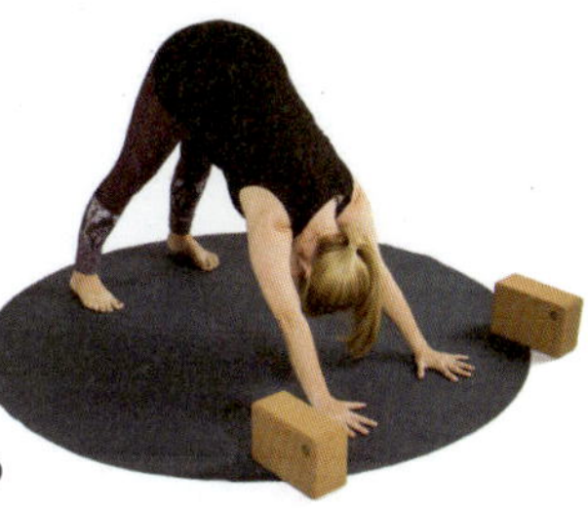
o

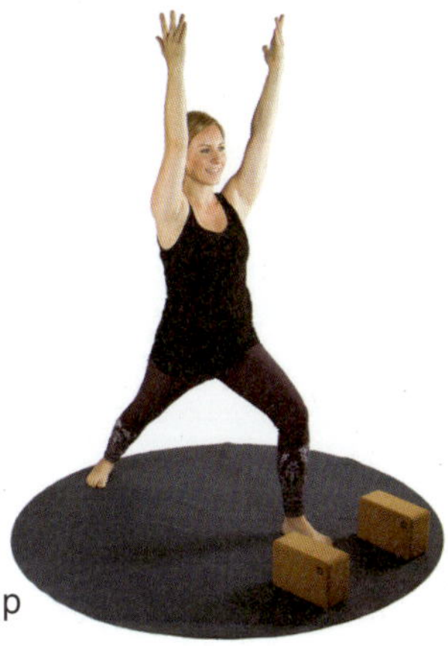
p

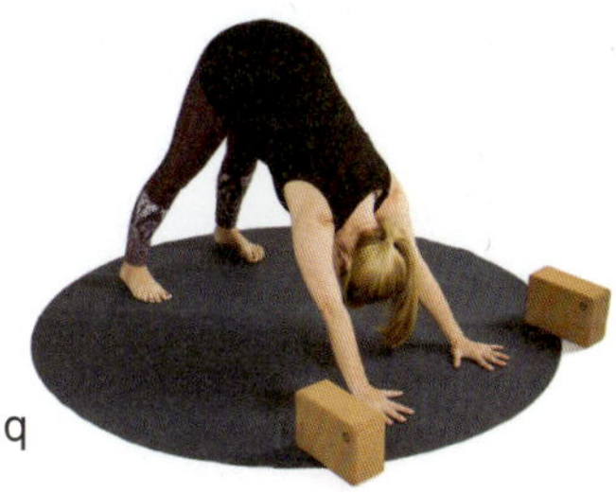
q

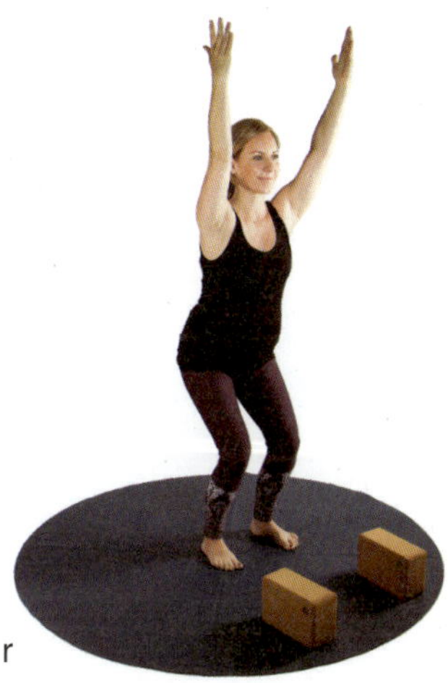
r

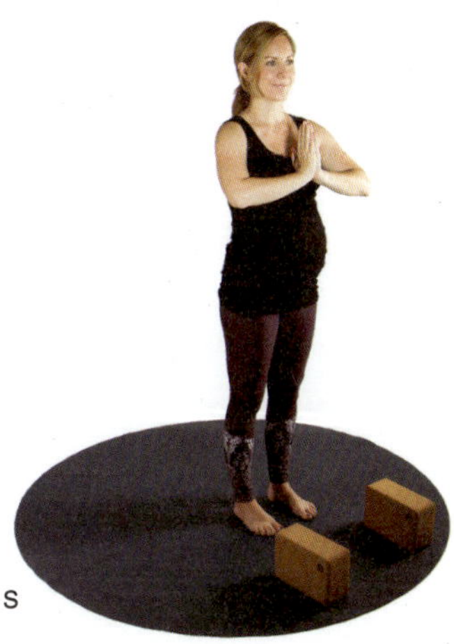
s

하프 태양 경배 자세(Half Sun Salutation)와 태양 경배 자세 A(Sun Salutation A)는 4장에서 설명하였다. 태양 경배 자세 B(Sun Salutation B)는 힘을 기르는 데 도움이 되는 또다른 시퀀스이다. 당신에게 가장 잘 맞는 태양 경배 자세(매일 달라질 수 있다)를 선택하라.

좋은 점

이 시퀀스는 전신에 열이 나게 한다; 상체, 하체, 코어 근육에 대한 효과적인 준비 운동이다.

감정

따뜻함, 빛, 근력을 느끼면 시퀀스의 이름이 뜻하는 태양의 에너지를 가져오는데 도움이 된다. 전사의 용기와 함께 새로운 날, 새로운 새벽의 가능성을 맞이한다. 전사 1 자세는 태동하는 느낌에 대한 것이다. 엄마가 되는 여정 내내 안내를 도와주기 위한 어머니로서의 힘이 태동하여 올라오는 것을 느껴라.

자세 지도

- 양 발을 엉덩이 넓이만큼 벌리고, 양 손을 심장에 올린 채 산 자세를 취하여 꼿꼿하게 서서 시작한다 (그림 a 참조).
- 숨을 들이쉬고 양 손을 하늘을 향해 들어올려 의자 자세(Chair Pose)를 취한 후, 양 팔을 평행하게 최대한 귀에 붙인다 (그림 b 참조).
- 숨을 내쉬고 양 손으로 블록을 짚으며 매우 천천히 앞으로 굽히기 자세(Forward Fold)를 취한다 (그림 c 참조).
- 숨을 들이쉬고 상체를 반만 들어올려서 바닥과 평행하게 만들어서 서서 앞으로 굽히기 자세(Half Forward Fold)를 만든다 (그림 d 참조). 허리에 힘이 들어가는 것을 느껴라.
- 숨을 내쉬고 양 발을 뒷걸음쳐서 다운 독(Down Dog) 자세를 취한다 (그림 e 참조). (다운 독 자세가 플랭크 자세보다 허리에 더 효과적이기 때문에 다운 독 자세로 자세를 바꿔준다.)
- 몸을 앞으로 밀어서 플랭크 자세(Plank Pose)를 취하고 자세를 변형시켜 양 무릎을 바닥에 대줄 것 (그림 f 참조).
- 숨을 내쉬고 팔꿈치를 뒤쪽으로 굽혀서 변형된 차투랑가 자세(Modified Chaturanga Pose)를 취한다 (그림 g 참조).
- 숨을 들이쉬고 배와 양 무릎을 바닥에 붙인 채 부드러운 업 독 자세(Up Dog)를 취하거나 (그림 h 참조), 곧바로 유니콘과 무지개 자세(Unicorn and Rainbow)를 취한다.
- 숨을 내쉬고 다운 독 자세로 돌아가라 (그림 i 참조). 다운 독 자세를 유지하면서 호흡을 깊게 3번 한다.

- 숨을 들이쉬고 일어나서, 양 팔을 하늘을 향해 들어올리면서 오른쪽으로 전사 1 자세(Warrior 1)를 취한 채 파워를 느껴라 (그림 j 참조).
- 숨을 내쉬고 발을 뒤로 물려서 다운 독 자세를 취한다 (그림 k 참조).
- 몸을 앞으로 밀어서 플랭크 자세를 취하고 자세를 변형시켜 양 무릎을 바닥에 대줄 것 (그림 l 참조).
- 숨을 내쉬고 팔꿈치를 뒤쪽으로 굽혀서 변형된 차투랑가 자세를 취한다 (그림 m 참조).
- 숨을 들이쉬고 배와 양 무릎을 바닥에 붙인 채 부드럽게 업 독 자세를 취하거나 (그림 n 참조), 곧바로 유니콘과 무지개 자세를 취한다.
- 숨을 내쉬고 다운 독 자세로 돌아가라 (그림 o 참조). 다운 독 자세를 유지하면서 호흡을 깊게 3번 한다.
- 숨을 들이쉬고 일어나서, 양 팔을 하늘을 향해 들어올리면서 왼쪽으로 전사 1 자세(Warrior 1)를 취한 채 파워를 느껴라 (그림 p 참조).
- 숨을 내쉬고 발을 뒤로 물려서 다운 독 자세를 취한다 (그림 q 참조).
- 천천히 앞으로 발을 옮겨서 양 발을 엉덩이 넓이만큼 벌린 채 의자 자세로 앉아라 (그림 r 참조).
- 숨을 들이쉬고 손을 심장 높이에 모은 채 일어서라 (그림 s 참조).

조정

복부에 당기는 느낌이 있으면, 부드러운 업 독 자세를 생략하고 대신 무릎을 바닥에 붙인 채 유니콘과 무지개 자세를 취한다. 배곧은근분리(복직근분리)가 있거나 쌍둥이를 임신했을 때는, 플랭크 자세, 변형 차투랑가 자세, 업독 자세의 빈야사 시퀀스를 건너뛰고 유니콘과 무지개 자세로 대체해도 된다. 시퀀스의 중간에 무릎 아래에 추가적으로 쿠션을 넣고 싶으면, 접은 담요 한 장을 매트의 아래쪽에 놓아라.

강아지 자세 Puppy Pose

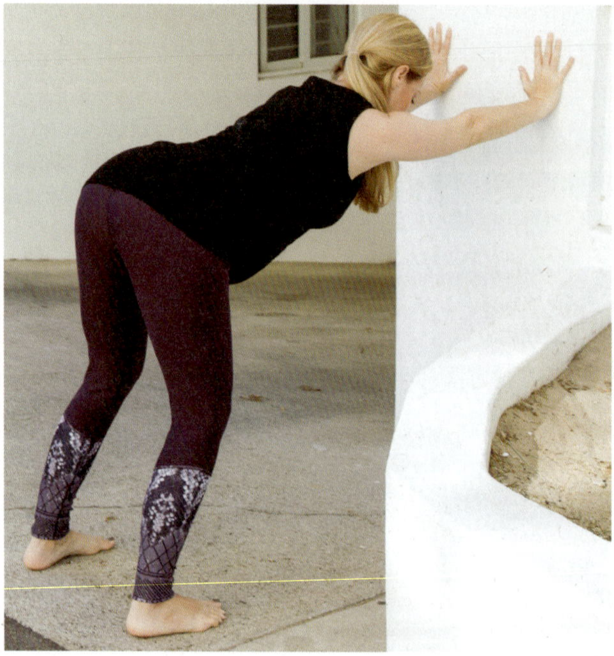

좋은 점

이 자세는 상체의 무게를 받쳐주면서 허리를 스트레칭하는 안전하고 쉬운 방법이다.

감정

척주의 당김을 느껴라. 정수리를 꼬리뼈에서 멀어지게 늘려주면서, 척주를 사다리와 같다 상상한다. 매 호흡 주기마다, 사다리의 가로대 사이 공간이 조금씩 늘어나는 것을 감지하고, 보고, 느껴라.

자세 지도

- 일어선 자세로 양 발을 엉덩이 넓이만큼 벌리고 양 손을 어깨 넓이만큼 벌려서 엉덩이 높이보다 살짝 높게 벽을 짚어라.
- 몸통이 지면과 평행할때까지, 양 발을 천천히 뒷걸음질 치라.
- 허벅지의 근육들을 수축시키고 정수리를 앞으로 뻗어주면서 꼬리뼈를 뒤로 늘려줄 것 (그림 참조).

조정

이 자세에서 양 무릎이 벌어지는 듯한 느낌이 들면, 허벅지 사이에 블록을 끼우는 것을 고려한다. 허벅지 사이에 공간이 편안하도록 이 블록을 가로로 돌릴 수 있으며, 올바른 자세와 안정적인 자세를 취할 수 있도록 안쪽 허벅지 근육들에 부드럽게 힘을 줄 것

클락 스쿼트 Clock Squat

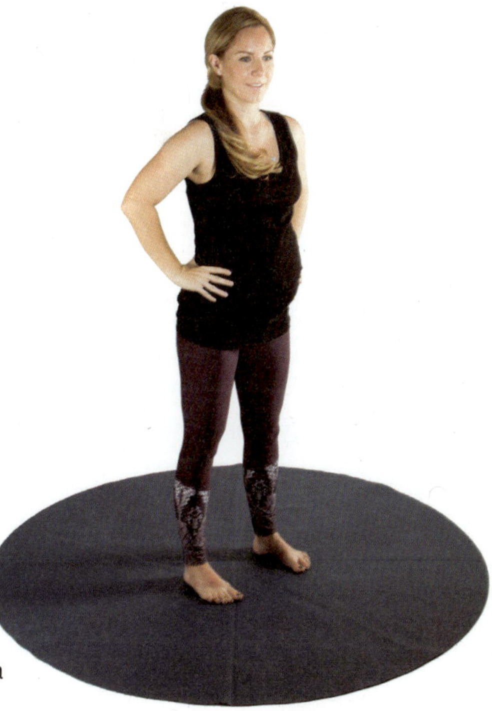

a

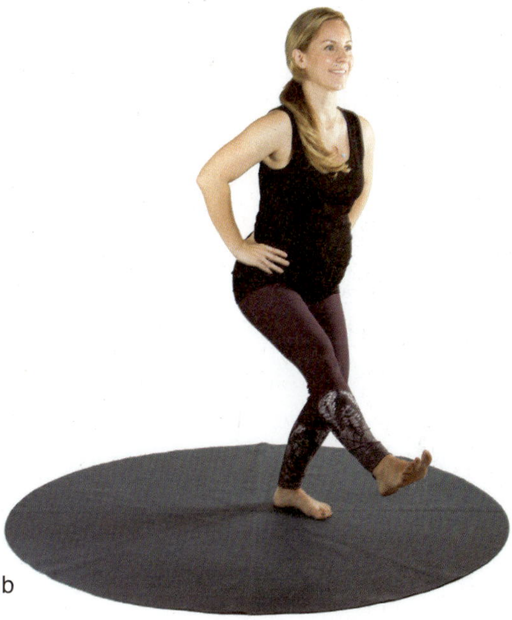

b

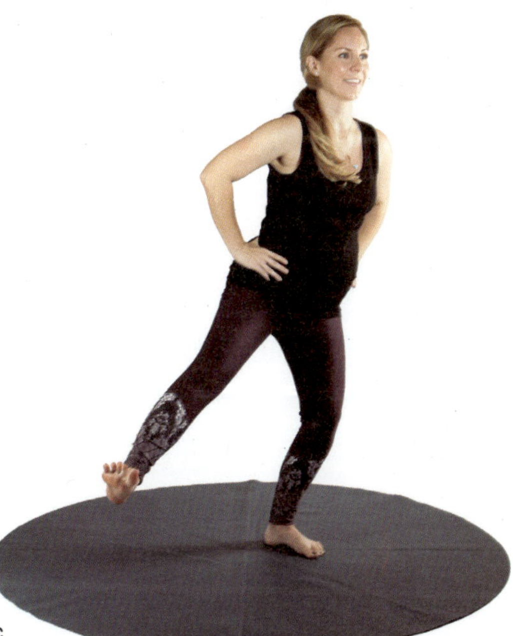

c

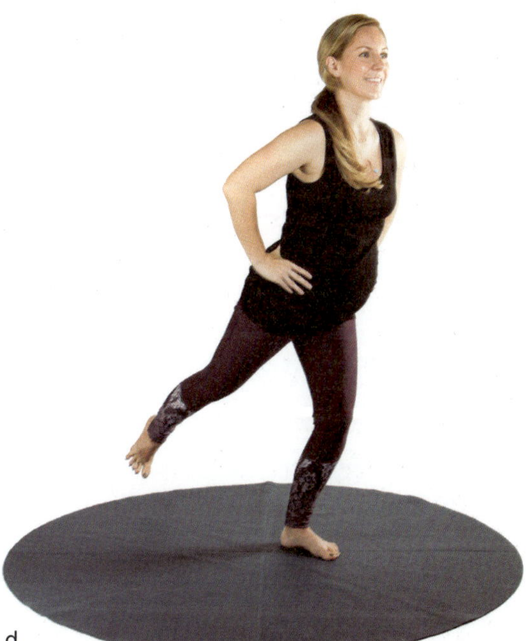

d

좋은 점

이 자세는 엉덩이와 허벅지를 강화시키고 코어 안정화근들(엉덩이 근육, 네갈래근, 햄스트링근, 벌림근, 안쪽 허벅지 근육, 복부 근육, 허리 근육, 배빗근, 배가로근)의 근력이 향상되도록 해준다.

감정

스스로가 시계의 문자반 위에 서 있다고 상상한다 (그림 a 참조). 서 있는 다리의 발은 항상 12시를 가리키고, 들어올린 다리의 발로 시간을 바꿈을 명심한다.

자세 지도

- 왼쪽 다리로 버티고 서서 오른쪽 다리를 지면에서 몇인치 띄운 채 앞으로 뻗어준 자세(마치 오른쪽 다리가 12시를 가리키는 시침인 것처럼)로 시작한다. 골반이 평행하고 코어 근육에 힘이 들어갔는지 확인한다. 양 손을 골반에 올리고 상체를 펴고 똑바르게 서 있는 자세를 유지한다. 오른쪽 다리를 계속 지면에서 띄운 채로, 숨을 들이쉬면서 왼쪽 무릎을 굽히고(그림 b 참조), 그 후 숨을 내쉬면서 다시 일어나라.
- 이제 오른쪽 다리를 옆으로 뻗어줄 것(마치 3시를 가리키는 것 마냥). 숨을 들이쉬면서 왼쪽 무릎을 굽히고(그림 c 참조), 숨을 내쉬면서 다시 똑바로 서줄 것.
- 이제 오른쪽 다리를 뒤로 곧게 뻗어줄 것(마치 6시를 가리키는 것 마냥). 숨을 들이쉬면서 서 있는 다리의 무릎을 굽히고(그림 d 참조) 숨을 내쉬면서 무릎을 펴서 일어나는 시퀀스를 반복한다.
- 마지막으로, 서양식 인사(curtsy)처럼 오른쪽 다리를 왼쪽 다리 뒤쪽으로 교차시켜 뻗고(마치 오른쪽 다리가 8시를 가리키는 것 마냥), 숨을 들이쉬면서 서 있는 다리를 굽히며, 숨을 내쉬면서 다시 굽힌 다리를 폄으로써 일어난다.
- 양쪽 방향을 바꾸고 오른쪽 다리로 버티고 서서 왼쪽 다리로 12시, 9시, 6시, 4시 방향을 가리키며 시퀀스를 반복한다.

조정

균형감이 살짝 떨어진 것처럼 느껴지면, 한 손을 트레드밀 옆쪽의 손잡이나 튼튼한 의자의 등받침과 같은 안정된 표면 위에 올려 주는 것을 권장한다. 운동을 하는 동안 이를 통해 균형을 유지할 수 있다.

춤추는 전사 자세 Dancing Warrior

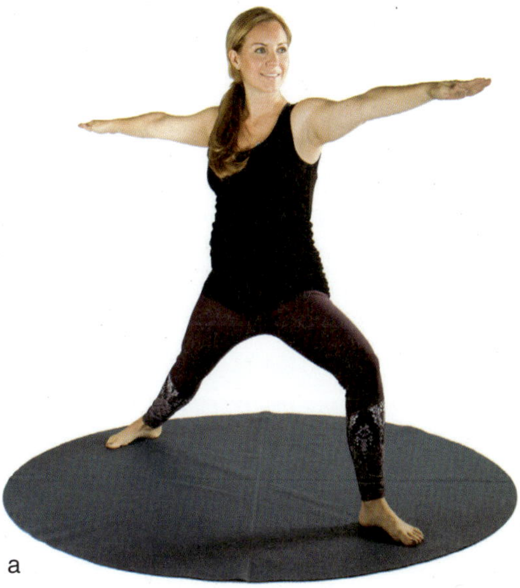

a

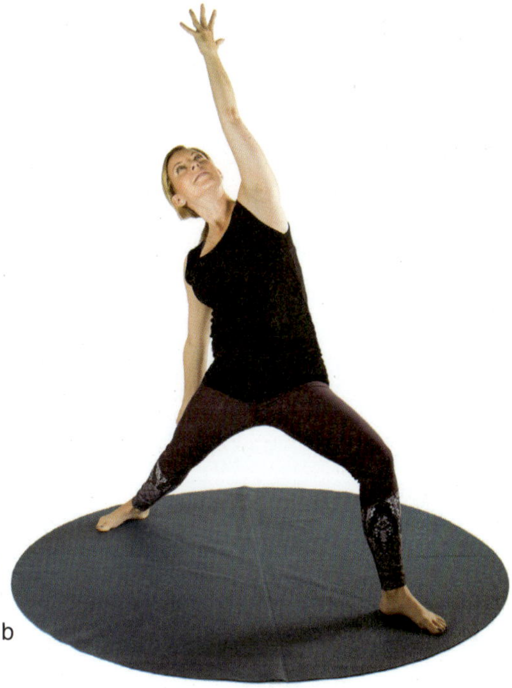

b

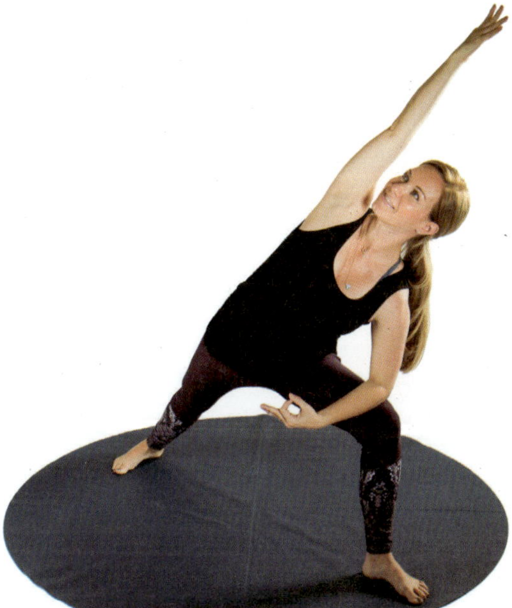

c

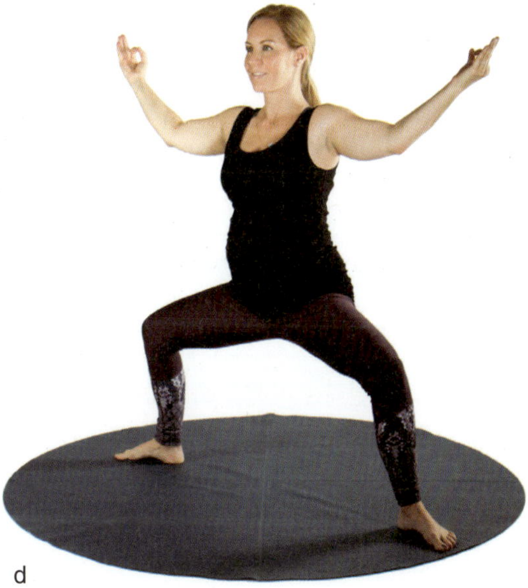

d

좋은 점

이 자세는 전신에 열이 나게 하고 상체를 최대한의 가동 범위로 움직여서(어깨관절의 유연성 훈련) 하체의 근력(네갈래근, 햄스트링근, 벌림근, 안쪽 허벅지 근육)을 기르는 데 도움을 준다.
이 시퀀스에서 코어 안정화 근육들(배가로근, 복근, 허리 근육)도 활성화된다.

감정

전사 1 자세(또는 초승달 런지 자세)에서 태동하는 느낌, 전사 2 자세에서 에너지와 파워가 팽창하는 느낌, 역 전사 자세(Reverse Warrior)에서 파워가 충천된 느낌, 길게 옆으로 기울이기 자세(Extended Side Angle)에서 파워가 뻗어나가는 느낌을 가지라. 엄마 곰의 보호하려는 에너지가 뱃속의 태아가 성장하고 잘 자라도록 아름답고 성스러운 공간을 만드는 것을 느껴라. 이 신성한 공간을 사랑의 힘, 엄마의 힘으로 둘러싸라.

자세 지도

- 왼쪽 다리를 앞으로 내밀고(개인 취향에 따라 다릅니다; 양쪽 모두 힘이 크게 들어가는 런지 자세이고, 양 자세 모두 맞다) 양 팔을 귀에 나란하게 올린 채 전사 1 자세 또는 초승달 런지 자세를 취하며 시작한다.
- 숨을 내쉬면서 전사 2 자세로 펼치고 양 팔을 양 옆으로 뻗어줄 것. 앞쪽 발은 무릎을 굽히고 뒤쪽 발을 바깥쪽으로 살짝 돌려서 곧게 편 상태를 유지한다 (그림 a 참조).
- 숨을 들이쉬면서, 왼쪽 팔을 위로 들어올려 뒤로 넘겨주며 오른 손을 골반이나 허벅지에 올리고, 몸통의 왼쪽을 역 전사 자세로 스트레칭 한다 (그림 b 참조).
- 숨을 내쉬고 왼쪽 팔뚝을 앞쪽 다리의 허벅지에 올리거나(그림 c 참조) 오른손으로 바닥 또는 블록을 짚으면서 오른팔을 귀에 평행하게 뻗어 길게 옆으로 기울이기 자세를 취한다.
- 방향을 반대로 바꾸기 전에 여신 자세(Goddess Pose)를 취한 채 잠시 멈춰라 (그림 d 참조).
- 왼쪽 방향에서 시퀀스를 반복한다.

조정

별도로 골반 아래를 약간 받쳐줄 필요가 있는 것처럼 느껴지면, 이 시퀀스를 의자에 앉아서 수행해도 된다. 시퀀스의 마지막 3가지 자세들은 의자에 앉아서 하는 것이 더 좋으며, 전사 2자세를 시작하기에 제일 좋다. 접이식 의자에 발을 넣어 걸쳐 앉고 뒤쪽 다리를 곧게 뻗은 채 양 팔을 어깨 높이에서 양 옆으로 벌려준 자세로 오른쪽 무릎을 90°로 굽혀줄 것. 에너지가 앞뒤로 팽창하는 동안 전사 2 자세로 호흡을 하며 양 팔의 힘을 느껴라. 숨을 들이쉬면서 역 전사 자세로 이어지며 숨을 내쉬면서 길게 옆으로 기울이기 자세로 넘어가라. 방향을 바꾸기 전에 의자에 앉아 넓은 플리에 자세(wide plié, 여신 자세)를 취한 채 잠시 멈춰라.

여신 자세 Goddess Pose

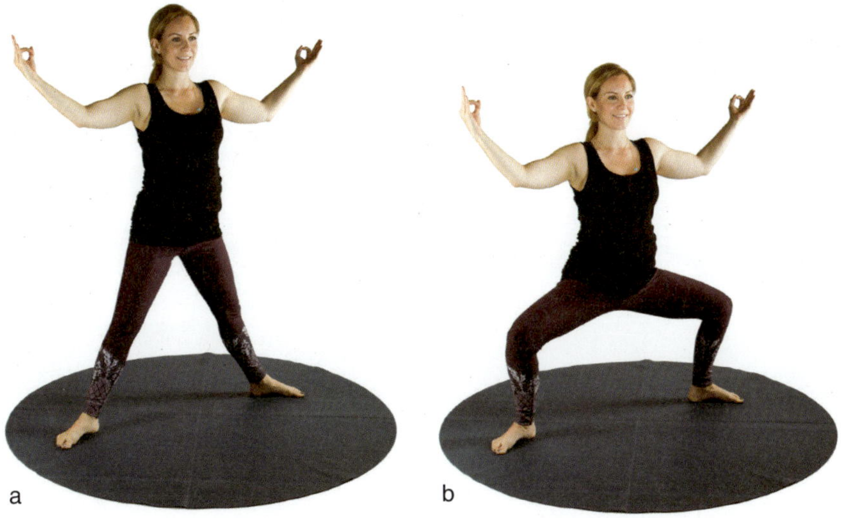

a b

좋은 점

이 자세는 클락 스쿼트(Clock Squats)처럼 특히 안쪽 허벅지를 중점적으로 하체를 강화시키고, 코어 안정화 근육들(엉덩이 근육, 네갈래근, 햄스트링근, 벌림근, 안쪽 허벅지 근육, 복부 근육, 허리 근육, 배빗근, 배가로근)의 근력을 기르는데 도움이 될 수 있다.

감정

당신이 발레를 배운 적이 있다면, 힘차게 다리로 앉았다 일어설 때 이 동작을 취할 때 우아하게 보임을 명심한다. 당신이 무용수가 아니라면, 발레리나와 빙상 선수가 보여주는 아름답고 차분한 힘을 떠올려라. 이 동작은 겉보기에는 쉽고 아름다우며, 내부의 파워와 힘으로 인한 직접적인 결과이다.

자세 지도

- 양 발을 어깨 넓이보다 살짝 넓게 벌리고 선 자세로 시작한다.
- 양쪽 엉덩 관절을 바깥쪽으로 돌려줘서 양 발이 바깥쪽으로 45°를 이루고 양 무릎이 각 발의 두번째 발가락을 바라보게 한다 (그림 a 참조).
- 양 무릎이 바깥을 향한 상태를 유지하면서, 숨을 들이쉬고 양 무릎을 90°로 굽힐 때 척주를 곧게 세운 자세를 유지하고 전방을 응시한다 (그림 b 참조).
- 특히 안쪽 허벅지에 힘을 준 채, 일어나기 위해 힘을 줄 때 숨을 내쉬라. 이는 다시 일어서는 데 도움이 된다. 이 동작에서 코어 근육을 추가적으로 활성화시키기 위해 복근이 살짝 수축된다.

조정

상체를 똑바르게 유지하는 데 힘이 들면, 양 손을 의자의 등받이 위에 올리고 이것을 발레 바처럼 사용해도 된다. 이는 불러오는 배와 가슴의 무게로 인해 상체가 앞으로 숙여질 때 균형을 찾는 데 도움이 된다. 플리에 자세에서 앉는 부분은 요가에서 여신 자세와 같음을 참고한다.

벤트 오버 원 암 로우 Bent-Over One-Arm Row

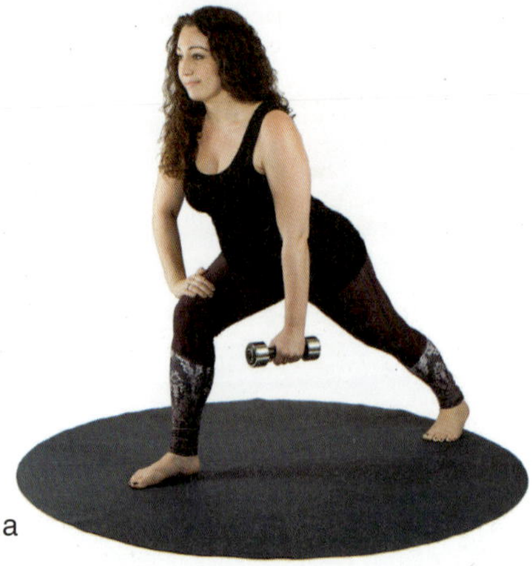

a

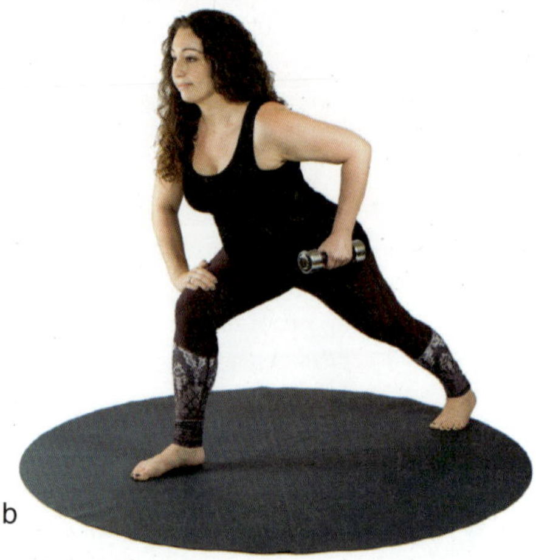

b

좋은 점

이 운동은 자세 근육이라고도 알려진 마름근(능형근)을 강화시킨다.

감정

자세 근육이 강하면 여왕처럼 꼿꼿이 서는 데 도움이 될 수 있다. 팔꿈치를 뒤로 당기면서, 마름근의 힘을 느끼고 등의 파워를 상상한다. 임신 중에는 몸의 앞쪽에서 일어나는 일에 집중하는 것은 쉽다. 배에 아름다운 아기가 자라고 있으므로, 이러한 집중이 쉬운 것은 완전히 정상이다. 몸의 앞쪽에서 일어나는 모든 기적적인 변화들을 받치고 균형을 맞추는 데 도움을 주려면 등의 힘을 길러야 함을 명심한다.

자세 지도

- 일어나서 왼손에 아령을 들고 오른손을 오른쪽 네갈래근(사두근) 또는 짐볼 위에 올리거나 (그림 a 참조) 팔뚝을 의자 또는 벤치 위에 올 려 줄 것(의자 또는 벤치를 사용할 경우, 오른쪽 무릎을 그 위에 올려도 된다).
- 골반을 접어주고 척주를 길게 늘린 채 전방 하단을 응시한다.
- 숨을 내쉬면서 손바닥이 몸통을 향하게 유지하고 팔꿈치를 뒤로 당겨 들어올리면서 왼쪽 어깨뼈(견갑골)을 척주 방향으로 당겨줄 것 (그림 b 참조). 덤벨을 몸에 가깝게 움직이고 자세 근육이 동작의 끝에서 수축되는 것을 느껴라.
- 숨을 들이쉬고 팔을 일직선으로 내려서 시작 자세로 돌아가라.
- 10~12회 반복 후, 방향을 바꿔줄 것.

조정

손으로 들 수 있는 가벼운 무게 또는 무겁지만 물통 얇기의 아령을 이용해서 이 운동을 할 수 있다. 근력을 키우기에 충분하지만 어깨뼈를 척주 방향으로 당길 수 없을 정도로 너무 무겁지 않은 무게를 선택한다. 벤트 오버 원 암 로우는 의자, 짐볼, 소파, 웨이트 트레이닝 벤치의 보조를 받으며 수행해도 된다. 또한, 약한 방향으로 시작하면 좋다. 예를 들어, 오른손잡이인 경우, 왼손으로 시작하면 양쪽에서 같은 횟수를 반복할 수 있다.

서서 고관절 외전시키기 Standing Hip Abduction

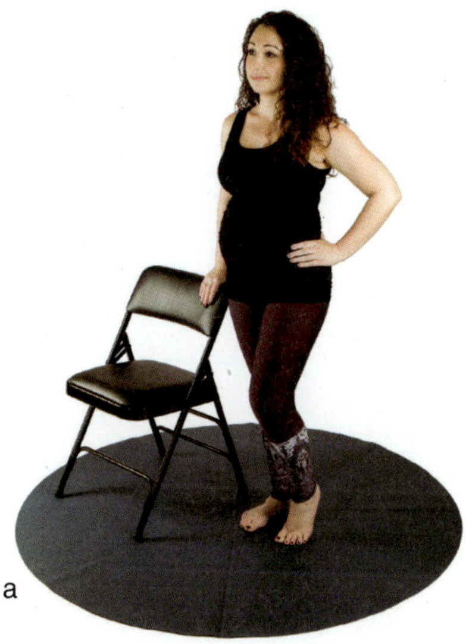
a

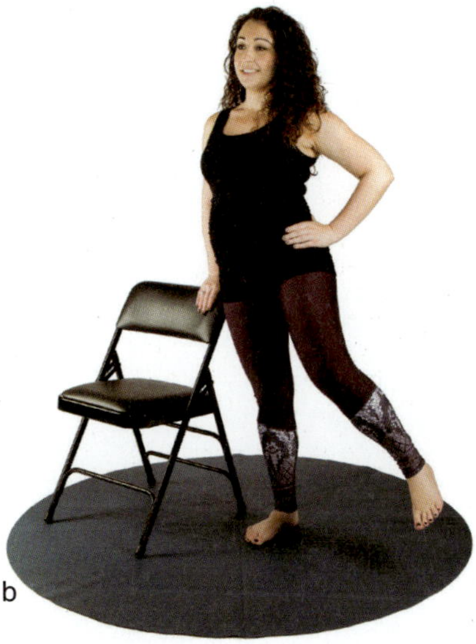
b

좋은 점

이 운동은 바깥쪽 허벅지 근육들 및 엉덩이 근육들 그리고 코어 근육들을 강화시켜준다.

감정

바깥쪽 허벅지 및 엉덩이 근육들은 좌우로 움직이는 것을 담당하기 때문에 일상 생활에서 많이 사용되지 않다. 테니스를 치거나 스키를 타지 않는다면, 이 근육들은 다소 둔할 것이다. 다리를 들어올릴 때마다 이 근육들이 밝아지고 불타오른다 상상한다. 이 근육들은 다리를 안정화시키는데 도움이 되며 하체의 파워와 힘의 중요한 원천이다.

자세 지도

- 의자 옆에 서서 양 발이 똑바로 앞을 가리키고 오른손은 의자의 등받이 위에 올려서 임시로 만든 발레 바를 잡고 있는 자세를 취한다 (그림 a 참조).
- 왼쪽 다리를 중간선에서 옆으로 천천히 들어올려 안쪽 허벅지가 편안하게 스트레칭될 때 코어 근육들에 힘을 주고 오른쪽 다리를 곧고 강하게 유지시켜라 (그림 b 참조). 왼발의 발가락들은 곧게 앞을 가리키고 바깥쪽 엉덩이와 허벅지의 근육들이 동작의 마지막에 수축됨을 느끼게 된다. 정확한 자세로 하고 있다면, 서 있는 다리도 수축됨이 느껴지는 것은 완전히 정상이다.
- 10~12회 반복한다; 바닥에 닿지지 않도록 한다. 다리를 들어올릴 때 마다, 위로 숨을 내쉬고 회를 거듭할 수록 점점 1~2인치씩 높게 들어올리도록 해보라.
- 방향을 바꿔서 반복한다.

조정

의자를 잡지 않고 이 운동을 하면 더 큰 효과를 볼 수 있다. 이 방법으로 운동할 때는, 서있는 다리를 충분히 굽히는지 확인한다(특히, 임신 중기에). 서 있는 다리를 굽히면 몸이 앞으로 쏠리지 않으면서 몸무게를 분산시키는 데 도움이 된다.

서서 푸쉬-업 하기 Standing Push-Up

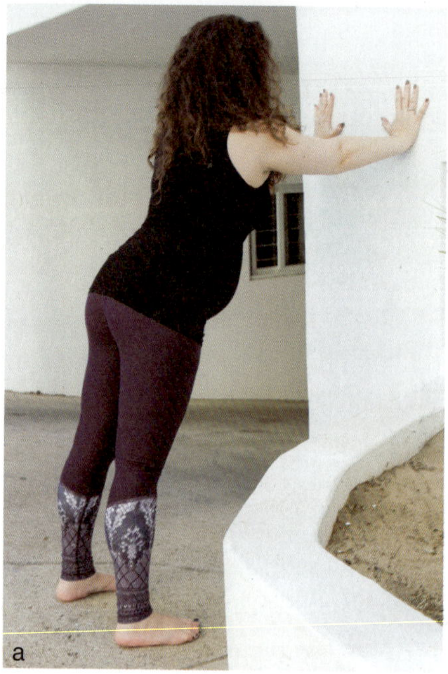
a

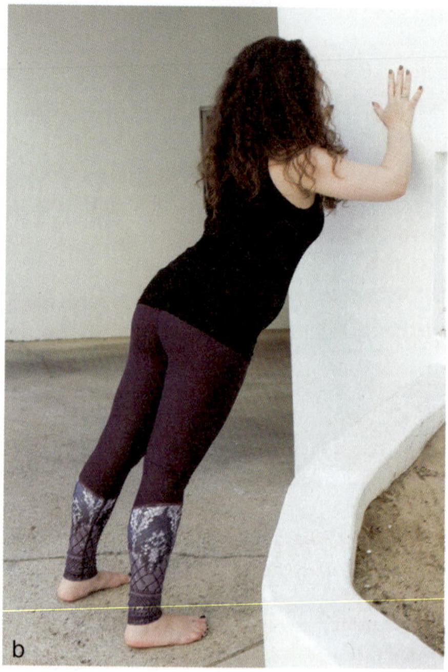
b

좋은 점

이 운동은 가슴, 어깨, 팔을 강화시키는데 도움이 된다.

감정

벽을 세게 민다고 생각한다. 스스로가 슈퍼히어로(당신이 슈퍼히어로이므로!)라 상상하고 벽을 밀 때 가슴과 팔에 들어가는 힘을 느껴라. 이 동작은 원더 우먼 자세의 동작들 중 많은 부분과 매우 비슷하다. 원더 우먼은 해가될 수 있는 것을 밀어내도록 상체로 엄청난 힘을 발휘한다.

자세 지도

- 양 손을 사용해서 어깨 높이로 벽을 집은 채 서서 몸이 대각선을 이룰 때까지 천천히 뒤로 몇 인치 물러나라 (그림 a 참조). 엉덩이를 너무 뒤로 빼지 않고(강아지 자세처럼) 허리가 무너져서 등이 너무 굽어지지 않도록 신경써라.
- 숨을 들이쉴 때, 얼굴이 벽에 가까워 질 때까지 팔꿈치를 굽혀줄 것 (그림 b 참조).
- 숨을 내쉴 때, 양 팔의 힘을 사용해서 벽을 밀어줄 것. 가슴 근육이 동작의 마지막에 중심선을 향해 힘을 발휘하는 것을 느껴라.

조정

이것은 전통적인 푸쉬-업을 옆으로 돌린 자세로 배가 바닥에 눌릴 위험이 없다. 조금 더 강도를 높이고 싶으면, 웨이트 벤치에 양 손을 올리고 푸쉬-업을 한다. 어떤 변형 자세를 사용하든, 움직임을 제어하지 못할 것 같으면 신체의 균형을 맞추기 위해 한 발을 앞으로 내딛기만 하면 된다.

허리와 골반 스트레칭 Lower Back and Hip Stretch

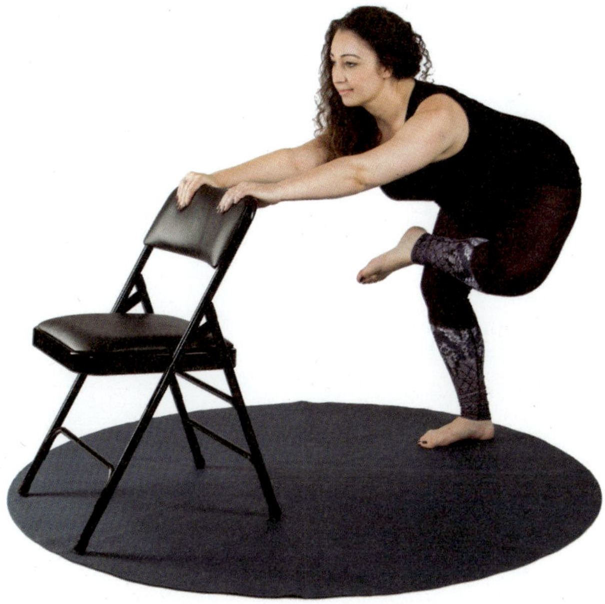

좋은 점

이 자세는 허리 및 들어올리거나 교차시킨 다리의 골반 바깥쪽을 스트레칭 시킨다.

감정

이 자세는 몇 가지 다른 이름들이 있다. 어떤 사람들은 이 자세를 앉아서 또는 누워서 할 때 바늘에 실 꿰기 자세(Thread-the-Needle)라고 부른다; 또 어떤 이들은 이 자세를 취할 때 다리가 숫자 4의 모양이 되므로 이 자세를 숫자 4 스트레칭(Figure 4 Stretch)이라 부른다. 숫자 4자세는 모서리에 곡선이 없이 전부 각이 진 모양이므로, 이 이름은 서 있는 변형 자세에 가장 잘 어울린다. 모든 것은 길게 늘려준다: 척주, 양 팔, 서 있는 다리의 뒤쪽. 정렬이 올바르게 이뤄지도록 이 자세가 각도가 선명하게 취해지는 느낌을 찾으려 노력한다.

자세 지도

- 서서 양 팔을 곧게 펴고 양손을 부엌 조리대, 세면대, 의자 등받이, 트레드밀의 사이드 바와 같이 위로 잡을 수 있는 안정적인 표면 위에 올려라.
- 왼쪽 발목을 오른쪽 허벅지 위에 올리고 오른쪽 무릎을 굽히는 동시에 엉덩이를 천천히 뒤로 빼며 앉아라 (그림 참조).
- 척주를 늘려주고 머리가 척주의 연장선이고 이로 인해 몸의 뒷부분이 올바로 정렬된 상태를 유지할 수 있음을 느껴라. 힘차게 스트레칭을 하며호흡을 하고 근육들이 이완되기 시작하는 것을 느껴라.
- 큰 근육군들을 당신이 원하는 만큼 최대 90초간 스트레칭한 후, 방향을 바꿔라.

조정

이 스트레칭은 허리를 긴장을 완화시키는 데 효과적이고 무거운 장비(카시트, 유모차 등)을 들어올린 후, 차 또는 트럭 안에 장비를 돌리고 실을 때 비트는 동작으로 인해 허리 통증이 생겼을 수 있는 새로 엄마가 된 사람들을 위해서도 아주 좋다. 이 스트레칭은 공간의 제약이 없어서, 어디에서나 언제든지 행할 수 있다는 점을 명심한다. 허리, 엉덩이, 또는 양쪽 모두에서 서서히 올라오는 통증이 느껴질 경우, 도로 표지판이나 주차 요금 징수기를 지지대로 이용하고 운전 직전 또는 직후에 스트레칭 하는 것을 고려한다.

이 모두를 한번에 해보기

임신 중기를 위한 균형잡힌 운동 계획을 세울 때, 일일 명상과 매일 아침 및 저녁 10분간의 걷기를 포함시키려 해보라. 그 다음, 격일로 다음의 2가지 운동들 중 하나를 고르라.

용기있게: 임신 중기의 하이브리드 요가와 근력 훈련 운동

임신 중기에는, 예쁜 아기를 위한 공간을 만들기 위해 몸이 불어난다. 배가 앞으로 다오기 시작할 때, 올바른 자세를 취하게 도와주고 통증을 줄이기 위해 몸의 뒤쪽을 매우 안정적이고 강력하게 유지시키는 것이 중요하다. 가슴이 커지고 어깨가 앞으로 당겨지는 것과 같이 등 중간부분의 근육들이 아픈 경우가 일반적이다. 등 중간부분의 근육들을 강하게 유지하는 것은 좋은 자세를 유지하고 몸이 앞으로 구부정하게 숙여지지 않도록 하는데 도움이 된다. 또한, 허리가 다소 민감해지고 심지어 엉치엉덩관절(천장관절)이 불안정해질 수 있다. 이 시기에 대부분 허리의 통증을 호소한다. 이 훈련은 허리가 안쪽에서부터 지지되어 안정적인 상태로 여왕과 같이 꼿꼿하게 허리를 편 채 서 있을 수 있기 위해 고안되었다. 이 훈련을 위해서 탄력 튜빙과 물통 또는 아령이 필요하다는 점을 유의한다.

운동	페이지	중점	횟수/시간
산 자세(Mountain Pose)로 서서 명상하기 (Standing Meditation) 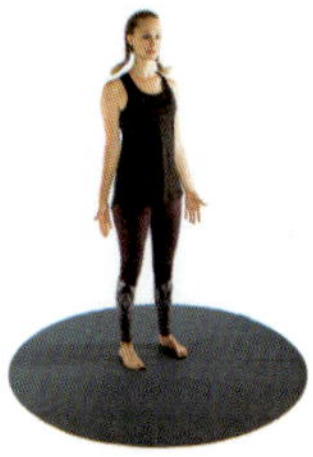	59	중심 찾기	1분간의 완전하고, 느리며, 깊은 호흡; 횡격막 호흡법이 편하다면 그렇게 하거나, 단지 자연스럽게 충분히 호흡한다.
하프 태양 경배 자세(Half Sun Salutation)	60	어깨, 코어 근력, 유연성	3회; 매 동작을 호흡과 일치시켜야 함을 명심한다.
클락 스쿼트(Clock Squats) 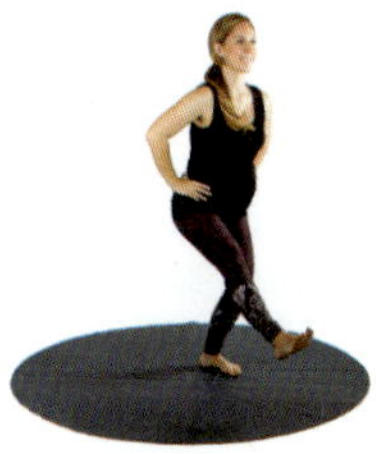	61	허벅지 근육, 네갈래근(사두근), 엉덩이 근육, 코어 근육	오른쪽에서 4회, 왼쪽에서 4회; 2번 반복
여신 자세(Goddess Pose) 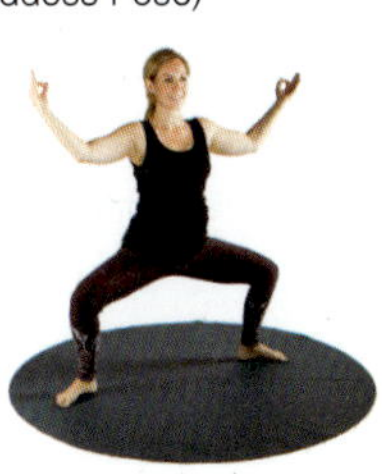	62	안쪽 허벅지, 코어 안정화 근육	10-12회; 2번 반복

<table>
<tr><th colspan="2">운동</th><th>페이지</th><th>중점</th><th>횟수/시간</th></tr>
<tr><td colspan="2">춤추는 전사 자세(Dancing Warrior)
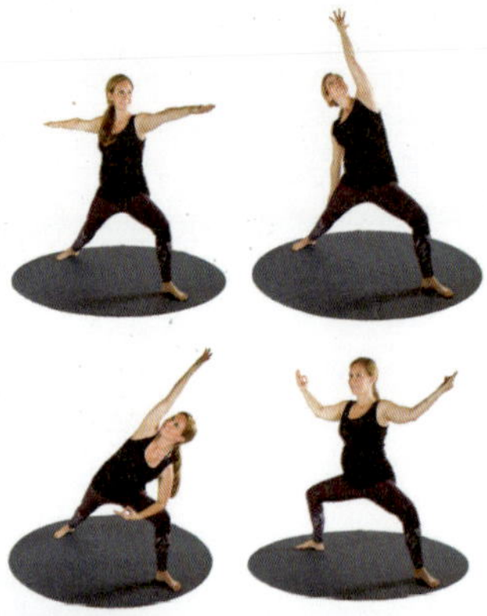</td><td>44</td><td>하체의 안정성</td><td>가벼운(1-3파운드) 아령 또는 가득찬 물통을 사용해서 양쪽에서 2회씩</td></tr>
<tr><td rowspan="3">슈퍼세트:각 운동을 한번씩 수행한 다음 전체 시퀀스를 반복한다</td><td>벤트 오버 원 암 로우 (Bent-Over One- Arm Row)
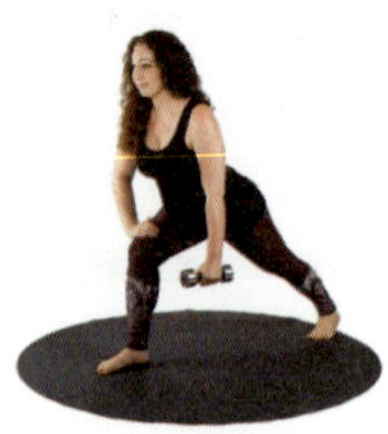</td><td>89</td><td>등 위쪽 부분과 중간 부분</td><td>가벼운(1-3파운드) 아령 또는 가득찬 물통을 사용해서 양쪽에서 12회씩; 2번 반복</td></tr>
<tr><td>서서 고관절 외전시키기 (Standing Hip Abduction)
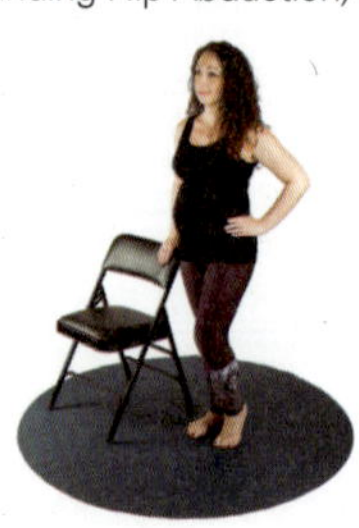</td><td>90</td><td>바깥쪽 허벅지와 골반</td><td>양쪽에서 12-15회; 2번 반복</td></tr>
<tr><td>서서 푸쉬-업 하기 (Standing push-up)
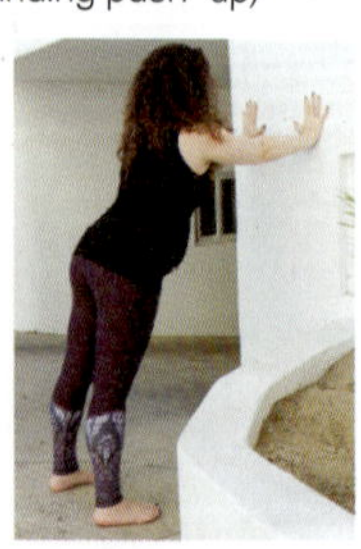</td><td>91</td><td>가슴, 위팔(상완), 어깨(가슴근, 세갈래근, 세모근)</td><td>10-12회; 2번 반복</td></tr>
</table>

운동	페이지	중점	횟수/시간
문 열기 자세로 가슴 스트레칭 하기 (Open-door chest stretch) 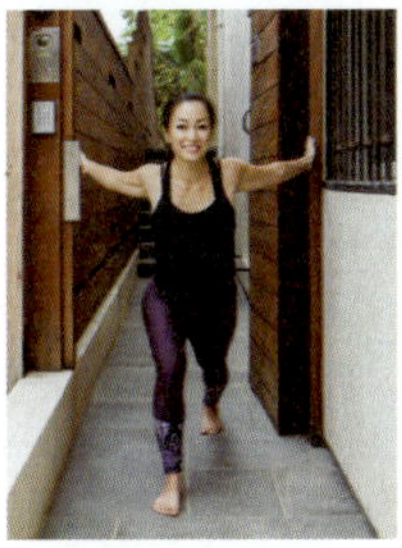	72	가슴(가슴근)	5-10회의 깊은 호흡
허리와 골반 스트레칭 (Lower back and hip stretch) 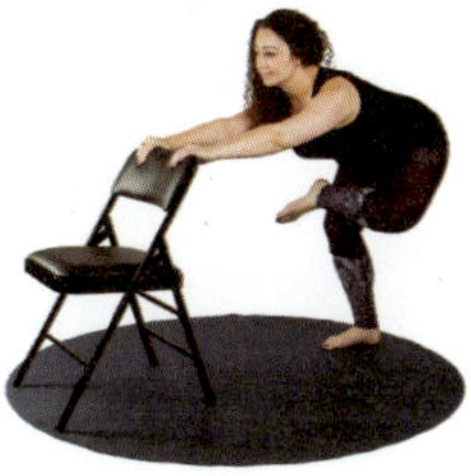	92	허리와 바깥쪽 골반	양쪽에서 5-10회의 깊은 호흡
편한 자세(Easy Pose)로 앉아서 명상하기 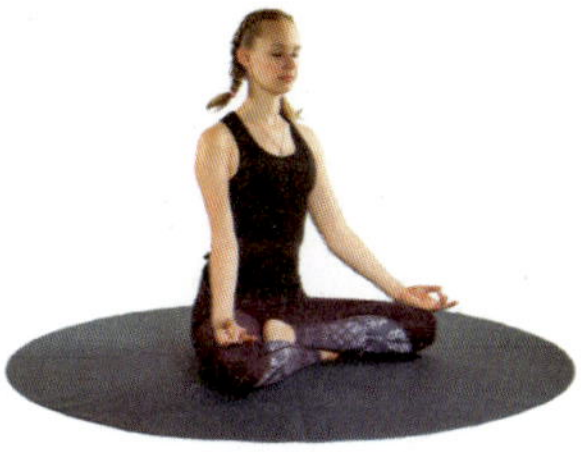	41	전신 이완	1-2분 또는 몸이 휴식을 원하는 시간만큼; 필요한 경우 쿠션 위에 앉아라

임신 중기에는 임신 초기보다 더 활기차다고 느껴질 것이다. 피로가 올라오고 에너지가 돌아옴으로써 정신을 차리고 일어날 수 있다. 이 특별한 운동을 하루 중 어느 때고 수행할 수 있지만, 에너지는 확실히 햇빛의 느낌에 집중되어 있다. 요가 수행자들은 새로운 날에 인사를 하는 다양한 변형동작들을 만들었다; 이것들을 태양 경배 자세(Sun Salutation)이라 부른다. 정신을 차리고 일어날 때, 햇볕과 같은 따뜻함과 빛에 대한 선명한 상상을 하기 위한 시간을 가지라. 이 운동을 위해 요가 블록과 요가 베개가 필요하다는 것을 참고한다.

운동	페이지	중점	횟수/시간
아기 자세(Child's Pose) 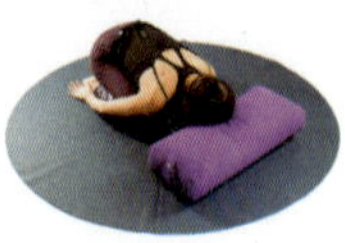	59	허리와 골반의 스트레칭, 안정감을 느끼게 함	들이쉬고 내쉬는 숨의 길이가 동일하게 신경쓰며 느리고, 깊게, 집중하여 27회 호흡.
유니콘과 무지개 자세 (Unicorn and Rainbow Pose) 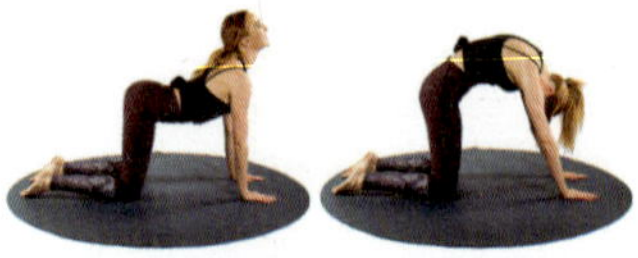	42	복부 근육, 배가로근, 허리 근육을 데움	위를 응시할 때 숨을 들이쉬고, 척주를 굽힐 때 숨을 내쉬면서 3차례 수행; 원할 경우, 무릎 아래에 완충재를 넣어도 된다.
다운 독 자세(Down Dog Pose) 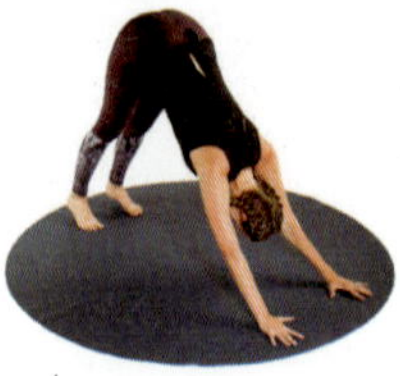	83	허리 근육, 햄스트링근, 종아리 근육	5회의 느리고 깊은 호흡
강아지 자세(Puppy Pose) 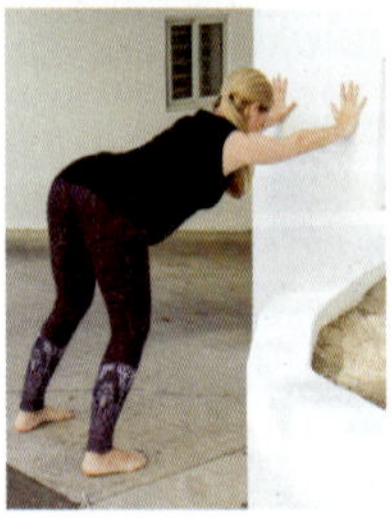	48	허리 근육, 허벅지 근육	5회의 깊은 호흡
하프 태양 경배 자세(Half Sun Salutation)	80	어깨 근육, 코어 근력, 유연성	3회; 매 동작을 호흡과 일치시켜야 함을 명심한다.
태양 경배 자세 B(Sun Salutation B)		전신	1-3회; 매 동작을 호흡과 일치시켜야 함을 명심한다.

운동	페이지	중점	횟수/시간
나무 자세(Tree Pose) 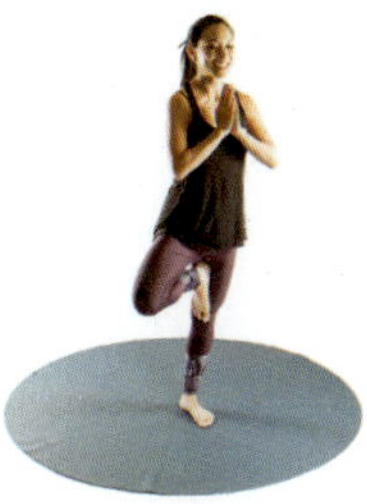	55	서 있는 다리의 안정화근들과 다리를 들어올린 쪽 골반의 가쪽 돌림근들의 강화	양쪽에서 5-9차례 깊은 호흡
화환 자세(Garland Pose) 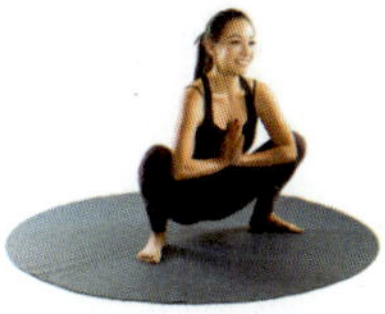	63	골반과 발목	9회의 깊은 호흡
비둘기 자세(Pigeon Pose) 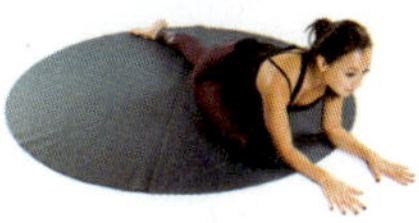	56	바깥쪽 골반, 허리	양쪽에서 9차례 깊은 호흡
장경인대 비틀기 자세(IT Band Twist) 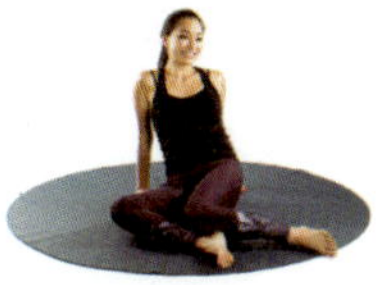	57	엉덩정강근막띠(장경인대)	양쪽에서 3차례 깊은 호흡
위를 향한 테이블 자세 (Upward-Facing Table Pose) 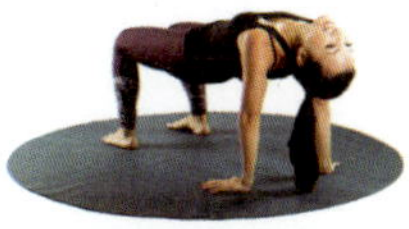	58	허리, 어깨 근력	3회의 깊은 호흡
깊은 휴식 자세(Deep Relaxation Pose) 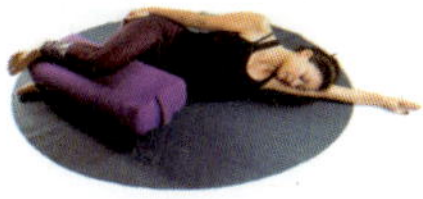	66	전신	3-5분
편한 자세(Easy Pose)로 앉아서 명상 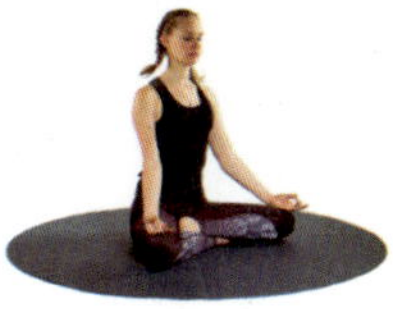	41	전신 이완	1-3분; 필요한 경우 쿠션 위에 앉아라

엄마의 동작

계속 흔들리는 흔들림 (the Wave That Keeps on Waving)을 관리하기

임신 중 특히, 임신 중기와 임신 후기에 배와 가슴이 커지는 것을 볼 수 있을 것이다. 이 무게의 일부는 태아, 태반, 몸 안의 증가된 혈액이다. 팔에 여분의 지방을 저장하는 것 또한 정상이다. 합리적이고, 영양가 있는 식단과 걷기를 계획하는 것 외에도, 반드시 가볍게 웨이트 트레이닝을 할 시간을 가져야 한다.
아기를 매일 몇시간동안 팔로 안고 있을 때 상체의 근력이 특히 중요하다.

세갈래근들(삼두근들)은 위팔(상완)의 뒤쪽에 위치한 근육들이다. 여성은 이 부분에 대해 수많은 이름을 붙이는데, 그 중 가장 재미있는 이름은 *계속 흔들리는 흔들림* 이다. 세갈래근들이 탄탄하지 않고 누군가에게 안녕하며, 손을 흔들때 실룩거리며 상하좌우로 흔들리는 것처럼 보이면, 이제 운동을 해서 모양을 만들 좋은 시기이다. 이름이 뜻하는 바와 같이, 이 근육군은 세 부분으로 이루어져 있다. 접두사인 *tri* 는 3을 의미하고 *cep*은 갈래라는 라틴어에서 유래하며, 이는 이 근육이 세 갈래로 구성됨을 의미한다; 가쪽갈래, 안쪽갈래, 긴갈래. 이 근육군을 효과적으로 단련하기 위해서는, 전사 1 자세(Warrior 1)에서와 같이 양팔을 머리 위로 스트레칭 시켰을 때, 세갈래근을 이용해 아래로 누르거나 변형된 차투랑가 자세(Modified Chaturanga)에서와 같이 양 팔을 이용해 전방으로 눌렀을 때, 세갈래근을 이용해 내려가거나 위를 향한 테이블 자세(Upward-Facing Table)에서와 같이 골반 약간 뒤에서 양 팔이 곧게 뻗어 있을 때 팔의 근력을 이용하는 것에 대해 생각한다. 이 세가지 갈래 모두를 목표로 하면 세갈래근이 탄탄하게 되는 것을 도와줄 것이다.

누구도 당신에게 말해주지 않은 정보

코막힘 (Nasal Congestion)

임신 중기에는 코막힘이 매우 자주 일어날 것이다. 코막힘 완화제와 알러지 약들의 안정성에 대한 정보는 상충되는 것들이 존재한다. 산부인과 의사의 명확한 허가나 코막힘 완화제에 대한 처방전을 받지 않는다면, 일반의약품에 대한 자연적인 대안을 찾고 싶어할 것이다. 다음은 코막힘을 없애는 데 도움이 되는 몇 가지 자연적인 방법들이다.

- *가습기를* 사용한다. 공기 중 습도를 높여주면 코가 건조해지는 것을 방지할 수 있다.
- *네티 팟(neti pot)을* 사용해 보라. 이것은 비강이 촉촉하고 뚫린 상태를 유지하는데 도움을 줄 것이다; 반드시 사용법을 따르고 증류수만 사용한다.
- *유칼립투스 디퓨저를 사용한다.* 공기 중에 있는 유칼립투스 오일의 향이 코가 뚫리게 도와줄 것이다.
- *껌을 씹어라.* 민트 맛 껌을 씹으면 입을 촉촉하게 하고 부비강이 뚫리도록 도와줄 것이다.
- *물을 마시라.* 비행기에서 침을 삼키는 것이 압력을 완화시키는 것과 마찬가지로, 물을 마시면 삼키는 행위를 더 많이 하게 도와주고 부비강의 압력을 없애는 데 도움이 될 것이다.

당신의 아이에 대한 사랑의 시각화

당신에 대한 태아의 사랑을 느껴라

등을 벽에 기대고 편한 자세(Easy Pose)로 앉은 채, 잠시 눈을 감고 깊고, 집중하여 호흡을 한다. 궁둥뼈결절(좌골결절)이 지면을 누르고 정수리가 하늘 위로 올라가는 것을 느껴라. 하체의 에너지는 지면에 붙어있고, 나무가 위로 자라는 것처럼 상체의 에너지가 올라감을 느낄 수 있는 견고한 기반을 제공한다. 지면에 붙어있는 에너지와 올라가는 에너지, 이 2가지 에너지들이 합류하는 지점에 태아가 존재한다. 작은 존재에 대한 사랑의 감정에 연결한다. 불과 몇 달뒤 일생의 사랑 중 하나를 만나게 될 준비를 하며 심장차크라의 에너지가 새로운 방식으로 깨어나는 것을 느껴라.

이제 당신과 당신의 아이가 만나게 되는 우주의 수십억 분의 확률에 대해 잠깐 생각해보라. 동양의 가르침에 따르면 아기가 엄마를 고르고 영혼들은 이미 서로를 알고 있다고 한다. 이 개념이 자신의 철학과 일치한다면, 자연스럽게 느껴질 것이다. 당신이 믿는 바와 다르다면, 부담갖지 말고 이를 생각하지 마라. 다른 방식으로, 태아가 당신을 이미 사랑하고 있는 것을 느낄 수 있다. 태아가 당신을 사랑하는 감정을 듬뿍 느끼는 동안, 당신을 향한 태아의 이야기를 들어보라. 당신은 태아가 가장 좋아하는 목소리, 가장 좋아하는 향, 가장 좋아하는 모든 것을 갖고 있다... 당신은 엄마고 깊게 사랑받고 있다. 이 명상을 통해 완성된 느낌을 받을 때, *나도 너를 사랑해* 라고 크게 말해서 태아가 당신의 내부에서부터 발산되고, 같은 감정의 외부 소리로서 사랑의 떨림을 듣고 느낄 수 있게 한다.

맛있는 음식들

시금치는 태아의 뇌 발달에 중요한 엽산이 풍부한다. 엽산은 신경관결손(NTD; Neural tube defect)를 방지하는데 도움이 되며, 이는 뇌와 척수의 심각한 선천적 결손증(예: 척추뼈 갈림증; spina bifida, 무뇌증; anencephaly)을 말한다. 시금치 샐러드는 엽산을 섭취하기에 좋은 방식이고, 식단의 균형을 위해 단백질과 지방을 추가해도 된다. 이 레시피는 완전 채식주의자(vegan)와 채식주의자(vegetarian)에게 적합한다. 이 샐러드에 단백질을 더 추가하고 싶으면, 두부나 원하는 단백질원을 추가해도 된다.

시금치와 시트러스 샐러드

어린 시금치 잎 8 온스
과육을 분리하여 조각으로 나눈 큰 네이블 오렌지 1 개
슬라이스 한 작은 아보카도 2 개
아몬드 1/2 컵
오일
식초
소금과 후추
재료들을 함께 넣어 섞고 오일, 식초, 소금, 후추로 간을 한다.

본인의 비네그레트 드레싱과 위의 네가지 재료들에 오렌지 제스트를 조금 넣어 만들 수도 있다.

산출량: *양이 많은 2 인분*

임신기간에는 때때로 침대에서 휴식을 취해야 한다. 침대에 있는 것이 힘들 수 있지만, 강한 정신과 마음을 갖고 누워있음으로써 워리어 마마의 정신을 기를 수 있다. 다양한 사유에 의한 의사의 처방을 따른 침대에서의 휴식은 태반에 혈액이 더 잘 공급되게 도와준다; 의사는 침대에 얼마나 있어야 하는지 알려줄 것이다. 어떤 때는 침대에서 몇 일간, 또 어떤 때는 몇 주, 또는 (드물게) 몇 달 동안 휴식을 취하도록 처방을 받을 것이다. 몇몇 여성들은 무거운 것을 들지 않는 한 집 주위를 계속 걸어도 된다. 또 어떤 여성들한테는 샤워를 하러가거나 화장실을 갈 때 빼고는, 침대에 바르게 또는 비스듬히 누운 자세로 침대에 누워있으라고 권고한다. 의사는 임신기간 동안 권장되는 행위들에 대해 알려줄 것이다. 침대에서의 휴식은 골반의 안정과는 다르다는 것을 참고한다. 골반의 안정을 위한 별도의 지침 목록이 존재하며, 여기에는 보통 탐폰 사용과 섹스, 반복적으로 쭈그려 앉는 것, 하체 훈련과 같은 활동들을 피하는 것이 포함된다.

침대에서 휴식하는 것은 육체적, 정신적, 감정적으로 힘든 일이다. 육체적 측면에서, 혈전이 생길 위험이 증가하며, 사지에 혈액 순환이 원활하지 못하게 되며(손과 발), 체중이 증가하거나 감소한다. 정신적 측면에서는, 지루함 및 불안감(해야하는 모든 것들에 대한 걱정)을 느낄 것이다. 감정적인 측면에서, 침대에서의 휴식이 특히 다른 아이들이 있는 엄마들에게 힘들 수 있다. 유아를 학교에 데려다 주지 못하는 것은 자녀를 그리워할 뿐 아니라 믿을 수 있는 보육원을 찾는 부담이 새로 생기기 때문에 스트레스를 유발할 수 있다. 정신, 신체, 마음에서 수많은 일들이 일어나므로, 본인의 몸을 매우 부드럽게 움직일 뿐 아니라 스트레스와 불안감을 완화시키는데 도움이 되는 규칙적이고 지속적인 그리고 무엇보다 안전한 운동이 도움이 될 것이다. Fit Pregnancy 잡지에 지루함을 이기는데 도움이 되고, 내면의 중심과 평온함을 깊이 느끼며, 사지로 혈액을 순환시키고, 당신의 몸과 태아를 연결시킨 상태가 될 수 있는 다음의 운동을 고안했다.

1. *깊게 호흡한다.* 양눈을 감고 호흡과 생각을 가라앉히라. 목의 뒤쪽에서 속삭이는 듯한 느낌과 함께 코를 통해 깊게 호흡한다(불편하다면, 입으로 호흡해도 된다). 매 호흡마다 호흡 시간을 길게 늘려가라; 숨을 들이 쉴 때 3초 내쉴 때 3초로 호흡해왔다면, 숨을 들이쉬고 내쉬는 시간 모두를 4초에 가깝게 만들어서 몸과 정신을 진정시키고 긴장을 풀도록 노력한다.
2. *당신의 아기를 상상해 보라.* 아기의 머리가 골반쪽으로 아래를 향하고 배가 등을 향한다고 상상한다. 잠깐동안 당신의 작은 존재에게 사랑, 축복, 웃음, 평온함을 보내라.
3. *부드럽게 몸을 뒤로 굽히라.* 똑바로 앉고, 앞으로 몸을 쭉 밀어주면서, 양손을 침대 위에 본인의 몸에서 6~12인치 뒤쪽에 두라. 가슴을 열고서, 심장을 들어올린 후, 이 동작에 문제가 없으면, 머리를 한 번 또는 두 번의 호흡 간 뒤로 살짝 떨어트리라. 이 간단한 백밴드 자세(backbend)를 통해 몸의 앞부분과 지친 어깨를 스트레칭한다.
4. *어깨를 이용한다.* 무게를 싣지 않고 I, Y, T를 해보라: 침대 위에 앉아서 양 팔을 한번의 호흡동안 머리 위로 똑바르게 올려라(영문자 I와 같이), 그 후 양 팔을 대각선으로 벌려줄 것(영문자 Y와 같이), 이제 양 옆으로 곧게 펼쳐줄 것(영문자 T와 같이). 움직임을 촉진하고 상체로 혈액이 순환되도록 3세트를 수행한다.
5. *공을 세게 쥐어보라.* 호흡을 깊게 하면서, 양손을 이용해 스트레스 볼(또는 작고 말랑한 공)을 세게 쥐라. 어떠한 스트레스, 불안감, 좌절감이 몸에서 나가고 손에 쥔 공으로 들어간다고 상상한다; 숨을 참지 마라.
6. *보조를 통한 스트레칭을 시도한다.* 베개 세 개를 가지고 침대 위에 하나는 맨 위에 수평으로(머리 받침) 두 개는 그 아래에 수직으로(척추 받침) 놓아서 T자 모양으로 만들라. 베개 위에 누워서, 양 무릎을 굽히고 옆으로 벌려줄 것. 양 다리가 당기는 느낌이 들면, 베개들을 바깥쪽 허벅지와 무릎 아래에 두라. 힘을 빼고 최소 1분간

임신 후기: 분만 시 힘을 주기 위한 준비하기 (Third Trimester: Prepare to Push)

임신 후기에 들어선 것을 환영한다! 당신의 몸은 자라나는 태아와 함께 완전히 피어났고, 불과 몇 달 전 *언제 사람들 앞에 나설 수 있을까?* 하고 얼마나 궁금해했는지 생각하며 웃을 것이다. 몸 속 태아로 인해 추가된 체중은 골반바닥근(골반기저근)들에 의해 지탱된다. 이 근육들은 마치 해먹 같아서 태아로 인해 추가된 체중과 함께 살짝 늘어날 수 있다. 또한, 이것들은 자연 분만 시 힘을 주는 데 도움을 주는 근육들이다. 자연 분만을 하든 제왕 절개를 하든, 이 근육들에 신경을 쓰는 것이 중요하며 이를 통해 태아의 무게를 수월하게 견딜 수 있다. 또한, 골반바닥을 지금 단련하면 출산 후 회복을 준비하는 데 도움이 된다.

임신 후기의 몸

임신 후기는 임신의 최종 단계이다! 28주간의 또는 28주 즈음의 임신에서, 태아의 체중은 대략 2.5 파운드가 될 것이며 작은 고구마와 비슷한 크기와 청경채와 비슷한 길이가 될 것이다. 아기의 체중은 태어났을 때 아마 6파운드와 10파운드 사이가 될 것이지만, 대자연은 당신과 아이가 건강해지기 위한 준비로 몇 가지 놀라운 시스템들을 구축해 놓았다. 골반바닥근들은 임신기간 내내 태아의 체중을 받치는 데 도움을 주고 분만 시 힘을 주는 것에도 도움을 준다.

골반바닥 이라는 용어가 이제 주류 대중매체에서 다뤄지기 시작했으며, 이에 따라 피트니스 매거진과 요가 매거진에서 골반바닥 운동이 나타나기 시작할 것이다. 요가 수행자들은 수세기동안 골반바닥의 파워에 대해 알고 있었다. 요가 수행에서는, 골반바닥의 힘을 사용하는 것을 *물라 반다(mula bandha)*라고 알려져 있으며, 이는 *뿌리를 잠그는 것을* 의미한다. *물라(mula)*라는 용어를 3장에서 봤을 것이다. 뿌리 차크라를 *물라다라(muladhara)*라고 부른다. 그러나 걱정하지 마라; 골반바닥에 대해 배우기 위해 산스크리트어를 공부할 필요는 없다. 요가에서는 골반바닥을 *뿌리*라고 한다는 것만 명심한다.

고대의 요가 수행자들은 척주를 중앙 통로 또는 생명의 나무라고 여겼다. 나무는 뿌리를 갖고 있고, 이 나무에 비유되는 척주는 2가지 유형의 뿌리들을 갖고 있다: 에너지 측면과 육체적 측면. 에너지 뿌리는 뿌리 차크라로, 이것은 바닥에 닿은 느낌과 지구와 연결된 느낌을 준다(조깅을 하거나 춤을 출 때, 현재 몸 전체가 실질적으로 어떻게 느껴지는 지 생각해보라). 육체적 뿌리는 회음부의 근육들로 표현된다. 이 근육들의 정확한 위치를 찾아내고 힘을 빼고 부드럽게 수축시키는 방법을 배우면, 가볍게 들어올려지는 것을 느낄 수 있다. 이 가볍게 들어올리는 것은 요가 수행자들이 말하는 뿌리 잠금이다.

헬스, 피트니스, 임신에 대한 나의 접근법은 동양과 서양 양쪽의 방식을 배우고 양쪽에서 최선의 방법을 사용하여 엄마인 당신을 힘 센 존재로 만드는 것이다. 요가 강사로서, 뿌리 잠금의 에너지에 접속하는 것이 회음부의 근육들을 강화하는데 도움이 될 수 있다는 것을 알고 있다. 운동학 전문가로서, 골반바닥이 복부 근육들과 협력한다는 것을 알고 있다. 복부 근육들은 골반바닥근들과 연계되어(서로 맞물려) 있다. 손가락을 깍지 낄 때, 손가락들이 서로 어떻게 연결되고 엮이는지 볼 수 있다. 마찬가지로, 아랫배의 근육들은 골반바닥근들과 연결되어, 태아의 체중을 지탱하고 결국 분만하는 것을 돕기 위해 협력한다. 요가와 피트니스 운동들을 통해 이 근육들을 강하게 유지시키면 임신, 분만, 회복 모두가 잘 이뤄지도록 도움을 줄 것이다.

여성의 신체는 아이를 낳을 수 있게 형성되어 있으므로, 여성의 골반은 구조적으로 남성의 골반과 조금 다르다. 골반바닥은 자궁, 방광, 직장을 지탱하며 근육과 인대로 이루어진 바닥 형태의 집합체이다. 이것은 다이아몬드와 같이 생겼다 (그림 6.1 참조). 다이아몬드의 앞부분은 비뇨생식기관을 위한 공간이라 부르며, 자연 분만 시 여기를 통해 아기가 태어난다. 다이아몬드의 뒷부분은 직장을 포함하며, 직장을 위한 공간이라 불린다. 다이아몬드의 앞부분부터 다이아몬드의 뒷부분까지 이어지는 근육들이 존재하며, 두덩뼈(치골)에서부터 꼬리뼈(미골)까지 이어진다 말한다. 좌우로 뻗은 근육도 존재한다.

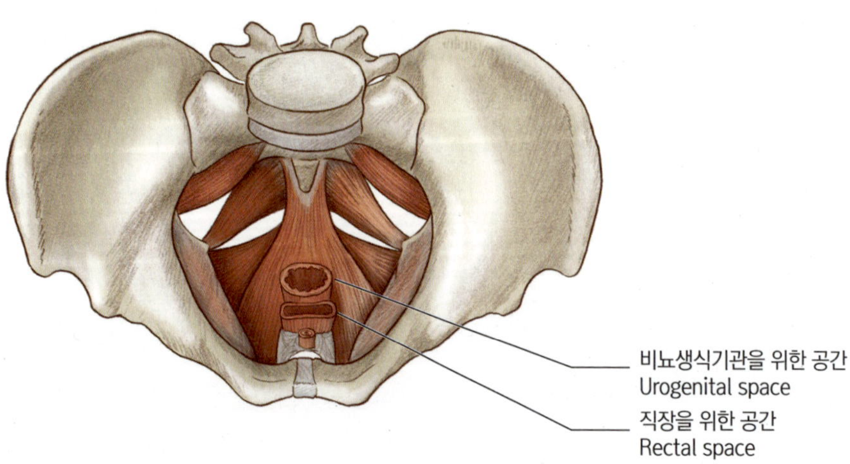

그림 6.1 골반바닥 다이아몬드의 앞과 뒤.

케겔 운동을 열심히 한다

의사와 트레이너가 케겔 운동을 수행하라 권고했을 것이다(케겔 운동은 Arnold Kegel 박사가 이름을 붙였으며, 그는 1948년 골반바닥근들에 대한 저서를 출판했다). 케겔 운동은 골반바닥근들의 반복적인 수축과 이완과 관계가 있다. 이러한 운동은 골반바닥을 강화시키는 데 도움을 줄 수 있으며, 이는 결국 요실금을 예방하는 데 도움이 된다. 다음은 케겔 운동을 시작하는 방법이다.

올바른 근육들을 식별한다

케겔 운동을 올바르게 수행하기 위해서는, 두덩꼬리근(치골미골근; pubococcygeal muscle)들의 정확한 위치를 찾아야 한다. 소변을 중간에 멈추려 해보면 그 위치를 찾을 수 있다. 소변을 보는 중간에 멈출 수 있으면, 올바른 근육들을 찾은 것이다(일반적인 방법으로 소변을 볼 때는 소변을 중단하면 요로 감염으로 이어질 수 있으므로 하지 마라).

기법을 개선한다

골반바닥근들을 수축시키고, 5초간 수축된 상태를 유지한 후, 5초간 이완시켜라. 연속해서 4회 또는 5회를 시도한다. 이 근육들을 한번에 10초간 수축된 상태를 유지하고 수축 간 10초씩 이완시키도록 연습한다. 골반바닥을 사용할 때는 복부 근육들과 엉덩이 근육들을 쥐어짜는 것이 일반적임을 참고한다. 배와 엉덩이에 이완시키려 해보고, 동작 중 숨을 참고 있지 않도록 한다.

임신 후기의 운동

얼마 전까지만해도, 여성들은 임신 후기에 휴식을 취하고 발을 들어올려라는 말을 들었다. 오늘날에는 엄마와 아기를 위한 운동이 많은 도움이 되는 것이 밝혀졌고, 어떤 운동이 안전하고 효과적인지 알아보는 것이 중요하다. 임신 후기의 운동들과 요가 수행은 골반바닥근들에 대한 특별한 관심과 집중과 함께 임신 초기와 임신 중기에 배운 수많은 것들을 포함한다.

골반바닥의 단련은 태아의 체중을 받쳐주고, 분만의 두번째 단계가 빨리 지나가며(혈액 순환의 촉진으로 인해), 출산 후 회복 속도가 빨리지게 도와줄 수 있으므로 예비 엄마들에게 도움이 될 수 있다. 1940년대 Kegel 박사의 획기적인 연구 이래로 골반바닥 기능 장애의 분야에 많은 진전이 있었으며, 물리치료사들은 골반바닥을 강화시키는 새롭고 다양한 기법들을 발달시켰다.

수많은 출산 전문가들은 스위스 볼(Swiss ball) (임산부도우미나 산파는 분만용 공이라 부를 것이다)을 사용하여 태아가 분만에 용이한 자세를 취할 수 있게 돕는 것을 권장한다(다양한 운동과 스트레칭을 할 때 임신 중 스위스 볼을 받침으로 사용해도 된다). 이 공은 Push It 운동의 필수 요소로, 이 운동은 분만할 때 힘을 주는 것을 준비하기 위해 골반바닥의 근력을 향상시키는 데 도움이 되도록 고안되었다(이 장이 뒷 부분에 나오는 운동을 참조). 제왕 절개를 하기로 했을 때라도 골반바닥을 강화시키는 것은 좋은 점이 많다는 것을 명심한다. 골반바닥은 장기의 무게뿐 아니라 임신 기간 내내 태아의 무게도 지탱해야 하므로, 골반 내의 강한 근육들이 도움을 준다.

임신 후기에 평온함을 찾기

임신 후기는 보통 예비 부모들이 아기용 카시트를 설치하며, 병원에 가져갈 짐을 싸고, 부모가 되는 것을 상상하는 시간이다. 이 기간은 급하지만 기다려야 하는 것과 같은 느낌을 받는다; 모든 것이 준비되는 중이고, 하루가 길지만 준비할 시간이 모자란 것처럼 느껴진다. 기대감, 잠을 자는 데 편안한 자세를 찾는 것, 그리고 아마 삶이 어떻게 변할지에 대한 약간의 불확실함은 당신을 불안하고 자신이 없게 만들 수 있다. 다음은 임신 후기에 안정감을 찾는 데 (그리고 숙면을) 도움이 되는 방법들 중 내가가장 선호하는 것들이다.

- *정기적으로 명상을 한다.* 연구에 따르면, 정기적인 명상 연습이 불안과 스트레스 완화에 도움이 될 수 있다고 한다.
- *정기적으로 산책을 한다.* 걷기는 기분을 전환시키고 스트레스를 완화시키는 데 도움이 될 수 있다.
- 균형잡힌 식사를 한다. 복합 탄수화물, 필수 지방산, 아미노산, 비타민과 미네랄, 물을 제공하는 식습관을 즐기면 행복하다 느끼게 될 것이다.
- *방향유를 사용한다.* 방향유 디퓨저 구매를 고려하고 거실이나 침실에 당신이 가장 좋아하며 진정시켜 주는 향기(라벤더 같은)가 나게 한다.
- *일기를 쓰라.* 임신 일기를 쓰면 다음 아이를 임신 했을 때나 아이들이 커서 궁금해할 때 중요한 정보를 볼 수 있다. 아이들은 본인들이 가장 좋아하는 음식이 임신 중 엄마가 먹고 싶어하던 음식과 동일한지 알고 싶어 한다!
- *조용한 음악을 즐겨라.* 완벽한 플레이리스트를 만들기 위해 전문적인 DJ가 될 필요는 없다; 다양한 믹스들과 생각들이 온라인 상에 올라와 있다.
- *다리를 벽에 올린 자세로 휴식을 취한다.* 이 장의 뒤에서 나오는 이 요가 자세는 마음의 평온을 가져다 주는 데 도움이 될 것이며 발목의 붓기를 완화시키는 데에도 도움이 될 수 있다.

또한, 이러한 근육들을 강하게 유지하면 회복이 더욱 빨라질 수 있다. 이 공은 출산 후 몸매를 다시 만드는 것을 돕고 아기를 달래야 할 때 품에 안고 부드럽게 튕기기 위해서도 사용할 수 있다.

다음은 스위스 볼을 사용하는 가장 좋은 방법과 본인에게 맞는 것을 고르기 위한 방법을 이해하는 데 도움이 되는 몇 가지 정보들이다. 공을 고를 때는, 먼저 당신의 신장에 가장 맞는 공의 크기를 찾아보라(표 참조). 또한, 임신기간 내내 및 그 후에 사용하기에 안전한 장비인지 확인하기 위해 상자 위의 라벨이나 당신이 구매하는 사이트에 *터짐 방지 기술* 이 적혀있음을 찾는 것이 중요하다.

운동용 공의 지름	당신의 신장
45 cm	5' 이하
55 cm	5'1" - 5'8"
65 cm	5'9" - 6'2"
75 cm	6'3" - 6'7"

임신 후기의 요가 자세들과 운동들

아래 나열된 자세들은 임신 후기 동안 힘을 주는 파워를 증진시키며, 임신기간 내내 각 자세를 취하기 위한 실마리들이 있다. 천천히 움직이고, 깊게 호흡하며, 요가 수행을 즐겨라.

힙 써클 Hip Circle

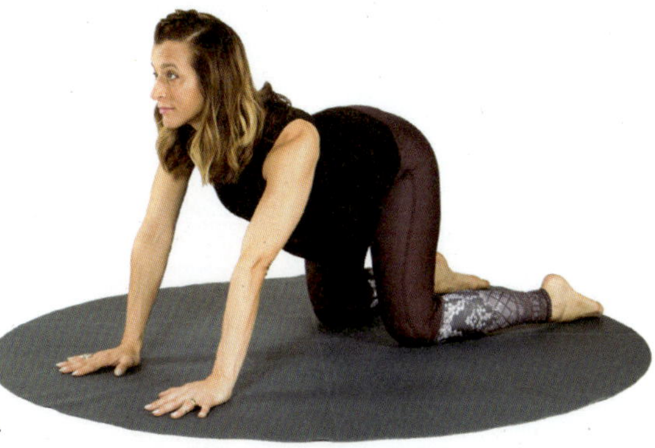

a

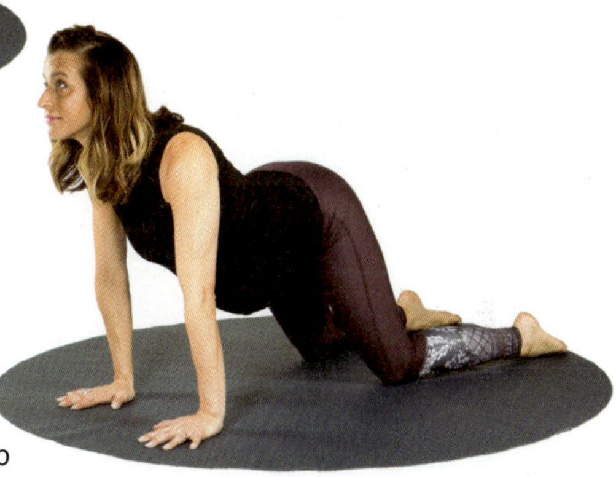

b

좋은 점

이 움직임은 코어 근육을 사용하면서 엉덩이와 허리를 다이나믹하게 스트레칭한다.

감정

집에서 쿠키를 만들어 본 적이 있다면, 보통 어린 아이들(그리고 성인들)이 달콤한 반죽을 먹기 위해 볼 안의 반죽을 스팻툴라로 긁어대는 것을 알 것이다. 엉덩이가 스팻툴라이고 엉덩이로 크게 돌려서 360°의 원을 그리며 달콤함을 맛보기 위해 반죽을 퍼내고 있다고 상상한다; 이 경우에 달콤함은 허리와 엉덩이의 만족스러운 스트레칭이다.

자세 지도

- 양 손을 어깨 넓이로 벌리고 양 무릎을 엉덩이 넓이로 벌린 채 사지를 이용해 엎드린 자세로 시작한다.
- 무릎을 살짝 굽힌 채 엉덩이를 한 방향으로 부드럽게 돌려라 (그림 a와 b 참조).
- 임신 후기에는, 이 운동을 느리게 수행하고 한 방향으로 몇 차례 원을 그려준 다음, 잠시 멈췄다가 방향을 바꿔라.

조정

특히 분만일이 가까워졌을 때는, 견고한 물체 위나 분만용 공(birthing ball)위에 앉은 채 이 운동을 수행해도 된다. 천천히 움직이시고 미끄럽지 않은 바닥(카펫이 아님) 위에서 운동하고 있는지 그리고 운동용 신발을 신거나 달라붙은 매트 위에 맨발로 있는지 확인한다(대부분의 요가 매트들은 미끄러짐을 방지하기 위해 접지력 또는 접착력이 있다).

서서 좌우로 스트레칭 하기 Standing Lateral Stretch

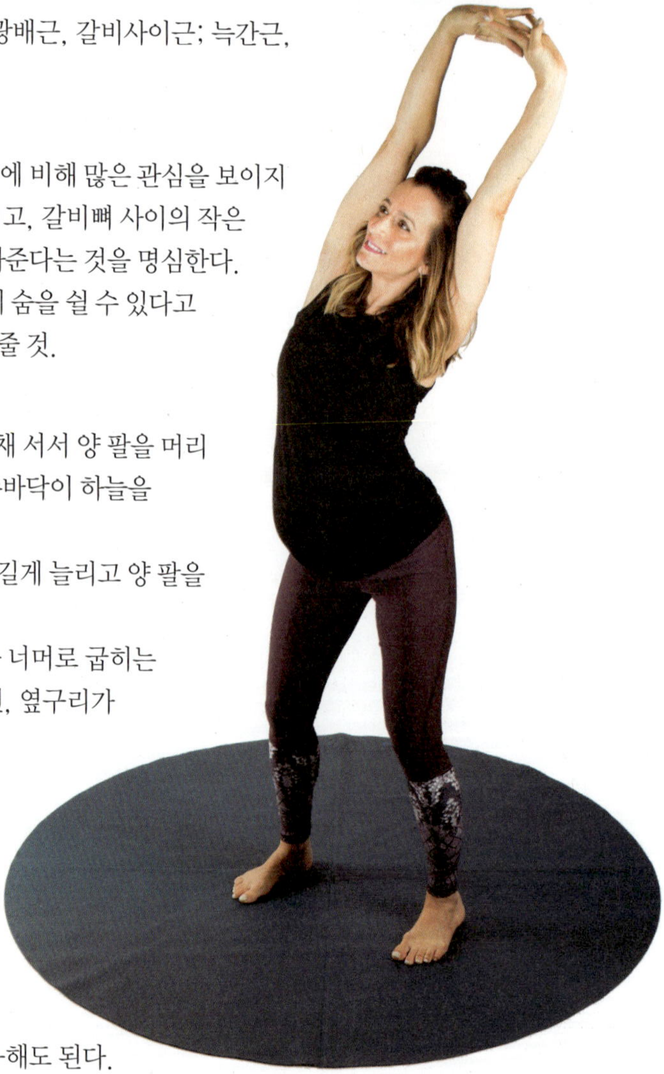

좋은 점

이 움직임은 몸의 옆구리(넓은등근; 광배근, 갈비사이근; 늑간근, 배빗근; 복사근)를 스트레칭한다.

감정

몸의 측면은 대개 몸의 앞면이나 뒷면에 비해 많은 관심을 보이지 않는다. 옆구리를 늘리는 느낌을 즐기고, 갈비뼈 사이의 작은 근육들이 호흡을 깊게 할 수 있게 도와준다는 것을 명심한다. 왼쪽으로 굽힐 때 오른쪽 폐에 더 깊게 숨을 쉴 수 있다고 상상하며, 반대쪽으로도 동일하게 해줄 것.

자세 지도

- 양 발을 엉덩이 넓이만큼 벌린 채 서서 양 팔을 머리 위로 올려라. 깍지를 끼고 양 손바닥이 하늘을 향하도록 뒤집어라.
- 숨을 들이쉬면서, 척주 전체를 길게 늘리고 양 팔을 위로 힘차게 뻗어라.
- 숨을 내쉬면서, 마치 큰 비치 볼 너머로 굽히는 것처럼 왼쪽으로 넘겨 뻗어주면, 옆구리가 무너지지 않는다 (그림 참조).
- 왼쪽으로 굽혀서 3~5차례 깊게 호흡한 뒤 가운데로 돌아와서 균형을 다시 잡아라. 그 후 방향을 바꿔라.

조정

어깨가 뻣뻣해서 양 손을 잡을 수 없으면, 요가 스트랩이나 벨트를 사용해도 된다. 스트랩을 잡고 양 손 사이 공간을 채워라. 스트레칭을 시작하기 전에 양 손을 천천히 최대한 가깝게 가져가라.

앉은 채 바늘에 실 꿰기 자세 Seated Thread-the-Needle Pose

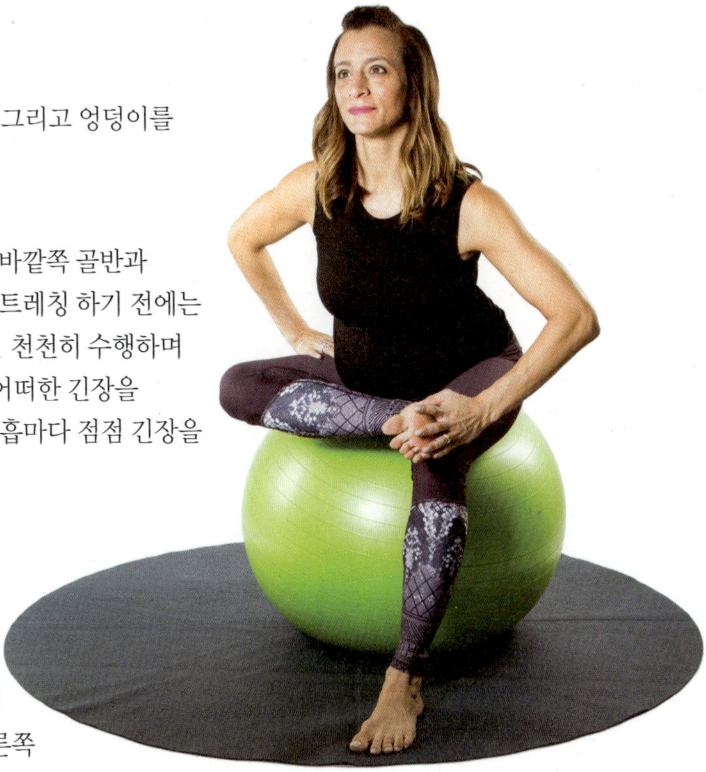

좋은 점
이 자세는 바깥쪽 허벅지 및 골반 그리고 엉덩이를 스트레칭한다.

감정
일종의 놓아주는 감각을 느낀다. 바깥쪽 골반과 허벅지는 큰 근육군으로, 깊게 스트레칭 하기 전에는 인지하지 못한 채 긴장될 수 있다. 천천히 수행하며 당신에게 더이상 필요하지 않은 어떠한 긴장을 놓아주는 감각에 집중한다; 매 호흡마다 점점 긴장을 놓고 이완시킨다고 상상한다.

자세 지도
- 공이나 의자위에 앉은 채, 양 발을 엉덩이 넓이로 벌려라.
- 오른쪽 발목을 왼쪽 허벅지 위에 올리고, 오른손을 오른쪽 허벅지 위에 올린 채, 왼손을 오른쪽 발바닥에 붙여라.
  왼손으로 오른쪽 발바닥을 눌러줌으로써 발을 위쪽으로 천천히 굽혀줄 것(발등굽힘).
  오른손으로 오른쪽 허벅지를 세게 눌러서 오른쪽 골반이 바깥쪽으로 돌아가도록 도와줄 것.
- 이제, 척주를 늘려주고 골반을 사용하여 앞으로 굽혀주며, 가슴뼈(흉골)을 살짝 아래로 앞으로 뻗어줄 것 (그림 참조). 상체가 굽어지지 않고, 머리와 목이 척주의 연장선에 놓이도록 유의한다.
- 30~60초간 멈춘 후, 방향을 바꿔라.

조정
조금 더 강한 스트레칭을 원한다면, 양 손으로 바나 트레드밀의 옆을 안전하게 잡은 채 서서 이 자세를 시도한다. 스트레칭을 하면서 앉아도 되며 앉아서 하는 변형자세에서보다 골반을 조금 더 뒤로 빼라. 트레드밀이나 잡을 수 있는 고정된 바가 없으면, 배우자나 애인에게 스트레칭을 하면서 앉을 때 상대의 팔뚝을 잡게 해달라고 부탁해도 된다.

앉은 자세로 보조를 받으며 다리를 넓게 벌린 채 앞으로 굽히기 자세 Wide-Legged Forward Fold

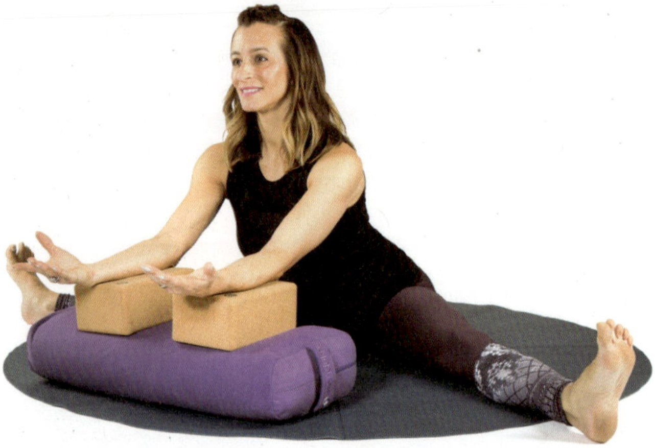

좋은 점

이 자세는 안쪽 허벅지를 깊게 스트레칭하고 허리를 가볍게 스트레칭한다; 신경계를 진정시키기도 한다.

감정

보조를 받는 자세는 신경계에 당신이 안전하다는 메세지를 보낸다. 당신의 몸은 깊은 호흡에 익숙해지고, 이 변형 자세를 취할 때 중요 기관인 뇌가 받쳐지고 있고 안전하다는 직접적이고 상징적인 메세지를 뇌에 전송한다. 지지를 받고 있고, 안전하며, 편안한 느낌에 집중한다.

자세 지도

- 본인 앞의 의자에 접은 담요를 올려 놓거나 바닥에 베개를 놓고 그 위에 블록들을 놓은 채 바닥에 앉은 자세로 시작한다.
- 다리를 의자 다리 또는 베개 주위로 넓게 벌려줄 것. 궁둥뼈결절(좌골결절)이 바닥을 누르고 양 무릎과 발가락들이 하늘을 향하게 한다.
- 숨을 들이쉬면서 척주 전체를 늘려주고, 숨을 내쉬면서 골반을 사용하여 천천히 앞으로 굽혀서 보조받는 앞으로 굽히기 자세(supported forward bend)를 취한다 (그림 참조). 팔뚝을 블록 위에 올려놓거나, 양 팔을 접어서 의자 위에 올려놓거나, 양 손을 의자의 등받이에 뻗어도 된다; 어떤 동작이든 적절한다.

조정

엉덩이에 추가로 쿠션을 원한다면 접은 담요 한장을 궁둥뼈결절(좌골결절) 아래에 추가해도 된다. 이 자세로 더 깊게 움직이려면, 팔뚝을 블록 위에서 앞으로 밀거나 의자를 살짝 앞으로 밀어주면 되며 더 깊게 스트레칭을 하게 된다. 당신이 매우 유연하다 하더라도, 태아를 위한 공간을 남겨놓는 것이 중요하고, 복부에 무게를 절대 싣지 않는 것이 중요하다는 것을 명심하고 조심한다. 당신의 배는 항상 바닥에서 떠 있어야 한다.

앉은 채 무릎을 향해 머리 숙이기
Seated Head-to-Knee Pose (열림 변형)

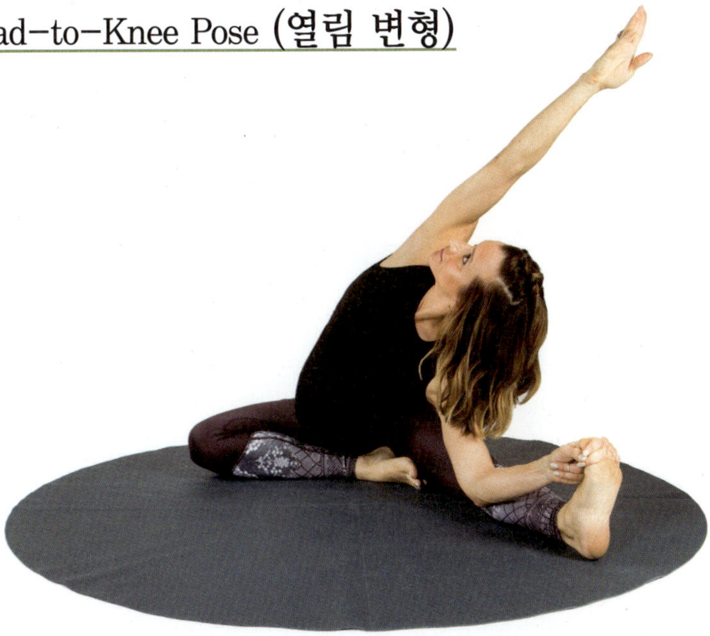

좋은 점
이 자세는 다리, 몸통의 회전근, 팔 위쪽의 근육들을 강화하고 스트레칭한다.

감정
이 자세를 취하면 특유의 나선형 에너지가 발생한다. 강한 하체가 지면에 붙어있고 안정적인 기반을 제공하는 동안 심장 에너지 중점이 나선형을 그리며 하늘을 향해 올라가는 것을 생각해 보라. 길게 옆으로 기울이기 자세(Extended Side Angle)와 같이, 태양을 향해 활짝 핀 강한 꽃의 뿌리들처럼 강하고 안정적인 기반을 느낄 수 있다.

자세 지도
- 바닥에 앉은 자세로 시작한다. 오른쪽 무릎을 굽히고 오른쪽 발바닥을 왼쪽 허벅지 안쪽에 붙여라.
- 왼손을 왼발에 가져가라.
- 오른팔을 귀에 나란히 들어올리고 오른쪽 허리 측면을 옆으로 길게 스트레칭한다 (그림 참조). 오른쪽 허리 측면을 계속해서 길게 늘려주면 반대쪽 옆구리가 무너지지 않는다.
- 어깨가 매우 유연하면, 손을 머리 위로 완전히 뻗을 수 있다. 이 동작을 하는데 어려움이 있다면, 부담갖지 말고 이 옵션을 생략하고 할 수 있는 만큼 위로 뻗어줄 것.

조정
여기 기술된 변형 자세는 전통적인 자세가 아니며, 원래는 왼발의 발꿈치로 두덩뼈(치골)을 눌러야 한다. 이는 임신 중 금지되는 자세이기 때문에, 발을 허벅지에 붙여서 안전하고 편안하게 수행한다. 앉은 자리 밑에 추가적으로 완충재가 필요하면, 접은 담요 한장을 사용해서 쿠션을 넣을 수 있다.

앉은 여신 자세 Seated Goddess Pose

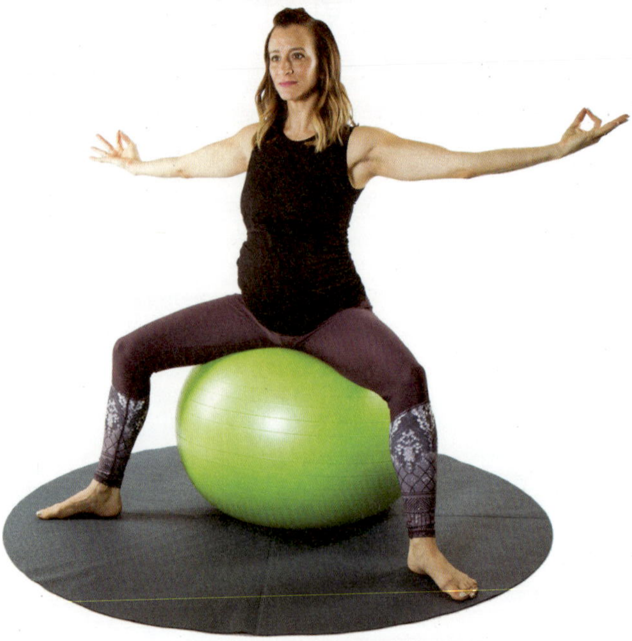

좋은 점

이 자세는 하체와 코어 안정화근을 강화하고 상체도 가볍게 이용한다.

감정

일부 강사들은 이 자세를 신전 자세(Temple Pose)라고 부르지만, 대다수는 여신 자세(Goddess Pose) 라고 말한다. 여신과 같이 우아함, 에너지, 생명으로 가득 찬 몸의 에너지에 연결한다.

자세 지도

- 양 발을 바닥에서 엉덩이 넓이만큼 벌린 채 안정된 볼 위에 앉은 자세로 시작한다. 발사이 간격이 대략 3~4피트가 되고 골반과 무릎이 바깥쪽으로 돌아갈 때까지 양 발을 천천히 조금 더 넓게 옮겨줄 것.
- 양 팔을 어깨 높이로 들어올려 양 옆으로 뻗어줄 것. 양 손을 천천히 들어올리고 엄지손가락과 새끼손가락을 맞닿게 하거나 양 손바닥을 단순히 하늘을 향하도록 하여 무언가를 받는 몸짓을 취한다 (그림 참조).
- 이 자세에 집중하고 몇 차례 호흡하는 동안 자세를 유지한다.

조정

이 스트레칭을 능동적 스트레칭이자 숨을 완전히 내쉴 때마다 골반바닥의 근력을 사용할 기회로서 시행하며, 의자에 앉은 채 수행할 때는 수동적 스트레칭에 가깝다.

앉은 채 양 옆으로 흔들기 Seated Side-to-Side Rock

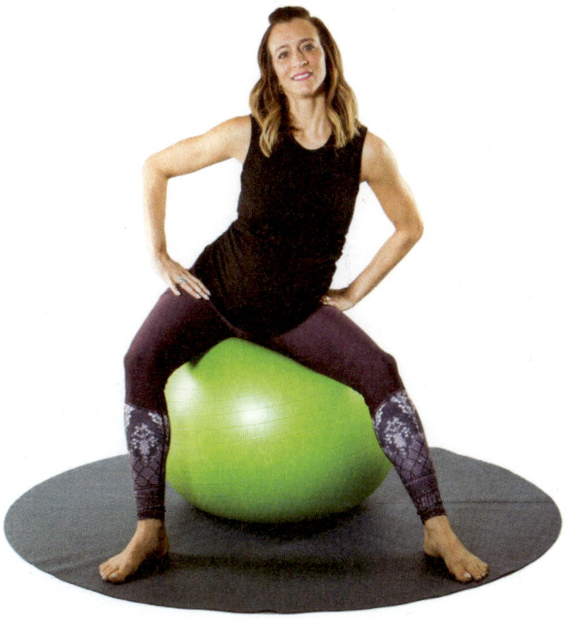

좋은 점

이 움직임은 골반바닥근을 움직인다.

감정

마치 어린 시절로 돌아가서 비치볼을 갖고 놀고있는 것처럼 골반이 움직이는 것을 느껴보라. 이것은 골반 가동성에 특별히 좋은 운동의 타당한 형태일 뿐 아니라, 재밌다! 스스로 이 운동을 즐기고 인생을 즐기며 살아가기 시작할 수 있는 모든 방법들에 대해 생각할 시간을 갖게 될지도 모른다. 당신은 머지않아 놀기 좋아하는 어린 존재의 엄마가 될 것이다.

자세 지도

- 짐볼 위에 앉아서 다리를 엉덩이 넓이보다 살짝 넓게 벌리라. 몸통을 곧게 세워서 똑바로 앉고 양 손을 골반에 올리거나 어깨높이로 들어올려 앞을 향해 직선으로 뻗어줄 것.
- 궁둥뼈결절(좌골결절)이 공을 부드럽게 누르는 것을 느껴라. 숨을 내쉬면서 몸의 무게중심을 왼쪽 궁둥뼈결절로 옮기기 시작한다 (그림 참조). 허리 근육들에서 이차적 수축을 느끼게 될 수도 있다(배빗근들은 협동근이자 효과를 증대시키는 중개자로서 작용한다).
- 중앙으로 돌아온 후, 방향을 바꿔라. 이 운동을 여러 차례하고 호흡을 깊고 자연스럽게 하는 것을 명심한다. 요가 수행자들이 드리시티(drisiti) 또는 초점(focal point)라고 부르는 것을 사용하는데 도움이 될 수도 있다. 시선을 천천히 한 점에 모아라; 이것은 평형을 유지하는데 도움이 될 것이다.

조정

이 운동을 할 때 불안정하다 느껴지면, 볼을 벽에서 팔 길이만큼 떨어진 곳에 위치시켜도 되며, 이를 통해 손가락 끝으로 벽을 집어서 균형을 다시 맞출 수 있다.

앉아서 길게 옆으로 기울이기 자세 Seated Extended Side Angle Pose

좋은 점

이 자세는 다리, 몸통의 돌림근들, 팔 위부분의 근육들을 강화하고 스트레칭한다.

감정

길게 옆으로 기울이기 자세(Extended side angle)에서는 당신의 심장이 하늘을 향하는 아름다운 느낌을 받는다. 스페인어로 해바라기는 girasol 이라 하며, 태양을 향하게 하다 라는 뜻이다. 당신의 심장이 아름다운 해바라기처럼 태양을 향하게 한다.

자세 지도

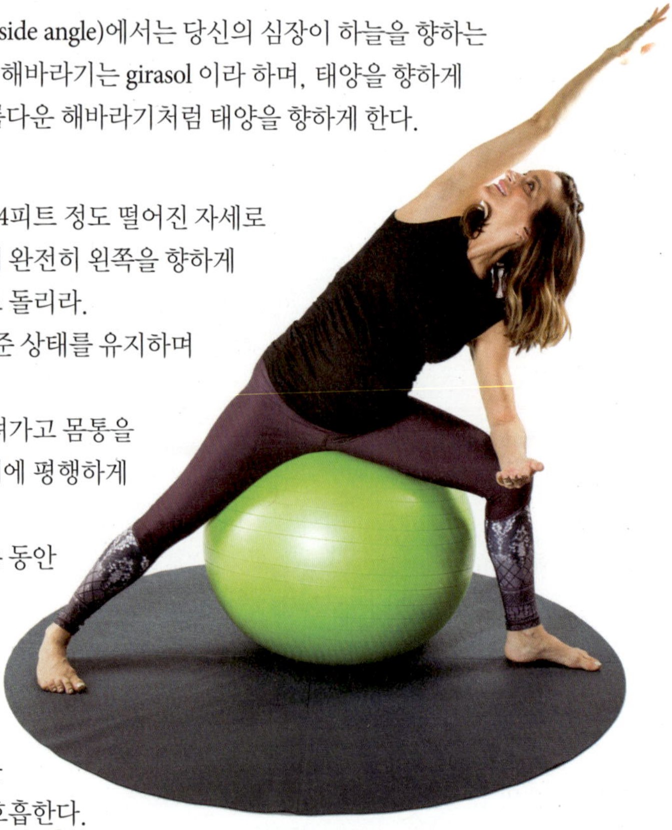

- 짐볼 위에 앉아서 양 발 사이가 4피트 정도 떨어진 자세로 시작하고 왼발을 바깥으로 돌려 완전히 왼쪽을 향하게 돌리고 오른발은 살짝 안쪽으로 돌리라.
- 오른쪽 다리를 곧게 펴서 힘을 준 상태를 유지하며 왼쪽 무릎은 90°로 굽히라.
- 왼쪽 팔뚝을 왼쪽 허벅지로 가져가고 몸통을 왼쪽으로 굽히면서 오른팔을 귀에 평행하게 들어올려줄 것 (그림 참조).
- 몸통의 오른쪽이 하늘을 향하는 동안 당신이 편안하다 느낄 수 있는 정도까지 허리의 오른쪽에 힘이 들어가고 늘려진 것을 느껴라.
- 몸통의 오른쪽이 늘려진 상태를 계속 유지하면서 수차례 깊게 호흡한다.
- 가운데로 다시 올라온 후, 방향을 바꿔라.

조정

이 자세는 요가 매트 위에 서서 또는 의자에 앉아서 수행할 수도 있다. 본인의 에너지 레벨과 그날 골반 아래에 필요한 보조량에 따라 변형 동작을 선택한다. 또한, 일부 전문가들은 아래팔을 굽히고 앞쪽 발의 허벅지를 팔 받침으로 사용하지만, 손과 바닥사이에 공간이 존재하면 아래쪽 손을 요가 블록 위에 놓아도 된다는 점을 참조한다. 두 변형 동작 모두 (블록 위에 손 올리기와 팔뚝을 다리 위에 올리기) 맞다. 몸이 가장 자연스럽다 느끼는 것을 고르고, 마치 심장이 하늘을 향해 소용돌이 치며 올라가는 것처럼 몸통 안에서 소용돌이치는 느낌을 찾아보라.

월 스쿼트 Wall Squat

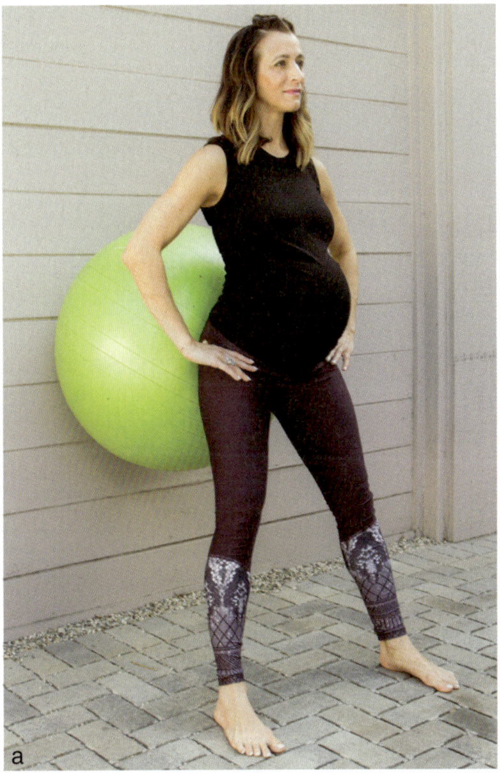

a

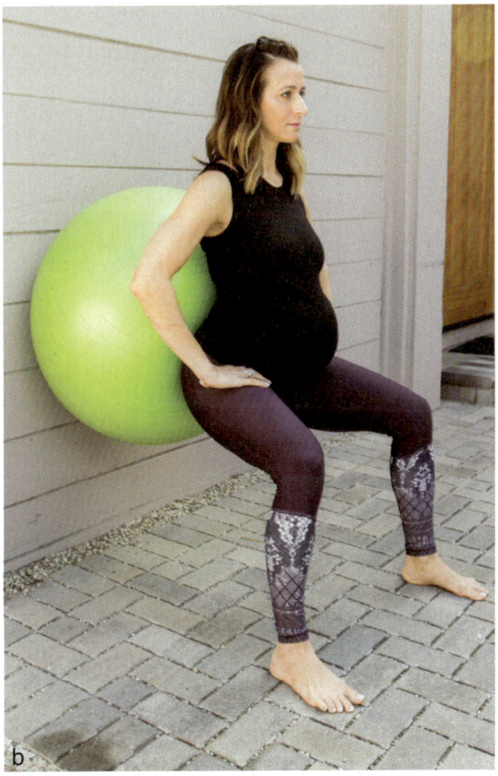

b

좋은 점

이 운동은 골반, 허벅지, 코어 안정화근을 강화한다.

감정

이 운동을 하면서 양 발을 통해 지면에 붙어있는 강력한 감각을 느껴보라. 동양에서는 전통적으로 다리는 지구의 구성요소에 해당하므로, 하체가 지면에 붙어있는 것이 자연스럽게 느껴진다. 이와 동시에, 정수리가 하늘을 향해 올라가는 느낌을 받으므로, 보조받고 안정된 기반의 결과로서 키가 자라는 느낌을 받을 수 있다.

자세 지도

- 짐볼을 벽에 붙여서 골반 높이에 위치시키고, 양 발을 엉덩이 넓이로 벌리고 몸을 벽에서 띄워서 공이 꼬리뼈 위에 부드럽게 얹히게 한다 (그림 a 참조). 양 손을 골반 위 또는 원하는 경우 허벅지 위에 올려도 된다; 둘 다 맞는 자세이다.

- 몸통을 곧게 세우고 서서, 숨을 들이쉬고, 양쪽 무릎이 똑바로 앞을 가리키는 지 확인하면서 양 무릎이 90°가 될 때까지 앉아라 (그림 b 참조). 공은 척주를 따라 자연스럽게 위로 굴러 어깨뼈 위에 올 때까지 올라갈 것이다. 끝까지 앉은 자세에서 골반 바닥이 4방향으로 스트레칭되는 것에 집중한다. 두덩뼈(치골)이 앞으로 움직이고 있고, 꼬리뼈가 살짝 뒤로 움직이고 있으며, 궁둥뼈결절(좌골결절)들이 서로 멀어지고 있다고 상상한다.
- 숨을 내쉬면서, 양 다리를 펴서 일어선 자세로 돌아가며, 완전히 일어섰을 때 엉덩이 근육들에 부드럽게 힘이 들어간다. 일어서면서 양 다리를 강화할 때, 골반바닥이 부드럽게 올라가는 것을 느끼고, 똑같이 4개의 주요 뼈들(꼬리뼈, 두덩뼈, 궁둥뼈결절들)이 몸의 중심선을 향해 움직이고 있다 라고 상상한다. 완전히 일어섰을 때, 케겔 운동을 추가할 수도 있으며, 이를 통해 골반 바닥이 추가적으로 살짝 수축되거나 올라가게 된다.
- 호흡 주기와 동작을 맞추는 것을 명심하면서, 이 운동을 12~15회 반복한다.

조정

양 무릎이 안쪽으로 들어오거나 바깥쪽으로 나가는 경향이 있으면, 요가 블록을 허벅지 안쪽에 끼워서 양 무릎의 올바른 정렬상태를 유지시켜라. 보다 강도높은 운동을 하고 싶으면, 스쿼트 동작을 하고 일어날 때 케겔 운동을 추가할 수 있다. 일어날 때 골반 바닥이 올라가는 것을 느끼고, 다리를 펼 때 골반 바닥이 올라가는 것에 중점을 두라.

무릎을 꿇은 채 고관절 외전시키기 Kneeling Hip Abduction

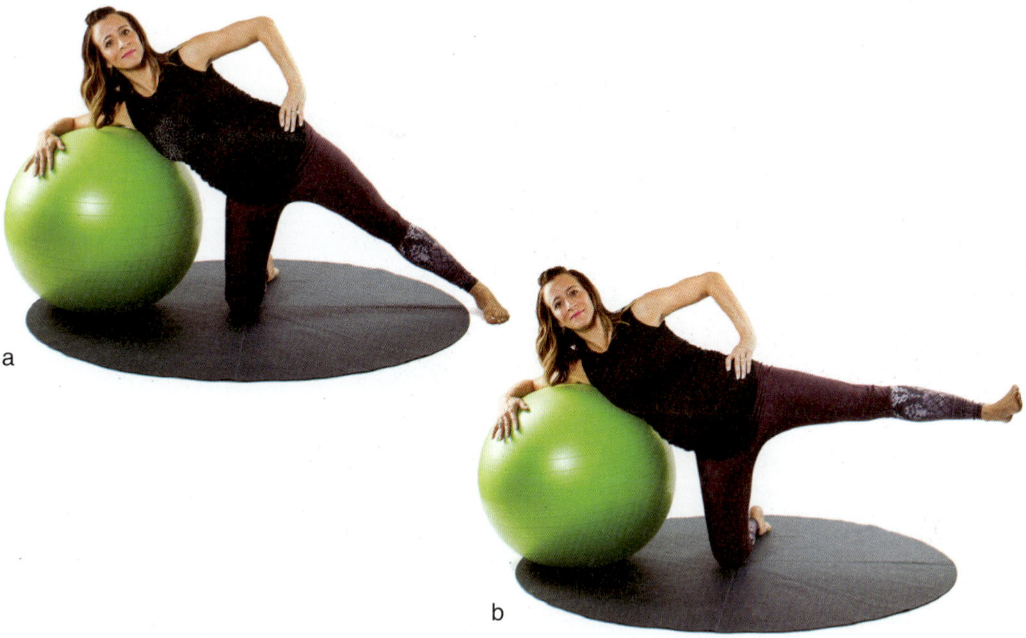

a

b

좋은 점

이 운동은 바깥쪽 허벅지와 골반을 강화하고 공을 이용해 코어 근육을 안정화시킨다.

감정

이 운동은 조금 겸손해지게 만든다; 단지 다리를 들어올리는 것이 이토록 어렵다는 것에 놀라게 된다! 인내심을 갖고 당신이 튼튼하고 힘이 센 엄마이며 이 움직임은 어려움을 극복하는 또 다른 기회일 뿐이라는 것을 확인한다. 필요할 때 끌어쓸 수 있는 힘을 많이 비축하고 있음을 스스로 증명한다.

자세 지도

- 바닥에 무릎을 꿇고 몸통의 오른쪽을 안정된 공 위에 기댄 자세로 시작한다 (그림 a 참조). 오른쪽 무릎을 바닥 위에 놓고 오른쪽 팔뚝을 공 위에 두라. 왼손은 왼쪽 골반 위에 얹어놓아도 되며 왼쪽 다리는 곧게 펴줄 것.
- 숨을 내쉬면서, 왼쪽 다리를 바닥과 평행이 될 때까지 천천히 들어올려라 (그림 b 참조).
- 숨을 들이쉬면서, 다리가 바닥에 닿기 직전까지 내려라.
- 호흡을 깊고 편안하게 하면서 12~15회 반복한다. 그 후, 방향을 바꿔라.

조정

오른쪽 무릎 아래에 추가적으로 완충재를 놓고 싶다면, 접은 담요 한 장을 놓고 쿠션으로 사용한다. 균형이 무너진 느낌이 들 때는 언제든지 들어올린 발로 바닥을 딛어도 된다. 잠시 발을 바닥에 내려놓고서 자세를 다시잡고 균형을 잡아라. 그 후, 준비가 되면 운동을 계속한다.

앉은 채 골반 굴리기 Seated Pelvic Roll

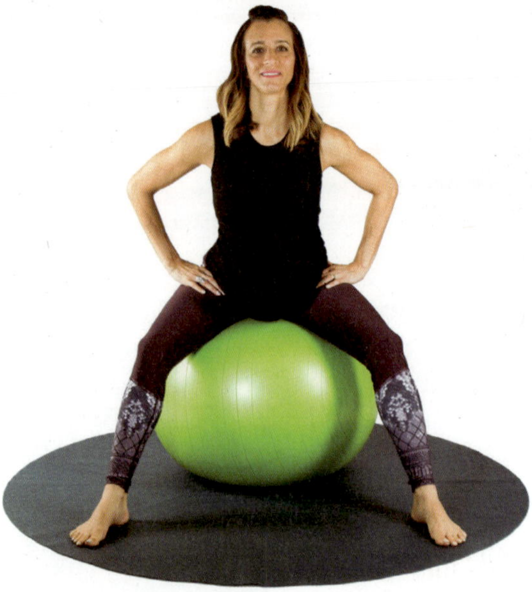

좋은 점

이 자세는 두덩꼬리근(pubococcygeus muscle)들을 포함해 골반바닥의 근육들을 강화한다.

감정

골반바닥의 근육들을 장미 한 송이라고 상상한다. 숨을 들이쉴 때마다 장미가 피어나고, 숨을 내쉴 때마다 장미가 더 조밀해진 상태의 꽃봉오리로 돌아간다. 골반 바닥을 단련할 때 개화하는 느낌에 연결한다; 이것은 분만을 도와줄 것이다.

자세 지도

- 공 위에 앉고 잠시 양 옆으로 살짝 굴려서 궁둥뼈결절(좌골결절)들이 자리를 잡도록 도와줄 것. 이제 두덩관절(2개의 두덩뼈가 만나는 곳)과 꼬리뼈가 위치한 곳을 느낄 수 있을 때까지 앞뒤로 살짝 굴리라.
- 숨을 들이쉴 때, 두덩관절에서 꼬리뼈까지 앞에서 뒤로 이어진 이 근육들을 스트레칭하는 것을 상상한다.
- 숨을 내쉴 때, 앞에서 뒤로 이어진 이 근육들과 양 옆으로 이어진 근육들이 중심선을 향해 움직이고 있다고 상상한다 (그림 참조). 숨을 완전히 내쉬었을 때, 골반바닥을 더 올리기 위해 케겔 운동을 추가할 수 있다.

조정

골반바닥을 운동할 때 요가 블록은 짐볼의 좋은 대용품이다. 요가식 스쿼트(말라사나;malasana, 화환 자세로 알려져 있음)를 하고 블록들로 체중을 받치게 해도 된다. 블록 위에 앉으면 종아리가 같이 스트레칭되면서 체중이 받쳐지는 다른 느낌을 받을 것이다. 요가식 스쿼트를 할 때 발꿈치가 바닥에 닿지 않으면, 발꿈치와 바닥 사이의 공간을 채우기 위해 그 아래에 접은 담요 한장을 놓아라.

짐볼 위에서 가슴 열기 스트레칭

Heart-Opening Stretch on Stability Ball

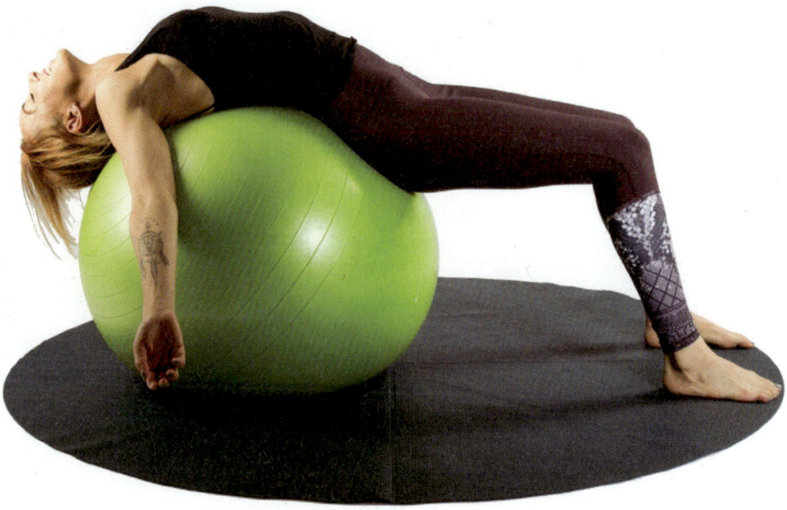

좋은 점

이 자세는 가슴과 어깨를 스트레칭한다.

감정

마치 무언가를 받는 것처럼 양 팔을 넓게 벌리고, 심장 에너지 센터의 빛과 에너지가 햇볕같이 빛나고 안쪽에서부터 바깥쪽으로 확장되는 느낌을 즐겨라. 당신은 엄마가 되는 선물을 받는 중이다; 이 선물의 크기를 생각해보면 즐거울 것이다. 육체적 관점으로만 보면, 컴퓨터 작업 또는 앞으로 몸을 굽힌 자세로 일을 한 후에 이 스트레칭을 하면 아주 상쾌한 기분을 준다.

자세 지도

- 양 발을 엉덩이 넓이만큼 벌린 채 짐볼 위에 앉아라.
- 엉덩이가 공에서 쉽게 내려올 수 있을 때까지 천천히 앞으로 걸음을 옮겨라. 공은 바지의 허리띠 바로 위에 얹혀있을 것이고 등 가운데 및 위부분, 목, 머리를 받치고 있을 것이다.
- 양 팔을 넓게 벌리고 가슴, 양 어깨, 양 팔를 깊지만 수동적으로 스트레칭하는데 집중하면서 천천히 천장에 시선을 맞추라 (그림 참조). 이 스트레칭은 양 팔을 능동적으로 넓게 벌렸지만 중력이 가슴을 여는 데 큰 역할을 하며 양 팔이 마치 누군가를 크게 껴안듯이 천천히 더 멀리 당겨지때문에, 사실상 수동적이다.

조정

균형감이 좋지 못하다고 느껴지는 날에는, 추가적인 안정감과 보조를 위해 공을 벽이나 소파에 대고 살짝 위로 올려줄 것.

동서남북 종이접기 자세 Fortune-Teller

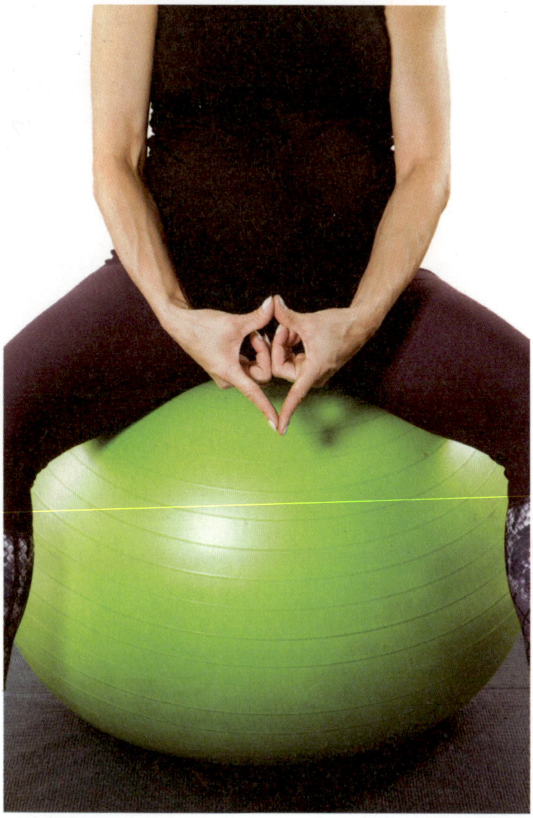

좋은 점

이 움직임은 골반바닥근들을 강화하고 움직이게 한다.

감정

이 움직임에서 느끼는 감정은 숨을 내쉴 때 모든 것을 끌어당기고 부드럽게 올려주며, 숨을 들어쉴 때 공간을 만드는 것 중 하나이다. 또는 골반바닥근들이 장미 한송이와 같다 상상할 수 있다. 숨을 들이쉴 때, 꽃이 만개하거나 피고, 숨을 내쉴 때는 꽃이 장미봉오리와 같이 뒤로 당겨지는 것이 연속적으로 발생한다. 몇 명의 아이가 생길 것인지 그리고 어떠한 형태의 집에 살게될 것인지 꿈을 꾸는 것은 수학여행에서 갖고 놀던 조그마한 동서남북 종이접기가 생각나기때문에, 나는 이것을 동서남북 종이접기 자세라고 칭한다. 이 종이는 동서남북 사방을 만들며 이는 골반바닥과 매우 흡사하게 중심선 방향으로 또는 중심선에서 멀어지는 방향으로 움직일 수 있다.

자세 지도

- 요가 블록이나 짐볼 위에 앉아서, 천천히 양 옆으로 흔들고 궁둥뼈결절(좌골결절)을 느껴보라. 양 옆으로 뻗어있고 이 두개의 뼈를 연결하는 근육의 인대를 상상한다.
- 숨을 들이쉴 때, 이 근육을 스트레칭하면서 궁둥뼈결절들이 서로 멀어지고 있는 것을 느끼고 상상한다.
- 숨을 내쉴 때, 이 근육이 중심방향으로 수축하고 있으며 궁둥뼈결절들이 서로 가까워지고 있는 것을 느끼고 상상한다. 이제 공 위에서 앞뒤로 흔들고 두덩 관절(치골 관절)과 꼬리뼈(미골)의 위치를 찾아라. 마찬가지로, 앞에서 뒤로 뻗어있고 이 두개의 뼈를 연결하는 근육의 인대를 상상한다.
- 이제 이 모두를 한번에 수행하고 숨을 들이쉴 때 궁둥뼈결절과 두덩관절 및 꼬리뼈가 서로에게서 멀어지는 것을 느껴라.
- 숨을 내쉴 때, 모든 것이 중심선을 향해 움직이는 것을 느껴라.

벽에 다리 올리기 자세 Legs-up-the-Wall Pose

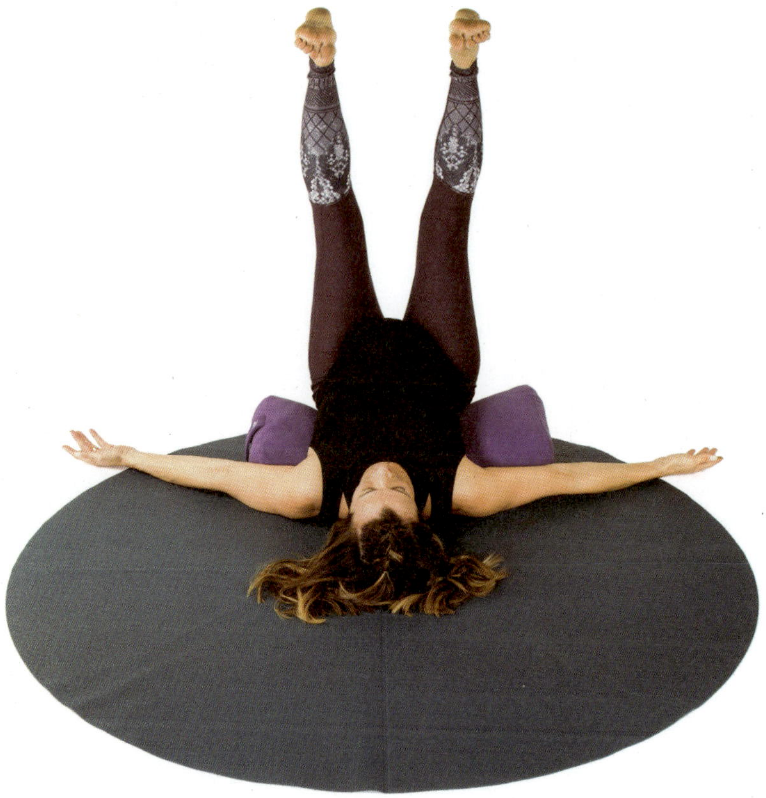

좋은 점

이 자세는 깊게 휴식하는 느낌을 조장하며 발목의 부종(부기)를 완화시키는 데 도움이 될 수 있다.

감정

벽에 다리 올리기 자세의 다른 이름은 폭포 자세(Waterfall Pose)이다. 작은 평화의 폭포와 같이 에너지가 몸으로 폭포수처럼 쏟아지는 느낌을 받는다.

자세 지도

- 베개 하나를 벽에서 대략 3인치 떨어진 곳에 놓아라.
- 오른쪽 어깨와 엉덩이가 벽을 향한 채로 베개 위에 앉아라.
- 등을 대고 누우면서, 베개 위에서 골반을 살짝 회전시켜 꼬리뼈가 벽에 가깝게 만들고, 베개의 앞쪽에 걸치라. 양 다리는 엉덩이 넓이로 벌린 상태를 유지한다.
- 양 팔은 옆으로 벌리거나 한 손을 심장에 다른 손은 태아 위에 올려놓아 편안한 자세로 두라.

조정

보다 편안하게 휴식하기 위해 라벤더 향이 은은하게 나는 안대를 사용한다.

요가와 둔위 자세

출산을 앞둔 수많은 엄마들은 둔위 분만(breech birth)에 대해 할 수 있는 일이 있는지 물어본다. 둔위 분만에는 다양한 유형들(완전; complete, 불완전; incomplete, 단둔위; frank, 가로; transverse) 이 있긴 하지만, 이 자세는 태아의 엉덩이와 양발이 머리 대신 자궁의 밑부분을 향하고 있는 것을 의미한다. 태아가 뱃속에서 거꾸로 있다면, 태아의 머리가 아래를 향한 일반적인 분만 자세가 되도록 32-37주가 될 때까지 기다리는 것을 권장한다. 태아는 본인만의 방법이 있다는 것을 명심한다. 엄마들에게 4단계의 프로세스를 권장한다.

1. 명상하기. 마음을 진정시키고 내면으로 침잠한다. 태아에게 등을 배쪽으로 한 상태에서 머리를 아래쪽으로 돌리도록 요청한다.
2. 뒤집기. 다운 독 자세는 자궁 아래쪽에 공간을 만들어 태아가 몸을 돌리는 데 도움이 될 수 있다.
3. 산파. 수많은 산파들은 태아가 몸을 돌리는 데 도움이 될 수 있는 멕시코 전통의 레보소(rebozo) 기법을 익히고 있다.
4. 카이로프랙터. 여성 건강을 전문으로 하는 매우 숙련된 카이로프랙터는 태아가 올바른 자세를 취하게 하는 Webster 기법을 사용할 수 있다.

태아가 몸을 돌리지 않는 것은, 엄마나 여성으로서 당신의 탓이 아니다. 내 생각에 가장 중요한 것은 엄마와 아이가 건강한 것이다. 의사는 태아를 낳기 위한 안전한 옵션들 중 당신에게 가능한 것들을 알려줄 것이다.

이 모두를 한번에 해보기

임신 후기에 균형잡힌 운동 계획을 세우기 위해서, 일일 명상과 매일 아침과 저녁에 10분간 걷기를 포함시켜 보라. 그 후, 격일로 다음의 두 가지 운동들 중 하나를 선택한다.

분만 준비를 할 때-즉, 힘을 주기 위한 준비를 할 때 - 골반의 움직임에 대해 더 배우고 골반의 힘을 느끼는 것이 도움이 될 수 있다. 이 연습은 심지어 제왕절개술을 받기로 예정된 엄마들에게도 도움이 될 수 있음을 참고한다. 태아의 무게는 해먹과 같은 구조로 이루어진 골반바닥근들에 의해 지탱된다. 임신기간에 행하는 가벼운 훈련뿐 아니라 출산 후 근력을 회복하기 위해 다시 시작하는 가벼운 훈련이 이 근육들에 도움이 된다. 커지는 가슴의 무게가 양 어깨를 앞으로 당길 것이기 때문에, 양 어깨와 가슴을 스트레칭 시키는 것 또한 도움이 된다. 작고 가벼운 아령(5~10파운드)와 짐볼 또는 분만용 공이 이 연습을 위해 필요할 것임을 참고한다. 이 공이 당신의 신장에 맞는 크기인지, 바람이 적절히 채워졌는지, 터짐 방지 라벨이 붙어있는지, 제조사가 제공한 플라스틱 핀으로 안전하게 막혀있는지 확인한다.

운동	페이지	중점	횟수/시간
앉은 채 양 옆으로 흔들기 (Seated Side-to-Side Rock) 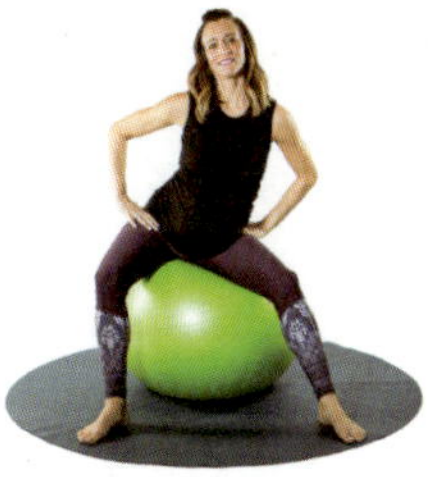	111	골반바닥과 코어 안정화근	오른쪽에서 왼쪽으로 10회 흔들기; 2세트
앉은 여신 자세(Seated Goddess Pose) 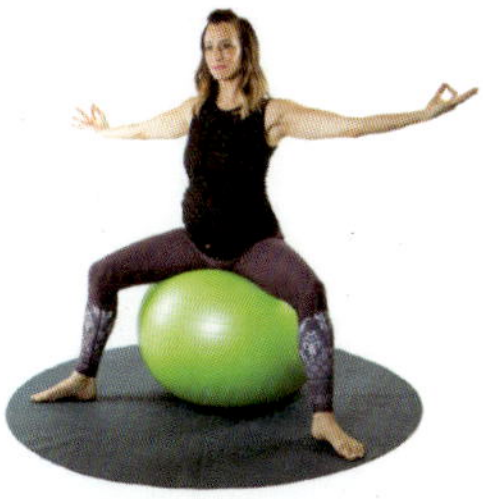	110	코어 안정화근과 다리를 위한 가벼운 운동	집중하여 깊게 5-10차례 호흡
월 스쿼트(Wall Squats) 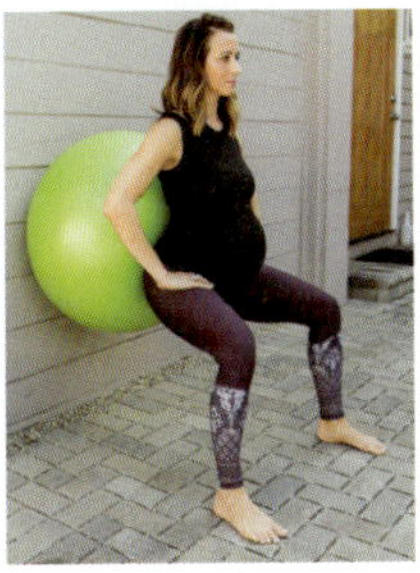	113	골반과 허벅지, 코어 안정화근	10-12회; 2세트

임신 후기 (Third Trimester)

운동	페이지	중점	횟수/시간
서서 좌우로 스트레칭 하기 (Standing Lateral Stretch) 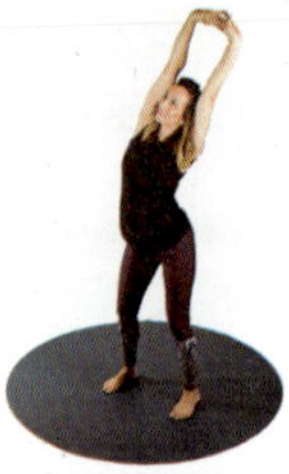	106	배빗근	각 방향으로 3-5차례 호흡; 2세트
무릎을 꿇은 채 고관절 외전시키기(Kneeling Hip Abduction) 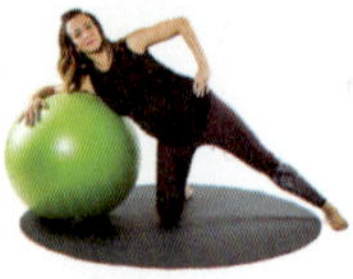	114	바깥쪽 허벅지와 골반	8-10회; 2세트
벤트 오버 원 암 로우 (Bent-Over One-Arm Row) 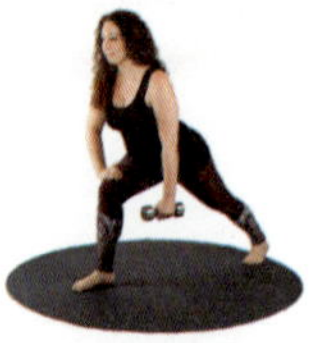	89	등 중간부분 또는 자세 근육	각 방향에서 8-10회; 2세트
동서남북 종이접기 자세(Fortune-Teller) 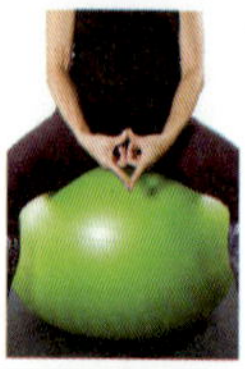	117	골반바닥	1분
짐볼 위에서 가슴 열기 자세 (Heart-Opening Stretch) 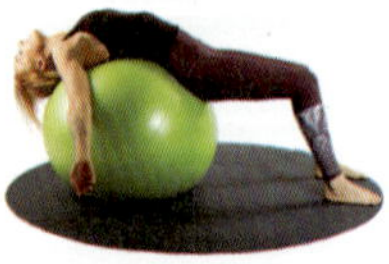	116	가슴과 양 어깨의 스트레칭	1분
편한 자세(Easy Pose)로 앉아서 명상 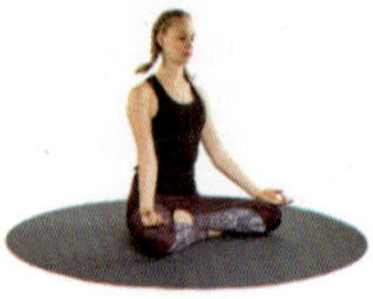	41	마음의 진정	3-5분

당신은 임신의 최종 단계에 와 있고, 어떤 날에는 휴식을 취하고 싶을 것이다. 임신 후기에 체중이 증가하여, 어딘가에 앉고 싶고 골반 아래에 추가적인 받침을 놓길 원하는 날들이 있을 것이다. 먼저, 양 발로 지탱하여 근력을 사용해 일어나라. 이 연습의 두번째 부분에서, 의자의 도움을 받고, 세번째와 마지막 부분에서 대지의 도움을 받는다. 천천히 움직이고 부드럽고 편안한 에너지에 집중한다. 이 연습을 위해 일반적인 접이식 의자(5.8피트보다 클 경우에는, 약간 더 높은 의자가 편할 것이다) 및 요가 베개 또는 큰 베개가 필요하다는 것을 참고한다.

운동	페이지	중점	횟수/시간
산 자세(Mountain Pose)로 서서 명상 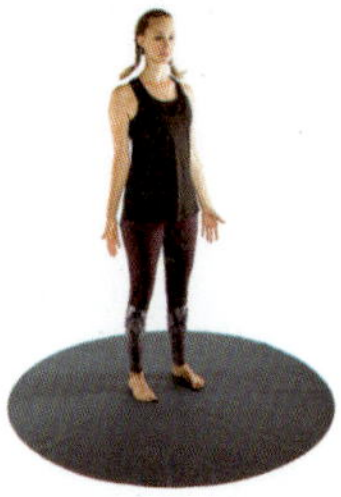	45	중심	1분
유니콘과 무지개 자세 (Unicorn and Rainbow Pose) 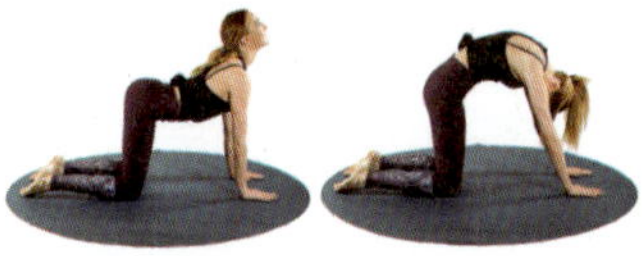	42	허리와 복부	5회, 위를 응시하며 숨을 들이쉬고, 몸을 부드럽게 말면서 숨을 내쉬기
힙 써클(Hip Circle) 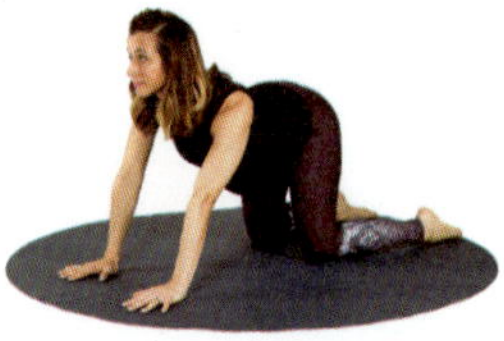	105	허리와 골반; 골반 움직임	각 방향에서 5번 돌리기
서서 좌우로 스트레칭 하기 (Standing Lateral Stretch) 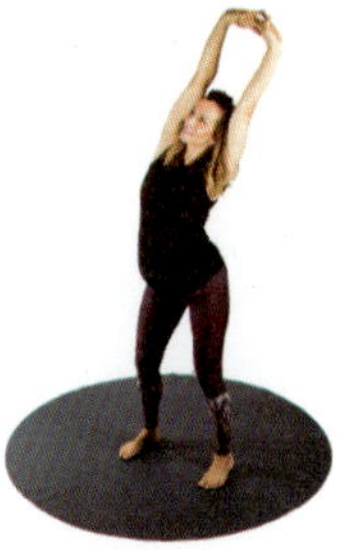	106	허리 근육들을 포함한 옆구리	양쪽으로 3차례 깊게 호흡

운동	페이지	중점	횟수/시간
앉은 여신 자세(Seated Goddess Pose) 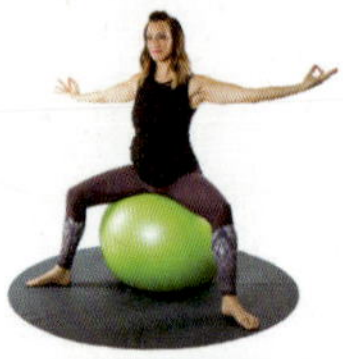	110	가슴, 양 어깨의 앞부분, 안쪽 허벅지를 열고 스트레칭	5-10차례 깊게 호흡
앉아서 길게 옆으로 기울이기 자세 (Seated Extended Side Angle Pose) 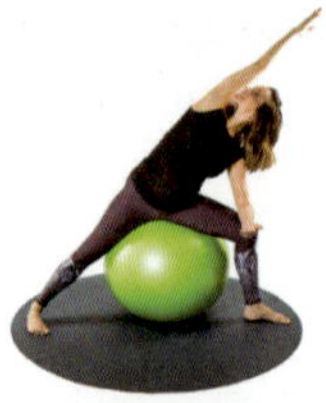	112	허리와 등 그리고 옆구리	양쪽으로 5차례 깊게 호흡
앉은 채 바늘에 실 꿰기 자세 (Seated Thread-the-Needle Pose) 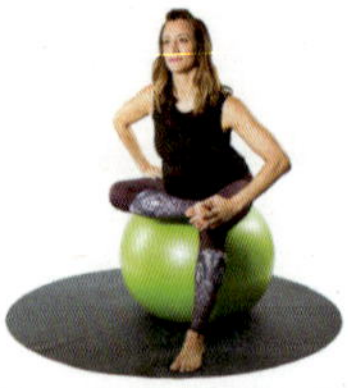	107	바깥쪽 허벅지와 골반	양쪽으로 5-10차례 깊게 호흡
앉은 자세로 보조기구를 사용하여 다리를 넓게 벌린 채 앞으로 굽히기 자세(Seated and Supported Wide- Legged Forward Fold) 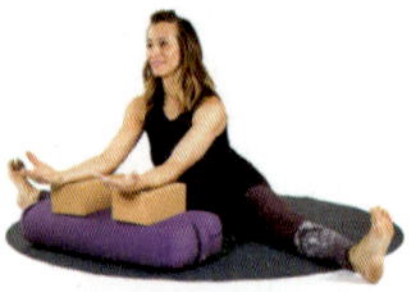	108	허리와 안쪽 허벅지	5-10차례 깊게 호흡
앉은 채 무릎을 향해 머리 숙이기 자세 (Seated Head-to-Knee Pose) (열림 변형자세) 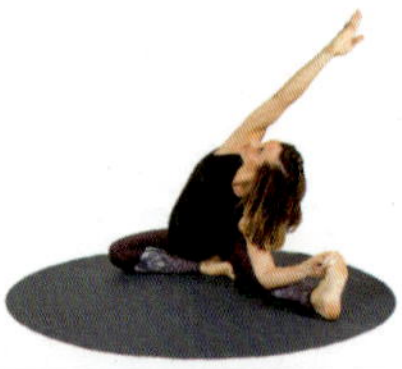	109	바깥쪽 골반과 허벅지, 옆구리	양쪽으로 5-10차례 깊게 호흡
깊은 휴식 자세(Deep Relaxation Pose) 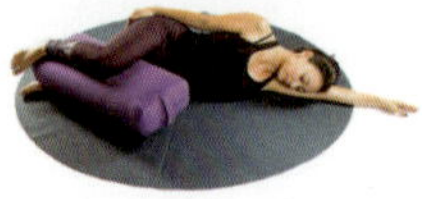	66	전신	3-5분

엄마의 동작

운동 (Knack)

낵 운동은 물리치료사들이 재채기를 할 때 요실금을 방지하는 데 도움이 된다 가르쳐주는 운동이다. 임신 중 그리고 그 이후에 재채기를 할 때 소변이 살짝 새는 것은 흔한 일이다. 긴장된 상태의 약하고 과도하게 신전된 골반바닥근들은 경미한 요실금을 유발할 수 있다. 만일 당신이 가끔 요실금을 경험한다면(특히 재채기를 할 때), 이 운동을 해보라.

- 재채기나 기침을 할 것 같을 때, 양 다리를 교차시켜라.
- 안쪽 허벅지 근육들을 활성화시켜 골반바닥근들과 함께 수축시켜라.
- 골반바닥근들을 능동적으로 수축하고 들어올려라.

자연적인 재채기나 기침을 시작할 때 낵 운동을 사용하는 것을 권장하지만, 매일 골반바닥을 훈련하는 보다 효과적인 다른 방법들도 존재함을 명심한다.

누구도 당신에게 말해주지 않은 정보

요실금 (Light Bladder Leakage)

요실금이 있으면, 당연히 속옷을 보호하기 위해 팬티 라이너를 자주 사용하게 된다. 수많은 여성 위생 제품 회사들이 요실금 패드를 판매하며, 이는 팬티 라이너와 매우 흡사한다. 두 가지 모두 적합하며 당혹스러운 사고를 방지할 수 있다. 낵 운동에 더하여, 패드는 예비 보호장비로 사용된다. 분만 후에는, 산후질 분비물(lochia)이나 산후하혈의 관리를 돕기 위해 패드를 얼려서 사용할 수 있다. 패드를 얼려서 사용하면, 몸이 자연적으로 치유하는 동안 냉기가 손상된 조직들을 진정시키는 데 추가적인 도움이 된다.

당신의 아이에 대한 사랑의 시각화

아기의 두 눈을 바라보기

벽이나 쇼파에 기대서 엉덩이와 허리에 쿠션을 대고 편한 자세(Easy Pose)로 앉은 채, 양 눈을 감아라. 내면에 집중하고, 호흡을 점차 느리게 한다. 태아의 에너지에 연결한다. 천천히 그리고 깊게 호흡하며 태아에게 사랑을 전달한다. 이제 잠시 아기를 처음으로 품 안에 들고 있다 상상한다. 병원이든 집이든, 이 일이 발생할 장소를 상상하기 시작한다. 잠시 의사나 산파가 아기를 품에 넘겨줄 때 당신이 미소짓고 있는 얼굴을 상상해보라. 이제 마음과 시선에 사랑을 담아 예쁜 아기를 바라보고 있는 것을 상상한다. 당신의 작은 존재가 당신을 올려다 보는 것을 상상한다. 작은 두 눈을 열고 세상을 바라보며 처음으로 당신의 얼굴을 바라보고 있다고 상상한다. 대략 40주 동안, 당신의 아이는 당신의 목소리를 들었고, 당신의 사랑을 느꼈으며, 당신의 몸 속에서 자라났다. 당신의 아이가 당신을 처음보게 될 때 보일 강렬하게 사랑이 담긴 시선을 상상한다. 인생의 사랑 중 한 명이 보여줄 눈을 바라보는 강렬함을 느껴라. 자연스럽게 느껴지는 동안 상상을 유지한다. 충족감을 느낄 때, 이 상상이 불과 몇 주 또는 몇 일 안에 현실이 됨을 생각하며, 천천히 두 눈을 뜨라.

맛있는 음식들

머핀과 같이 탄수화물이 아주 많은 간식을 먹고 대략 3시간 뒤 살짝 졸린 느낌을 받았다면, 아마 당신의 혈당이 치솟은 후 슈거 크래쉬가 발생했을 것이다. 혈당을 안정화시키기 위해서, 매 끼니에 탄수화물, 단백질, 지방이 포함된 균형잡힌 식사를 하려 노력하는 것이 중요하다. 이를 행하기 위한 쉬운 방법은 추가 재료들을 이미 먹고 있는 식단에 포함되어 있는 무언가에 추가하는 것이다. 예를 들어, 계란(단백질)을 먹을 때, 치즈(지방)와 시금치(탄수화물)을 추가하여 균형잡힌 식사를 만들 수 있다. 다음은 내가 가장 좋아하는 치즈-계란 레시피이다.

시금치와 페타 치즈 오믈렛

팬에 두를 오일
다진 마늘 1 쪽
살살 풀어준 큰 계란 3 알
신선한 시금치 3 컵
바스러뜨린 페타 치즈 1/3 컵
간을 맞추기 위한 소금과 후추

팬에 기름을 약간 두르고, 마늘을 대략 2분간 볶아줄 것. 시금치를 넣고 살짝 익을 때까지(약 5분) 조리해 줄 것. 다른 팬을 꺼내서, 기름을 살짝 더 많이 두르고 가운데에서 익히기 위해 계란을 가장자리를 살짝 접을 수 있을 때까지 약한 불에서 조리한다. 계란 표면이 부드럽게 거의 다 익으면, 시금치, 페타 치즈, 마늘을 넣고 조금 더 조리한다. 크게 한 장짜리 계란을 팬에서 꺼내서 반으로 접어라. 기호에 따라 소금과 후추를 첨가한다.

산출량: 1 회분

7

즐거운 출산일! (Happy Birth Day!)

오늘은 당신이 일생의 사랑하는 사람 중 한명을 만나게 될 날이다. 초기 분만 단계는 다소 부드럽고 약간 생리통 같은 느낌을 준다. 일부는 허리 통증을 느낄 수도 있으며, 여성들 중 15퍼센트는 양막낭이 파열된다(양수가 터짐). 헐리우드는 여성들이 계산대 대기줄에 서있는 데 갑자기 양수가 터져서, 급히 병원으로 이송되야 하는데, 거기서 배우자나 파트너에게 소리를 지르거나 욕을 하는 이미지를 강렬하게 심어줬다. 대략 2분이 지나면, 완전히 깨끗하고 동그란 머리를 가진 아기가 태어나고 그 씬은 끝난다. 영화에서 나오는 이러한 이야기는 대다수의 여성들에게 있어서 현실과 다르다. 분만은 여성마다 각기 매우 다를 수 있다; 심지어 동일한 여성이라도 2번째와 3번째 임신에서 분만이 매우 다르게 나타날 수 있다.

분만을 준비할 때, 출산 계획을 세우는 것이 도움이 될 수 있다. 그러나 아기들은 본인 스스로의 계획이 있고, 이는 때때로 우리가 세운 계획이 무용지물이 되게 만들 수 있다는 것을 명심하라. 그래도, 작성한 출산 계획을 준비하는 것은 좋으며 이를 통해 의료진, 산파, 가족들이 이를 겪는 동안 어떤 계획이 있는지 알 수 있다. 요가 수행에 대해 명확한 계획을 세운 것처럼, 출산 경험을 위해 명확한 계획을 세울 수 있다. 잠시 어떠한 유형의 경험을 하고 싶을 지 돌아보라. 클래식 음악을 틀어놓은 부드럽고 편안한 분위기의 방을 원하는가? 아니면 "Tootsie Roll" 노래를 틀어놓고 춤을 추며 아기를 낳고 싶은가?(어떤 여성이 유튜브에서 이렇게 했고, 굉장했다.)

당신의 계획이 무엇이든, 당신의 상상을 지지하는 사람들과 함께 하라. 임산부 및 산후 요가 강사로서, 나는 내가 그들에게 아기를 낳는 최고의 방법이 집에서 산파와 함께 모든 것을 자연스럽게 해야한다고 말할 것이라 생각하는 여성들을 자주 접한다. 이러한 선인견은 요가 강사들은 다른 어떤 것보다 천연적인 것만을 가치 있다 생각한다는 고정관념에서 유발된다. 그러나, 나는 당신이 힘을 얻고, 지지를 받으며, 축하를 받는 출산 경험을 갖길 원한다. 여성으로서 그리고 엄마로서, 우리가 마지막으로 필요한 것은 서로를 평가하거나 "서로에게 해야 하는 것"이다. 당신 앞에 어떠한 길이 놓여있든 – 질분만, 제왕절개(예정 또는 응급), VBAC(제왕절개 후 질 분만), 자연분만, 약물 유도 분만, 산부인과 전문의와 함께 분만, 산파와 함께 분만, 집에서 분만, 병원에서 분만

– 나는 당신의 팀을 도움과 함께 당신과 태아에게 적합한 것을 고른 당신의 능력을 인정하고 존경한다. 피트니스 및 요가 업계의 시각에서, 나는 삶에 있어서 어떠한 중요 사건을 위해, 특히 육체적 사건을 위해 몸, 정신, 마음을 준비하는 것이 큰 도움이 된다는 것을 직접적인 경험을 통해 알고 있다. 이 장에서는, 육체적 피트니스와 근력이 정신적 그리고 정서적 힘의 증가로 바뀔 수 있는 방법들에 대해 알아볼 것이다.

정신과 몸 연결

우리 모두는 심신연결(mind-body connection)의 힘에 대해 들어본 적이 있다. 몸과 정신이 연동되면, 자연스럽게 표현하고 자각하는 것이 쉬워진다. 본인 몸의 모든 부분을 조화롭게 연동시키는 것은 믿기지 않을 정도로 큰 힘을 발휘하게 한다. 임신 기간, 분만, 엄마가 된 직후 어떠한 때에도, 깊은 곳에 축적한 힘을 끌어와야 할 때가 있을 것이다. 정신적 그리고 육체적 양쪽의 힘을 깊은 곳에 축적할 수 있으며, 양쪽을 함께 훈련하는 것이 이상적이다.

육체적 힘과 정신적 힘을 연결하기

그녀의 TEDx Talk에서, 공인 임상사회복지사(LCSW)인 Amy Morin는 “당신이 강한 정신력을 갖고 싶으면, 감사를 표현하기와 같은 좋은 습관들이 필요하다”라고 말했다. 이같은 조언은 분만에도 적용될 수 있다. 감사를 실천하고 오랜 상처와 원한을 용서하는 것은 정신의 회복에 도움이 될 수 있다. 운동 심리학의 세계에서 말하는 바와 같이, 신체 이전에 대부분 정신이 먼저 포기하기 때문에, 정신의 회복은 분만을 하는 데 있어서 매우 중요하다. 헬스장에서 운동하거나 파워 워킹을 하기 위해 나갈 때 대부분, 사실상 런지를 한 세트 더 하거나 1/4 마일을 더 걸을 수 있지만 스스로 *이걸로 충분해, 다 했어* 라고 생각한다. 강하고 건강한 신체에게 감사함을 느끼면 신체를 물리적으로 도와주는 추가적인 독려를 받게 된다.

올림픽 선수들은 정신 단련의 원리를 이해하고 있다. 올림픽 체조 금메달리스트인 Shannon Miller는 “스포츠의 육체적 측면은 한계가 있다. 특히 최고 중의 최고를 논할 때, 정신적 측면이 차이를 보인다”라고 말했다. 분만은 경쟁이 아니며, 얼마나 걸릴지 또는 어떤 훈련 스킬이 가장 유용한지를 모르는 점을 제외하면, 마라톤과 매우 흡사하다. 유연성, 근력, 골반바닥의 파워, 명상, 호흡 운동, 또는 이 모든 것에 많이 의존할 필요가 어느 정도 있을 것이다.

출산은 놀라운 경험이다; 운동 경기와 같이, 중요한 날을 위해 수개월 간 준비를 한다. 매주 근육을 단련하는 것은 육체적 및 정신적 힘과 지구력을 증진시키는 것만이 아니다. 요가 수행을 하기 위해서든 친구와 함께 빠르게 걷기 위해서든, 일어나서 움직이기를 결정할 때 마다, 좋은 육체적 습관을 만들고 있는 것이다. 이러한 건강한 결정들은 정신적 결정과 함께 시작된다: 침대가 매우 안락하거나 쇼파에 눕고 싶은 유혹이 가득할지라도 건강해지기 위한 본능을 따르라.

나의 수업에서, 나는 힘의 한 형태가 다른 형태에 영향을 미칠 수 있다고 가르친다. 이것으로 말하고자 하는 것은 정신력을 향상시키는 것이 육체적인 근력을 향상시키는데 도움이 될 수 있다는 것이다. 내가 하는 공통적인 운동은 수업에서 전사 2 자세를 조금 힘들다 느낄 때까지 유지시키는 것이다. 이에 대한 이유는 정신적 지구력을 키우면 아이를 출산하는 날 도움이 될 것이기 때문이다. 그 날에 이미 지구력에 있어서 정통한 상태일 것이다. 이것은 아기를 만나기 위해 준비한 공구상자 안의 강력한 도구와 같다.

힘을 풀어줘야 할 때도 있을 것임을 명심하라. 특정한 출산 방법을 마음 먹은 수많은 산모들을 만나왔지만, 일이 항상 계획대로 진행되는 것은 아니다. 질 분만을 원하지만 제왕절개가 필요한 경우에는, 출산에 대해 가져왔던 상상을 놓아주는 힘을 갖는 것은 정서적 힘의 한 형태이다. 당신의 심장은 하나의 결과를 원할 테지만, 안전은 다른 결과를 필요로 할 수 있다. 정신, 육체, 감정 모두가 조화롭게 연동할 수 있고 당신과 태아에게 맞는 결정을 내리는데 필요한 힘을 줄 것이다.

두려움을 없애기

국제적으로 저명한 산파이자 산모 관리 전문가인 Ina May Gaskin은 분만 시 산모가 긴장을 자연스럽게 풀도록 돕는 것에 대해 저술하고 강연해왔다. Gaskin은 여성들(그리고 남성들)에게 출산과 관련된 두려움을 줄이는 방법을 가르쳐 준다. 그녀의 기법들 중 일부는 두려움 없는 *분만*을 저술한 Grantly Dick-Read 박사에게서 영감을 받았다. Dick-Read 박사는 분만에 대한 두려움을 없애는 것에 대한 주제로 광범위하게 글을 썼고, 분만 시 견딜 수 없는 고통은 거의 항상 두려움으로 인한 결과라는 의견을 제시했다. Ina May Gaskin은 여성들이 두려움과 불안감을 없애는 데 도움이 되는 다양한 방법들을 가르쳐 준다; 이것들 중 일부와 산후 도우미들과 요가 강사들이 알려주는 조언들은 다음과 같다.

- 출산 시 산모의 눈이 확장되므로 자연광이나 약한 빛을 비추라
- 짐볼 위에서 8자를 그리는 움직임 또는 힙 써클을 수행하라
- 물 속에서 몸을 흔들거리기
- 춤추기
- 유머
- 키스하기
- 명상
- 상상

병원으로 떠나기

병원에 가져갈 짐을 잘 챙기는 것이 중요하다. 다음 물품들을 챙겼는지 확인하라:

- 짐볼 또는 분만용 공(이것은 태아가 분만을 위해 올바른 자세를 취하도록 도와줄 수 있고, 허리를 스트레칭 하는데 사용할 수도 있다)
- 운동화(분만을 유도하는 데 도움이 되기 위해 산책을 하고 싶어질 수 있다)
- 에센셜 오일들(라벤더 오일은 진정을 도와준다)
- 가운
- 슬리퍼
- 드라이 샴푸
- 일회용 속옷
- 수유 브라
- 립밤
- 집에 돌아올 때 아기가 입을 옷 두벌
- 아기용 담요들(대부분의 병원들이 여분을 제공할 것이다)

여기 나온 많은 것들이 신체 내의 편안함에 일조할 수 있다. 파트너와의 키스를 예로 들어, 이것은 안락함과 연결감을 가져다 준다. 앞으로 무엇이 기대되는지, 분만 시 어떻게 호흡하고 밀어내야 하는지 앎으로써 특히, 처음으로 엄마가 되는 이들의 정상적인 공포와 불안을 없애줄 수 있다. 태초의 시간부터 여성들은 아기를 낳아왔다는 점과 여러분의 신체가 어떻게 아기를 낳는지 알고 있다는 점을 기억하라. 여러분의 신체를 믿으셔도 좋다. 하지만 아기를 배 속에서 팔 안의 품으로 옮겨야 할 때, 여러분과 여러분의 아기가 약간의 도움을 필요로 한다면 이 또한 괜찮다.

출산 계획 선택하기

누군가 자연주의출산이라고 할 때 실제로 의미하는 바는 질분만이었던 경우를 들어본 적 있는가? 나는 이런 경우를 자주 겪었다. 명확히 자연주의출산은 약을 쓰지 않는 즉, 마취제나 피토신을 쓰지 않는 것을 말한다. 질분만은 그 자체로 자명한 단어이지만, 많은 이들이 이 용어 사용에 다소 소극적인 모습을 보인다. 미국 내의 청교도적인 뿌리가 '질'이라는 단어를 사용하는데 약간 불편함을 느끼도록 만드는 것인지도 모르겠지만, 이는 사실 정확한 용어로서 여러분의 출산 계획을 수립할 때 모든 용어를 명확히 인지할 수 있도록 이러한 점을 아는 것이 중요하다. 질분만은 밀어내기를 필요로 한다. 지난 10달 동안 여러분의 신체, 마음, 가슴 속에서 자라온 그 힘 전부가 이 밀어내기를 도와줄 것이다.

질분만은 헐리우드 영화에서 항상 정확하지만은 않게 비춰져 온 또 하나의 사례이다. 많은 영화에서 여러분은 산모가 바로 누운 상태에서 발을 등자와 같은 받침대에 놓고 아기를 낳는 모습을 볼 것이다. 이러한 출산이 가능하긴 하지만 유일한 방법은 아니다. 사실 오랫동안 여성들은 아기를 밀어내는 데 중력의 도움을 받기 위해 스쿼트 자세를 취해왔다. 17세기 프랑스의 왕 루이 14세는 본인의 자식이 태어나는 것을 보고 싶어했는데 그 당시 흔히 쓰던 출산 의자 때문에 그의 시야가 가려지는 것은 원치 않았다. 왕의 요구에 맞추기 위해 산모는 바로 누워 왕손이 태어나는 것을 왕이 볼 수 있도록 하였다. 점차로 이 자세가 더욱 표준적인 관습이 되어 수세기 동안 지속되어 왔다.

무릎꿇기, 스쿼트, 기대기(수중 분만의 경우, 큰 공기 주입식 통의 한 면과 같은)는 모두 출산을 위한 옵션들이다. 많은 병원들은 분만용 봉을 갖추고 있다. 이 봉은 스쿼트 자세 중에 손으로 붙잡는 용도, 또는 비스듬히 누운 자세에서 발을 대는 용도로도 쓰일 수 있다. 무통분만 마취제는 고통을 실질적으로 줄이는데 도움을 주지만, 약물이 신체에 미치는 영향을 아는 것이 중요하다. 경막외 마취제는 출산 시 가능한 자세와 태위의 숫자를 줄이게 된다. 다리에는 감각이 없으니, 스쿼트는 선택지에서 지워지는 것이다.

*어떠한 자세로 출산을 할지를 어떻게 고르는지*라고 생각하실 수도 있겠다. 스쿼트 자세가 이상적이긴 하지만(중력의 도움을 받을 수 있도록), 태아의 얼굴이 하늘로(산모의 배쪽으로) 향하는 경우 손과 발로 엎드렸을 때 더욱 성공적인 출산이 가능할 수 있다. 즉, 태아를 밀어내기 전까지는 어떤 자세가 요구될 지 모를 수 있다는 것이다. 의사와 조산사가 최적의 분만 자세를 찾는 것을 도와줄 수 있고, 신체의 피드백에 집중하는 것은 무엇이 여러분과 태아에게 적합한지 발견하는 데 도움을 줄 것이다. 지금쯤이면 이미 눈치챘겠지만, 임신 동안의 여러분 신체의 피드백은 전혀 감지하기 힘든 것이 아니다. 올바른 자세를 찾은 경우 여러분은 이를 바로 알 수 있다.

밀어내기에 돌입하면, 골반 바닥의 힘이 나설 차례이다. 거의 일년 동안 해온 케겔 운동과 골반 바닥 운동이 모두 기억나는가? 이 훈련을 모두 행동으로 옮길 시간이다. 강력한 골반 바닥은 여러분이 호흡을 분만힘주기와 조화시킬 때 도움을 줄 것이다. 여러분은 또한 요가 호흡과 운동 시 동작에 맞추어 숨을 내쉬는 것을 연습해 왔다. 이러한 수단들은 출산과 분만 중에 활용할 수 있다. 호흡 조절, 힘, 유연성, 그리고 인내는 여러분의 아기를 만날 준비를 할 때 모두 원하는 대로 사용할 수 있다.

혹시 '*제왕절개를 해야 하는 경우에는요?*'라는 질문을 하실 수도 있겠다. 제왕절개는 출산 몇 달 전 또는 마지막 순간에 결정될 수도 있는 것이 사실이다. 제왕절개를 미리 계획하는 이유에는 태반의 문제, 산모의 만성 건강 질환, 역아 등이 있고 복합적인 이유일 때도 있다. 출산 직전의 제왕절개는 응급 제왕절개로 일컫다. 응급 제왕 절개는 분만이 시작되고 의학적 문제가 발생할 때 수행된다. 응급 제왕절개의 이유에는 태아곤란증후군, 장시간의 분만, 제대탈출증(탯줄이 아기보다 앞서 질구로 향하는) 등이 해당된다.

제왕절개에 대해서 사람들의 의견은 극단적으로 나뉘고 미국의 경우 거의 정치적인 모습을 띠기까지 한다. 미국의 제왕절개의 비율이 높은 이유에 대해 혹자들은 의사들이 편의성 때문에

태반 캡슐

필자가 자신의 태반을 섭취하는 여성의 이야기를 처음 접한 것은 리얼리티 쇼에서였다. 필자는 프로그램 제작자들이 충격효과를 위해 그런 이야기를 하도록 시킨 것으로 확신했다. 출산 분야에서 오랫 동안 있어온 지금, 필자는 태반 캡슐이 중국의학에서 널리 퍼진 고대의 기법이라는 것을 알았다. 여러분이 태반 캡슐화를 결정한다면, 전문 기술을 보유한 사람이 분명 여러분의 태반을 출산 직후에 수령하여 드라이아이스로 처리하여 가져갈 것이다. 태반은 이후 증기 처리, 탈수 처리, 분쇄, 캡슐 투입의 과정을 거치게 된다. 이것이 주는 이점에 대해 자연과학적으로 다룬 연구는 적지만, 전해지는 사례들에서 언급되는 이점은 다음과 같다.

- 옥시토신 분비 증가
- 에너지 수준 증가
- 산후 우울증 수준 감소
- 철분 농도 신속 회복

빠르고, 예정대로 진행되는 질분만을 선호하는 것이라고 생각하기도 한다. 반면 의학적 필요성이 아닌 이유로 제왕절개 날짜를 잡는 산모들도 있다. 여행 일정, 시험 날짜에 맞추기 위해, 또는 출산 과정이 복잡해지거나 고통스런 시간이 늘어나는 것이 두려워서 이러한 선택적 제왕절개를 택하는 산모들의 이야기를 만날 수 있다. 영국의 타블로이드지는 이러한 산모들을 "너무 고상해서 고생을 안하려는" 사람들이라고 적었다.

제왕절개에 대해 어떠한 자세를 취하고 있던지 간에, 태아가 세상으로 나올 때 도움이 필요하기도 하다는 점은 현실이다. 제왕절개가 미리 계획한 것이든 긴급히 결정된 것이든, 지난 9달 동안 해 온 그 모든 운동이 헛된 것이 아니었나 반문할 수도 있다. 필자의 수업에 참석한 제왕절개를 경험한 엄마들은 모두들 출산을 돕는 운동들(몸에 더 힘이 있는 느낌, 등의 통증의 경감과 같은)이 또한 회복도 돕는다고 말하고 있다. 제왕절개는 큰 규모의 복부 수술이다. 배벽을 갈라 아기를 세상에 나오게 한다. 배의 근육뿐만 아니라 골반 바닥의 근육들도 나아야 하게 된다. 케겔 운동은 밀어내기만을 위한 것이 아니다. 이는 임신 기간 동안 태아의 무게를 받치는 데에도 도움을 준다. 그러고도 샅 부위의 근육들은 태아의 무게를 40주 동안이나 감당한 후의 회복을 거쳐야 한다. 미국 산부인과의학회 내과의 대표 의학박사 라지브 B. 갈라는 "수술실에 더 건강한 상태로 들어갈수록, 회복도 더 빠르다"라고 말한다.

출산 이야기

다음의 출산 이야기들은 저 자신의 이야기와 내가 같이 작업한 다른 산모들의 이야기이다. 예외는 김의 이야기로, 그녀는 필자의 가까운 가족으로 20년도 더 전에 출산을 한 사람이다. 그녀의 이야기는 특별히 흥미로운데, 그녀는 산전 운동의 선두주자였기 때문이다. 그녀는 임신 기간 내내 스텝 에어로빅을 강습했다. 스텝 에어로빅을 하는 것만 해도 90년대에는 대단히 진보적인 것이었는데, 스텝 에어로빅을 가르치는 것은 두말할 필요가 없을 것이다. 시간을 건너, 우리가 산전 운동의 다양한 옵션을 누리고 임신 중의 훨씬 명확한 안전한 운동 가이드라인 그 이상을 갖춘 지금에 이르렀다. 각각의 이야기에서 운동이 산모에게 있어 힘을 북돋아주고 우리 각자가 고유의 아름다운 이야기의 주인공이라는 것을 알게 될 것이다. 스포일러 주의! 모두 결말이 해피 엔딩임.

Desi의 이야기: 의학적 개입을 동반한 질분만

2007년 9월 나는 임신 39주차였고 곧 아기가 나온다는 것을 알았다. 9월 첫 일요일, 남편과 나는 영적 의식으로 향했다. 우리는 퍼시픽 팰리세이드의 슈라인 호수 사원에서 의식을 참석했는데, 이곳은 파르마한사 요가난다에 의해 창설되었다. 그는 요가를 미국에 들여온 첫 지도자 중의 하나이며, 사원 내에는 세계의 모든 종교 상징들이 자리 잡고 있다. 나는 그 곳에 있는 것과 수도자가 한껏 부른 나의 배를 축복해주는 것에 대해 매우 행복했다. 그 날 늦게 남편이 기분 좋게 수영장 주위로 나를 끌고 다니면서 수영을 했고, 수영 후에는 몇 시간동안 잠에 들었다.

오후 11시쯤 나는 다리 사이로 물이 쏟아져 내림과 동시에 일어났다. 물풍선이라도 터진 것 같았다. 나는 양수가 터진 것임을 깨닫고 남편을 불렀다. 그는 기뻤지만 불안하기도 했으므로 의사에게 전화를 했다. 남편이 의사와 이야기를 나누는 동안 나는 샤워를 했고, 그가 발걸음을 서성거리는 것이 들렸다. 내가 샤워를 마치고 나오자마자 그가 말했다. "병원에 가자." 나는 웃으면서 말했다. "머리를 말려야지" 그렇죠, 나는 잠깐 허영심에 젖었고 젖은 푸들처럼 보이는 상태로 병원으로 가기는 싫었던 것이다.

남편은 계속 서성거렸지만, 나는 내가 다 놀랍게도 매우 침착했으며, 배 쪽의 진통은 가벼운 생리통 이상으로 느껴지지 않았다. 병원으로 차를 몰았고, 근무 중인 의사가 내 양막낭이 터졌는지 아니면 자다가 소변을 본 것인지 검사하고 싶어했다. 이 때 속으로 나는 '이게 무슨..?'이라고 말했다. 나는 내가 소변을 본 게 아닌 것을 알고 있었다. 물론 금방 그들은 양수가 터진 것임을 발견했고 나는 내가 익숙한 영역을 다루고 있는 것이 아님을 알았다. 근무진들은 모두 내게 익숙한 이들이 아니었고 남편과 나는 출산과 분만을 처리하는 데에서는 초보자들이었으니까. 운이 좋게도 나의 가장 친한 친구 중 하나인 로리 브레그만이 최근에 조산사가 된 바가 있었고(그녀는 매우 유명한 조산사이자 작가이다), 그녀가 한 시간 정도 있다 병원에 도착했다.

이제 시간은 세 시쯤이었고 근무 중인 간호사는 내게 유도분만제를 투입해 '분만 진행'을 하고 싶다고 했다. 자궁문은 4센티미터 정도로만 열려 있었다. "양수가 터지면 그로부터 24시간 내에 분만을 해야 해요." 유도분만제로 인한 진통은 훨씬 강렬했고 나는 마취제를 요구했다. 무통 마취제 후에 통증은 잦아들었고 나는 잠깐 눈을 붙일 수 있었다. 나는 태아의 심장 박동이 불규칙해져서 울리는 신호음을 듣고 일어났고 최근에 비즈니스 오브 비잉 본(미국의 다큐 영화 – 태어남에 대하여)을 본 상태여서, 제왕절개로 향하는 의학적 개입에 돌입한 것이 아닌지 걱정되었다. 근무 간호사는 "걱정하지 마세요, 산모님. 제왕절개를 해 드릴 거에요"라고 말했다. 내 눈에 어린 공포는 조산사가 나서게 되는 신호였다. 그녀는 아기가 최적의 태위 상태였기 때문에, 내가 정말 절대적으로 필요하지 않은 이상 제왕절개를 원하지 않는다는 것을 알고 있었다. 태아의 머리는 아래를 향하고 등은 내 배에 닿아서 출산에 좋은 위치에 놓인 상황이었다.

로리는 간호사에게 언제 교대근무가 끝나는지 물었다. 간호사는 로리에게 5분 정도만 더하면 된다고 말했고, 나는 로리가 그 때 "가보셔도 돼요"라고 말한 순간을 절대 잊지 못할 것이다. 나는 너무 안심이 되었고, 주도권이 간호사에게서 남편과 저로 옮겨가는 것을 느낄 수 있었다. 나는 의학계의 놀라운 수준과 그 선의를 진심으로 인정하지만, 이 순간만큼의 이 간호사만큼은 내게 잘 맞지 않는 사람이었다. 곧이어 근무 중인 의시가 들어와서 피토신 투입을 중지했다. 내 아들의 심장 박동은 정상화되었고 나는 다시 눈을 붙였다.

오후 세 시쯤, 나는 강한 구토감을 느꼈다. 그러자 나는 여자화장실로 달려가야 된다고 생각했다. 내가 "나를 잠깐 일으켜 주세요, 저 화장실에 가야되요."라고 말하자 조산사와 새로 온 환상적인 간호사는 서로를 바라보더니 이렇게 말했다. "밀어내기 시간이에요" 나는 출산과 분만 과정에서 산모가 화장실에 가야 된다고 느끼는 것이 매우 흔한 일이며, 이것은 우리 신체가 힘을 쓰면서 밀어낼 준비를 하기 때문에 전혀 이치에 어긋나는 것이 아니라는 점을 알지 못했었다. 이들이 호흡 방법과 밀어내기를 코치하기 시작하면서, 나는 허리 아래에서 아무것도 느낄 수가 없다는 것을 그제야 깨달았다. 의료진이 무통 마취제까지 빼는 것을 잊었다는 것이 드러났고, 나는 완전히 무감각 상태였다.

이 순간 감탄이 나오는 산부인과 전문의 베티 리 박사가 도착해서 상황을 접수했다(그런데 말인데, 의사들이 아기를 "받기" 위해서 언제 도착해야 하는지를 정확히 안다는 것은 정말 놀랍다!). 그녀는 즉시 간호사에게 마취제 투입을 중지하라고 했고, 내가 힘이 있다는 것을 상기시켜줬다. 이 순간, 오랫동안 새겨진 근육 기억이 치고 올라왔다. 나는 내가 밀어내기를 할 힘이 있고, 내가 밀어내기에 써야 하는 근육들을 마음 속으로 그리기만 하면, 다 할 수 있다는 것을 알았다. 내 주의를 신체 내부로 돌리고 근육이 밀어내는 것을 상상하기 시작했고, 마음 속으로는 내 아기에게 말을 걸면서, *나는 널 만날 준비가 되었어,* 사랑해라고 말했다. 외부적으로는 나는 많은 도움을 받았다. 남편은 내 등 윗부분 뒤에서 내가 위에서 아래로 밀어내는 것을 도와줬다. 나는 남편에게 꼭 집어 '적도 윗부분'(가슴을 부르는 속어)에 머무르라고 부탁했는데, 남편이 까무러칠까봐 두려웠기 때문이다. 남편이 내 등을 받쳐주는 것 외에도 듬직한 손이 내 심장 중앙에서 느껴져서 내가 그런 부탁을 한 게 기뻤다. 내 조산사가 한 발을, 간호사가 다른 한 발을 써서 내 발을 내 몸 쪽으로 밀어서 내가 더 힘쓰기를 잘 하도록 도와줬다. 중앙에서는 내 훌륭한 산부의과 전문의가 내 아기를 받을 준비를 완료했다. 힘껏 40분 동안 밀어내기를 하고 나서, 크루즈 로만 바틀렛이 세상에 나왔고 나는 바로 첫눈에 사랑에 빠졌다.

JP의 이야기: 약물 없는 자연분만

나는 남자친구와 함께 2016년 계획에 없던 임신을 맞이했다. 내가 당시 가장 두려웠던 것은 출산이었고, 이 예상치 못한 임신에 당황했을 뿐만 아니라 임신 막바지에 내가 해야 하는 일들에 대해 겁에 질리기까지 했다. 공포를 극복하기 위해서는 뭐라도 해야 한다는 걸 알았다. 정신을 놓지 않는 데에 도움을 받기 위해 방법을 찾기 시작했다. 산부인과 전문의는 산전 요가에 등록하는 것을 추천했고, 이는 지금껏 최고의 선택이었다.

나는 Desi의 산전 요가 클래스를 신청하고 나서 교감과 평화를 느꼈다. 임신은 계획에 없던 것이지만, 임신을 계획했던 산모들도 내가 느꼈던 감정을 공유하는 것을 알기 시작했다. 운동 도중 서로 터놓고 이야기를 나누면, 따뜻한 관심과 조언이 방을 채웠고 나의 신경은 가라앉았다. 나는 모든 친구들에게 임신 중 무엇을 해야 한다면, 바로 산전 요가를 해야 한다고 계속 말한다. 출산을 위한 강한 신체를 빚을 뿐만 아니라, 심리적으로도 더 강해지고, 더 지각하게 되고, 명상과 대화를 통해 더욱 중심을 잃지 않았다.

임신 마지막 몇 달 동안, 합병증이 있었다. 혈소판수치가 낮았고 예정일에 이르는 몇 주 동안 지속적으로 하강하였다. 이것은 혈소판수치가 다시 치고 올라가지 않는 이상 마취제를 맞아야 한다는 뜻이었다. 산전 요가를 듣지 않았다면, 내 마음은 엉망이 되었을 것이고, 이리저리 마구 서성이며 어떻게든 상황을 통제하려고 했을 것이다. 그 대신, 나는 태아 역시 나의 출산을 도울 것이며 모든 것이 순리대로 일어날 것이라는 사실에서 평화와 침착함을 찾았다. 산전 요가 수업에서 배운 집중과 평정은 정신을 붙잡고 두려움을 진정시키는 데 도움을 주었다.

게다가 출산 전 몇 달 동안, 의사는 아기의 배둘레가 신체 나머지 부분보다 비교적 작다는 것을 탐지하기 시작해서, 혈소판이 하락하는 것을 염려했다. 일주일 빨리 유도분만하는 계획이 잡혔다. 하지만 혈소판수치는 여전히 낮았고, 이는 상황이 변하지 않는다면 내게 주어진 옵션은 두 가지란 뜻이었다. 마취제를 고려하지 않은 상태에서 유도 분만을 하거나, 제왕절개를 하거나였다. 두 가지 방법 모두 나는 그렇게 반갑지 않았고 계속 두려움과 씨름했다. 하지만 Desi와 수업 동료들만은 나머지 임신 기간 내내 나를 도와주었다. 나는 출산 전 두 달 동안은 침대에서 안정을 취했다. 이것은 꼬리에 꼬리를 무는 생각 입장에서는 별로 도움이 되지는 않았지만, 그래도 나는 내가 배운 평화와 평정감에 감사했다.

유도분만이 예정된 주가 다가왔고, 나는 스스로 분만이 시작되는 것을 시도하기 위해 모든 충고를 받아들였다. 의사는 혹시 조금이라도 빨리 출산에 돌입하지 않을까 하는 희망에 멤브레인 스윕을 하였다. 산책도 하고, 매운 음식도 먹고, 성관계도 하였으며, 유도 마사지도 받고, 차도 마셨다. 뭐든지 가능한 건 거의 다 하려고 했다. 아기에게 말도 걸고 조금 일찍 나와줄 수 있겠니라고 부탁하기도 했다. 유도분만일 며칠 전, 내 혈소판수치는 마취제를 맞아도 되는 수준으로 다시 치고 올라갔다. 이 소식을 듣고 그 이상 행복할 수가 없었다! 그 결과 분만 준비 완료의 기분과 열의를 느꼈는데, 의학적 개입 절차를 피할 수 있으니 말이다.

유도분만 시작일 이틀 전, 나는 운이 좋게도 밤중에 깨서 자연스럽게 분만에 돌입할 수 있었다. 첫 11시간 동안은 남자친구가 옆에서 굉장히 힘이 되어주면서 집에서 분만을 했고 이윽고 이는 총 22시간의 출산 과정이 될 것이었다. 우리가 병원에 도착했을 때, 내 자궁문이 3.5센티미터 열렸고 출산 동안 그렇게 오래 집에 머물렀다는 사실이 자랑스러웠다. 정말 믿을 수 없고, 힘을 주며, 긍정적인 출산 경험이었다. 나는 여전사처럼 느껴졌고, 내 아기를 만나고 이제 임신 기간이 끝난다는 사실에 너무 흥분되었다. 나는 침착함, 평정, 노력과 함께 자연분만이라는 내 소원을 현실로 드러내었다. 나는 내 신체와 태아가 이 대단한 날을 준비하도록 스스로 도와줬기에 자연분만으로 자연스럽게 돌입할 수 있었다고 생각한다. 마음의 집중, 준비된 자세, 힘 실어주기야말로 내가 긍정적이고 자연스러운 출산 경험을 할 수 있었던 이유라고 생각한다. 그 22시간 동안 어떠한 공포감도 존재하지 않았다. Desi의 산전 요가 수업을 듣기 전 나를 공포에 휩싸이게 한 합병증들이 있었는데도 말이다. 나는 출산에 대한 내 공포에 정면으로 맞섰을 뿐 아니라 용감하게 나아갔다. 내가 가진 평정, 침착함, 힘에 저 자신이 놀랄 지경이었다. 내 몸이 육체적으로도 강하고 출산에 대해 준비가 되어있다는 말할 나위 없었다. 나는 의료진이 예상한 것보다 더 빨리 아기를 밀어냈고, 의시가 도착하는 것을 따로 기다려야 했다. Desi의 스쿼트 인터벌에 감사해야겠다! Desi, 주의깊은 산부인과 전문의, 조산사, 산전 요가 친구들, 이제는 나의 사랑하는 남편인 그 사람, 그리고 가족이 없었더라면 이 경탄스러운 출산의 경험을 누리지 못했을 것이다. 이 모든 것에 영원히 감사하다.

Natiya의 이야기: 위험부담이 큰 출산

나는 두번째 아기의 축복이 우리와 함께 하리라는 것을 알았을 때 의대 과정을 절반 정도 다닌 상태였다. 내 첫 임신과 출산은 Desi Bartlett과 함께 지속적으로 요가를 실천해온 덕분에 매우 원활하게 진행되었다. 그래서 운동과 호흡 조절에 시간을 투자하는 것이 다시 한번 건강한 임신에 있어 핵심적인 것이 되리라는 것을 알았다. 여전히 네 살짜리 아기를 키우고, 학업을 하면서 임신을 하고, 건강과 피트니스 분야의 사진 사업을 병행하고, 임신과 출산 과정 동안 행복하고 건강하게 지내는 것을 우선하는 일들을 통해 내 슈퍼 엄마로서의 노하우가 시험받지 않을지 궁금했다.

역설적이게도 임신 중기의 초음파 검사 결과를 논의해야 한다는 간호사의 전화를 받았을 때 나는 출산전 의학에 대한 강좌를 수강하고 있었다. 분만시의 합병증에 대한 과목을 막 지나온 상태였기 때문에, 나는 간호사가 전화로 태아가 삼중이 아닌 이중혈관탯줄 소견을 보인다고 할 때 어떠한 위험이 존재하는지를 잘 알고 있었다. 즉, 태아에서 산모로 피를 이동시키는 동맥이 두 개가 아니고 하나만 있었던 것이다. 대부분의 경우, 이 단일한 동맥은 확장하여 두 번째 동맥이 없는 데서 오는 손실을 벌충하고 합병증은 발생하지 않다. 하지만, 혈류량이 줄어들 수 있기 때문에 아기는 산소를 덜 공급받을 수 있고, 임신과 분만 시기 동안의 관찰이 매우 중요하다. 이중혈관탯줄 소견의 태아들은 분만 시 쉽게 피곤해지고 분만 경로를 통과해 나오는 데 어려움을 겪을 위험이 있어, 가정에서의 출산보다는 병원에서의 출산이 권장된다.

내 분만 계획은 태아의 이중혈관탯줄 소견을 발견하면서 완전히 달라졌다. Desi가 가르친 요가와 호흡 조절은 내 하루 일과에서 더욱 중요한 부분이 되었는데 나는 태아와 저 자신에게 완전히 산소를 공급하고 독소는 원치 않았기 때문이다. 30시간이 넘는 난산이었고, 태아는 견갑난산에 놓일 위험에 처해 있었으며, 제왕절개 수술팀이 호출되었고 별안간 십수명의 전문 의료 인력이 내 침대 주위에 자리잡았다. 나는 마지막으로 한 번만 수술 없이 시도해보겠다고 요청했고, 큰 요기 숨과 열렬한 믿음을 품고 그 후, 내 딸이 다른 합병증 없이 세상에 나왔다… 그녀의 이름은 그레이스이다. 정말 굉장한 아이다!

Demetra의 이야기: 힘과 용기를 주는 제왕절개

루카스 알렉산드로스 버크하트는 2007년 3월 7일, 8파운드 12온스(약 4킬로그램)의 무게에 22인치(56센티미터)의 키로 태어났다. 예정일을 1주 반 정도 지난 시점이었다. 일련의 임신과 분만, 출산에서 내가 배운 것은 원하는 대로 계획을 세우더라도 실제로 일이 일어나는 방식과 때는 정해진 바가 있다는 것이다. 나의 임신은 굉장한 경험이었다. 전형적인 임신 초기의 피로와 아침에 느끼는 구역질을 경험했지만, 임신 중기에 돌입하자 이들 증상은 모두 가라앉았다. 다행히도 계속 운동을 할 수 있었고, 특히 요가와 필라테스를 통해 힘을 기를 수 있었을 뿐만 아니라, 나 자신을 분만, 출산, 회복을 위해 준비시켜 주었다.

나는 루카스를 자연분만하고 싶은 의향이 컸지만, 그 녀석은 다른 계획이 있었나 보다. 루카스는 고집센 아이였고, 이미 내 배 속에서부터 그랬다! 예정일을 일주일도 더 넘기자, 담당의는 이제 뭔가 도움이 필요하다고 결정했고 유도를 위한 계획을 정했다. 나는 최대한 다소 긴장하여(하지만 우리가 완전히 준비되는 상태가 있던가?) 병원에 도착했고, 내 인생을 영원히 바꿀 이 어린 아이를 만나게 된다는 생각해 흥분되었다.

모든 절차는 3월 6일 오전 10시에 시작되었고, 그 날 내내 의료진은 서서히 피토신 투입을 늘려 진통과(바라건대) 자궁문 열림 과정을 강화시켰다. 진통이 점점 강해지자 나는 요가 수련 덕택으로 내가 나의 호흡에 정말로 집중하고 있는 것을 발견했다. 통증 가운데서 호흡을 하면서 산전 요가 수업에서 배운대로 위치를 바꾸는 일은 과민한 신경을 없애고 최종 결과에 마음을 집중하는 데 큰 도움이 되었다. 오후 8시쯤 나는 마취제가 들어갈 시간임을 깨달았다. 나는 이를 맞아야 할지 잠시 생각했지만, 조산사와 이야기를 나누고 내가 적절한 시점임을 알고 있었던 상태에 도달했다. 마취제가 내 근육을 이완시키고 자궁문 열림을 도와주길 바라면서 밤을 보냈다. 밤새 일련의 사건들이 지나면서 태아의 심장 박동수가 줄었고 의료진과 내 담담의는 피토신 양을 줄이기로 결정했다. 내 주변에서 일어나고 있는 일에도 불구하고, 내 가족은 위치를 지킨 채 나를 계속 응원했고 의료진이 절 훌륭히 도와주고 있는 것을 알고 있었으며, 모든 것이 순조롭게 될 것이라는 확신이 있었다.

아침 늦게에는 자궁문 열림이 더 이상 진행되지 않았고, 피토신이 배제된 상태에서 내 진통은 잦아들었다. 루카스에게는 다른 마음이 있었다. 3월 7일 화요일 오전 10시쯤 담당의는 제왕절개 계획을 수립해야 한다고 결정했다. 불안하긴 했지만 나는 이 시점에서 이것이 내가 따라야 하는 길임을 알았고 솔직히 괜찮았다. 내 우선순위는 아기와 아기의 건강이었고, 나는 매우 우수한 팀의 지원을 받고 있었으니까.

내 제왕절개는 오후 1시로 예정이 되었다. 하지만 다시 한번 꼬마 루카스의 계획은 달랐다. 상황에 근거하여 병원은 속도를 내어서 제왕절개에 착수하는 것이 최선이라고 판단했다. 루카스는 자신만의 방법으로 우리에게 말하고 있었다. 이것이 그가 세상에 자신의 발걸음을 내딛는 방법이었던 것이다. 우리가 수술실에 들어가자 의사들은 준비를 하는 동안 내 담당의가 올 때가지 기다리기로 하였다. 그녀가 도착했고 나는 모든 것이 제대로 진행될 것이라는 것을 알았다. 모든 절차는 신속했고 의료진과 내 옆을 지켜준 다른 모든 이들이 나를 편안하게 해주었다. 오후 1시 9분에 의사가 처음으로 아기를 꺼냈을 때는 아기 울음 소리는 들렸지만 아기를 볼 수가 없어서 처음에는 조금 이상했다. 아이의 아빠가 달려와서 아기를 우선 보고 탯줄을 잘랐다. 그 때 의사가 수술을 마무리하는 동안 나는 거기서 벌어진 모든 것을 들을 수 있었다. 그리고 나서 내게 아기가 왔다.

마침내 내가 루카스를 만나게 되었을 때의 그 압도적인 감정을 나는 설명할 수가 없다. 나의 눈은 이제껏 겪어보지 못한 기쁨, 흥분, 사랑의 눈물로 차 있었다. 마침내 아기가 건강하고 아름다우며 절대적으로 완벽한 모습으로 와 있었다. 나는 엄마, 우리는 부모가 된 것이다. 우리의 아가가 도착했다!

나는 회복을 하면서 병원에서 다음 며칠을 보냈다. 수술은 성공적이었고 나는 상대적으로 빠르게 회복했다. 사실, 깨어난 후 거의 즉시 걸어다닐 정도였다. 간호사들조차 감명을 받았다. 환상적인 의사 분 덕분에 상처는 아주 작았다. 임신 전과 임신 기간 내내 쌓아 올린 신체의 힘과 인내 덕택에 빠른 회복이 가능했다고 생각한다. 토요일 아침이 되자 나는 새로운 가족과 함께 집에 갈 준비가 되었다!

이 경험에서 내가 배우고 내내 내 안에서 맴돈 가장 중요한 점들 중 하나는 받아들임이었다. 나는 저에게 일어나는 일들, 물리적/감정적 변화, 호르몬, 기복을 받아들이고 항상 일이 쉽지는 않지만 어쨌든 모두 감싸안는 법을 배웠다. 결국 나는 한 사람으로 성장하고 있었던 것이다! 이것은 놀라운 것에만 그치지 않고 기적이며, 인생의 가장 큰 축복 중의 하나이다. 나는 또한 아기가 아기 자신이 준비가 되어야 나올 것이고(루카스처럼 말이다) 자신의 운명대로 그의 방식을 취한다는 것을 받아들이는 법을 배웠다. 나의 경우에는 제왕절개 출산이었지만 아무렴 괜찮다. 루카스는 여기 이렇게 있잖은가. 그는 행복하고, 건강하고 가장 훌륭한 선물이다. 이게 중요한 것이다. 나는 더 바랄 것이 없다.

Shawna의 이야기: 분만원에서의 약물을 배제한 수중 자연분만

내가 임신했다는 것을 알게 되자마자, 수중 분만을 하고 싶다는 직감이 들었다. 삶에 대한 전일적 시각을 견지하는 요가 강사이자 여성 운동 활동가로서 이것은 내게 자연스러운 결정이었다. 응급실 간호원인 내 남편은 처음에는 회의적이었지만 우리가 분만/출산 간호원이기도 했던 조산사를 만나자마자 동참했다. 논의 후 우리는 집보다는 분만원에서 수중 분만을 하겠다고 결정했다.

정확히 38주차에 아침 5시에 진통이 생기기 시작했다. 진통은 불규칙적이었고 나는 가진통이 아닌가 했지만 만일을 대비해 조산사와 출산 도우미에게 알려주었다. 아침 늦게 진통은 여전히 간격이 불규칙적이었지만 점점 강하게 느껴지기 시작해서 정말로 맞다는 것을 알게 되었다. 운동용 공과 출산 수업에서 배운 호흡 운동을 사용하면서 오후 늦게까지 집에서 산고를 치루었다. 진통이 점점 강해지고 간격이 좀더 좁혀지자 나는 남편에게 분만원을 예약해야겠다고 말했다. 분만원에 도착하자, 조산사가 나를 체크했고 이미 자궁문은 8-9센티미터 가량 열려 있었다.

조산사가 도착했고, 내가 너무 더워져서 분만 욕조에서 욕실로 이동할 때, 그리고 침대로 갈 때 같이 남편과 함께 나를 마사지를 하고, 손을 잡아 주었으며, 숨을 쉬어 주었다. 나는 임신 중에 플레이리스트를 만들었었고, 배경 음악으로 음악이 잔잔히 흘러나왔다. 나는 태초의 시간과도 같은 느낌을 받았고, 진통 각각은 낮고 목 뒤에서 그르렁대는 신음을 나오게 했다. 진통은 강력한 파도처럼 나를 가로질렀다. 해가 지기 시작할 무렵, 나는 세게 밀어내기를 하고 싶은 충동이 일었지만, 아직 양수가 터지지 않았다. 조산사는 변기에 앉아서 중력이 개입하도록 하는 것이 어떠냐는 제안을 했고, 내가 침대에서 몸을 움직이자마자 양수가 진통 중에 강력하게 터지면서 나는 무릎을 꿇고 말았다. 나는 자궁문이 완전히 열린 상태로 욕조에 들어갔고, 내가 여태까지 경험한 가장 강력한 감각이었던 30분간의 밀어내기 후 남편은 남자 아기를 물 속에서 받아내었다.

우리는 즉시 이 자그마하지만 완벽한 하나의 사람 앞에 경탄을 하였다. 남편과 나는 누구의 방해도 받지 않고 두 시간 동안 타이슨과 서로 피부를 맞대는 교감을 나누었고, 그가 꿈틀거리며 처음으로 젖을 먹으러 내 가슴을 찾아가는 것을 놀라움 속에 지켜보았다. 아기의 무게를 재고, 체크 사항을 거치고, 담요로 둘러싼 후 우리의 작은 새 가족은 출산 네시간 반만에 집으로 향했다. 꽤 돌 것만 같다! 내가 마음 속에 그리던 출산을 직접 할 수 있었던 행운아라니. 세상의 많은 엄마들의 일원이 된 지금, 출산을 한 모든 강하고 힘있는 여성들에 대한 깊은 곳으로부터의 존경심을 얻게 되었다.

Kim의 이야기: 더없이 쿨한 약물 배제 자연 질분만

40시간 경과 시점에 이르자 산부인과 전문의가 내 방에 와서 제왕절개로 아기를 받아야 할 것 같다고 말했다. 나는 아기가 고통스러워 하는 것인지 물어봤고 의사는 "그런 건 아닌데요, 하지만 아직 2센티미터밖에 안 열려서요"라고 말했다. 나는 지금에 와서 제왕절개로 아기를 받자고 40시간 동안 견뎌온 것이 아니라고 말했다.

나는 임신 기간 내내 운동을 계속해 왔고 에어로빅도 가르쳤기에 내 능력으로 여태까지 그려온 약물을 배제한 자연 분만을 할 수 있다는 자신이 있었다. 이틀 대부분을 나는 심호흡을 하면서 내 중심에 이르는 힘을 찾고 내 자신을 가라앉혀 왔지만, 나는 주의의 피곤을 부르고 있었다. 또다른 산모가 비명을 지르는 것을 들을 수 있었고 그 때 할 수 있었던 생각은 단지 저런 식으로 내 에너지를 낭비하고 싶지는 않다는 것이었다. 남편은 집으로 돌아가서 잠시 쉬고 나는 혼자인 느낌을 받았다.

답답해 하는 산부의과 전문의가 나가고, 구식 간호사 모자를 쓰고 빳빳한 흰색 유니폼을 입은 간호사가 어둡고 조용한 내 방으로 들어왔다. 그녀는 내게 다른 방법을 시도해보겠냐고 물었고 나는 "당연하죠!"하고 답했다. 그녀는 모니터의 연결을 해제한 후 나를 침대에서 일으켜 등받이가 단단한 나무 의자에 다리를 걸쳐 앉도록 했다. 내가 할 일은 최대한 릴랙스하고 내 배를 확장시키는 것이었다. 동시에, 그녀는 손 뒷부분을 내 등 아래부분에 대고 강하게 누르면서, 어깨뼈 쪽으로 반복적으로 밀어 올렸다. 이런 불편한 상태에서 강한 압박을 상대로 릴랙스하는 것은 쉬운 일이 아니었다. 그녀는 아기가 가로로 비스듬히 놓이게 되고 우리가 그녀를 조금 불편하기 만들어서 아기의 머리가 산도를 찾게 되도록 만들려는 것이라고 조용히 설명했다. 나는 아기의 성별을 모르는 상태였지만 그 간호사가 여성 대명사를 사용하는 것에 대해 당시에는 전혀 생각하지 못했다. 얼마간의 시간이 흘렀는지 알 수 없었지만 어느 시점에 이르러 강렬한 당김과 압박이 느껴졌고 간호사는 "자 이제 시작이에요. 오래 걸리지 않을 거에요." 그리고 그녀는 내가 다시 침대에 가는 걸 돕고는 떠났다.

자궁문 열림이 2센티미터에서 10센티미터로 너무도 빠르게 진행되어서 나를 체크한 간호사는 숨을 헉하고 쉬었다. 밖의 식당에서 저녁 식사를 하던 산부인과팀을 호출해야 했고, 발로(Crowning - 태아의 머리가 양 대음순 사이로 노출) 상태가 되기 직전에 간신히 도착했다. "밀지 마세요!" 의사는 내게 소리쳤다. 내 딸이 도착하는 것을 보는 순간의 믿을 수 없을 정도의 안도감과 압도적인 경이감은 여지껏 경험한 것 중 가장 보람된 감정이었다. 나중에 나는 나를 도와주고 침대에서 일으켜서 나무 의자에서 마법을 부린 그 간호사가 어디 있는지 물었다. 나는 정말로 그녀에게 감사를 표하고 싶었다. 하지만 산부인과와 간호사들은 내가 누구를 의미하는지 알지 못했다. 그들은 그 때 다른 방에서 응급 상황이 생겨서 몇 시간을 거기에 소모했지만 내 분만실 주위에서 아무도 보지 못했다고 했다. 그리고 모니터가 연결이 해제되면, 간호사 사무실에서 경보가 울린다는 것과 층 전체에 나무 의자는 단 한 개도 없었다는 점을 알게 되었다. 나는 사람들에게 그녀의 인상착의와 더불어 간호사복도 언급했다. 그들은 눈을 굴리더니 한 명은 이윽고 박장대소를 하며, "오잉?, 간호사들이 그런 옷을 안 입은 지는 몇 년이나 되었다고요!"라고 말하는 것이었다.

주(註): 이 이야기는 가까운 가족으로부터 들은 이야기이다. 그녀와 이야기하면서 나는 그녀가 굉장히 깊은 명상 상태로 들어갔을 수도 있다는 결론을 내렸다. 그녀는 자신을 도운 그 간호사가 천계로부터 왔다고 믿고 있다. 이 이야기는 조금은 특이한 것으로 들릴지도 모르지만, 출산의 순간이야말로 물리적 세계와 성스러운 세상 사이의 장막이 걷히는 순간이라고 많은 사람들이 믿는다. 이것을 읽는 분의 개인적 신념이 비단 어떠하든지 간에, 이것은 아기를 낳으면서 자신의 의식 깊은 곳에 닿고 힘을 주는 수단을 찾을 수 있는 능력을 잘 묘사해주는 쿨한 이야기이다.

엄마의 동작

샤워실에서 엉덩이 흔들기

출산이 시작되는 것을 느낀다면 – 일정한 진통의 시작이거나 양수가 터진 상태이거나 간에 – 병원이나 분만원으로 향하기 전까지 집에서 아직은 시간이 좀 있는 상황일 것이다. 여러분은 이 시간을 샤워실에서 하는 간단한 엉덩이 흔들기를 통해 출산과 분만의 놀라운 경험을 위하여 신체를 준비하는 방식으로 쓸 수 있다. 집에서 아기를 낳는다면, 이 동작을 즐길 수 있는 시간을 기분이 좋게 느껴지는 한 더 길게 가질 수 있을 것이다.

따뜻한 샤워실에서 서서 얼굴을 샤워헤드가 있는 벽 쪽으로 향하게 한다. 손을 엉덩이 높이에 놓고 힙 힌지를 할 수 있을 정도로 살짝 뒤로 걷다. 이러한 모양이 5장에서 나오는 강아지 자세인 것을 알 수 있을 것이다. 샤워물줄기가 척추를 따라 폭포처럼 흐르는 이 때 발을 엉덩이 너비로 벌리고 엉덩이가 한 쪽에서 다른 쪽으로 왔다갔다할 수 있게 한다. 따뜻한 물은 릴랙스를 돕고 여러분은 등에서 가벼운 마사지를 받는 것처럼 느끼게 된다. 엉덩이를 부드럽게 흔드는 것은 아기가 산도로 이동하는 것을 돕게 될 것이다. 눈을 감고 아기가 최적 태아 위치에 놓이는 것을 마음 속으로 그린다. 아기에게 너의 도착을 축하한다고 말을 걸을 수도 있다. 이것은 운동으로 의도된 것이 아니다. 이는 출산을 준비하면서 탄생할 아기를 다정하게 초대하여 아기가 내려오도록 시작하게 하는 것이며 여러분의 신경계를 진정시키는 기회로서 작용한다.

누구도 당신에게 말해주지 않는 정보

메스꺼움 누르기

출산이 임박했을 때 무언가 배출해야겠다는 욕구가 생기는 일이 매우 흔한 일이라는 것을 내게는 누구도 말해준 적이 없다. 이것은 구토감이 될 수도 있고 화장실에 가고 싶은 느낌이 될 수도 있다. 구토는 때로 마취제에 대한 반으일 수 있으며, 또는 단순히 본격적인 분만으로 돌입한다는 신호가 될 수도 있다. 어느 것이 되었든 구토가 재밌는 일이 아니라는 데에는 이견의 여지가 없을 것이다. 메스꺼움을 누그러뜨리는 데 도움을 주는 몇 가지 단순한 단계들은 다음과 같다.

- 수분 유지: 얇은 얼음 조각 씹기, 물 마시기, 아이스캔디 먹기
- 식사는 가볍고 밋밋하게
- 생강 팅크 몇 방울을 물에 타기
- 집이라면, 파트너나 조산사에게 박하 에센스 오일을 확산시키도록 하기

당신의 아이에 대한 사랑의 시각화

당신의 아기를 안기

눈을 감고 당신의 아름다운 아기가 머리는 아래를 향하고 척추는 당신의 배와 접해 있는 최적의 위치에 있는 것을 마음 속으로 그리라. 아기와의 내적 대화를 시작하라. 여러분이 품고 있는 아기를 만나는 데에 대한 그 모든 기대감을 아기와 나누라. 아이가 세상에 나올 준비가 되었을 때 여러분도 준비가 되었다는 것을, 아기를 품 안에 안는 것을 기다려 왔다는 것을 아기가 알게 하라. 가슴 한복판에서 시작하여 팔을 거쳐 나아가는 사랑을 느끼고 손을 배 위에 놓아라. 손에서 발산해 나와 아기에게 이르는 여러분의 사랑을 인식하고 보고 느껴라. 깊게 숨을 쉬고 아기와 신체가 주는 피드백을 계속 받아들여라. 미묘하거나 극적인 전환이 있었는지 감지하고, 여러분이 부드럽게 여러분 의식에서 지금 이 순간으로 돌아오는 것을 인지하라. 곧 아기를 만나게 될 것이다.

맛있는 음식들

너리시먼트 나우의 빅토리아 닷지 제공

스무디는 영양분으로 가득찬 음식으로서 코코넛 오일과 아몬드 버터로부터는 건강한 지방을, 바나나와 대추에서는 칼륨과 섬유질, 시금치에서는 비타민 C와 철분을 얻을 수 있으며, 아몬드 밀크의 비타민 E는 말할 필요도 없을 것이다. 여러분이 제일 좋아하는 식물성 단백질 파우더 한 숟갈을 자유롭게 가미해서 여분의 단백질을 공급할 수 있도록 한다.

출산과 분만 영양만점 스무디

아몬드 밀크 1 컵
얼린 바나나 1 개
아몬드 버터 2 테이블스푼
대추 두어 개
코코넛 오일 1 티스푼
시금치 한 움큼
원하는 농도를 위한 물 반의 반 컵 또는 1/2 컵

블렌더에 재료들을 섞어준다. 부드러워질 때까지 갈아준다. 나머지는 냉장보관한다.
산출량: *2 회분*

회복 운동과 결과
(Practices for Recovery and Results)

엄마가 된 분들을 위한 회복 운동

엄마와 나 (Mommy and Me)

복부 폭발 시리즈

엄마들을 위한 자기 관리법

40세 이상의 산모들에 대한 통찰

8

엄마가 된 분들을 위한 회복 운동
(New Mama Recovery Workout)

축하해요 엄마! 당신의 몸, 정신, 감정이 임신, 진통, 분만이라는 놀라운 경험들을 거치며 계속해서 변화해 왔다. 모든 사람들이 각자 고유한 경험을 했으며, 동일한 사람이라도 매 임신마다 다른 경험을 할 수 있다.

아기를 안아올리고, 걷고, 아기의 옷을 세탁하기와 같은 일상 생활에서 요구되는 것 이상의 운동을 시작하기 전에 신체를 회복시키는 것이 매우 중요하다. 엄마의 역할을 하기 시작하는 이 시간을 기뻐할 때, 본인의 근력이 회복되는 듯한 건강한 느낌을 촉진시키는 데 도움이 될 구체적인 가벼운 움직임과 연습들이 있다. 이 장에서는 당신의 아름다운 아기와 유대감을 형성하면서 회복을 촉진하는 것을 돕는 데 초점을 맞추고 있다.

회복 기간 동안 당신의 신체

질 분만을 했을 경우, 일반적인 회복시간은 대략 4주이다. 4주차가 되면, 산부인과 전문의나 산파를 만나서 몸이 회복되고 있는지 확인할 것이다. 제왕절개를 했을 경우에는, 복부에 큰 외과적 수술을 했고 몸이 회복하는데 시간이 더 필요하므로, 회복에 일반적으로 6주 이내의 시간이 걸린다. 의사는 모든 것이 적절히 회복되고 있는지 확인해야 하는 책임이 있다.

질 분만을 했을 경우에는 약간의 찢어짐이 존재하는 것이 정상이고, 이 섬세한 조직들은 회복할 시간이 필요하다. 또한, 이 시기는 모유 수유를 하기 시작하는 때이며(당신이 하고싶은 대로; 모유 수유든 우유를 먹이든 어떤 방식이든 비판하지 않다), 당신의 가슴이 무겁거나 따끔거릴 것이다. 당신의 복부 또한 회복되고 있는 중이다; 태아를 위한 공간을 만들기 위해 이곳에 약간의 변화가 있었다. 태아의 집이었던 배부터 시작해서, 이러한 강력한 변화들 중 일부를 살펴보자.

복부

당신의 배는 지난 40주간 태아의 집이었다. 제왕절개를 통해 아기를 출산했다면, 상처 치료에 대한 문제와 절개부위가 올바르게 회복되었는지 확인해야 한다. 오늘날에는 전통적 제왕절개 및 자연적 제왕절개를 포함한 여러 제왕절개 기법이 존재하며, 외과 의사가 O자형 제왕절개 견인기를 사용했을 수 있다. 각각의 여성마다 조금씩 다른 방법이 사용됐으며, 회복 속도가 다양하다.

출산 후 당신이 겪을 수 있는 또다른 문제는 복직근이개(diastasis recti)이며, 이것은 복부 근육들의 양면이 분리되는 것으로 흔히 겪는 질환이다. 일반적으로, 이 근육들은 강력한 콜라겐 연결 조직으로 연결되어 있다. 복직근이개를 분리로 설명하는 것은 약간 오해의 소지가 있다; 가운데를 중심으로 양면이 백색선(linea alba)아래에서 연결되어 있으므로 언제나 어느정도 분리되어 있고, 이 백색선은 배꼽에서부터 아래로 이어지며 임신 중 호르몬의 변화로 인해 종종 흑색으로 바뀐다. 이 질환에 대해 더 좋은 설명은 이 연결조직의 질(quality)이 임신 중 저하될 수 있다는 것이다.

항상은 아니지만, 대부분의 복직근이개를 겪는 여성들을 3개의 명확하고 뚜렷한 그룹들로 나눌 수 있다.

- 첫번째 그룹은 복근이 탄탄하거나 필라테스를 가르치는 아주 건강한 여성들이다. 이 여성들의 복근은 아주 단단하고 팽팽하여 앞쪽으로 자라나는 태아의 압력이 복근을 더 크게 분리시킨다. 아주 단단한 고무 밴드를 훨씬 더 팽팽하게 당기는 것을 생각해보라; 결국 어떤 해결책이 필요하다.
- 두번째 그룹은 건강이 악화되었고 건강을 위해 바람직한 양보다 체지방율이 높은 엄마들이다. 이 여성들은, 임신 전에 복부에 지방이 과도하게 많으며 근긴장도가 부족할 수 있다. 이 근육들은 태아가 성장함에 따라 앞쪽으로 압박되고, 이미 느슨한 근육들이 더욱 풀릴 수 있다.
- 세번째 그룹은 대개 복직근이개를 보이는 쌍둥이를 임신한 엄마들이다. 둘 또는 셋의 태아들이 늘어난 자궁에서 자라나며, 복벽(abdominal wall)을 앞쪽으로 압박하는 것을 상상해보라.

자궁이 퇴축(involution)이라고 부르는 단계를 거치는 동안 분만 후 몇 시간 그리고 몇 일 동안 복부 근육들이 살짝 분리된다는 사실을 알고 있어야 한다. 퇴축이 일어나는 동안, 자궁은 늘어난 크기에서 원래의 크기에 가깝게 다시 수축된다. 따라서, 복직근이개가 있는지 확인하기 전에 몇 주 기다려보라. 복직근이개를 집에서 확인하고 싶다면, 제 친구이자 물리치료사인 물리치료학박사 겸 근골격(OCS) 전문가며 PMA(Pilates Method Alliance)협회에서 인증하는 필라테스지도자인 Jennifer Wells McCauley의 간단한 가이드라인 일부가 여기 있다.

1. 양 무릎을 굽히고 양 발을 바닥에 붙인 채 등을 대고 누운 자세로 시작하라.
2. 한쪽 손으로 손바닥을 본인을 향하게 한 채, 손가락을 배꼽 높이에 위치시키라.
3. 머리, 목, 어깨를 천천히 바닥에서 들어올려 미니 크런치 자세를 만들면서 손가락 끝을 사용해 아래로 살짝 눌러라.
4. 배곧은근(복직근) 양쪽 사이의 틈 또는 분리가 되었는지를 평가하라. 배곧은근의 양쪽 사이에 틈이 전혀없거나 손가락 한 개 반 정도 미만의 틈은 정상이다. 틈이 손가락 두 개보다 크면 복직근이개가 존재함을 나타낸다.
5. 배꼽 위아래를 세 손가락을 사용해서 이 과정을 반복하라.

임신과 같이 발생하는 생리적 변화와 호르몬 변화로 인해 산욕기(postpartum period)에 복직근이개가 흔하다는 것을 기억해야 한다. 자세를 변형시켜야 하는 때와 언제 물리치료사나 전문 의료인과 상담하는 것이 가장 좋은지를 아는 것이 중요하다. 손 한 개 반보다 작은 틈은 정상으로 간주되고, 정상적인 복부 근력 단련을 진행해도 된다. 손가락 2-3개의 틈이 있으면 복부 운동을 할 때 변형된 자세와 공인자격증을 지니고 숙련된 요가 강사 또는 여타 피트니스 전문가의 특별한 주의가 필요하다. 손가락 3개보다 큰 틈이 있다면, 물리치료사나 전문 의료인에게 가야한다; 복직근이개의 치료를 돕기 위해 추가적인 교정기, 테이핑, 1대1 지도가 필요할 수 있다. 심각한 경우에는, 외과적 수술이 필요하지만, 대부분의 복직근이개는 자연적으로 또는 물리치료를 통해 회복될 것이다.

골반바닥

복부가 치유되고 있는지 확인하는 것 이외에도, 골반바닥의 근육들이 치유되고 있는지 확인하는 것이 중요하다. 대부분 첫번째 산후 검사에서 의사는 탈출증과 같은 어떠한 중요한 문제들이 있는지 확인할 것이다. Jennifer Wells McCauley는 산후 골반바닥의 건강에 고려해야할 몇 가지 요소들로 다음과 같은 것들을 제안한다.

- 분만의 유형.
- 근육, 인대, 조직이 외상을 입었는가.
- 압박, 스트레칭, 찢김으로 인한 부분적 탈신경.
- 발살바법(Valsalva)과 출산 시 전력을 다해 힘을 줌에 인한 고유감각의 교란.
- 겸자분만(forceps), 외음절개술(episiotomy), 부적당한 봉합 문제들.

알맞은 복장 구매하기

산후 운동에 알맞은 복장을 구매하는 것은 중요하다. 쇼핑 목록에 추가해야 할 물품들은 다음과 같다.

- 수유관의 압박을 방지하기 위해 두개의 분리된 컵으로 구성된 보정 브라.
- 몸의 뒤쪽과 바깥쪽 허벅지의 연결 조직에서 긴장을 풀어줄 폼 롤러
- 요실금 패드(운동, 재채기, 웃음 시 소변이 새는 것을 발견한 경우)
- 하이-웨스트 형식이고 복근에 힘을 주어야 함을 상기시킬 수 있게 가벼운 압박감을 주는 운동용 레깅스.
- 복대는 선택 사항이다. 복대를 사용하고자 하면, 제왕절개의 절개부위를 보호해야 한다.

위의 것들을 의사와 상의하며, 의사는 골반바닥의 긴장도나 근력을 정기적으로 확인하지는 않을 것이다. 대부분의 여성들은 아래로 향하는 몇몇 압력이 요실금을 유발하기에 골반바닥의 근육들이 약해진 것을 곧바로 알아챈다. 예를 들어, 재채기나 아기를 안아올릴 때 소변을 봐야할 것 같은 느낌이 든다면, 골반바닥의 상태를 전문적으로 다루는 물리치료사와의 상담이 큰 도움이 될 수 있다.

이 근육들의 근력과 긴장도를 회복하고 싶다면, 이 장의 뒷부분에 나오는 나를 깨우기(Wake Me Up) 연습에 나오는 운동들을 하면서 골반 바닥이 천천히 들어올려지는 것을 느껴보라. 각각의 운동에서 숨을 들이쉴 때, 골반바닥이 천천히 아래로 내려가고 복부 근육들은 팽창한다. 숨을 내쉴 때는, 깊은 복부 근육들이 안쪽으로 당겨지고 골반바닥이 올라가는 것을 느껴라.

나는 숨을 내쉬는 동안 케겔 운동이나 엘레베이터 운동을 시키는 것을 좋아한다. 예를 들어, "복부의 등척성 수축(이것은 외부 움직임을 배제한 수축을 예쁘게 표현한 것이다)을 찾을 때, 한 층에서 다음 층으로 움직이는 엘레베이터와 같이 골반바닥의 근육들이 느리고 꾸준하게 올라가는 것을 느껴야 한다." 언제 골반바닥의 근육들을 들어올려야 하는지 기억하는 좋은 방법은 *XX 법칙*이라고 한다(운동학과 생체역학 학생들이 실행(eXertion)할 때 숨을 내쉬기(eXhale)의 순서를 기억하기 위해 사용하는 연상 암기구절). 이 사례에서, 당신은 숨을 내쉴 때 골반바닥 근육들의 힘을 발휘한다.

회복 기간 동안의 명상과 의도

분만에 대한 경험을 갖고 있는 것은 당신의 신체만이 아니라는 것을 명심해야 한다; 그 경험을 한 것은 당신의 정신과 감정을 포함한 당신이라는 존재 전체였다. 나는 일하면서 수천명의 여성들로부터 놀랍고 고무적인 출산 스토리들을 들었다. 그러나 일부 경험들은 부모들에게 무력감을 남겼

다. 잠시 다시 명상을 사용하여 본인의 가장 내면에 들어가라.

편한 자세(Easy Pose)와 같이 편안하게 앉은 자세를 취하고 벽이나 소파와 같은 형태의 등받침을 사용하라. 양 눈을 감고 호흡을 느리게 가져가라. 당신의 몸을 머리에서 발끝까지 살펴보기 시작하라. 요가 수행자들은 이것을 *스바드야야(svadhyaya)* 또는 자아탐구라고 부른다. 신체의 부분들이 피로를 느끼거나 다정한 보살핌이 더 필요한가? 일부분이 아직 치유 중이고 휴식이 필요한가? 정말로 좋은 기분을 이미 느끼고 있고 마치 삶이 새로운 리듬을 형성하기 시작했다고 느끼는가? 어떤 결과가 나오든 비판하지 마라: 옳거나 그른 것은 없으며 경험의 진실만이 존재한다.

이제 오직 아름다운 아기의 탄생을 회상하라. 어디서, 언제, 누가(방에 있었는지) 확인하라. 이제, 방법(How)에 다시 연결하라. 당신의 아기가 세상에 어떻게 나왔는가? 당신의 선택에 자랑스러움과 든든함을 느꼈는가? 당신의 의사나 산파가 당신의 피드백을 경청했는가? 당신을 두렵게 한 순간이 있었는가? 당신을 고무시키고 행복하게 한 순간이 있었는가? 즉, 어떠한 비판도 특히 본인 스스로에 대한 비평도 없다.

마지막으로, 분만을 하고 있는 과거의 당신에게 사랑을 보낼 수 있다고 상상하라. 엄마의 심장으로 연민을 담아 스스로의 일부를 돌아보라. 내면의 시선이 부드럽고, 참을성 있게, 당신이 다시 쓸 수 있기를 원하는 어떠한 선택이나 사건에 대해 이해심을 갖게 하고, 이 경험들로 하여금 당신이 이후의 임신에 어떻게 바꾸길 원하는지 알려라(조금 더 의견을 강경하게 밝히기, 통증 관리를 요구 여부, 방 안에 가족들의 동석 여부 등). 당신이 자랑스럽고 기뻤다면, 잠시 이 감정들에 연결하라. 다시 말하지만, 어떠한 비판도 없으며, 조금의 자아탐구와 일생의 사랑(아들 또는 딸)을 만나게 해줄 순간인 드라마틱한 일생의 사건을 상세히 검토할 시간이었을 뿐이다. 당신의 의식을 천천히 현재로 돌아오게 하며, 눈을 뜨고, 당신의 경험에 대해 기록을 하고 싶다면, 지금 그것을 할 시간을 가지라. 이것은 아기를 처음으로 안았을 때와 같은 모든 좋은 경험들을 기억하는 강력한 도구이자 두려웠거나 무력감을 줬던 경험들의 치유를 시작할 기회가 될 수 있다. 호흡을 깊게하며 본인의 감정에 대해 스스로 솔직해지라. 어디에서 시작해야하는지 안다면, 우리가 의도한 방향을 향해 효과적으로 움직일 수 있다.

*의도(Intention)*는 마인드-바디(mind-body) 커뮤니티에서 지금 유행하는 말이다. 이것은 정말 멋져보이고 일종의 정신적인 것이지만, 이것이 진짜로 의미하는 것이 무엇일까요? 의도는 특정한 방법으로 행동하는 결정이나 우리의 다짐으로 이해할 수 있다. 요가 수행을 시작할 때, 잠시 명확한 의도를 설정하는 시간을 갖는 것이 중요하다. 의도는 그 날 당신이 요가를 수행하는 이유를 말하는 것만큼 일반적일 수 있다. 예를 들어, 당신은 *나는 지금 내 몸과 정신에 유연성 그리고 힘을 부여하고 있어* 라고 생각할 것이며, 조금 더 구체적으로 말하자면, *오늘은 부드러운 연습으로 움직일 것이고, 내 의도는 제왕절개 부위를 자극하지 않으면서 코어 근력을 천천히 다시 깨우는 거야* 라고 생각할 것이다. 당신이 엄마가 됐을 때, 8시간의 수면을 취하지 못하는 밤들이 존재할

당신을 돌보기

몇 년마다 마인드-바디 분야에 새로운 유행어나 문구가 생겨난다. 유행들은 왔다 가지만, 마음챙김(mindfulness)와 클린 이팅(clean eating)과 같은 일부 폭넓은 발상들은 자신을 돌보는 지혜가 담겨있기때문에 오랜 검증을 이겨낸다. 사회적으로, 우리는 결국 자기관리(self-care) 자체는 우리가 관심을 기울여야 할 범주라는 것을 인정하게 됐다. 자기관리는 우리가 정신적, 정서적, 육체적 건강을 돌보기 위해 의도적으로 하는 어떠한 활동으로 설명될 수 있다.

이 정의에 따르면, 이 설명을 충족시키는 활동들이 존재하는 엄마들의 수만큼 많을 수 있다는 것이 명백한다. 어떤 활동이 본인을 돌보는 데 도움이 되는지 찾아보라. 엄마가 되면, 모든 것이 바뀐다; 우리의 몸, 정신, 감정, 우선시 하는 것들, 일정 모든 것이 아기가 태어나자마자 극적으로 바뀐다. 본인을 가장 후순위로 미루지 않는 것이 매우 중요하다. 엄마가 스스로를 돌볼 때, 가족 구성원 모두가 좋아진다. 고사에 따르면 빈 컵에서 줄 수 있는 것은 없다는 말이 있다. 스스로만을 위해 즐길 수 있는 무언가를 찾는 것은 정말 중요하다. 다음은 스스로 이러한 목록을 만드는 데 참조할만한 몇 가지 아이디어들이다.

- 명상과 상상
- 베스트 프렌드와 산책
- 배우자와 함께 저녁 데이트
- 당신을 웃게 하는 어떠한 것
- 에너지를 주는 건강한 음식을 고르기
- 요가

매일 스스로를 위한 시간을 가져라. 이에는 가장 좋아하는 음악을 들으며 샤워하기 또는 연습을 일상에서 벗어나 힐링을 하는 방식의 요가로 변형시킬 수 있게 요가 매트 옆에 향초를 켜놓기가 있을 수 있다. 에너지를 얻을 수 있는 작은 것들에 대해 생각해 보라. 엄마가 될 때, 힘을 회복하고 스스로를 돌보는 것은 삶의 새로운 챕터에 있는 당신에게 힘이 나도록 해줄 것이다.

것이고, 솔직히 말해서, 4시간의 수면을 취하고, 아기에게 모유 수유를 한 후 남편의 알람시계가 꺼지기 전까지 20분간의 졸음을 취할 것이라는 것을 안다. 그래서, 당신의 정신이 살짝 몽롱하고 명확한 의도를 설정할 때 아무것도 생각나지 않으면, 여기에 당신이 선택할 수 있는 의도들이 나열되어 있다:

- 기운을 다시 내기
- 몸에 에너지를 다시 돋우기
- 코어 근육들을 깨우기
- 엄마의 삶에 깊게 집중하기
- 삶의 새로운 리듬에 깊게 집중하기

회복 기간 동안의 운동

당신은 운동을 해도 된다는 의사의 허락을 받았다; 당신이 주의해야하는 것이 무엇인지 알기 위해 몸, 정신, 감정을 정밀하게 검사했다; 그리고 의도를 명확히 설정했다. 이제 움직여야 할 때이다. 그러나 어떤 운동이 안전할까요? 과도하게 운동하고 있는지를 어떻게 알까? 임신 중 몸의 피드백이 분명한 것처럼, 엄마가 된 후 몸은 크고 분명한 신호를 준다. 몸이 보내는 신호에 귀를 기울여라; 수면을 취해야 한다고 난리를 치면, 수면을 취해야 한다. 에너지가 돌아오는 것을 느끼는 날에는, 다시 움직여 운동을 할 적절한 때이다.

걷기

임신기간 중, 걷기는 예쁜 아기를 출산한 뒤 몸을 움직이기 좋은 방법이다.
걷기는 인간의 몸이 수행할 수 있는 기본적인 움직임 중 하나이다.

다시 움직이기 시작하는 좋은 방법은 단순히 아침 저녁으로 걷는 일정을 잡는 것이다. 보디빌더와 운동선수들은 이러한 유형의 운동을 1일 2회 운동이라 한다. 질병관리본부는 건강에 크게 도움이 되려면 성인의 경우 1주일에 최소 150분(2시간 30분)간 중등도 강도(moderate-intensity)의 유산소 활동, 또는 75분(1시간 15분)간 격렬한 강도(vigorous-intensity)의 유산소 활동, 또는 중등도 강도와 격렬한 강도의 유산소 활동을 동일하게 섞어서 수행하는 것을 권장한다. 유산소 활동은 회당 최소 10분간 수행해야 하고, 가급적 1주일동안 나눠서 수행해야 한다.

당신은 아마 *"잠깐만요, 매일 2번씩 운동을 하면서 천천히 운동을 시작하라는 건가요?!"*라고 생각하고 있을 것이다. 내가 당신에게 권장하는 운동은 매우 짧다: 일주일에 최소 5일을 아기와 함께 아침 저녁으로 15분씩 걷기. 당신은 실제로 아기를 업음으로써 아기의 체중을 이겨낼 수 있다. 그래요, 아기를 업는 것은 정말 고통스럽게 들린다는 것을 안다! 사실 아기를 업는 것은 전 세계 여성들이 공유하는 고대의 운동이라는 것이다. 후진국에서는 일부 여성들은 아기를 낳자마자 들판이나 밭으로 다시 일을 나가야 하기 때문에, 아기를 업는 것이 유아의 건강과 안전을 위해 필수적이다. 그 밖의 나라에서는 이 관행은 모든 종류의 예쁜 재질과 패턴을 사용하여 패션 아이템으로 사용되고 있다. 아기를 몸에 묶는 적절한 방법을 찾는 것은 개인마다 큰 편차가 있다; 일부 여성들은 아기 캐리어(baby carrier)를 신뢰하지만 이를 싫어하는 여성들도 있다. 다음은 아기띠를 고르는 데 도움이 될 중요한 정보 몇 가지이다.

- 본인의 몸과 아기에게 잘 맞는지 확인하라.
- 아기를 안전하게 보호하라. 둘러싸는 형식의 캐리어를 고른다면, (아기를 업은 채) 앞으로 살짝 굽히고 아기가 앞으로 떨어지지 않는지 확인하라.

- 캐리어로 아기의 머리가 받쳐지는지 확인하라. 이 사항은 유아에게 특히 중요하다.
- 허리에 통증이나 압박이 가해지면, 다른 캐리어를 사용해보라.
- 아기의 예쁜 얼굴을 볼 수 있는지 확인하라. 아기가 캐리어에서 편하게 숨 쉴 수 있어야 한다.

운동에 적응 반응이 있다는 것을 명심하라. 이것은 우리가 매번 같은 무게로 운동을 계속하면, 정체기가 온다는 것을 의미한다. 운동의 효과를 보려면, 운동할 때 저항이나 무게를 점진적으로 증가시켜야 한다. 대자연은 당신의 예쁜 아기라는 가장 사랑스럽고, 귀엽고, 소중한 형태의 무게를 제공한다. 매주 몇 온스씩 아기의 체중이 늘어가고, 이로 인해 당신의 근력도 자연스럽게 증가하며 걷기로 인해 심혈관 지구력도 좋아진다. 추가된 무게를 지고 걷고, 아기를 업는 것을 통해 근력을 기르고 운동하는 내내 심장 가까이에 아기와 유대감을 쌓으며 안아줄 수 있기 때문에 엄마에게 있어서 일석삼조의 방법이다.

요가

요가는 근력, 유연성, 균형감각, 바른 자세, 전반적인 건강 상태를 회복시킬 수 있는 굉장히 좋은 방법이다. 당신은 운동을 해도 된다는 허락을 받았지만, 아마도 살짝 피곤할 것이고, 모유 수유를 하는 중이라면 이것이 풀타임 직업이라 말할 필요가 없다. 요가는 산후 대략 6주에, 또는 산부인과 전문의가 운동을 해도 된다고 허락을 했을 때 당신의 루틴에 천천히 포함시킬 수 있다. 이 장의 마지막에는 하루 중 언제라도 할 수 있는 두 가지 회복 운동들을 소개하고 있다. 이 두 가지 연습들을 통해 당신의 근력을 천천히 회복시키고 다시 생성시킬 수 있다.

복부 회복을 위한 요가 자세들

출산 후에는, 느리고 조심스러운 방법으로 근력을 다시 키우는 시간을 가지는 것이 중요하다. 회복 섹션에 포함된 운동들은 물리치료의 세계에서 영감을 받은 것들이다. 보통 복직근이개 재활 촉진을 돕기 위해 사용되는 운동 요법들도 코어를 사용하는 느낌을 다시 찾는데 도움이 될 수 있다. 코어 근력은 허리의 근력을 포함한다는 것도 명심해야 하고 당신이 몇주 또는 몇달 뒤 일반적인 운동으로 돌아가기 전에는 기초적인 근력만 갖고 있을 것이기 때문에 이 유형의 운동들을 수행하면 잘 회복할 수 있을 것이다. 이 운동들은 아기를 업고 있을 때 코어를 사용하는 운동능력을 향상시키는 것에도 도움이 될 수 있다.

등척성 복부 수축 운동 Isometric Abdominal Contraction

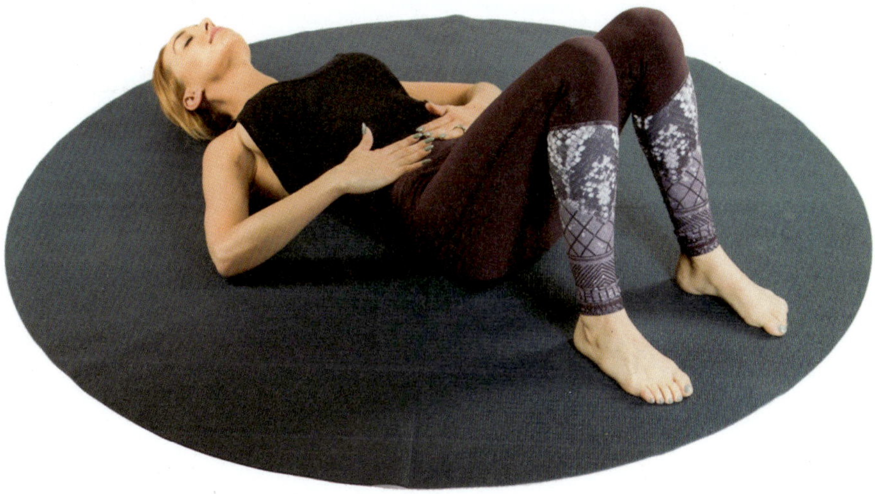

좋은 점

이 움직임은 깊은 곳에 위치한 복근들을 깨우고 횡격막, 배가로근(복횡근), 골반바닥, 허리를 포함한 안쪽 실린더의 조화로운 움직임을 조장한다.

감정

복부 아래쪽을 깨워주어라. 태아와 무거워지는 본인 몸의 무게를 지탱해주는 이 근육들을 느끼고 깨워주며 척주를 향해 안쪽으로 끌어당기라. 숨을 내쉴 때마다 당신은 이 공간을 메우고 있으며 수축력을 다시 깨우는 중이다.

자세 지도

- 등을 바닥에 대고 평평하게 누워서 양 발을 엉덩이 넓이만큼 벌린 채 발가락들이 모두 똑바로 앞을 향해 가리킨 자세로 시작하라(발가락들이 안쪽이나 바깥쪽을 향하지 않도록 확인하라).
- 양 손을 복부 아래쪽에 올려놓고 깊은 곳에 위치한 복부 근육들의 수축을 느껴라 (그림 참조).
- 복부를 척주를 향해 안쪽으로 끌어당김으로써 복부 근육들을 수축시키고 이 수축을 20초간 유지하라.
- 골반이 밀려들어가거나 등이 눈에 띄게 굽어지지 않은 상태로 척주가 중립 위치인지 느끼려 노력하는 것이 중요하다. 이 작업에 집중해야 하며 매우 깊은 곳까지 확인해야 한다. 호흡을 참지 않도록 하라.

조정

허리가 유연하다면, 엉치뼈(천골) 아래에 접은 담요 한 장을 놓아도 괜찮다(이 큰 뼈는 바지 뒤쪽 허리춤 아래에 위치한다). 담요가 깔끔하게 접혔는지 확인해서 받쳐주는 높이가 일정하게 하라.

무릎을 굽힌 채 바깥쪽으로 내리기 Bent-Knee Fallout

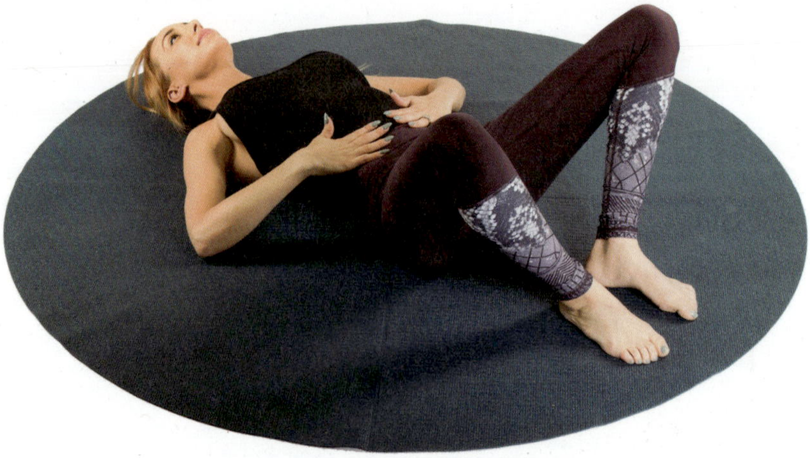

좋은 점

이 움직임은 복부 깊은 곳에 자극을 주며 힘을 주고 골반이음구조의 균형을 맞추는 것을 배우는 데 도움이 된다.

감정

볼기뼈(관골)을 오래된 그림에 나오는 정의의 저울같이 천칭이라 상상하라. 이 저울들을 완전히 평형상태로 만들면 조화롭고 균형적으로 작동하고, 어떤 쪽으로도 기울어지지 않다(특히, 더 강한 방향). 균형이 이 운동의 핵심이다.

자세 지도

- 등을 바닥에 대고 평평하게 누워서 양 발을 엉덩이 넓이만큼 벌린 채 발가락들이 모두 똑바로 앞을 향해 가리킨 자세로 시작하라(발가락들이 안쪽이나 바깥쪽을 향하지 않도록 확인하라).
- 양 손을 아래쪽 볼기뼈 위에 올려놓아라 (그림 참조).
- 교대로 무릎 한쪽을 아래로 낮춰 바깥쪽을 향하게 하는데, 가능하면 45°를 이루게 하라.
- 무릎을 천천히 올린 후, 방향을 바꾸어라.
- 골반이 양 옆으로 기울어지지 않도록 하라. 오른쪽 무릎이 천천히 오른쪽 바깥으로 내려가는 동안 왼쪽 볼기뼈는 같은 위치에 있어야 한다. 볼기뼈들의 높이를 수평으로 유지하기 위해서는 수많은 조절이 필요하다.

조정

모든 바닥 운동에서와 같이, 얇은 담요 한장을 접어서 엉치뼈(천골) 아래에 완충재로 두어도 된다. 이것은 엉치뼈가 두드러진 사람한테 특히 편안하게 느껴질 수 있다. 아주 마른 체형이 아니더라도, 이 뼈들은 두드러질 수 있으며 바닥을 누를 수 있다. 이 운동을 편하게 수행하면, 자주 하고 싶어질 수 있고 성공적으로 행할 준비를 할 수 있다.

브릿지 자세 Bridge Pose

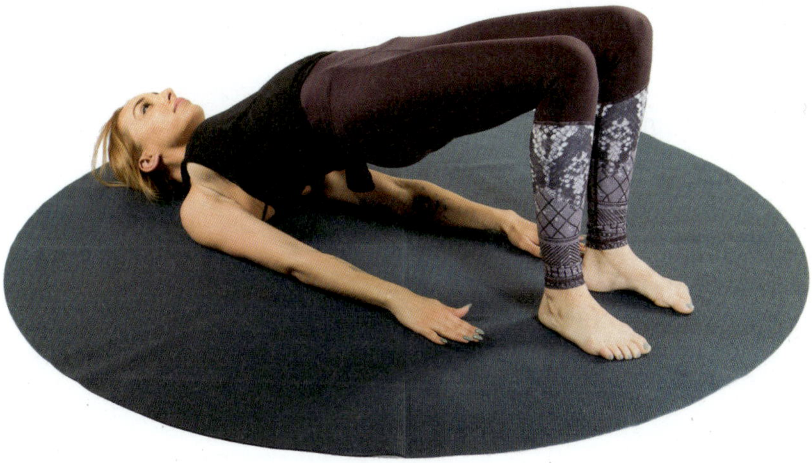

좋은 점

이 움직임은 볼기근(둔근) 안정화를 위한 닫힌 사슬 운동(closed chain exercise)을 통해 몸의 뒤쪽을 강화한다. 닫힌 사슬 운동 은 사지의 가장 먼 부분을 고정시킨 움직임을 말한다. 이것은 양 발(또는 푸쉬-업의 경우 양 손)이 운동을 하는 동안 움직이지 않는다는 것을 매우 고급스럽게 표현한 것이다. 닫힌 사슬 운동들이 더욱 효과적이라고 알려져 있기 때문에, 이 운동은 물리치료사들에 의해 널리 사용된다.

감정

브릿지 자세는 다리를 건너고 있는 것을 나타낼 수 있다. 이 경우, 당신은 임신상태에서 엄마가 되는 다리를 건넜다. 본인의 몸에서 다리의 형상을 느끼고 엄마로서 새로운 다리를 건너고 있다고 생각하라.

자세 지도

- 등을 바닥에 대고 평평하게 누워서 양 발을 엉덩이 넓이만큼 벌린 채 발가락들이 모두 똑바로 앞을 향해 가리킨 자세로 시작하라(발가락들이 안쪽이나 바깥쪽을 향하지 않도록 확인하라).
- 양 무릎을 굽히고 양 손을 부드럽게 바닥 위에 올려주어라.
- 허리를 들어올리고, 볼기근들이 활성화되는 것을 느끼며, 양 무릎이 바깥으로 굽혀지거나 안쪽으로 무너지지 않도록 하라 (그림 참조).
- 이 운동을 10회 반복하여 볼기근들의 힘을 기르라.

조정

블록 하나를 허벅지 안쪽 사이에 놓아서 압착시키라. 중심선을 향한 이러한 압착은 허벅지 안정화 근육들을 활성화시키는 데 도움이 되고 이 자세를 바르게 취하는 데 도움이 될 것이다.

등척성 편측 골반 굽히기 Unilateral Isometric Hip Flexion

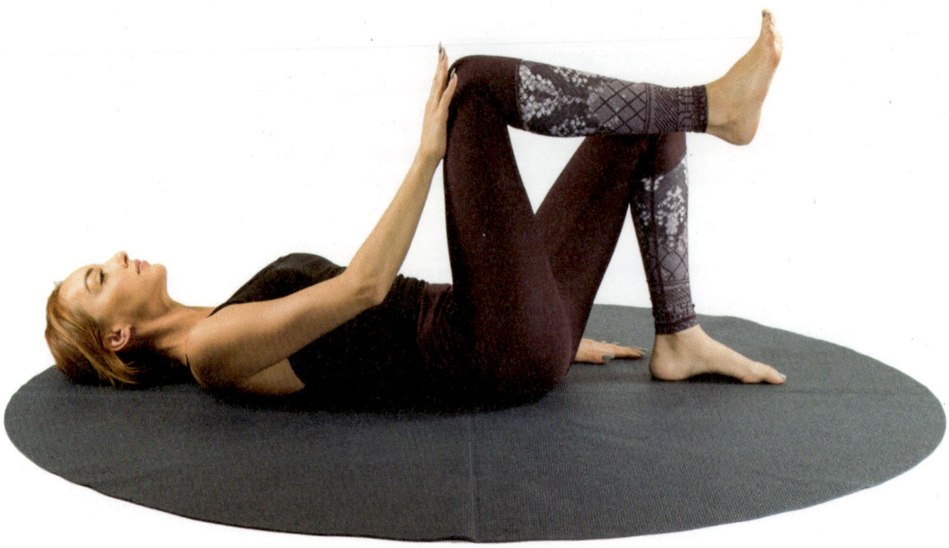

좋은 점

이 움직임은 복부 근육들을 강화한다.

감정

균형감을 찾아라. 한쪽이 반대쪽보다 더 강한 것은 자연스러운 일이다. 이는 복근에서도 마찬가지이다. 어느쪽이 더 강한지 확인하고, 운동을 할 때 약한 쪽에 더 주의를 기울이고 집중하도록 하라. 편측(한방향) 운동들을 통해 몸의 오른쪽과 왼쪽에 대한 습관을 쉽게 알 수 있다. 양쪽의 균형감을 길러보라.

자세 지도

- 등을 바닥에 대고 평평하게 누워서 양 발을 엉덩이 넓이만큼 벌린 채 발가락들이 모두 똑바로 앞을 향해 가리킨 자세로 시작하라(발가락들이 안쪽이나 바깥쪽을 향하지 않도록 확인하라).
- 오른손을 오른쪽 허벅지 제일 아래쪽에 올려놓아라.
- 오른쪽 허벅지를 본인을 향해 당길 때 복근을 수축시키라. 복근을 수축시킨 채, 손으로 허벅지 제일 아래쪽을 강하게 누르라. 골반을 나란하고 평평하게 유지시키라 (그림 참조).
- 최대 10회 반복한 후, 방향을 바꾸어라.

조정

깔끔하게 접은 담요 한 장을 허리 아래에 깔면 허리가 마치 바닥을 누르고 있는 것처럼 쿠션감을 줄 것이다.

팔만 사용한 포인터 독 자세 Arm-Only Pointer Dog Pose

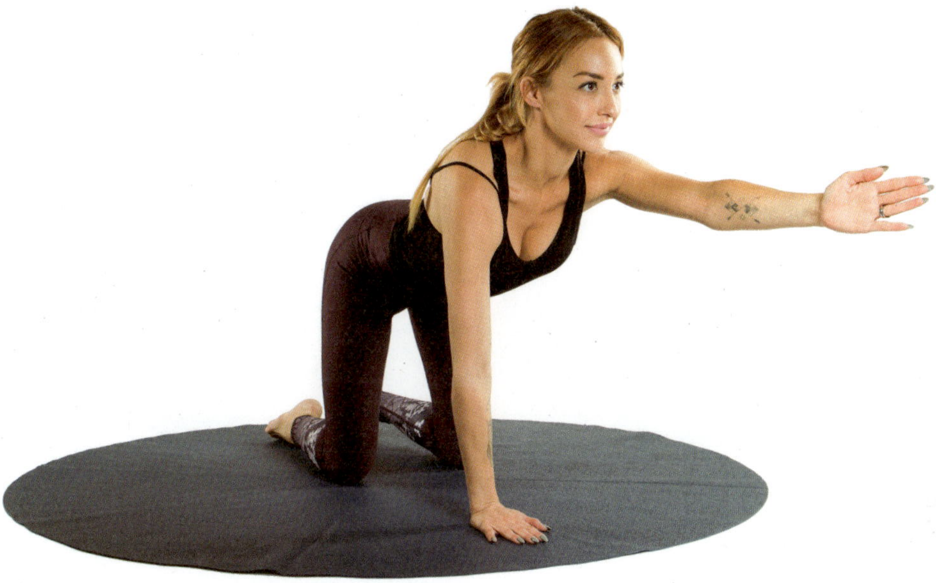

좋은 점

이 자세는 코어 근력을 깨우고 균형감각 훈련에도 도움이 된다.

감정

나침반의 화살이 북쪽을 가리키는 것처럼, 에너지가 앞을 향해 길게 일직선으로 뻗어나간다고 상상하라.

자세 지도

- 사지를 이용해 엎드린 자세로 시작하며, 양 팔은 어깨 넓이로 벌리고 양 무릎은 엉덩이 넓이 만큼 벌려주어라.
- 숨을 들이쉬고 엄지손가락이 하늘을 향한 채 왼팔을 들어올리라. 들어올린 손을 앞을 향해 뻗어주면서 척주를 늘려주어라 (그림 참조).
- 골반은 수평을 유지시키고, 복부를 들어올려서 복근이 수축되게 하라.
- 요가매트 앞을 똑바로 응시하면서 목을 길게 늘려주어라.
- 3~5차례 깊게 호흡한 후, 방향을 바꾸어라.

조정

양 무릎 아래에 접은 담요 한장을 놓아서 쿠션으로 사용할 수 있다. 손목 통증이나 손목굴증후군 (carpal tunnel syndrome)이 있는 경우, 이 자세를 취할 때 아래쪽 손을 펼치는 대신 주먹을 쥐어도 된다.

엎드린 자세로 무릎을 굽혀 들어올리기 Prone Bent-Knee Lift

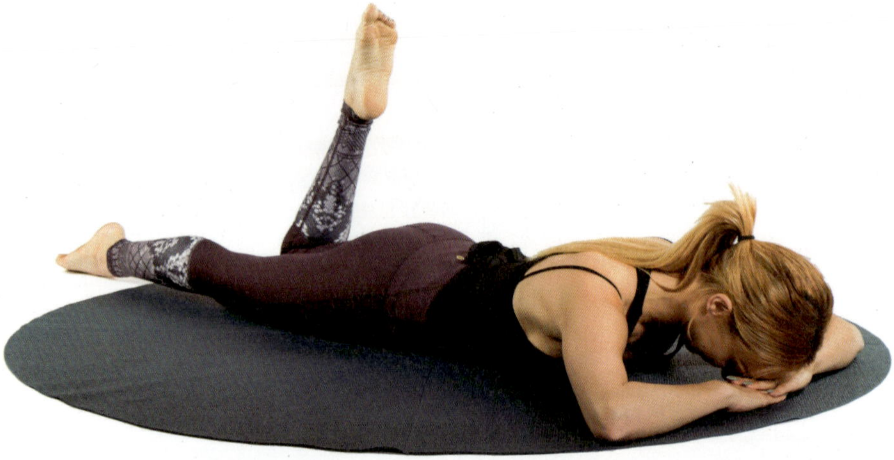

좋은 점

이 움직임은 허리, 볼기근(둔근), 햄스트링근의 근력을 길러준다.

감정

몸 뒤쪽의 힘에 집중하고 그곳의 파워에 연결하라. 우리는 거울로 볼 수 있는 근육들을 단련하는 데 너무 열중하여 강력한 몸의 뒷면이 지지와 뼈대를 제공한다는 것을 가끔 잊어버린다. 등쪽 갈비뼈들이 숨을 들이쉴 때마다 천천히 팽창하는 것을 느끼고 스스로 볼 수 없는 몸의 모든 부분들 또한 점점 강해지는 것을 확인하라.

자세 지도

- 얼굴을 아래로 향한 채 배를 대고 엎드려서 양 손을 부드럽게 접어 이마 아래에 둠으로써 부드러운 베개를 만들어라.
- 오른쪽 다리를 매트 위에 뻗고, 왼쪽 무릎을 굽히며 왼쪽 엉덩이를 천천히 들어올리라.
  허리가 아치를 만들지 않도록 하라 (그림 참조).
- 방향을 번갈아가며 각 방향마다 최대 10~12회 반복하라.

조정

두덩뼈(치골) 아래에 접은 담요 한 장을 놓으면 쿠션 역할을 한다. 이 운동을 할 때 당신의 사진을 찍어줄 사람이 있으면 도움이 될 수 있고, 스마트폰 카메라로 타이머를 설정할 수도 있으며, 이를 이용해 본인의 근력과 올바른 자세를 확인하기 위한 시각적 피드백을 얻을 수 있다. 이 운동에서 들어올리는 부분을 하는 동안 한쪽 엉덩이가 다른 쪽보다 높은지 또는 허리가 과도하게 아치형을 형성하는지를 알 수 있다. 결국 안쪽에서부터 이것을 느낄 수 있게 될 것이다.

힐 스퀴즈 Heel Squeeze

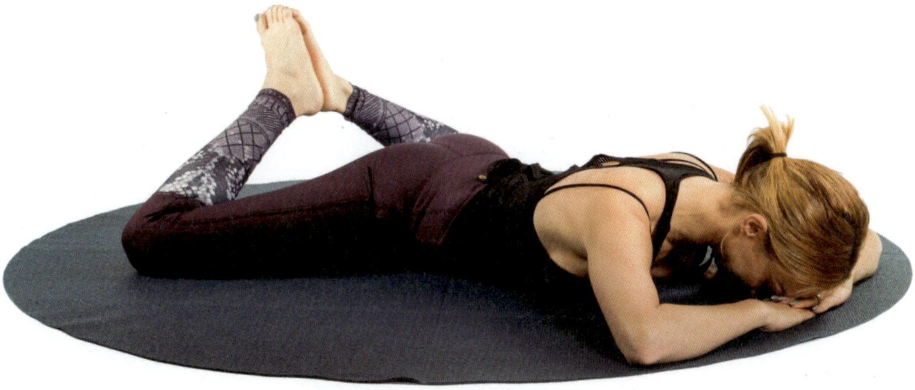

좋은 점

이 움직임은 허벅지 근육들과 볼기근(둔근)들을 단련하고 골반을 안정화시키는 데 도움이 된다. 또한, 이 움직임은 골반바닥의 힘을 기르는 데에도 도움이 될 수 있다.

감정

임신 40주차 이후 다시 깨어나는 하체 근력을 느껴보라. 임신기간 동안, 엎드린 자세(배를 대고)는 권장되지 않다. 아기가 태어났으므로, 본인 스스로의 기반과 지탱을 위한 토대를 다시 만드는 동안 땅 위에 누워있는 감각과 땅이 받쳐주는 감각을 느껴보라.

자세 지도

- 얼굴을 아래로 향한 채 배를 대고 엎드려서 양 손을 부드럽게 접어 이마 아래에 둠으로써 부드러운 베개를 만들어라.
- 양 다리를 미끄러트려 바깥으로 벌려줌으로써 양 무릎이 요가 매트 양쪽에 걸쳐지게 하라.
- 양 무릎을 굽히고 양 발꿈치로 서로를 밀어라 (그림 참조).
- 발꿈치를 밀고 있는 상태를 10초간 유지하라.
- 이 운동을 10회 반복하라.

조정

필요한 경우, 골반 또는 양 무릎 아래에 담요 한 장을 두면 쿠션으로 작용한다.

다리 뻗어 올리기 Straight-Leg Raise

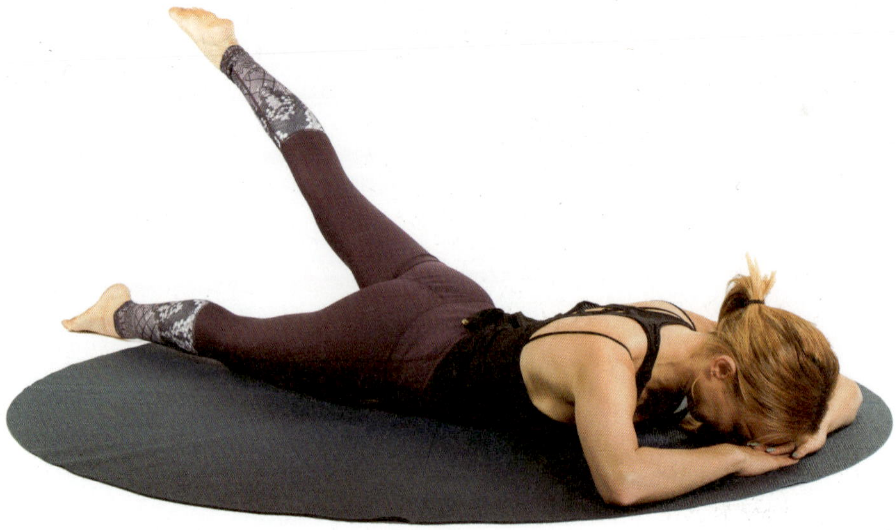

좋은 점

이 운동은 볼기근(둔근)과 햄스트링근을 단련하고 골반의 안정화를 돕는다.

감정

다리를 들어올리면서 하체에 힘이 들어가는 느낌에 집중하라. 매 회 반복마다 몸의 뒷면을 깨우고 이 근육들이 자세를 지탱하는데 어떻게 도움이 되고 아기를 들어올리는 능력을 어떻게 보조하는지 느껴라.

자세 지도

- 얼굴을 아래로 향한 채 배를 대고 엎드려서 양 손을 부드럽게 접어 이마 아래에 둠으로써 부드러운 베개를 만들어라.
- 양 다리를 뻗은 상태를 유지하고 허리가 과도하게 아치형을 만들지 않게 하라.
- 왼쪽 다리를 엉덩관절을 이용해서 들어올리면서 다리를 가능한 한 뻗은 상태로 유지하라 (그림 참조).
- 10회 반복 후, 방향을 바꾸어라.

조정

필요한 경우, 골반 또는 양 무릎 아래에 담요 한 장을 두면 쿠션으로 작용한다.

포어암 플랭크 자세 Forearm Plank Pose

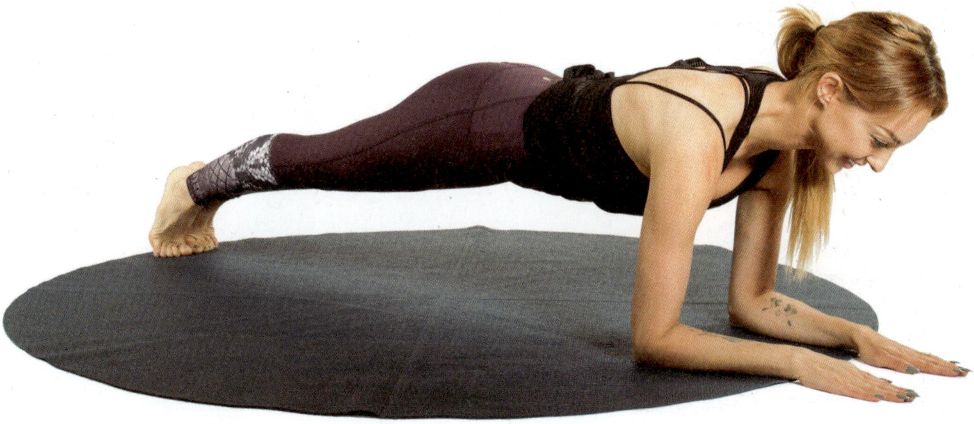

좋은 점

이 자세는 복근, 허리, 배빗근(복사근), 배가로근(복횡근)과 코어 근육들의 근력을 길러준다.

감정

복부에 힘이 들어가는 느낌에 집중하라. 이곳은 40주간 아기의 집이었음을 명심하라. 당신의 아기는 이제 새로운 집이 있고 뱃속 공간이 더 이상 필요하지 않다. 당신의 작은 존재를 위해 이 공간을 만들어준 배에 감사를 표하고, 당신의 몸에게 이제 코르셋과 같이 중심선을 향해 모든 것을 당기기 시작할 때라는 것을 알려주어라. 이 안으로 당겨주는 행위는 자세를 취하는 데 도움이 될 것이다.

자세 지도

- 발가락들로 지면을 고정하고 코어 근육들에 힘을 준 채 팔뚝으로 지탱한 플랭크 자세로 시작하라 (그림 참조).
- 엉덩이가 내려가지 않도록 하라.
- 세트 당 최대 20초간 할 수 있게 노력하고, 최대 3세트를 하라.

조정

아기 옆에서 운동을 하고 있다면, 아기를 담요로 싸서 매트 앞에 두라. 아기의 눈을 바라보고 미소를 지어라. 이 운동으로 더 힘든 자세를 취하려면, 발가락을 이용해 천천히 앞뒤로 흔들어주면 전신이 앞뒤로 살짝 움직이게 된다. 아기를 바라보며 이 자세를 시도하고 아기가 웃는지 보라. 아기의 웃음을 위해 운동에 추가적으로 자극을 부여하는 것은 이 힘든 운동을 즐기는 데 도움이 될 수 있다.

다운 독 자세 Down Dog Pose
엉덩이를 들어올린 변형자세 Stacked Hip Variation

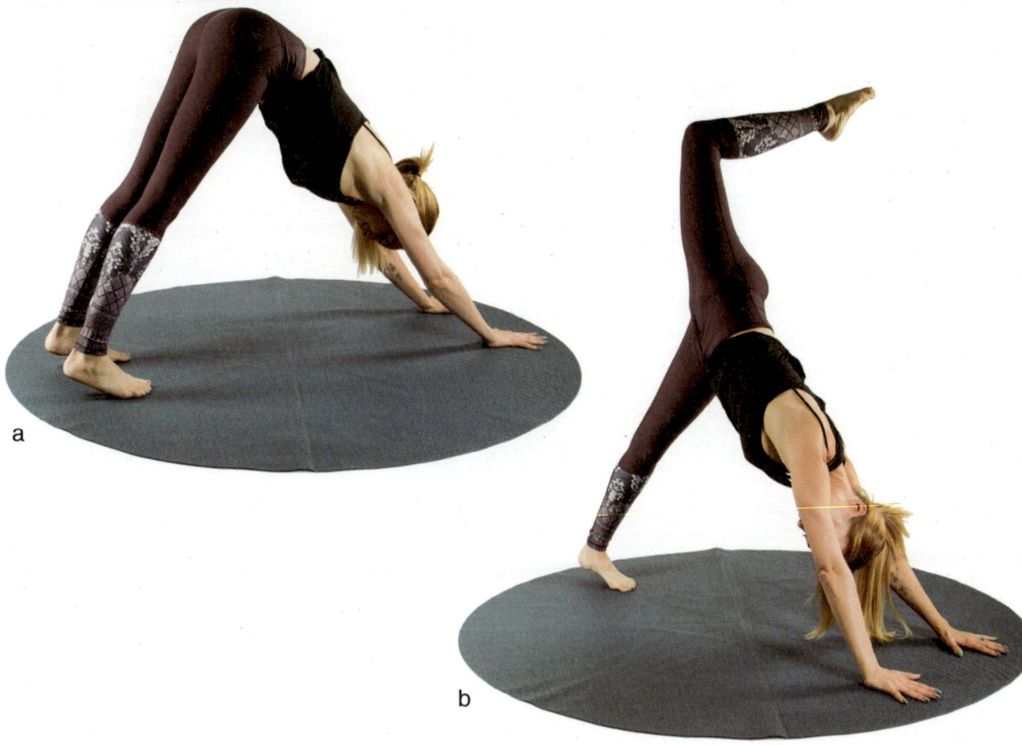

a

b

좋은 점

이 자세는 상체를 강화하고 들어올린 다리의 허리근(요근)을 스트레칭한다.

감정

다운 독 자세로 지면에 닿은 세 지점으로 스스로를 지탱하는 것은 균형을 잡기 힘들고 상체가 더 큰 힘을 발휘하게 한다. 이것은 뒤집힌 자세(inversion)에 익숙해지는데 좋은 자세이다. 뒤집힌 자세는 머리가 심장보다 아래인 자세를 말한다. 이 가볍게 뒤집힌 자세를 탐구하면서 상체의 파워와 근력에 집중하라.

자세 지도

- 양 무릎을 엉덩이 넓이만큼 벌린 채 양 손과 양 무릎을 사용하여 몸을 지탱한 자세로 시작하라.
- 엉덩이를 들어올리고 양 다리를 펴서 다운 독 자세를 만들라 (그림 a 참조).
- 엉덩이를 들어올린 상태로, 오른쪽 다리를 들어올리고 무릎을 굽혀주는데, 이는 발꿈치들이 일직선인 상태를 유지하라는 의미이다 (그림 b 참조).
- 방향을 바꾸어라.

뒤로 굽힌 자세를 병용한 하프 태양 경배 자세

Half Sun Salutation With Backbend

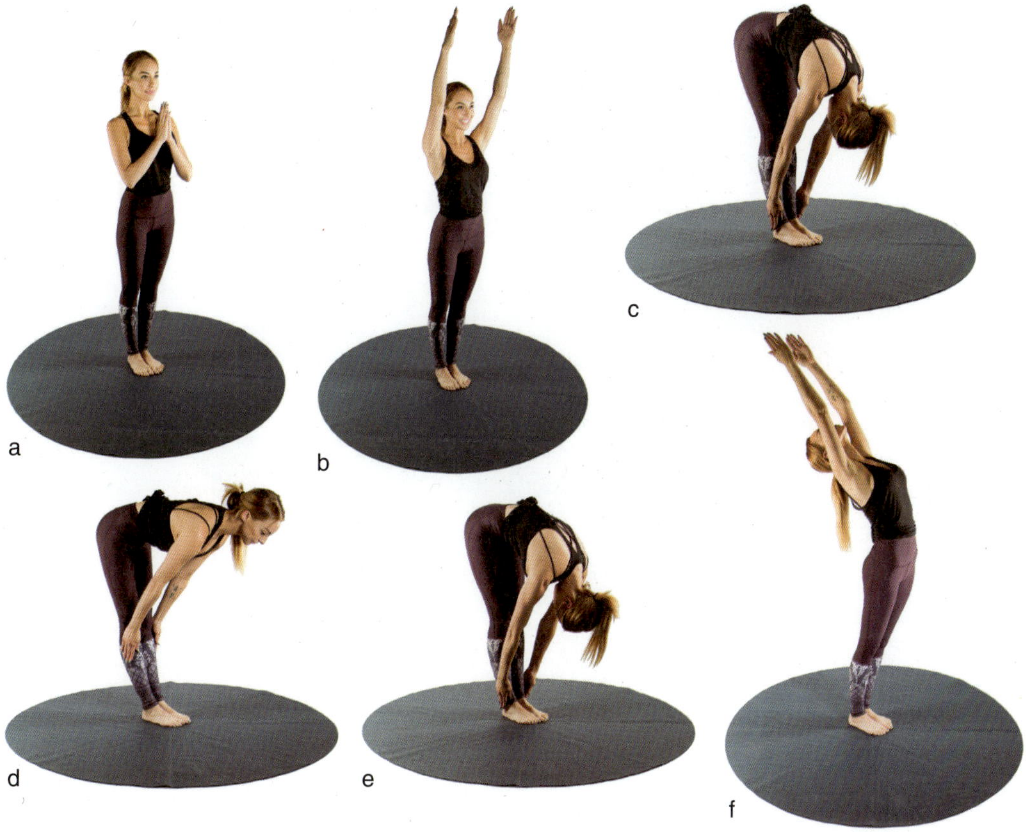

좋은 점

이 시퀀스는 몸을, 특히 코어와 어깨를 천천히 예열한다.

감정

이 시퀀스는 온기와 빛을 몸으로 받아들이는 느낌을 준다.

자세 지도

- 양 손으로 나마스테 자세를 취하고 양 발을 모은 채 일어선 자세로 시작하라 (그림 a 참조).
- 숨을 들이쉬면서 양 팔을 머리 위로 들어올리고, 숨을 내쉬고(그림 b 참조), 편안하게 앞으로 굽히기 자세(Forward Fold)를 취하라 (그림 c 참조).
- 척주를 늘리고 반만 올라온 후(그림 d 참조), 부드럽게 앞으로 굽히기 자세를 다시 취하라 (그림 e 참조).
- 숨을 들이쉬면서 다시 일어나며, 허리뼈(상체)를 부드럽게 뒤로 굽히고 선 자세를 취하라 (그림 f 참조).
- 숨을 내쉬고 양 손을 가슴 높이로 가져와 나마스테 자세를 취하라 (그림 a 참조).

짐볼의 보조를 받는 뒤로 굽히기 자세
Supported Backbend on Stability Ball

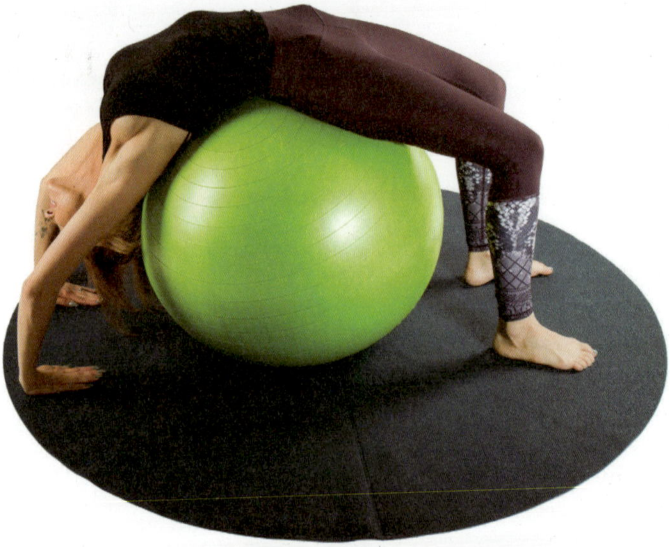

좋은 점
이 운동은 가슴, 어깨, 복부, 다리의 앞부분을 포함한 몸의 앞부분 전체를 스트레칭한다.

감정
엄마가 되는 것에 대한 선물은 대개 마치 마음이 활짝 열린 것 같이 느껴진다. 이 스트레칭을 하면서 심장 차크라 공간에 힘을 불어넣고 양 팔을 넓게 벌려 당신의 인생에 찾아온 방대한 사랑의 선물을 받는 느낌을 즐겨라.

자세 지도
- 짐볼의 위에 앉아서 양 다리를 엉덩이 넓이만큼 벌린 자세로 시작하라.
- 척주를 길게 늘리고, 양 다리를 뻗으며, 양 팔을 넓게 벌린 채 짐볼 위에 기대어 누울 수 있을 때까지 천천히 앞으로 걸음을 옮기라 (그림 참조).
- 30~60초간 느리고 일정한 호흡을 몇 차례 하라.

조정
어떠한 이유(수면 부족, 수분 부족, 힘든 하루)로 균형을 잡기 어렵다 느껴지면, 이 스트레칭을 무릎을 굽힌 채 해도 된다. 무릎을 굽히면 차후 다리를 앞으로 펴줄 때 더 안정적인 느낌을 받을 수 있다.

짐볼 위에서 좌우로 스트레칭 하기

Lateral Stretch on Stability Ball

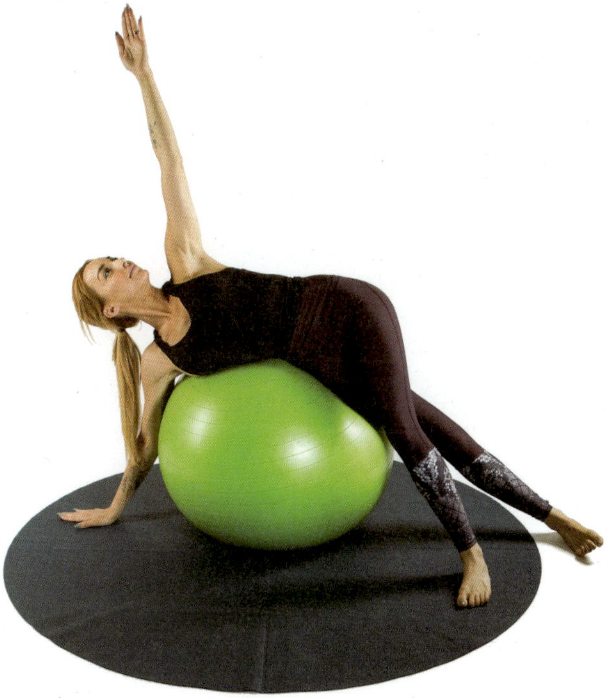

좋은 점

이 운동은 허리 근육들을 집중적으로 옆구리 전체를 스트레칭 한다.

감정

요가 수행에서, 옆구리와 그 길이에 집중하는 것에 대하여 많이 이야기한다. 이것은 몸에서 옆쪽의 근육들이 활성화 될 때 나타나는 지탱하는 느낌을 말한다. 복빗근들이 안쪽에서부터 지탱해줘서 꼿꼿히 일어설 수 있게 도와줄 수 있는 힘의 양 기둥이라고 상상하라.

자세 지도

- 짐볼 옆에 무릎을 꿇은 자세로 시작하라.
- 왼발을 살짝 앞으로 내딛고 공 위에 기대면서 양 다리를 뻗고 오른손으로 바닥을 짚은 채, 왼팔을 하늘을 향해 늘려라. 양 발은 벌어지게 될 것이다(한쪽 발이 다른쪽 발보다 대략 12~24인치 앞으로 나옴; 그림 참조).
- 각 방향에서 30~60초간 느리고 일정한 호흡을 몇 차례 하라.

조정

균형과 안정성을 위해 추가적인 보조가 다소 필요하다 느끼면, 뒤쪽 발을 들어 벽의 굽도리판자에 대고 이 스트레칭을 수행하려 해보라. 발을 벽 위에 올려놓으면 신체를 안정화시키는데 도움이 될 것이다.

척추에 폼 롤러를 사용하기 Foam Roller for the Spine

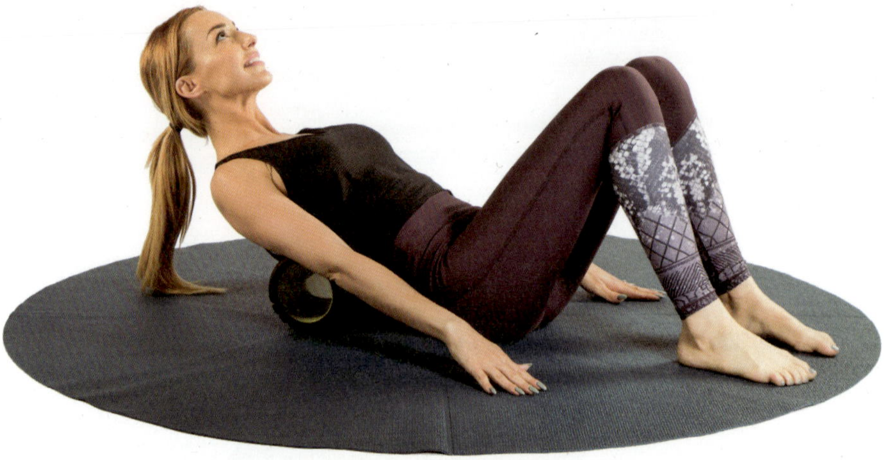

좋은 점

이 방법은 마사지를 받고 좋은 점과 유사하게, 근막 이완을 촉진하고 척주를 지탱하는 근육들에 매우 좋다.

감정

근막 이완은 신체의 결합 조직인 근막에 압력을 가하는 것과 관계가 있다. 이 유형의 작업은 스트레스를 완화하고, 유착부위를 운동시키며, 긴장을 풀어주고, 순환을 개선시키는 데 도움이 된다고 말한다. 마사지 치료사가 손으로 등을 눌러주는 것과 유사하게, 등에 가해지는 기분좋은 압박감을 즐겨라.

자세 지도

- 폼 롤러를 요가 매트 위에 수평하게 올려놓아라.
- 폼 롤러 위에 누워서 양 발을 거의 엉덩이 넓이만큼 벌리고 모든 발가락들이 앞을 가리키게 하며 양 무릎이 두번째와 세번째 발가락을 향하게 한 채 폼 롤러로 허리를 받쳐라 (그림 참조).
- 양 팔을 천천히 벌려서 손가락들을 바닥에 내려놓아라.
- 폼 롤러를 위아래로 천천히 굴리기 시작하라.

조정

이 부드러운 움직임이 보다 더 회복 요가 체험처럼 느껴지게 하고 싶으면, 유칼립투스 오일로 방 안에 향을 퍼트리는 것을 고려하라. 등을 마사지하는 동안 부비동을 열 때 이것은 즉각적으로 스파와 같은 체험을 하고 있는 느낌이 들게 해줄 것이다.

누워서 엄지발가락 잡기 자세 Supine Hand-to-Big-Toe Pose

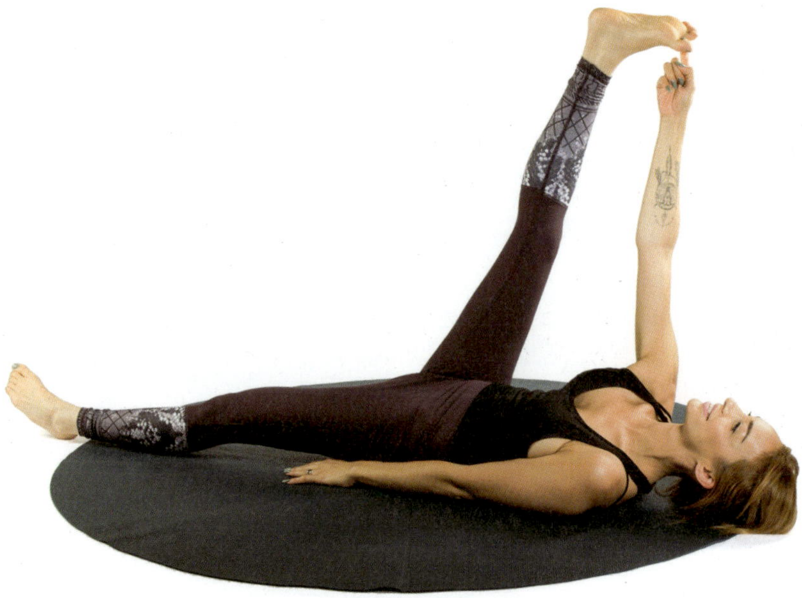

좋은 점
이 자세는 골반 안정성을 증진시키고 들어올린 다리의 유연성을 강화한다.

감정
심장 차크라 중점에서 두 에너지 선이 만나고 교차하는 놀라운 느낌을 받게 된다. 에너지 선 중 하나는 머리에서 발로 이어지고, 다른 에너지 선은 양 옆으로 이어진다.

자세 지도
- 양 다리를 뻗은 채 얼굴을 위로하고 누우라.
- 오른쪽 다리를 뻗은 채 하늘을 향해 들어올리는데, 스트랩을 사용했다면 이를 이용해 오른발을 감싸라.
- 오른쪽 다리를 오른쪽으로 인도하는데, 스트랩을 사용했다면 양쪽 끝을 오른손으로 잡아라.
- 왼쪽 엉덩이와 어깨를 지면에 붙인 상태로 유지하라.
- 왼손을 왼쪽으로 뻗고 머리를 천천히 돌려서 왼손의 가운데 손가락 너머를 응시하라.
- 수차례 깊게 호흡한 후, 방향을 바꾸어라.

조정
숙련자 이거나 팔이 발에 쉽게 닿을만큼 매우 긴 사람인 경우, 두 손가락으로 엄지 발가락 주변을 잡은 채 이 자세를 수행할 수 있다 (그림 참조). 초보자와 산모는, D 링 스트랩을 사용하면 발을 잡는 동작을 쉽게 잡을 수 있으며, 이에 따라 어깨와 골반이 지면에 붙어있는지에 집중할 수 있다.

누운 채 몸을 비틀어서 엄지발가락 잡기 자세
Supine Hand-to-Big-Toe Pose With a Twist

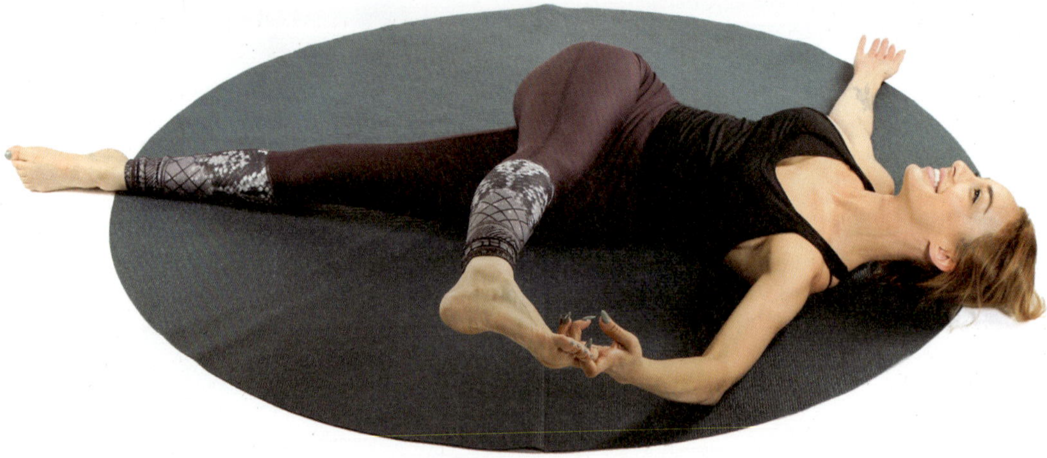

좋은 점
이 자세는 몸의 중심선을 넘어가는 다리의 바깥쪽 엉덩이와 허벅지를 스트레칭한다. 또한, 몸을 비트는 것은 소화와 배설에 도움이 된다고 한다. 임신 중에는 몸을 비트는 자세를 금지해야 하지만, 여기에서는 특히 누워서 이완한 상태이기 때문에 안전하다.

감정
머리에서 발끝까지 나선형을 이루는 것과 같이 몸을 비트는 느낌을 즐겨라. 이 나선형 에너지를 요가 수행에서는 쿤달리니(kundalini) 에너지 라고 부른다. 쿤달리니 에너지는 척주의 바닥에 잠재되어 있고 정수리로 솟구쳐서 확장된 의식 세계로 들어갈 수 있는 잠재력 에너지라고 한다. 이것이 생소하다면, DNA이중 나선 구조와 흡사한 형태인 척주의 양 옆에서 춤추고 있는 빛의 나선형 기둥 두 개를 상상하라. 이 빛의 기둥들이 척주의 바닥에서부터 허리와 엉치뼈로 쉽게 올라오고, 천천히 등 중간부분으로 상승한 후, 목과 목뼈로 이어진다고 상상하라. 이 빛이 정수리와 그 너머로 수월하게 확장되어 올라가는 것을 상상하라.

자세 지도

- 양 다리를 뻗은 채 얼굴을 위로하고 누우라.
- 오른쪽 다리를 뻗은 채 하늘을 향해 들어올리는데, 스트랩을 사용했다면 이를 이용해 오른발을 감싸라.
- 오른쪽 다리를 몸 위로 넘겨 왼쪽으로 인도할 때 스트랩의 양쪽 끝을 왼손으로 잡아라.
- 어깨 양쪽을 지면에 붙인 상태로 유지하라.
- 허리의 오른쪽 옆면을 늘리기 위해 오른쪽 엉덩이를 천천히 아래로 내려라.
- 시선을 오른쪽으로 넘겨서 머리와 목으로 목뼈를 지나는 나선형 에너지를 이어라.

조정

숙련자거나 팔이 발에 쉽게 닿을만큼 매우 긴 사람인 경우, 두 손가락으로 엄지 발가락 주변을 잡은 채 이 자세를 수행할 수 있다 (그림 참조). 초보자와 산모는 D 링 스트랩을 사용하면, 발을 잡는 동작을 쉽게 잡을 수 있다. 아래쪽 무릎을 굽히고 반대쪽 손으로 발을 잡아서 더 깊게 비틀 수 있다. 위에서 보면, 신체가 바람개비처럼 보일 것이다.

이 모두를 한번에 해보기

코어 근력을 회복하는 과정을 다시 시작하기 위한 두 가지 샘플 회복 요가 연습들이 여기에 포함되어 있다. 서두르지 말고 몸이 말하는 것에 귀 기울이는 것을 명심하라. 친애하는 엄마에게: 부드러운 회복 운동은 부드러운 요가 수행으로 돌아올 수 있게 몸을 편안하게 만들어주는 좋은 방법이다. 당신의 코어 근육들에 새로 활기를 불어넣기 위해, 나를 깨우기(Wake Me Up) 운동을 하라: 깊은 코어 근육 회복 운동. 당신의 코어 근육들은 필라테스의 세계에서 에너지가 넘치는 근육들이라 하는데, 그럴만한 이유가 있다. 코어는 아기를 안아올리고 유아용 침대에 눕히기 등 엄마로서 하는 수많은 일상 활동들을 파워를 공급하는데 도움을 준다. 당신의 코어 근육들의 근력과 조화를 다시 기르는 것은 하룻밤만에 이뤄지지 않으며, 느리고 균형적이며 집중된 운동이 산후 조리의 긴 시간을 함께 한다.

친애하는 엄마에게: 부드러운 회복 요가 운동

출산 직후인 이 시기는 인생에서 재미난 시기이다. 당신의 몸, 정신, 감정들이 계속해서 변화된다. 당신의 의사는 분만 후 대략 4-6주가 되면(제왕절개 시에는 더 걸릴 수도 있다) 운동을 해도 된다고 할 것이다. 이 운동은 플로우(flow) 요가 강좌와 연습들을 서서히 다시 시작하고 몸의 앞면을 다시 사용할 수 있게 도와주게끔 고안되었으며, 이는 짐볼 위에서 부드럽게 뒤로 몸을 굽혀 스트레칭할 때, 깊게 호흡하고 스트레칭을 할 공간이 존재한다는 것을 의미한다. 수많은 엄마들은 그들의 자세가 임신으로 인해 도날드 덕과 같이 앞으로 굽은 자세에서 구부정한 자세(나는 이 자세를 고상하게 아기를 사랑하는 자세 라고 부른다)로 변했음을 발견한다. 생각해보라: 당신이 아기에게 모유 수유 또는 우유를 먹이기 위해, 유모차를 밀기 위해, 아기의 얼굴을 사랑스럽게 바라보기 위해 몸을 계속해서 기울이면, 반대방향으로의 스트레칭이 좋고 현명한 움직임이다. 우리는 가슴과 어깨의 앞쪽을 스트레칭하고 몸통을 늘려주며 몸의 앞면 전체가 만족할만큼 스트레칭된 느낌을 받기를 원한다.

운동	페이지	중점	횟수/시간
아기 자세(Child's Pose) 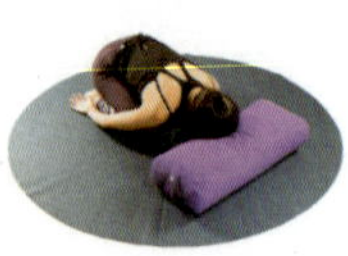	59	허리와 엉덩이의 스트레칭, 안락함을 느끼게 함	들이쉬고 내쉬는 숨의 길이가 동일하게 신경쓰며 느리고, 깊게, 집중하여 3-5차례 호흡.
편한 자세(Easy Pose)로 앉아서 명상 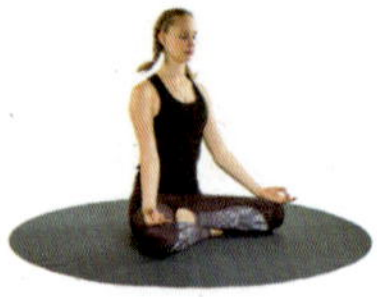	41	허벅지를 부드럽게 스트레칭하고 안락함을 느끼게 함	편한 자세로 3 차례 호흡
유니콘과 무지개 자세 (Unicorn and Rainbow Pose) 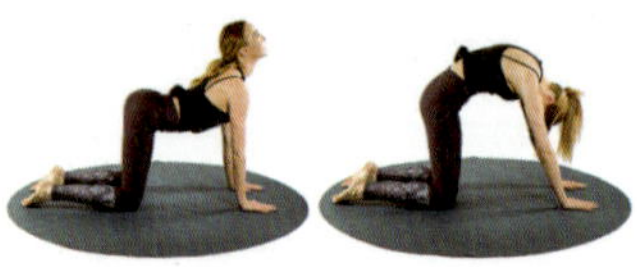	42	허리와 복부	5회(출산 이후라면 꼬리뼈를 부드럽게 밀어넣어도 된다)
엉덩이를 들어올린 다운 독 변형 자세 (Down Dog Into Stacked Hip Variation) 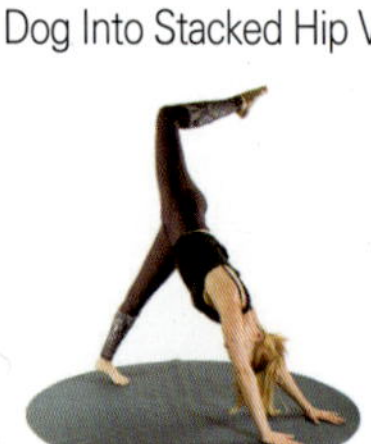	162	허리, 햄스트링, 종아리	다운 독 자세로 3차례 호흡; 오른쪽 다리를 들어올린 채 3차례 호흡; 왼쪽 다리를 들어올린 채 3차례 호흡

운동	페이지	중점	횟수/시간
서서 좌우로 스트레칭 하기 (Standing Lateral Stretch) 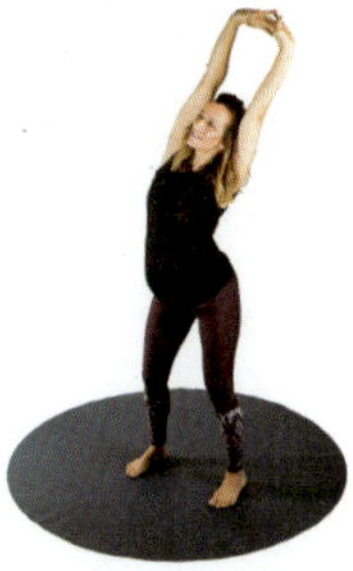	106	다리, 코어, 세갈래근(삼두근), 어깨	산 자세로 3차례 호흡; 오른쪽으로 기울인 채 3차례 호흡; 왼쪽으로 기울인 채 3차례 호흡
뒤로 굽힌 자세를 병용한 하프 태양 경배 자세 (Half Sun Salutation With Backbend)	163	어깨, 코어 근력, 유연성	하프 태양 경배 자세 3회; 매 동작을 호흡과 일치시켜야 함을 명심하라.
짐볼의 보조를 받는 뒤로 굽히기 자세 (Supported Backbend on Stability Ball) 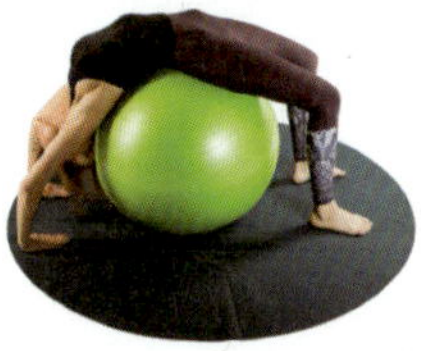	164	복부, 가슴	5-7차례 깊게 호흡
짐볼 위에서 좌우로 스트레칭 하기 Lateral Stretch on Stability Ball) 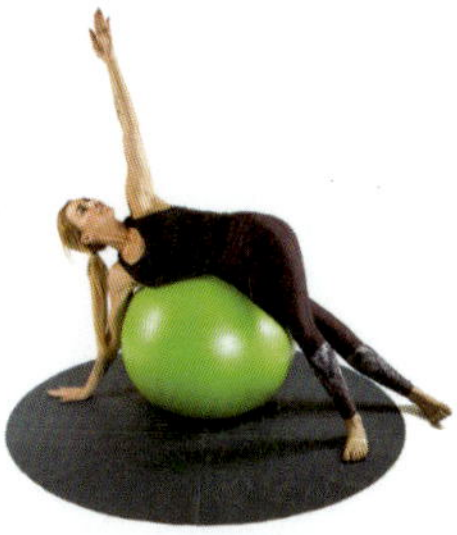	165	세갈래근(삼두근), 배빗근(복사근), 바깥쪽 허벅지	양쪽으로 5차례 깊게 호흡
척주에 폼 롤러를 사용하기 (Foam Roller for the Spine) 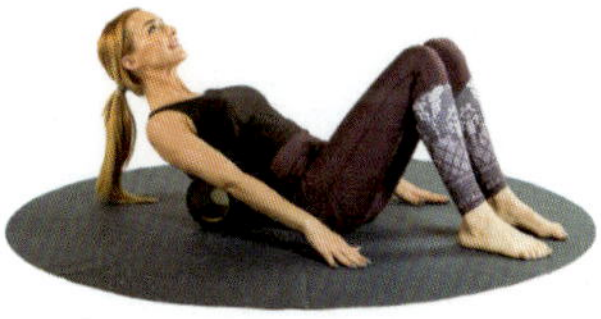	166	척주를 지탱하는 근육들	60-90초간 등에 폼 롤러를 대고 있기

회복 (Recovery)

운동	페이지	중점	횟수/시간
누워서 엄지발가락 잡기 자세 (Supine Hand-to-Big-Toe Pose) 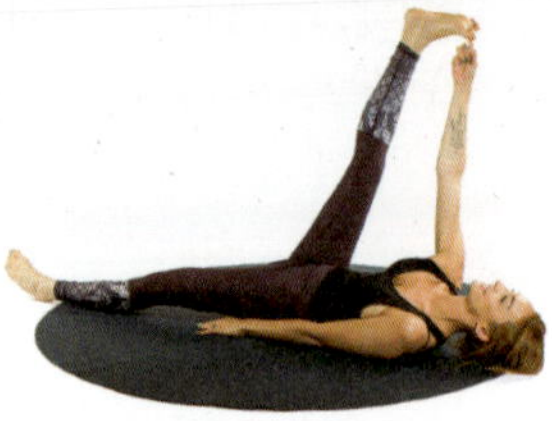	167	햄스트링	양쪽으로 5-9차례 호흡
누운 채 몸을 비틀어서 엄지발가락 잡기 자세(Supine Hand-to-Big-Toe Pose With a Twist) 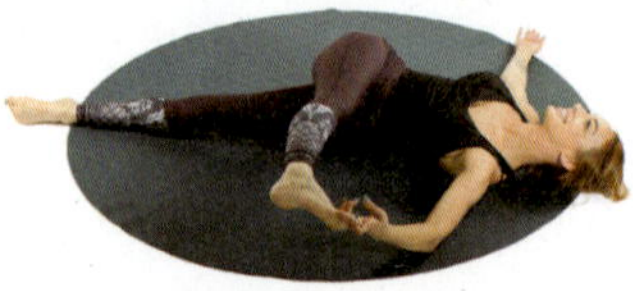	168	바깥쪽 허벅지와 골반	양쪽으로 5-9차례 호흡
깊은 휴식 자세(Deep Relaxation Pose) 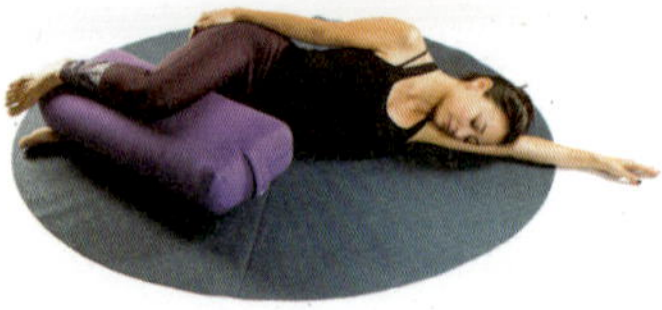	66	전신	1-3분

아기가 태어난지 대략 8주가 되면, 당신의 삶은 천천히 새로운 리듬을 형성하기 시작한다. 당신의 에너지 레벨이 돌아오고 분만의 어렴풋한 행복감에서 벗어날 때, 깊은 곳에 있는 코어 근육들을 깨우면 아주 좋은 느낌을 받을 수 있다. 이 연습은 당신의 코어 안정화근들을 안전하고 조심스러운 방법으로 다시 깨울 것이다. 복근을 수축하는 방법, 배빗근(복사근)을 강화하는 방법, 몸통(코어에 대한 덜 섹시한 표현)을 안정화시키는 방법을 상기하면, 안쪽에서부터 힘이 나기 시작하여 앞으로 몇 달 안에 쌓을 수 있는 단단한 기반을 생성할 수 있다.

이것 또한 모든 것을 중심선으로 되돌리는 데 도움이 될 좋은 연습이다. 이것은 40주간 당신의 몸이 태아를 위한 공간을 확장하고 생성하기 위해 노력하고 있었지만, 이제는 이 모든 것들을 당신의 중심을 향해 돌려놓기 시작할 때라는 것을 의미한다. 복근을 단련하기 위해 곧바로 완전한 가동범위로 레그 리프트를 다시 시작하는 것보다 힘의 단단한 기반을 쌓는 것이 중요하므로, 이 연습에서의 운동들처럼 깊고, 대상을 특정한 복부 운동으로 시작하라. 이 연습의 모든 운동들은 복직근이개(Diastasis recti) 환자를 위한 수많은 물리치료 프로토콜에 포함된다. 출산 후 대략 6~8주에 의사의 허락을 받고서 이 연습을 해보라.

운동	페이지	중점	횟수/시간
등척성 복부 수축 운동 (Isometric Abdominal Contraction) 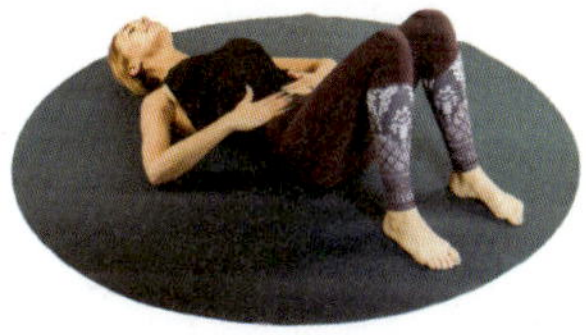	153	배가로근(복횡근)과 복근	깊게 호흡하면서 20초간 수축; 수축할 때 숨을 세게 내쉬라; 3회씩 반복하여 2세트를 수행하라
무릎을 굽힌 채 바깥쪽으로 내리기 (Bent-Knee Fallout) 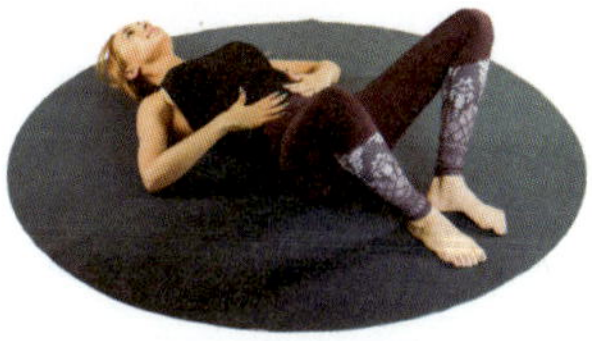	154	배가로근(복횡근)과 복근	오른쪽과 왼쪽을 번갈아가면서 10회씩 반복하여 2세트
브릿지 자세(Bridge Pose) 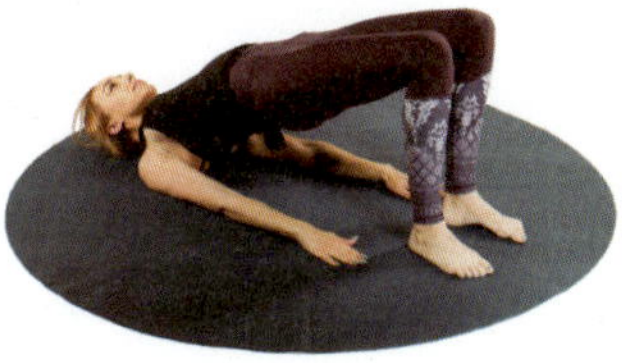	155	허리, 볼기근(둔근), 햄스트링	매회 10초간 멈추면서, 10회씩 반복하여 2세트

회복 (Recovery)

운동	페이지	중점	횟수/시간
등척성 편측 골반 굽히기 (Unilateral Isometric Hip Flexion) 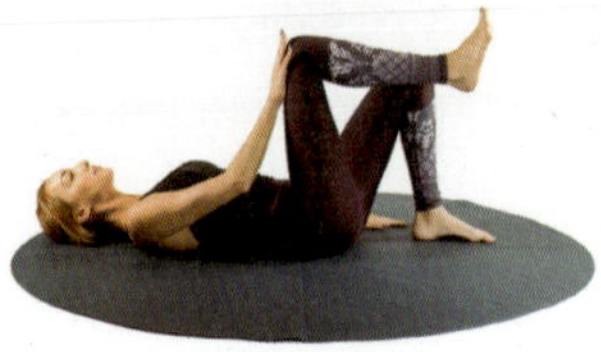	156	배가로근(복횡근), 복근, 허리근(요근)	양쪽으로 10회씩 반복하여 1세트
팔만 사용한 포인터 독 자세 (Arm-Only Pointer Dog Pose) 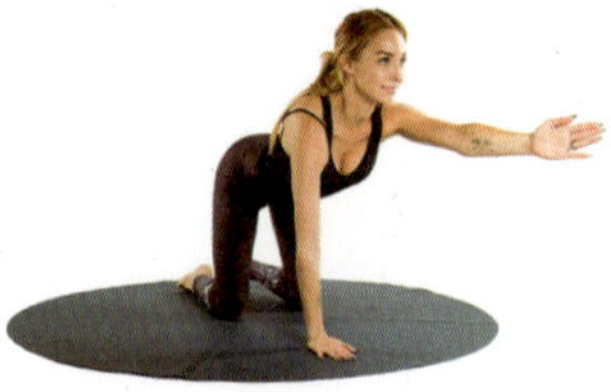	157	코어 안정화	오른쪽으로 3-5차례 깊게 호흡; 가운데에서 균형을 찾기 위해 휴식; 그 후 왼쪽으로 3-5차례 깊게 호흡
엎드린 자세로 무릎을 굽혀 들어올리기(Prone Bent-Knee Lift) 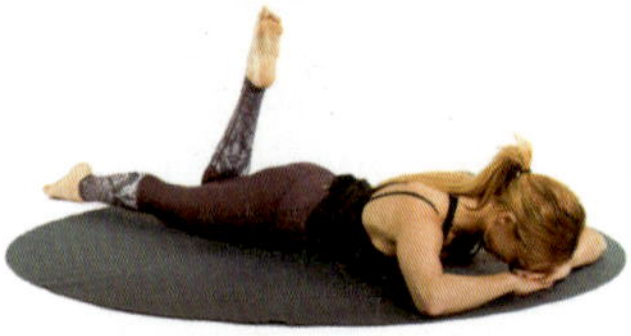	158	햄스트링, 볼기근(둔근)	10회씩 반복하여 2세트
힐 스퀴즈(Heel Squeeze) 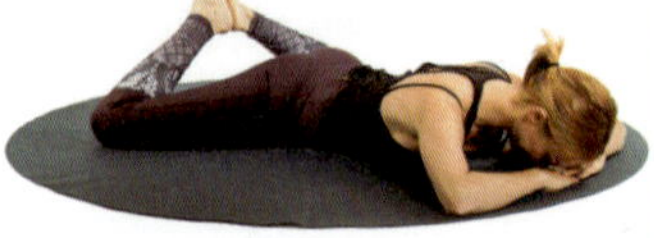	159	허벅지, 볼기근(둔근), 골반의 안정화와 근력	매회 10초간 멈추면서, 10회씩 반복하여 1세트
다리 뻗어 올리기(Straight-Leg Raise) 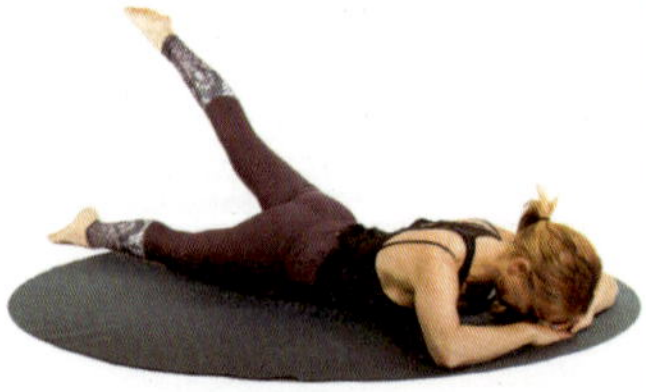	160	골반의 가쪽돌림근들, 볼기근(둔근), 허리	양쪽으로 10회씩 반복하여 2세트

운동	페이지	중점	횟수/시간
포인터 독 자세(Pointer Dog Pose) 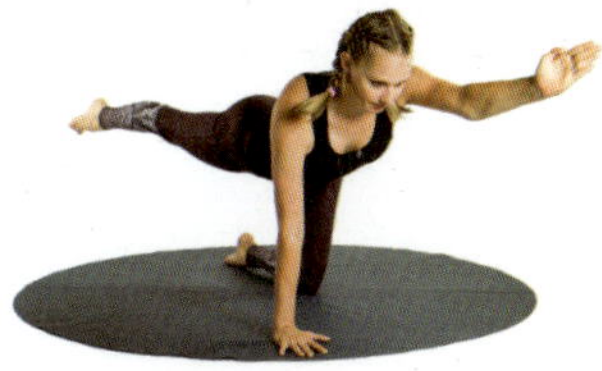	43	코어 안정화	오른쪽으로 3-5차례 깊게 호흡; 가운데에서 균형을 찾기 위해 휴식; 그 후 왼쪽으로 3-5차례 깊게 호흡
포어암 플랭크 자세 (Forearm Plank Pose) 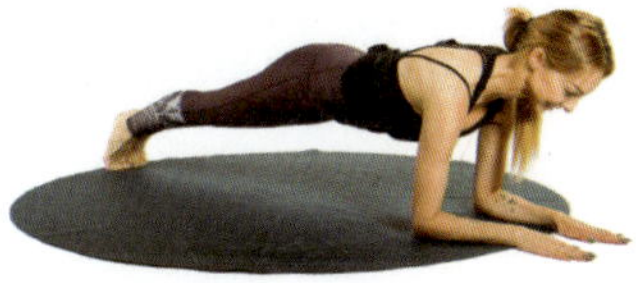	161	배가로근(복횡근), 복근, 허리, 배빗근(복사근), 어깨 안정화근	20초간 멈추는 동작 2세트
깊은 휴식 자세(Deep Relaxation Pose) 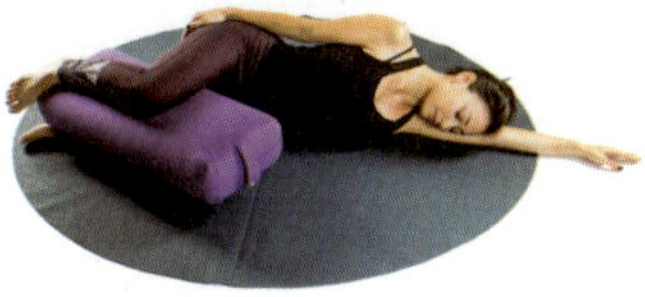	66	전신	3-5분

엄마의 동작

횡격막 호흡

분만 후 72시간이 지나면, 당신은 예쁜 아기와 함께 집에 있을 것이다. 배로 몇 차례 호흡하면 기분이 정말 좋아지고 회복하는 동안 몸에 더 많은 산소를 공급하는 데 도움이 될 수 있다. 횡격막 호흡은 우짜이 *프라나야마(ujjayi pranayama)*라고 하며, 이는 승리 호흡(victorious breath)을 뜻한다. 부드럽게 진동시키기 위해 성문(목구멍 뒤쪽)을 닫고서 코를 통해 작고 희미한 소리를 만들며 느리고 꾸준하게 숨을 들이쉬라. 이것은 코골이와는 완전히 다르며, 횡격막을 아래로 내리면서 숨을 들이쉬고, 호흡으로 배가 채워지는 느낌으로 이어질 것이다. 숨을 내쉴 때, 횡격막이 올라오면서 공기를 내보내는데 도움이 된다 상상하면서 코를 통해서만 숨을 내쉬라. 이러한 코를 통한 공기의 내보냄은 당신의 복부 근육들이 부드럽게 수축되게 할 것이다. 이것은 운동이 아니다; 이와는 반대로, 이것은 오히려 치유와 회복의 에너지를 불러오는 것에 관한 것이다.

임신 중에는 다시 엎드리는 것에 대한 상상을 하는 것이 흔한 일이다. 놀랍게도, 출산 후에 이 자세를 취해보면 기분이 좋지 않다. 가슴이 충혈되고 무언가에 닿으면 따가워서 엎드려 눕는 자세가 몇 주간 상당히 불편할 수 있다. 배로 호흡을 하면 애쓰지 않고도 횡격막과 연결된 기분좋은 감각을 느낄 수 있으며, 이것은 똑바로 눕거나 똑바로 앉은 자세로 수행할 수 있다.

누구도 당신에게 말해주지 않은 정보

일회용 속옷

골반바닥은 일종의 해먹과 같은 역할을 하며, 장기들의 무게를 지탱하는 데 도움을 준다. 임신 중에는 자궁안에서 자라고 있는 태아의 무게로 인해 이 근육군에 압박이 증가한다. 출산 후에 이 근육들이 치유된다(외음절개를 받은 경우에는, 치유 기간이 더 길어질 수 있다.). 이 모든 요인들은 요실금을 유발할 수 있다. 이것은 당신이 요실금을 겪을 수 있다는 사실에 대한 가벼운 참고사항이다. 요실금의 발생은 재채기, 기침, 큰 웃음으로 인해 골반바닥에 아래로 향하는 압력이 존재할 때 빈번해질 수 있다. 또한, 출산한 직후에는 약간의 생리혈과 유사한 오로(lochia)라고 부르는 피가 조금 존재한다. 오로와 가벼운 요실금 모두는 속옷을 더럽힐 수 있다. 일회용 속옷을 사용하면 모든 속옷을 버릴 필요가 없으므로 돈을 아낄 수 있다.

제왕절개를 했을 때도 일회용 속옷이 필요하다. 마찬가지로 골반바닥으로 태아의 체중을 지탱했으므로, 출혈이 조금 있을 것이다.

당신의 아이에 대한 사랑의 시각화

아기와 호흡을 맞추기

모유 수유를 할 때를 포함하여, 당신이 원할 때 언제든지 이 명상을 할 수 있다. 아기를 안고서, 당신이 숨을 들이쉬는 길이를 세기 시작하라. 호흡을 들이쉬는 길이를 대략 5~6초로 늘려보라. 이제, 숨을 내쉬면서 같은 작업을 수행하라. 호흡 주기가 느리고, 꾸준하며, 일정할때까지 그 길이를 말없이 계속 세어라. 이제, 두 눈을 감고 아기의 호흡 주기를 느끼기 시작하라. 아기의 폐가 더 작기 때문에 당연히 호흡 주기가 더 짧을 것이다. 아기가 호흡을 어떻게 하는 지 참조하라. 이 연습을 하는 내내, 당신의 호흡이 꾸준히 이어지도록 유의하라. 아기에게 완전하고 깊은 호흡을 알려주고 있다. 우리가 느리고 완전하게 호흡을 할 때, 보통 놀라운 일이 발생한다: 아기가 이 호흡 패턴을 따라하기 시작한다. 즉, 아기의 호흡은 항상 조금 빠를 것이지만, 당신의 평온함과 평화감을 느낄 수 있다. 이것은 신경계에 바르는 연고와 같다; 정기적으로 연습하면, 필요할 때 촉구할 수 있다. 예를 들어, 과도하게 흥분한 아기와 함께 비행기에 탓을 때, 침착하고 집중시키는 호흡으로 돌아와서 평화를 느끼면 아기도 진정되기 시작할 수 있다.

맛있는 음식들

전 세계 많은 문화권에서, 여성들은 분만 후 본인의 집에서 편안함을 느끼며 행복한 시간을 누리고, 대부분 가족 구성원 중 여성이 돌봐준다. 인도에서는, 출산 후 처음 40일간 대개 친정 엄마나 자매가 산모를 돌보면서 참기름 마사지와 몸의 공기(vata) 성분을 진정시킨다고 하는 음식들을 제공한다(vata 와 doshas 는 2장에서 더욱 광범위하게 다루고 있다). 아몬드 우유는 영양이 풍부한 산후 음료이며, 또한 젖의 분비를 돕는다고 한다.

아몬드 우유

아몬드 1/4 컵
원하는 온도로 데운 우유 1컵
정제버터 1/2 티스푼
메이플 시럽 1 티스푼

상온에서 아몬드를 8~10시간동안 물에 담가 놓아라. 준비가 되면, 아몬드의 껍질을 벗겨라.
블렌더 안의 나머지 재료들과 합치라. 부드러워 질 때까지 갈아라. 따뜻할 때 먹어라.
***산출량:** 1 회분*

9

엄마와 나 (Mommy and Me)

아기와 함께 요가를 수행하는 것은 육체적 힘을 회복하면서 아기와 유대감을 형성하는 좋은 방법일 수 있다. 대략 40주동안 당신의 몸은 룸메이트가 있었고 아기를 수용한 공간을 만들어야 했다. 아기가 이내 뱃속이 아닌 품 속에 있으므로, 아기와 함께 운동하는 것이 정말 재미있을 것이다. 그러나 운동을 하러가는 동안 아기를 집에 두고 가는 것은 어려울 수 있으며, 아기돌봄 도우미와 함께 아기를 두고 수업에 가는 것은 비용이 많이들 뿐 아니라 가슴이 아플 것이다.

큰 아들 Cruz가 태어났을 때, 다양한 육아 방식을 찾는데 많은 시간을 쏟았다. 나는 아이를 어떻게 키울 것인지에 대한 결정이 내게만 달려있는 것이 아니라는 것을 곧 깨달았다; 아이 또한 결정권이 있다. 내 아들은 애착 육아(attachment parenting)가 그가 원하는 방법이라는 것을 매우 명확하게 알려줬고, 2살이 될 때까지 대부분의 시간을 내 품에 안겨있으려 했기 때문에, 아들과 함께 운동할 수 있는 방법들을 찾는 것이 중요했다. 캐리어와 함께 걷기, 요가 수행, 엄마와 나(mommy-and-me) 수영 수업 모두가 내가 근력을 다시 기르고 아들이 본인의 머리와 목 힘을 기르면서 같이 할 수 있는 효과적인 방법들이었다.

아기들이 하루종일 하는 어마어마한 양의 체력 단련은 척주에 자연스러운 곡선을 형성하는데 도움이 된다. 당신의 아기가 머리와 목을 들기 시작하면, 목뼈에 곡선을 형성하고 있는 것이다. 아기가 몸을 손으로 들어올려 메뚜기 자세 및 코브라 자세와 유사한 자세를 취하기 시작하면, 허리뼈에 곡선을 형성하고 있는 것이며, 이는 아기가 기어가고 결국 걸을 수 있게 해줄 것이다. 게다가, 그녀가 기저귀를 갈아주는 테이블(changing table) 위에 누워있다가 머리와 발을 들어올리기 시작할 때는, 복부 근육들을 효과적으로 단련하고 있는 것이다. 아기들은 자연적인 요가 수행자들이고 이 장에 나오는 오 베이비(Oh Baby) 연습은 당신의 아기가 하루종일 연습하는 것과 같은 운동들에서 영감을 받은 것이다. 당신이 하는 모든 유형의 운동과 마찬가지로, 8장에서 논의된 바와 같이 의사의 허락을 받는 것이 중요하다.

안전하게 잡기

엄마와 나(mommy-and-me) 요가 연습을 하는 중에는, 항상 안전을 위해 아기를 양팔로 안아주는 것이 중요하다. 아기가 신생아라면, 아기가 가장 편안하게 느끼는 자세로 눕혀놓는 것을 권장한다: 아기용 파파산(papasan) 의자, 모세 바구니(Moses basket), 강보에 싸서 요가 매트 위에 눕히기. 아기가 머리와 목을 가눌 수 있기 시작하면서부터는, 서 있는 자세들을 취하는 동안 아기를 안고 있으면 된다.

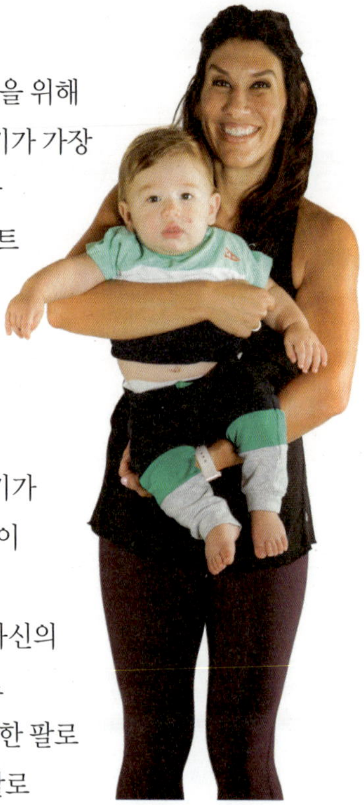

그림 9.1 안전하게 잡기

더 어린 아기들은 보통 가슴을 받대고 안는 것을 좋아하며, 아기가 당신의 가슴 방향을 바라보면서 품에 파고든 것을 말한다. 6개월이 지난 아기들은 대개 척주가 가슴쪽을 향하게 뒤로 알아주는 것을 좋아하며, 그 자세로 엄마의 온기와 편안함을 느끼면서 세상과 자신의 주변을 내다 볼 수 있다. 아기가 어떤 자세로 안겨있든지, 양 팔로 아기를 안아주는 것을 명심하라. 조금 더 큰 아기들은, 엉덩이를 한 팔로 받치고 다른 팔로 배를 감싸도 된다. 나는 이것을 수업에서 "한 팔로 엉덩이를 받치고 다른 팔로 배를 감싸서 안전하게 잡아라"라고 지시한다 (그림 9.1 참조).

당신의 손목 건강을 위해, 아기를 안고 있는 동안 손목를 중립자세 또는 거의 중립에 가깝게 유지하는 것이 중요하다. 손목을 구부정하게 만든 자세가 많은 엄마들이 일반적으로 취하는 기본 자세이지만, 이 자세는 손목에 엄청난 긴장과 통증을 유발할 수 있다. (수많은 엄마들이 이로 인해 손목 보호대를 착용하는 것을 봤다.) 양 손의 위치를 의식하며 양 손이 팔뚝에서 자연스러운 연장선이 되도록 하라. 손목에 이미 염좌가 생겼으면, 스쿼트와 같은 특정 움직임을 하는 동안 프론트 캐리어(front carrier)를 사용하여 아기를 메고 있어야 할 것이다. 운동하는 동안 프론트 캐리어를 사용하는 중이라면, 아기가 띠가 아니고 당신 몸통의 중심에 앉히도록 권장한다. 띠는 특정 움직임을 취할 때 안전하지 않으며, 어떠한 운동을 같이하는 동안 아기의 얼굴을 항상 볼 수 있는 것이 중요하다. 프론트 캐리어는 걸을 때 적합하다; 많은 엄마들이 이것을 아기를 안는다 라고 말한다. 이 아이디어는 수 세기 동안 전해져 왔다. 수많은 토착 문화들에서는 아기를 안는 것이 흔하다. 아기를 안는 것은 1900년대 초 영국에서 유모차가 유행할 때 인기가 식었던 것으로 보인다. 미국에서는, 지난 20년동안 아기를 안는 것이 인기를 끌었으며, 연구 결과에 따르면 아기들을 안거나 업고 있을 때 덜 우는 경향을 보였다.

안아올리는 올바른 방법

아기를 안아 올릴 때마다, 당신은 근력 운동을 한다. 일반적으로 하루종일 아기의 체중보다 훨씬 무거운 무게를 안아 올리는 경우가 많다. 예를 들어, 아기의 체중이 20파운드이고 카시트가 22파운드이라면, 카시트에 앉아있는 아기를 안아올릴 때마다 42파운드의 무게를 안아 올려야 한다는 것을 의미한다! 이 예시가 좀 더 나아가면, 당신은 그 후 카시트에 앉아 있는 아기를 스냅 인 유모차(snap-in stroller)에 옮겨야 할 것이다. 일상에서 일어나는 이 간단한 예시에서, 당신은 42파운드를 수차례 안아올려야 하고, 차에서 무거운 유모차를 꺼내거나 카시트를 제거할 때 몸통을 비틀게 될 것이다.

무게를 들고서 비틀거나 돌리면 돌림힘(torque)가 발생한다. 척주에서의 돌림힘은 부상과 통증을 유발할 수 있으므로, 부상 위험을 줄이기 위해 양 발, 골반, 어깨를 당신이 안아 올리는 물체를 향해 돌려주는 것을 명심하라. 헬스장에서든 당신의 예쁜 아기를 안아올릴 때이든 무거운 것을 안아올릴 때마다, 안아 올리는 올바른 방법을 사용하는 것이 중요하다. 허리 통증은 아기와 함께 하는 일상 활동에서 좋지 못한 방법 때문일 수 있다. "엄마의 등(momy back)"을 방지하기 위해 이 간단한 단계들을 연습하여 허리를 건강하게 유지하라.

- 아기를 바닥에서 안아올릴 때마다 양 무릎을 굽혀줄 것.
- 아기를 안아올리거나 카시트(또는 아기와 카시트 둘 다) 차에서 꺼낼 때, 차의 뒤쪽을 바라본 후 몸을 비틀지 말고 아기를 바라보라.
- 아기를 안고 있을 때는, 가슴이나 골반에 아기가 안겨있는 방향을 번갈아가며 안아줄 것.
- 앞으로 숙이거나 어깨를 움츠리지말고, 어깨를 뒤로 모아서 내려줄 것.
- 아기 또는 어떠한 무거운 물체를 안아올릴 때, 골반을 앞으로 내밀어서 무게를 받치지 말고 골반이 항상 몸통아래에 있게 하라.
- 안아올릴 때마다 코어 근육들을 사용하라.
- 안아올릴 때 숨을 내쉬면 도움이 될 것이다.

대부분 아기를 안아 올리는 장소는 바닥, 유아용 침대, 기저귀를 갈아주는 테이블, 자동차일 것이다. 이 장소들은 각기 고유한 시나리오로 자체적인 필요사항이 있다.

바닥

아기를 바닥에서 안아올릴 때는, 운동화든 미끄럼 방지 양말이든 발이 미끄러지지 않아야 한다. 양 무릎을 충분히 굽혀서 쭈그려 앉으면 안아올릴 때 하체의 힘을 사용할 수 있다. 욕조에서 아기를

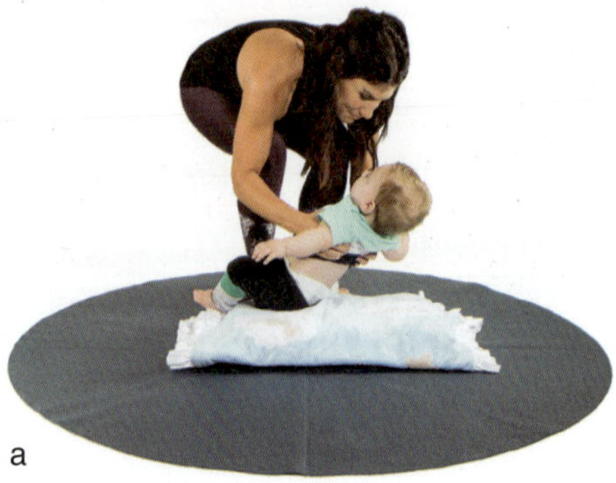

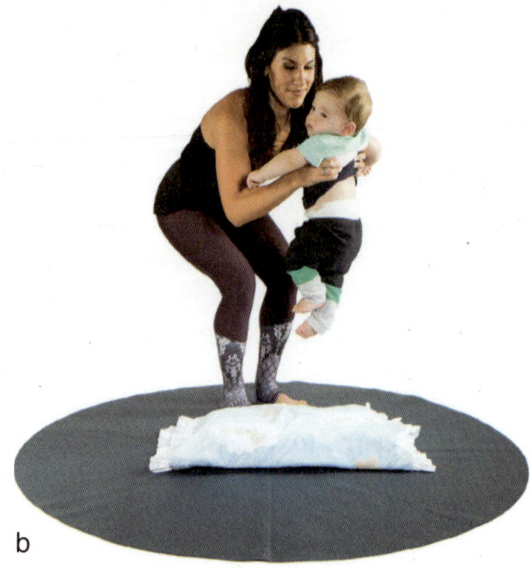

그림 9.2 바닥에서 아기를 안아 올리기.

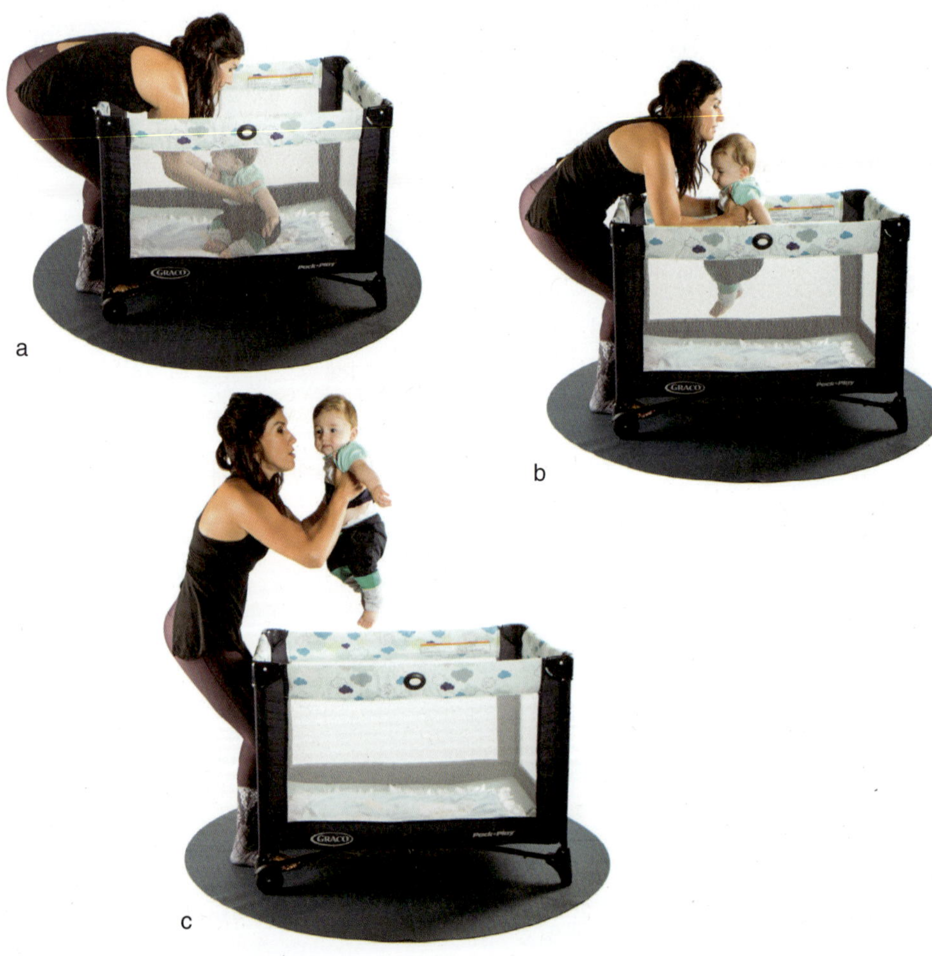

그림 9.3 아기 놀이울이나 유아용 침대에서 아기를 안아올리기.

잡고 있을 때는 앉아있는 자세에서 일어서면 절대로 안 된다. 그 대신, 욕조를 나갈 준비가 되면 가족 중 한 명을 불러서 아기를 넘겨줄 것. 아기를 바닥에서 안아올리는 올바른 방법에 대한 예시로 그림 9.2를 참조하라.

유아용 침대(crib) 또는 아기 놀이울(playpen)

유아용 침대나 아기 놀이울의 높이 그리고 아기의 연령에 따라, 매트리스가 상당히 낮고 난간이 상당히 높을 수 있다. 이 경우, 넓고 견고한 다리가 있는 튼튼한 발판 스툴을 구매하는 것을 고려해보라. 스툴을 유아용 침대나 아기 놀이울 옆에 두면 유아용 침대의 난간 너머로 상체를 매달지 않아도 된다. 가능하다면, 아기를 안아올릴 때 양 무릎을 살짝 굽히고 코어를 사용하라. 아기를 아기 놀이울이나 유아용 침대에서 안아올리는 올바른 방법에 대한 예시로 그림 9.2를 참조하라.

기저귀를 갈아주는 테이블(Changing Table)

높이를 올린 기저귀를 갈아주는 테이블 위에서 아기가 항상 안전하도록 안전 벨트를 채워야 한다. 테이블에서 아기를 안아올릴 때는, 먼저 안아올린 후 테이블에서 몸을 돌릴 때 천천히 조심스럽게 움직이라. 이것을 한번에 움직이는 일이 너무 흔하며, 이때 척추에 돌림힘(torque)가 생성된다.

자동차

아기를 차에서 안아올릴 때는, 양 무릎을 굽히고 코어를 사용하라. 다시 말하자면, 먼저 아기를 안아올린 후 차에서 몸을 돌리고, 이를 한번에 하지 마라(특히, 아기를 카시트에서 바로 안아올릴 때). 아기를 자동차 또는 유모차에서 안아올리는 올바른 방법에 대한 예시로 그림 9.2를 참조하라.

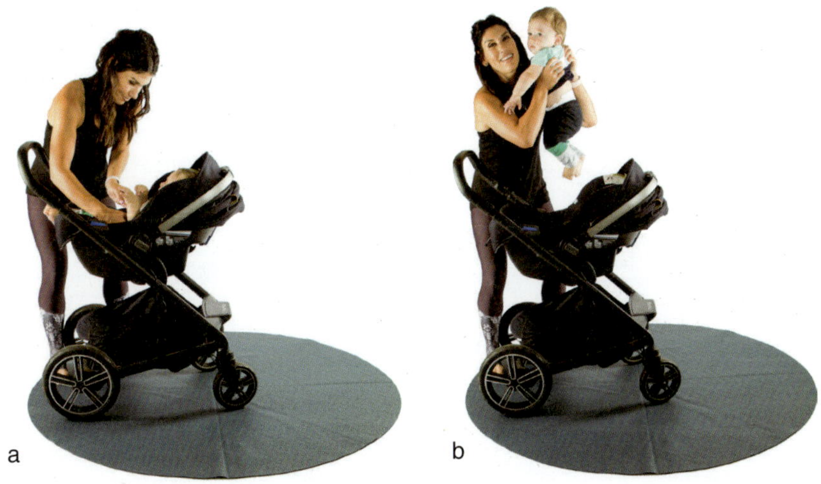
a b

그림 9.4 자동차 또는 유모차에서 아기를 안아올리기.

아기 요가

스튜디오 환경에서 요가를 수행할 때, 소아과 의사 또한 아기가 공공 장소에 가기 전에 특정 백신을 맞을 때까지 기다리길 원할 것이다. 집에서는, 보통 아주 어린 아기를 요가 매트 앞에 눕혀놓고서 요가를 시작할 수 있다.

그보다 더 어린 아기들은 대개 요가 매트 앞에 놓은 아늑한 담요에 누워있는 것을 좋아한다. 아기가 강보에 쌓여있는 것을 좋아한다면, 담요로 감싸도 된다. 아기가 유아용 의자나 아기용 파파산 의자에서 잠이 들었다면, 그 의자를 매트 앞에 놓으면 아주 좋으며 요가를 하면서 아기를 바라볼 수 있게 된다. 그러나 아기를 카시트에 오래동안 앉혀두는 것은 권장되지 않음을 알아야 한다. 아기의 척주는 여전히 발달하는 중이며, 오랫동안 카시트(또는 어떠한 의자)에 있는 것은 아기의 척주 발달에 좋지 않다. 많은 제조업체들은 아기가 24시간 이내에 2시간 이상 카시트에 앉아있으면 안된다는 규칙을 따른다.

생후 4~5개월 정도의 아기들은 당신이 운동하는 동안 엎어 놓기(tummy time)에 익숙해지고 배로 구르기 시작한다. 생후 8~9개월 정도의 아기는 당신이 요가를 수행하면서 하는 몇몇 움직임들을 따라하기 시작할 것이다. 아기는 몸을 위아래로 뻗기 시작하거나, 당신이 플랭크 자세를 하는 것을 볼 때마다 키스해줄 것이라 예상할 것이다. 이러한 빠른 발달은 보기에 놀라운 일이며, 생후 12~14개월 정도가 되면, 업 독 자세(Up Dog)와 다운 독 자세(Down Dog)를 숙달했고, 종종 몸을 굴려 코브라 자세(Cobra)를 취하거나, 뒤로 누워서 행복한 아기 자세(Happy Baby Pose)를 할 가능성이 높다. 상호작용적 놀이(interactive play) 방법으로 아기가 몇 가지 간단한 운동을 하게 도와줄 수 있다. 성인으로서, 당신은 움직임과 요가 동작이 더 높은 수준의 신체 자각(body awareness)을

안전에 유의하기

아기가 태어난 처음 1년 동안, 아기와 함께 요가를 수행할 때 명심해야 할 몇 가지 안전에 대한 가이드라인이 있다.

- 아기는 시원하고 편안한 옷을 입혀야 한다.
- 아기를 잡거나 프론트 캐리어(아기띠가 아님)을 사용해서 안전하게 잡아야 한다.
- 방은 쾌적한 온도 또는 대략 22℃이여야 한다.
- 미끄러짐을 방지하기 위해 안정적이고 마른 바닥에서 운동하라.
- 걸려 넘어지지 않도록 모든 장난감들을 매트에서 치워라.
- 식사 직후에 아기가 엎드린 자세가 되는 운동을 하지 마라(예: 비행기 태우기).
- 아기의 사지가 뻣뻣해지면, 당기거나 이를 이용한 운동을 하지 마라.

발달시킨다는 것을 알 수 있을 것이다. 매트 위에서 아기와 함께 시간을 보내면서 아기에게 동일한 자각을 장려할 수 있다. 다음은 요가를 수행하면서 같이 놀 수 있으며, 아기에게 도움이 되도록 특별히 만들어진 게임들에 대한 몇 가지 아이디어이다.

- *까꿍놀이(Peek-a-boo).* 이 놀이는 아기에게 대상 영속성(object permanence)에 대한 개념을 가르쳐준다. 아기가 당신을 순간적으로 볼 수 없을 때에도, 당신은 여전히 거기에 있으며, 아기는 이것을 배우기 시작할 것이다.
- *"머리, 어깨, 무릎, 발" 노래부르기.* 노래를 부르면서, 아기의 신체에서 관련된 부위를 만지면 아기가 신체 부위들의 이름을 배우기 시작할 수 있다.
- *배를 부드럽게 마사지 해줄 것.* 아기의 배에 손가락들을 올려놓고 아주 살살 시계방향으로 원을 그리라. 이것은 소화를 촉진하고 가스를 해소시키는 데 도움이 될 수 있다.
- 천천히 하늘자전거 운동시키기. 매우 느리게 아기의 양 다리로 하늘자전거 운동을 시켜라. 이 운동도 가스를 해소하는데 도움이 될 수 있다.
- *교차 패턴(Cross-patterning).* 아기의 오른손으로 왼쪽 발을 몇 번 접촉시킨 후, 반대쪽으로 바꿔줄 것. 이것은 읽기를 담당하는 뇌부분을 자극하는데 도움이 된다.
- *아기에게 노래 불러주기.* 손의 움직이는 율동이 포함된 "반짝반짝 작은별(Twinkle, Twinkle Little Star)"과 "작디 작은 거미(The Itsy Bitsy Spider)" 같은 노래를 골라 줄 것.

아기와 함께 하는 요가 자세와 운동

출산 후, 당신의 몸은 임신기간일 때와는 다른 방법으로 운동할 필요가 있을 것이다. 임신 중에는, 코어가 아기를 지탱했다. 이제는 양 팔로 아기를 받칠 수 있고 아기를 안아 올리거나 내릴 때 하체의 파워를 사용할 수 있다. 코어는 아기를 안아 올리는데 여전히 중요한 부분이지만, 이제는 코어를 안쪽과 위쪽으로 당기는 것이 안전하고, 안쪽의 코르셋같은 근육들이 받쳐주는 것을 느껴라. 다음에 나오는 운동들을 아기와 함께 즐기라고 권장한다. 이 운동들은 기능성 운동(functional training)의 한 형태이다; 안아올리는 적절한 방법들을 도와줄 것이고 아기가 자라는 동안 계속해서 편안하게 안아올릴 수 있는 근력을 기르는 데 도움을 줄 것이다.

안전에 유의하기

일반적인 요가 자세들과 매우 유사한 이 재미있이고 간단한 움직임들을 해보라.

- 별을 만지기 위해 위로 뻗어라.
- 앞으로 굽히고 발가락을 간질여라.
- 뒷걸음질을 쳐서 다운 독 자세를 만들고 강아지처럼 짖어보라.
- 배를 바닥에 붙여서 코브라 자세를 취하고 뱀처럼 쉬익쉬익 해보라.
- 양 손과 양 무릎으로 바닥을 딛고 하늘을 향해 바라보며 소처럼 무우 하고 소리를 낸 후, 척주를 둥그렇게 말면서 고양이처럼 야옹하고 소리를 내보라.
- 아기 자세를 취하고 10초간 침묵 게임을 하라.
- 이 시퀀스를 아기가 좋아하는 횟수만큼 반복하라.

유아도 있는 경우, 요가를 같이 할 때 유아가 당신과 갓난아기를 보게 하라. 당신의 아기가 본인의 형이나 누나를 보고 동물 소리를 들을 때 키득거리고 웃을 것이다.

엄마와 나 Mommy-and-Me
태양 경배 자세 A Sun Salutation A

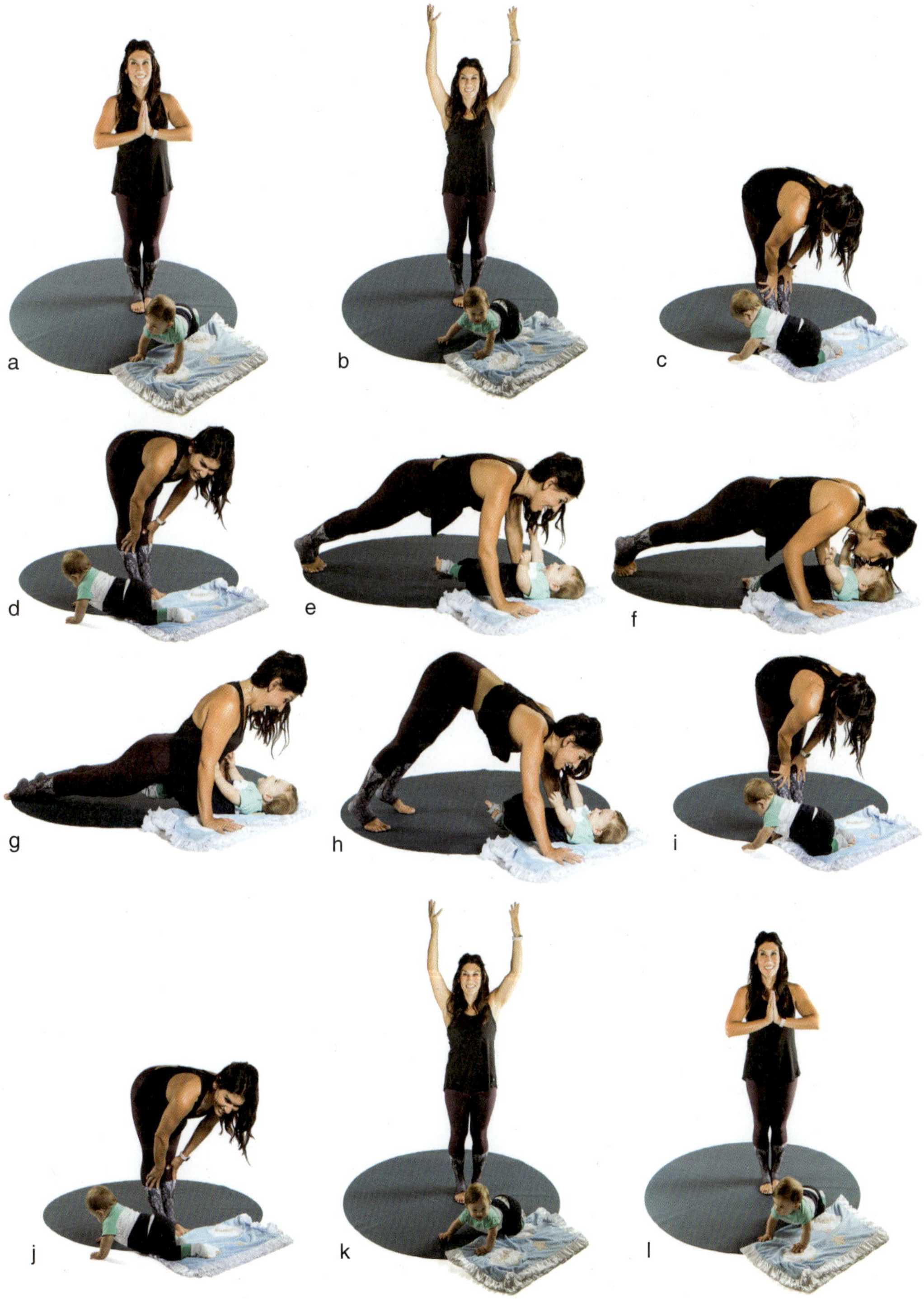

좋은 점

이 시퀀스는 전신을 예열한다.

감정

태양의 온기와 빛을 받아들이라. 당신의 몸이 안쪽에서부터 따뜻해지고, 숨을 내쉴 때마다 스트레스와 긴장이 날아가면서 당신 안쪽의 빛이 팽창하는 것을 느껴라. 또한, 아기와 함께 노는 기분을 잊지 마라. 손 키스를 보내거나, 낄낄대며 웃거나, 윙크를 할 수 있으며, 당신이 아는 어떠한 것이든 아기가 웃으면서 좋아서 키득거리게 할 것이다.

자세 지도

- 일어서서 산 자세(Mountain Pose)를 취한 채 발을 모으고 양 손으로 나마스테 자세를 만든 채로 시작하라 (그림 a 참조).
- 숨을 들이쉬고 양 팔을 하늘을 향해 똑바로 들어올리라 (그림 b 참조).
- 숨을 내쉬고 앞으로 굽혀주는데, 양 손은 양쪽 종아리 위에 놓고 코는 무릎을 향하게 하라. 이 자세를 통해 아기의 발가락이나 배를 간질일 수 있다 (그림 c 참조).
- 숨을 들이쉬고 반만 일어서라 (그림 d 참조); 숨을 내쉬고 뒷걸음질 쳐서 플랭크 자세(Plank Pose)를 취하라. 숨을 들이쉬는 동안 플랭크 자세를 유지하라 (그림 e 참조).
- 숨을 내쉬고 플랭크 자세와 유사하지만 양 팔꿉지는 접은 채 뒤로 향하게(푸쉬-업 자세에서 내려간 형태) 만든 차투랑가 자세(Chaturanga)를 취하라. 배를 바닥에서 띄운 상태를 유지하면서, 아기의 코에 키스를 할 수 있다 (그림 f 참조).
- 숨을 들이쉬고 가슴을 하늘을 향해 들어올려 코브라 자세(Cobra Pose)를 취하라 (그림 g 참조).
- 숨을 내쉬고 다운 독 자세로 돌아오라 (그림 h 참조).
- 다운 독 자세를 유지하면서 3~5차례 깊게 호흡하라.
- 양 발을 양 손 가까이로 내딛거나 점프하여 앞으로 깊게 굽히기 자세(deep Forward Fold)를 취하라 (그림 i 참조).
- 숨을 들이쉬고 머리를 앞으로 뻗고 꼬리뼈를 뒤로 뻗으면서 반만 일어나라 (그림 j 참조).
- 숨을 내쉬고 앞으로 깊게 굽히기 자세로 다시 내려가라.
- 숨을 들이쉬고 양 팔을 하늘을 향해 뻗은 채 일어서라 (그림 k 참조).
- 숨을 내쉬고 양 손을 심장에 모은 채 산 자세로 돌아가라 (그림 l 참조).

조정

양 무릎을 바닥에서 띄운 채 플랭크 자세와 차투랑가 자세를 취하기가 어렵다면, 두 자세 모두 무릎을 매트에 대고 행해도 된다. 또한, 무릎 아래에 접은 담요 한 장을 깔 수 있으며, 이를 통해 무릎과 바닥 사이에 쿠션을 형성한다.

아기에게 키스하는 차투랑가 자세
Kiss-the-Baby Chaturanga Pose

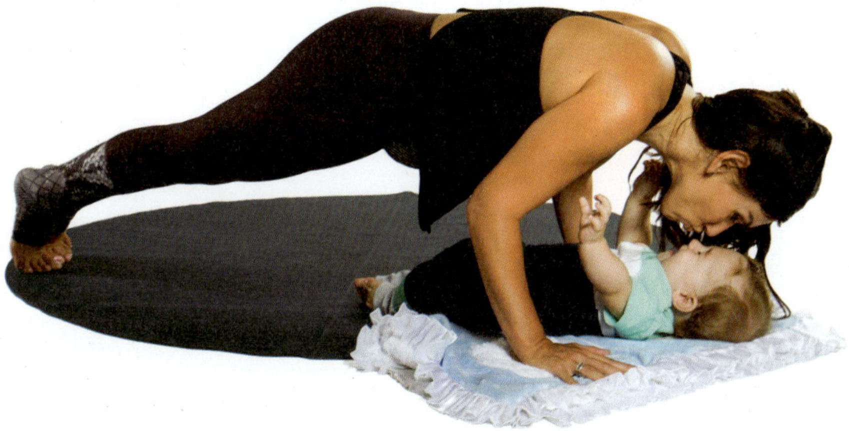

좋은 점
이 자세는 상체와 코어 안정화근들을 강화시킨다.

감정
전통적으로 이 자세는 태양 경배 자세의 일부로서 실행되고, 통제감을 받는다. 천천히 내려가면서, 근력을 사용하여 내려가는 속도를 제한하라. Mothers Into Living Fit에 의해 창조된 이 변형 자세는 근력을 기르면서 동시에 아기와 기분 좋게 연결될 시간이 있으므로 훨씬 재미있이다.

자세 지도
- 양 손을 어깨 바로 아래에 위치시켜서 어깨, 팔꿈치, 손목 관절들을 일자로 만든 플랭크 자세로 시작하라.
- 코어의 근력을 느끼면서, 허리가 내려가거나 엉덩이가 올라오지 않게 하라.
- 양 팔꿈치를 천천히 굽히면서, 팔꿈치가 발 쪽으로 뒤를 향해 똑바로 가리키며 양 옆으로 벌어지지 않게 신경 쓰라(이것은 팔꿈치가 바깥을 향하는 전통적인 푸쉬-업 자세와는 다름). 몸통을 바닥에서 확실히 띄운 채, 아기에게 키스하라 (그림 참조).
- 전통적으로, 여기서 코브라 자세나 업 독 자세로 넘어가야 할 것이다. 자세가 무너지지 않는 지 신경 쓰지 마라; 대신, 천천히 컨트롤하면서 내려가라.

조정
상체의 무게를 일부 분산시키기 위해 이 움직임을 무릎을 대고 수행해도 된다. 무릎을 대고 수행할 때는(초보자와 근력을 다시 키우는 사람들에게 아주 좋다), 무릎 아래에 쿠션을 추가하기 위해 접은 담요 한 장을 놓길 원할 것이다.

아기와 함께하는 스쿼트 Squat With Baby

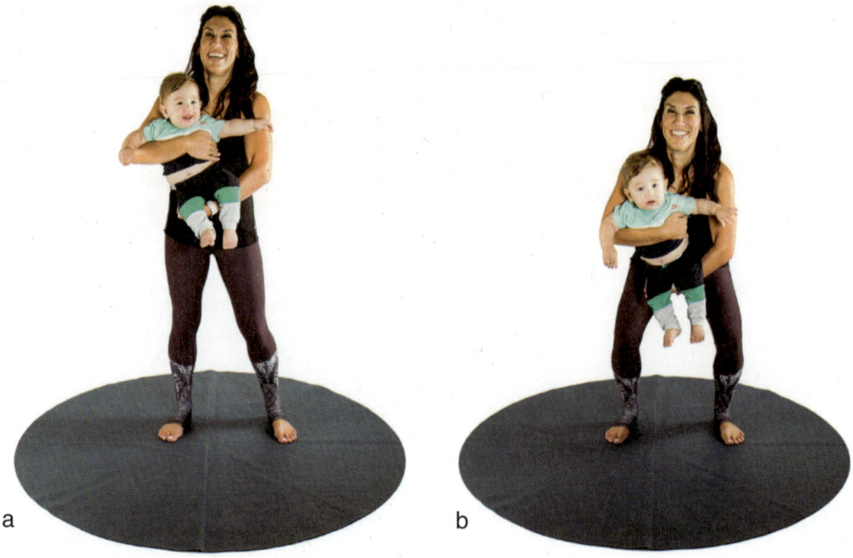

a b

좋은 점

이 자세는 하체, 상체, 코어를 강화시킨다.

감정

이 움직임의 파워를 사용하며 하체의 힘을 느껴라. 이것은 기능적 움직임의 하나로, 단순하게 스쿼트가 아기를 바닥이나 바닥의 카시트에서 들어올리는 올바른 방법이라는 것을 의미한다. 양 무릎을 굽히면 허리에 도움이 되고, 들어올리는 올바른 방법을 사용함으로써 허리를 건강하게 유지할 수 있다.

자세 지도

- 일어서서 양 발을 엉덩이 넓이만큼 벌리고 모든 발가락들이 앞을 향해 똑바로 가리키게 하라.
- 아기를 안전하게 잡는 방법으로 지탱하라: 한 팔을 아기의 엉덩이 밑으로 그리고 다른 팔은 아기의 배 앞으로(그림 a 참조). 이 지도는 머리와 목을 가눌 수 있는 아기를 위한 것임을 참고하라.
- 숨을 들이쉬면서, 마치 의자에 앉고 있는 것처럼 엉덩이를 뒤로 빼면서 양 무릎을 굽히기 시작하라. 상체는 꼿꼿이 세워서 앞으로 몸이 기울어지지 않게 하라 (그림 b 참조).
- 숨을 내쉬면서, 양 다리를 천천히 펴주고 허벅지와 엉덩이 근육들의 파워를 느껴라.

조정

거울 앞에서 아기가 거울을 바라보게 하면서 이 운동을 수행할 수 있다. 거울은 본인의 자세에 대한 시각적인 피드백을 줄 것이며, 올바른 자세로 운동을 수행하게 해줄 것이다. 게다가, 아기들은 보통 거울 속의 아기가 다른 아기라고 생각하고 키득거릴 것이며 거울 속의 아기가 웃는 것을 보면 신나서 웃을 것이다.

아기와 함께하는 런지 Lunge With Baby

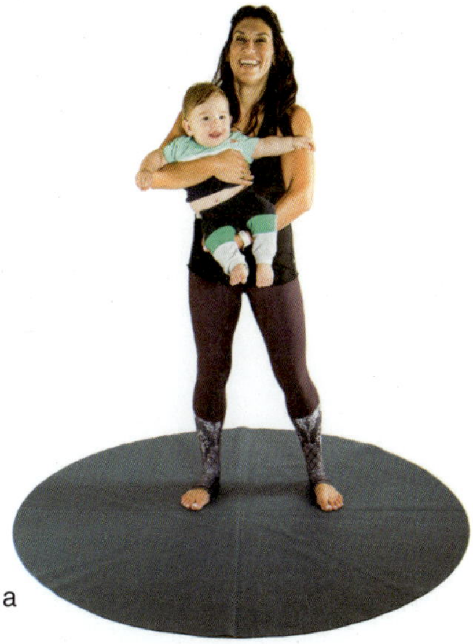

a

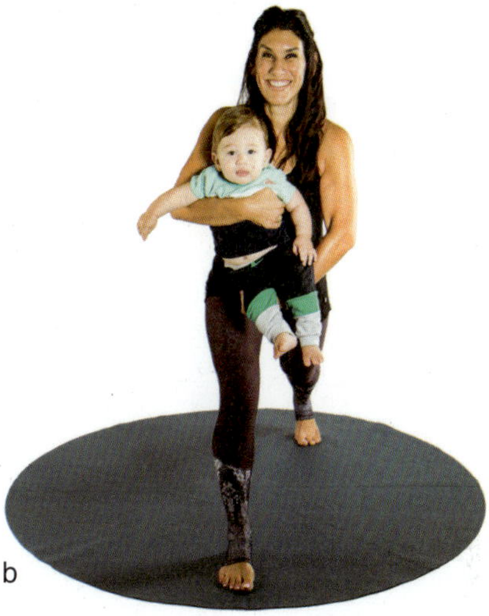

b

좋은 점

이 운동은 네갈래근(사두근), 햄스트링, 코어, 두갈래근(이두근)을 강화시킨다.

감정

앞 · 뒤가 아닌 위 · 아래로 똑바르게 움직이는 느낌에 연결하라. 이것을 시각화하기 위해서는, 회전목마와 같은 움직임을 생각하라. 아이들은 말들이 위 · 아래로 움직일 때 신나서 키득대고, 대개 엄마가 위 · 아래로 움직일 때 같이 움직일 것이다.

자세 지도

- 아기를 당신과 아기 모두에게 안전하고 편안한 자세로 안고서 코어를 사용하여 똑바로 일어선 자세로 시작하라 (그림 a 참조).
- 오른발을 앞으로 내딛고 오른쪽 무릎을 90°로 굽히면서 뒤쪽 다리의 무릎이 앞으로 나가는 움직임이 끝날 때 바닥에 거의 닿게 하라 (그림 b 참조).
- 천천히 일어나고 숨을 내쉬면서 앞쪽 다리를 펴줄 것.
- 양 쪽으로 원하는 횟수만큼 이 운동을 반복하라. 깊게 호흡하고 숨을 내쉬면서 앞쪽 다리를 펴주며, 숨을 들이쉬면서 앞쪽 다리의 무릎을 굽혀주는 것을 명심하라.

조정

머리와 목을 가눌 수 없는 어린 아기들은 양 팔을 사용해서 가슴에 안아줘야 한다. 더 큰 아이들은 대개 바깥을 바라보길 좋아하고(당신의 얼굴에서 멀리) 양 팔로 안전하게 안긴 채로 주변의 세계를 볼 수 있다. 안전하게 잡는 방법을 사용하여 아기가 바깥을 바라보게 하거나 앞쪽 다리의 허벅지 위에 아기를 앉혀놓을 수 있다.

아기와 함께하는 숄더 프레스 Shoulder Press With Baby

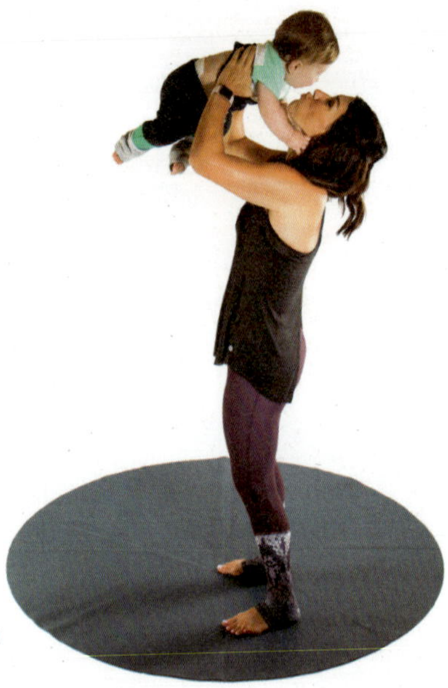

a

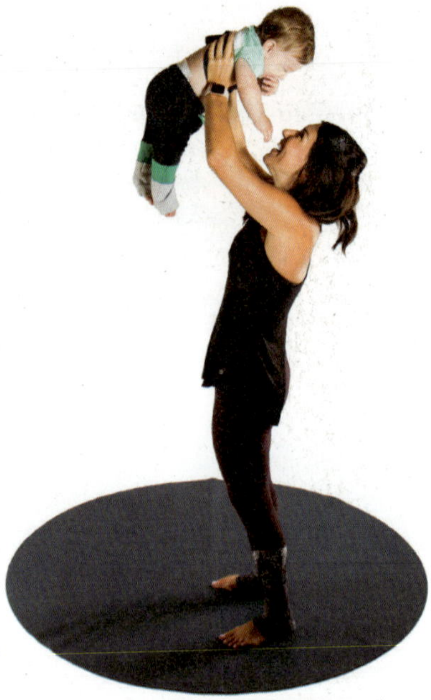

b

좋은 점

이 운동은 어깨, 두갈래근(이두근), 코어 안정화근을 강화시키는데 도움이 된다.

감정

아기를 하늘을 향해 위로 들어올리면서 상체의 힘을 느껴라. 이것은 기능적 움직임의 하나이다; 아기를 들어올려야 할 때가 언제든 있을 것이다. 이 움직임을 즐기면서 내렸을 때 아기에게 가볍게 키스하여 더 많은 횟수를 반복할 수 있는 원동력이 되게 하라. 아기의 웃음은 운동을 잘 한 것에 대한 가장 달콤한 보상이다.

자세 지도

- 양 발을 엉덩이 넓이만큼 벌리고 양 무릎을 살짝 굽힌 채 일어서라.
- 양 손을 이용해서 아기를 몸통 부근에서 잡아라 (그림 a 참조). 이 운동은 머리와 목을 가눌 수 있는 아기와 즐기기 위해 만들어졌음을 참고하라.
- 천천히 숨을 내쉬고 상체의 힘을 사용하여 아기를 본인이 편안하게 조정할 수 있는 높이까지 들어올리기 시작하라 (그림 b 참조).
- 숨을 들이쉬고 아기를 얼굴 높이로 다시 내려주며, 매번 아기를 보며 웃어줄 것.

조정

아기를 얼굴을 향해 내려줄 때마다 아기에게 키스를 해줄 수 있다. 양 쪽 볼에 번갈아 가며 키스를 해도 된다; 아기를 허공으로 천천히 들어올리고, 당신의 얼굴 가까이에 왔을 때, 오른쪽 뺨에 키스하라; 아기를 다시 들어올리고, 당신의 얼굴 가까이에 왔을 때, 이번에는 왼쪽 뺨에 키스하라.

아기와 함께하는 보트 자세 Boat Pose With Baby

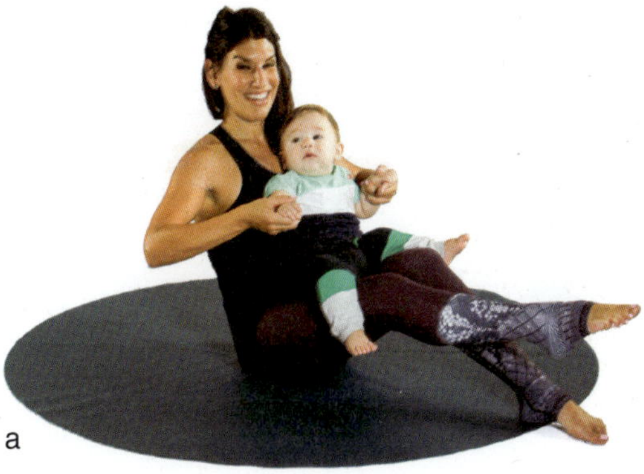

a

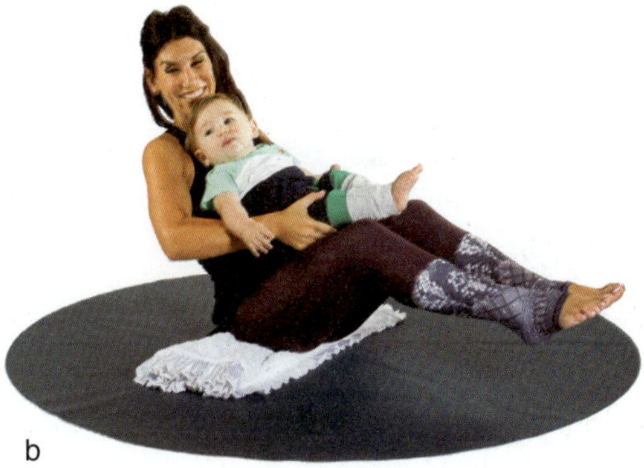

b

좋은 점

이 자세는 코어와 허리근(요근)을 강화시킨다. 또한, 이 자세는 아기를 어떻게 들고 있는지에 따라서 어깨와 두갈래근(이두근)을 포함한 이차 근육들을 도와준다.

감정

놀고 노래를 부르면서 깊은 복부 근육의 힘을 느껴라. 요가를 서양에 전파한 요가 수행자들 중 하나인 파라마한사 요가난다(Paramahansa Yogananda)는 그의 가르침에서 "네 배를 저어라, 저어라, 저어라"라고 말했음을 참고하면 재미있다. 그는 필멸의 생은 꿈과 같고 "그러나 삶은 꿈과 같다"는 개념은 매우 신비주의적 생각이라 가르쳤다.

자세 지도

- 아기를 무릎에 올리고 바닥에 앉은 자세로 시작하라. 어린 아기들의 경우, 아기를 양 팔로 부드럽게 안아도 된다. 머리와 목을 가눌 수 있는 아기들은, 아기의 척주가 가슴에 오도록 안아줄 것 (그림 a 참조). 양 팔로 아기를 감싸서 품 안에서 안전하다 느끼게 하고, 손목을 꺾지 않도록 하라. 살짝 굽히는 것은 괜찮지만, 손목 주름(wrist crease) 부위에서 깊게 굽히면 안 된다는 것을 명심하라.
- 상체가 45°를 이루도록 천천히 뒤로 기울이라. 이보다 살짝 높아도 괜찮다(특히, 이것이 처음 해보는 자세일 경우). 양 다리를 들어올리고 코어의 근력을 느껴라 (그림 b 참조).
- 깊게 호흡을 하고, 원하는 경우, 아기에게 "네 배를 저어라, 저어라, 저어라" 라고 노래를 불러줘도 된다.

조정

양 다리를 뻗은 채 이 자세를 취하는 것이 너무 힘들면, 자세를 조금 쉽게 하기 위해 양 무릎을 굽혀 줄 수 있다. 또한, 강도를 높이고 싶다면, 살짝 "배를 흔들어" 주면 된다; 상체와 하체를 살짝 낮춘 후 다시 올려서 리드미컬하게 흔들어 줄 것. 이는 복직근이개가 있는 환자에게 적합하지 않다.

비행기 태우기 Flying Baby

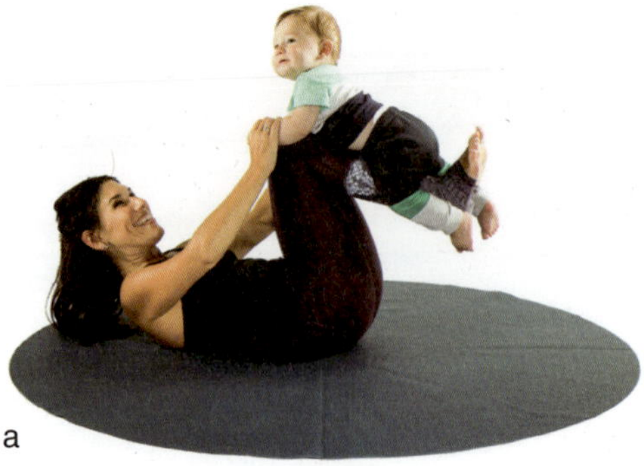
a

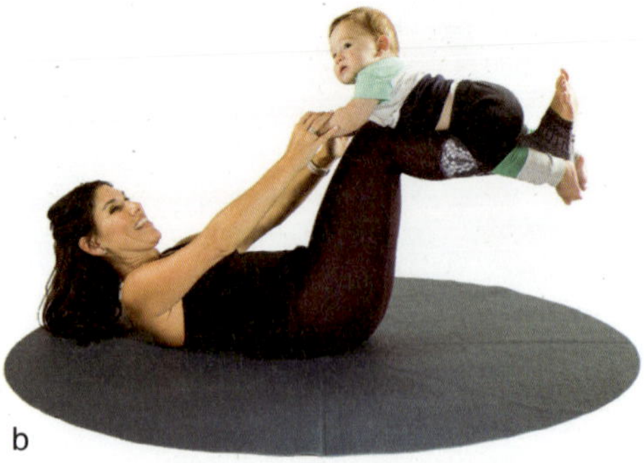
b

좋은 점

이 운동은 코어와 허리근(요근)을 강화시킨다.

감정

놀이 시간이다! 엄마는 아기의 첫 번째 놀이터이다; 당신의 몸은 아기를 위한 정글짐이 된다. 힘을 느끼고, 아기가 놀 수 있고 "날 수 있는" 안전한 공간을 제공하는 몸의 구조를 느껴라.

자세 지도

- 양 무릎을 굽힌 채 발을 바닥에 붙인 상태로 앉아서 시작하라. 아기의 팔뚝을 양 손으로 안전하게 잡은 채 아기가 일어선 자세가 되도록 천천히 움직여줄 것. 이 운동은 머리와 목을 가눌 수 있는 아기를 대상으로 한다는 것을 참고하라.
- 천천히 눕고 아기를 당신의 정강이에 기대게 하라 (그림a 참조). 복부 근육들을 수축시키면서 머리, 목, 어깨를 지면에서 들어올리라. 숨을 들이쉬고 양 다리를 몇 인치 가량 앞으로 밀어서, 아기의 팔뚝 부근을 안전하게 잡고 있을 수 있게 하라 (그림b 참조).
- 숨을 내쉬고 양 무릎을 몸 쪽으로 끌어당겨서 코어 근육들이 수축되는 것을 느껴라.
- 반복하라. 이 움직임을 하는 동안 원할 경우 아기에게 노래를 불러줘도 된다. 이 운동을 끝낸 후, 아기를 배와 가슴 위로 올려주거나 몸을 흔들어서 시작 자세로 돌아가도 된다.

조정

당신의 아기가 아직 목과 머리를 가눌 수 없을 때는, 아기를 옆에 눕혀놓고 이 운동을 수행해도 된다. 이 경우, 손을 머리 뒤로 돌려서 머리와 목을 받쳐줄 수 있다. 아기를 정강이에 올려놓고 이 운동을 수행하는 중이고 머리와 목에 통증이 있다면, 머리를 땅에 내려놓고 이 운동을 해도 된다. 대부분의 피트니스 수업에서 크런치에 대해 설명할 때 사용하는 방법이 여기에도 적용된다: 머리와 목을 들어올릴 때 턱 아래에 토마토 하나를 갖고 있다고 상상하고, 그로 인해 턱을 앞으로 내밀지 않도록 하라. 이것은 목뼈가 중립 자세를 유지하고 통증이 발생하지 않게 도와줄 것이다. 이 운동은 아기가 배탈이 나지 않도록 수유한 후 최소 45분뒤에 수행해야 함을 명심하라.

아기와 함께하는 무릎을 꿇은 태양 경배 자세

Kneeling Sun Salutation With Baby

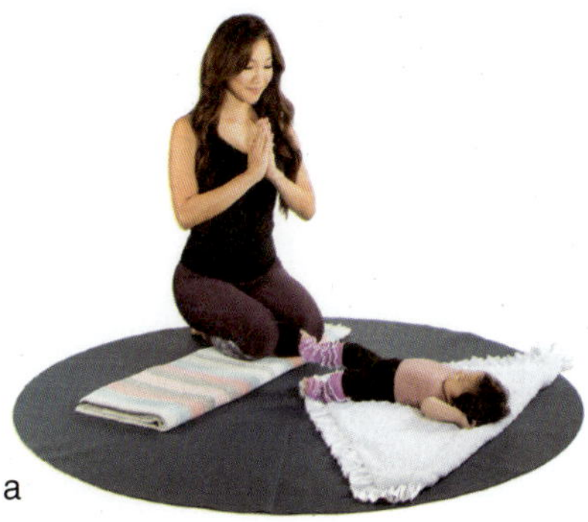

a

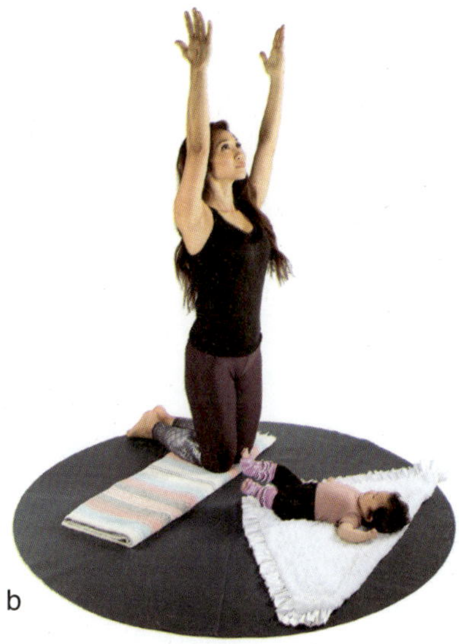

b

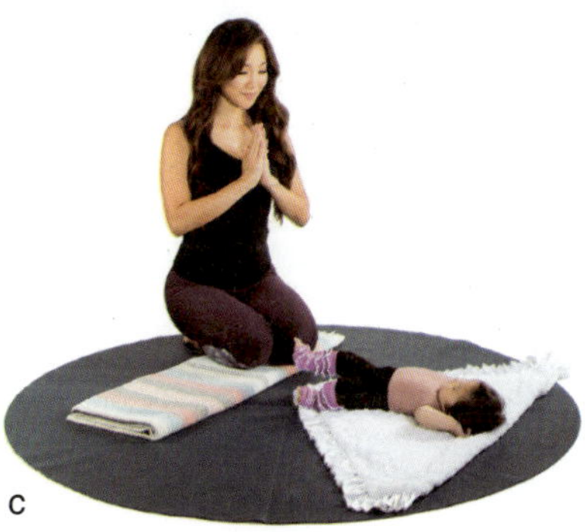

c

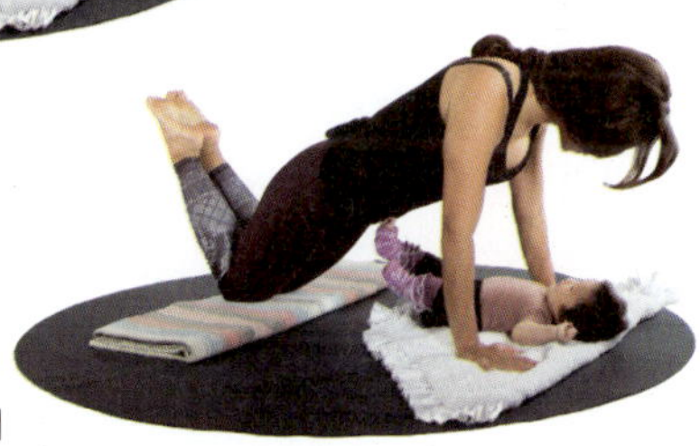

d

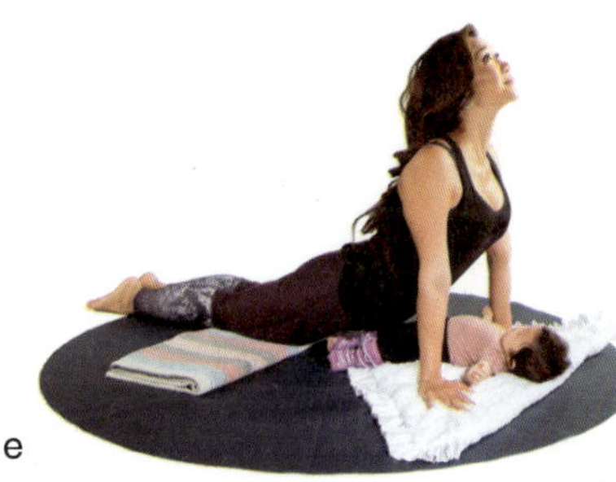

e

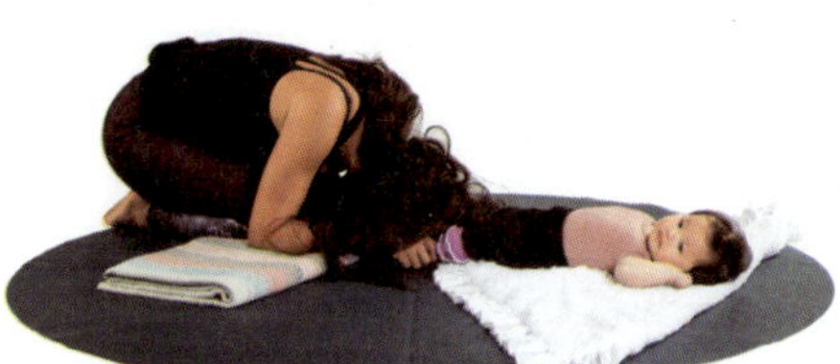

f

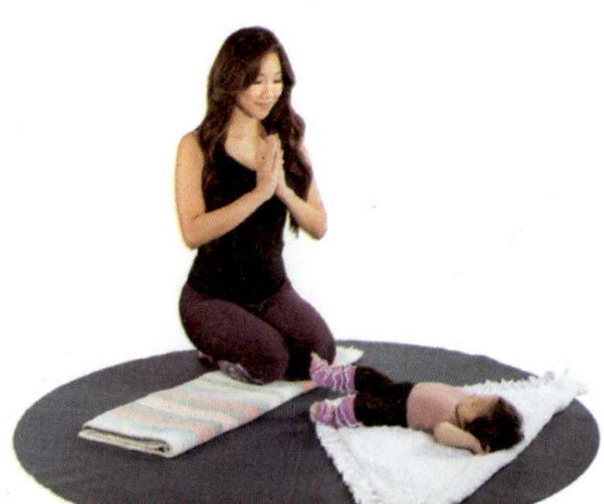

g

좋은 점

태양 경배 자세의 아주 부드러운 변형 자세인 이 시퀀스는 전신을 예열한다.

감정

모든 태양 경배 자세에서와 같이, 새로운 날 및 아기와 함께하는 인생의 새로운 단계에 대한 가능성들을 반갑게 맞이하는 느낌을 받는다. 동시에, 변함없는 동반자인 호흡에 이상이 없는지 확인할 수 있는 기회이다. 새로운 가능성을 받아들이고 엄마가 되며 같이 오는 변화들을 축하하면서 불안감을 없애주는 호흡의 일정함이라는 속성을 느껴라.

자세 지도

- 아기를 매트의 위쪽에 놓고서 양 무릎을 모으고 양 손을 심장 부위로 가져와 영웅 자세(Hero Pose)를 취하며 시작하라 (그림a 참조).
- 숨을 들이쉬고 무릎을 꿇고 일어서서 골반이 무릎과 일직선을 이루게 하며 양 팔을 하늘을 향해 뻗어줄 것 (그림b 참조).
- 숨을 내쉬고 양 손을 심장 부위로 가져와 다시 영웅 자세로 돌아가라. 이 자세를 유지하며 숨을 다시 들이쉬라 (그림 c 참조).
- 숨을 내쉬고 몸을 앞으로 밀어 양 무릎을 바닥에 댄 채 변형 플랭크 자세(Modified Plank)를 취하라 (그림 d 참조).
- 숨을 들이쉬며 복부와 가슴을 앞으로 내밀어서 가슴을 들어올리고 등세모근(승모근)을 이완시켜 어깨가 올라가지 않은 상태로 목을 길고 우아하게 늘려준 채 코브라 자세(Cobra Pose)를 취하라 (그림 e 참조).
- 숨을 들이쉬고 양 무릎을 바닥에 부드럽게 내려놓아라. 숨을 내쉬고 엉덩이를 뒤로 내밀어서 발꿈치 위에 앉은 자세를 만들어서 아기 자세(Child's Pose)를 취하라 (그림 f 참조).
- 숨을 들이쉬고 양 손이 심장 차크라 센터에 위치한 영웅 자세로 돌아오라 (그림 g 참조).

조정

양 무릎 아래에 접은 담요 한 장을 깔아서 쿠션을 제공할 수 있다(특히, 얇은 요가 매트 위에서 운동할 때). 이것은 근력을 회복시키기 시작한 사람(특히, 산모들)이 변형된 태양 경배 자세를 취하는 데 아주 좋다.

아기와 함께하는 편한 비틀기 자세

Easy Twist With Baby

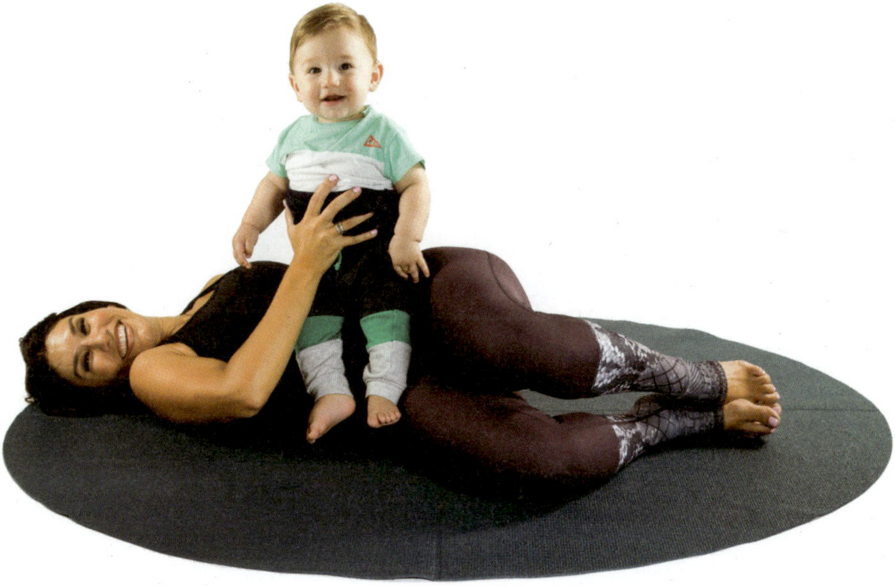

좋은 점

이 운동은 등의 긴장을 풀어준다.

감정

매 호흡마다 몸, 정신, 마음의 모든 긴장을 풀어줄 것. 골반 위에 아기를 앉혀놓음으로써, 아기의 체중을 통해 자연스럽게 요가 강사가 해주는 것과 비슷한 조정을 받을 것이다.

자세 지도

- 똑바로 누워서 양 무릎을 가슴 쪽으로 끌어당기라.
- 숨을 내쉬면서, 오른쪽 허벅지 바깥쪽이 지면에 닿을 때까지 양 무릎을 오른쪽으로 눕혀줄 것. 아기가 머리와 목을 가눌 수 있으면, 당신의 골반 위에 앉히거나 가슴에 기대게 해도 된다.
- 반대편에서 동일한 동작을 반복하라.

영웅 자세 Hero Pose

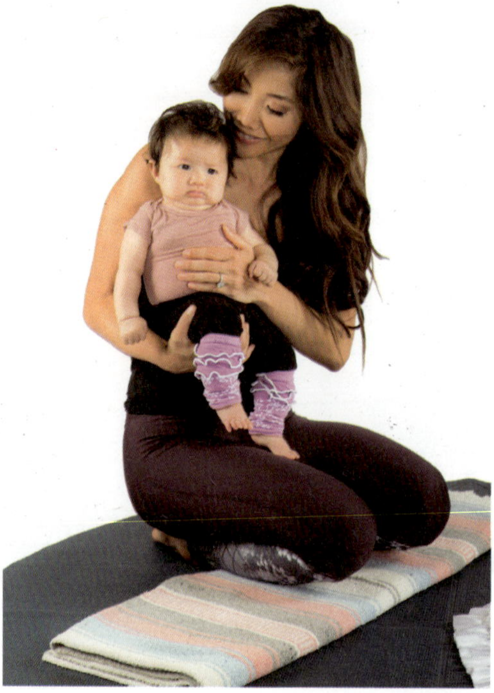

좋은 점

이 자세는 골반과 샅굴부위(서혜부)를 스트레칭시키고 몸의 앞쪽을 늘려준다.

감정

당신은 영웅적이다. 강하다. 몸의 파워를 느끼고 당신이 여성으로서 갖고 있는 마치 슈퍼히어로 같은 힘에 기뻐하라. 당신은 당신의 아기에게 있어 영웅이고, 끌어낼 수 있는 엄청난 파워를 비축하고 있다. 움직이지 않고, 깊게 호흡을 하며, 어떠한 어려움에도 능력을 발휘할 수 있다는 것을 깨달아라.

자세 지도

- 양 무릎을 모은 채, 무릎을 꿇고 앉은 자세로 시작하라 (그림 참조).
- 양 발을 뒤로 뻗어 바닥에 부드럽게 엎혀있고 발을 세우지 않도록 유의하라 (특히, 발을 외전시키는 경향이 있거나 보조기구를 차고 있는 경우, 발의 바깥쪽 아치가 말리지 않게 하라).
- 양 손을 심장 부위로 가져오며 느리고 깊게 호흡을 하거나 아기를 잡아줄 것.

물고기 자세 Fish Pose

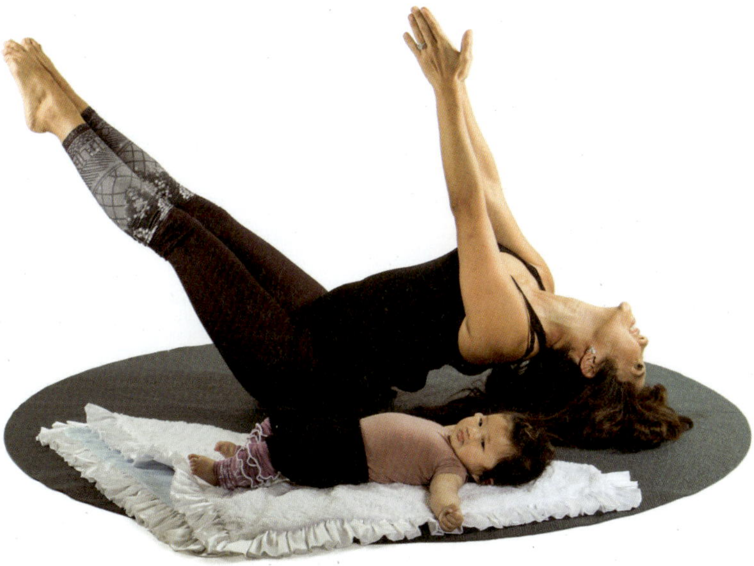

좋은 점

이 자세는 몸의 앞쪽을, 특히 가슴, 어깨, 목을 스트레칭 시킨다.

감정

마치 당신의 가슴이 물고기의 등에 달린 지느러미인 것처럼 가슴을 하늘을 향해 들어올리라; 가슴이 사랑을 향해 나아가게 할 것이다. 두 눈을 감고 잠시 당신이 엄마와 여성으로서 항해하고 있는 새로운 청정 수역에 대해 생각해도 된다. 가슴이 이끄는 대로 나아가라.

자세 지도

- 똑바로 누운 자세로 시작하라.
- 모든 발가락들을 위를 가리키게 하며 양 다리를 하늘을 향해 똑바로 들어올려서, 양 다리를 살짝 안쪽으로 돌리라. 복장뼈(흉골)을 하늘을 향해 들어올리고 정수리로 살짝 기댈 수 있을 때까지 머리를 뒤로 젖히라 (그림 참조).
- 깊게 호흡하며 몸의 앞쪽을 스트레칭하면서 등의 가운데 부분 또는 자세 근육들을 활성화 시키고 강화시키라.

조정

물고기 자세의 변형된 수동적 또는 회복 자세를 만들기 위해 등의 가운데 부분 아래에 블록을 위치시켜서 이 자세를 더 쉽게 만들 수 있다. 또는 가능하다면 가부좌를 틀어 완전한 연꽃 자세(Lotus Pose)를 만듦으로써 이 자세를 더 어렵게 만들 수 있다(골반이 유연하고 정기적으로 연꽃 자세를 수행할 경우). 어떤 변형 자세에서든, 머리와 목이 편안한 각도를 이루도록 신경 써라. 이 자세의 깊이는 등의 가운데 부분 및 가슴 그리고 목의 유연성에 의해 크게 달라진다. 서두르지 말고 이 자세를 느리고 부드럽게 행하라.

놀이터에서 재미있게 운동하기

당신의 아기가 동네 공원이나 놀이터에 가기에 충분한 나이가 되면, 놀이터의 기구들을 사용하는 재미있는 움직임들을 추가하기 시작할 수 있다. 다음은 몇 가지 시작하기에 빠르고 쉬운 아이디어들이다.

유모차를 타고 다니는 아기들

아기가 머리와 목을 가눌 수 있으면, 아기를 아기용 그네에 앉혀서 앞으로 나갈 때 일어서게 하라. 부드럽게 그네를 밀어줄 때마다, 얼터네이팅 리버스 런지를 하라.

기어다니는 아기들

아기가 모래 놀이터에서 기어다니고 있으면, 모래 놀이터 가장자리에 나란하게 앉고 양 발을 모래에 넣은 채 상체를 뒤로 기울이라. 복부 근육들에 등척성 수축을 행하면서 이 자세를 최소 20초간 유지하도록 하라. 이것은요가의 보트 자세(Boat Pose)와 매우 비슷하다.

걸음마를 하는 아이들

아기가 걷고 있고 시소를 탈 준비가 되면, 시소의 반대편 끝에 가서 양 손을 이용해 위 · 아래로 움직여줘도 된다. 아래로 누를때 마다, 세갈래근(삼두근)을 수축시키고, 이것이 세갈래근 푸쉬다운(pushdown)이 되게 하라.

어린 아이들

아이들과 함께 구름 다리를 타라. 몸을 흔들어서 사다리를 건너면 상체의 근력을 강화시킬 수 있다. 사다리에 매달려서 반복해서 무릎을 들어올려도 된다. 이것은 상체의 근력과 코어의 근력 모두를 단련시키는 데 도움이 될 것이다.

다음은 아기 또는 유아가 당신 옆에 누워있거나 놀고 있을 때 공원에서 할 수 있는 운동에 대한 몇 가지 아이디어들이다.

- 평행봉에서 풀업하기
- 공원 벤치로 푸쉬업하기
- 공원 벤치로 트라이셉스 딥스(triceps dips) 하기
- 스쿼트하기: 1분에 할 수 있는 한, 많이 앉았다 일어서는 자세를 반복하라
- 공원 벤치로 스텝업(step-up) 하기
- 한 다리를 공원 벤치에 올려 놓고 다리를 외측으로 뻗기(leg abduction)
- 몇몇 구조물의 모서리에 양 손을 올려놓고 서서 발뒤꿈치 들기(calf raise)

이 모두를 한번에 해보기

아기와 함께 운동을 하기로 일정을 잡았으면, 꾸준히 운동을 하게 할 실질적인 무언가가 있을 것이므로 피트니스의 모든 구성요소들(근력 강화 운동, 유연성 기르기 운동, 심혈관 강화 운동)을 포함한 균형 잡힌 방법으로 운동을 하게 된다. 운동을 해도 된다는 의사의 허락을 받은 첫 주에 산책과 아기를 업고 다니기로 시작하는 것을 추천한다. 이 활동들이 순조롭고 컨디션이 좋다고 느껴지면, 베이비 러브(Baby Love)와 오 베이비(Oh Baby) 연습들을 시작해도 된다. 최종적으로, 일주일에 세 번 20분간 걷고 나머지 4일간 베이비 러브와 오 베이비 연습들을 번갈아 가면서 하기를 추천한다.

근력을 회복하는 동안 아기와 함께 유대감을 쌓으며 아기를 보고 미소를 짓는 것은 매우 즐겁다. 이 연습은 산후 최소 8주가 지난 사람들을 위한 것이다; 이는 근력을 다시 생성시키는 데 도움이 되는 몇 가지 힘든 동작들을 천천히 하는 것으로 구성되어 있다. 이 연습을 즐기면서, 재미있는 표정을 즐기고, 키스를 해주며, 아기의 배와 발가락을 간질일 수 있다. 당신의 아기는 킥킥대며 웃거나 미소를 짓고, 당신과 소통하는 것을 좋아하므로, 특정 움직임을 더 많이 반복할 수 있게 힘을 줄 것이다. 이 연습에서 보여주는 운동들은 주로 안전한 잡기(safe grip)를 사용하여 수행한다. 항상 그렇듯이, 안전한 환경에서 운동을 하고 있는지 확인하라. 고급 점착성 요가 매트를 추천하며 모든 장난감들을 치우거나 매트 앞 주변에 정리하기를 권고한다. 아기의 피드백에 항상 반응하라; 아기에게 수유를 하거나 자세를 바꿔줘야 할 때는 멈췄다가 나중에 다시 시작해도 된다.

운동	페이지	중점	횟수/시간
아기에 손을 올려놓은 상태로 편한 자세(Easy Pose) 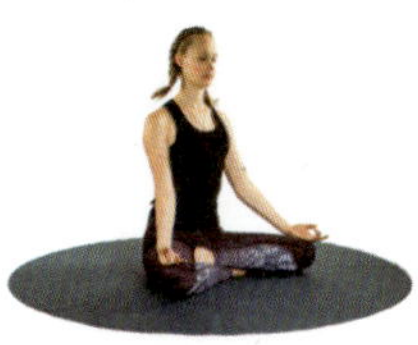	41	에너지에 집중	들이쉬고 내쉬는 숨의 길이가 동일하게 신경 쓰며 느리고, 깊게, 집중하여 9차례 호흡.
유니콘과 무지개 자세 (Unicorn and Rainbow Pose) 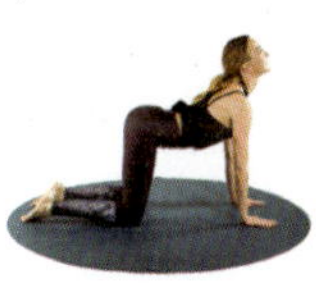 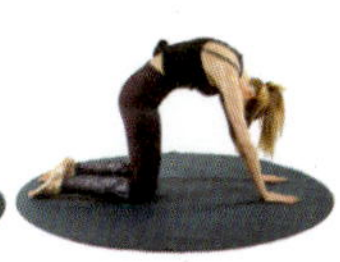	42	허리와 복부	5 회(출산 후에는 꼬리뼈를 살짝 앞으로 내밀어도 된다)
포인터 독 자세(Pointer Dog Pose)로 앞으로 뻗은 손을 아기에게 흔들기 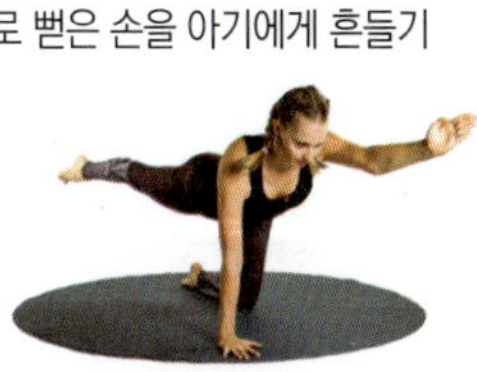	43	코어 안정화	오른쪽에서 3-5차례 깊게 호흡, 가운데에서 균형을 잡으며 잠시 휴식, 그 후 왼쪽에서 3-5차례 깊게 호흡
다운 독 자세(Down Dog Pose) 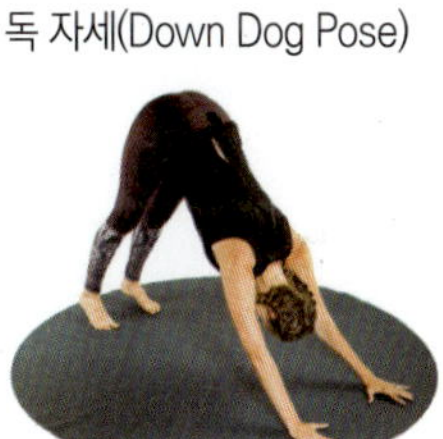	44	허리, 햄스트링, 종아리	5차례 느리고, 일정하게 호흡

회복 (Recovery)

운동	페이지	중점	횟수/시간
배나 발을 간질이면서 하프 태양 경배 자세(Half Sun Salutation)	48	어깨, 코어 근력과 유연성	3회; 각 움직임이 들숨 및 날숨과 일치함을 명심
아기에게 키스하는 차투랑가 자세(Kiss-the-Baby Chaturanga)를 포함한 엄마와 나(Mommy-and-Me) 태양 경배 자세(Sun Salutation)	184	전신	태양 경배 자세 A를 1-3회; 각 움직임이 들숨 및 날숨과 일치함을 명심
아기와 함께하는 스쿼트 (Squats With Baby) 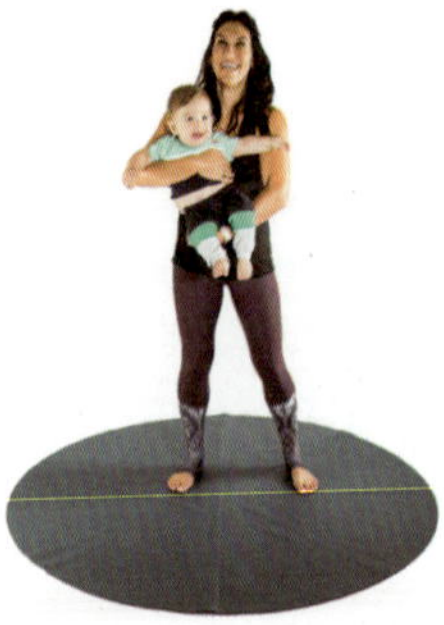	187	하체와 코어	안전하게 잡아서(앞으로 또는 뒤로 안아서) 10-12회씩 3세트
아기와 함께하는 숄더 프레스 (Shoulder Press With Baby) 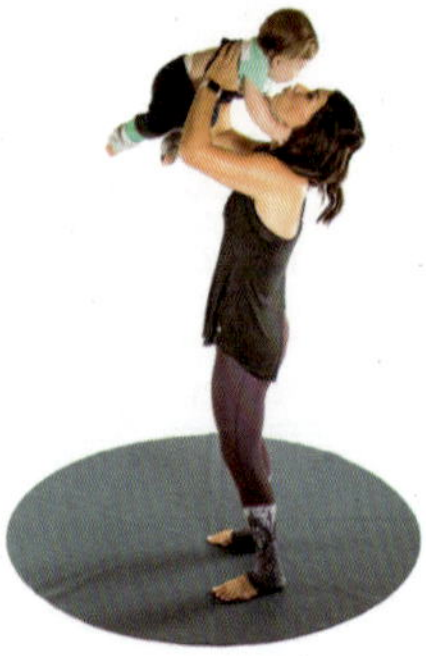	189	코어 안정화근과 어깨	6-8회씩 2세트
아기와 함께하는 보트 자세 (Boat Pose With Baby) 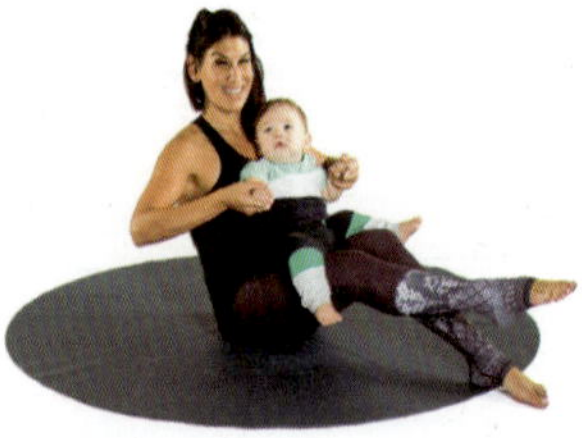	190	복근을 중심으로 한 코어, 배가로근(복횡근)	"네 배를 저어라, 저어라, 저어라"를 부르며 2세트

운동	페이지	중점	횟수/시간
비행기 태우기(Flying Baby) 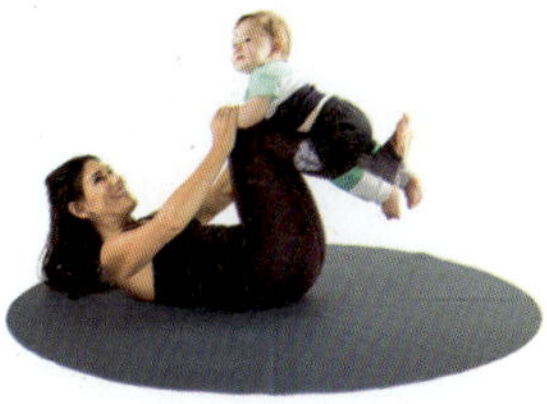	191	복근을 중심으로 한 코어, 배가로근(복횡근)	8-10회씩 2세트
비둘기 자세(Pigeon Pose)로 아기에게 말하기 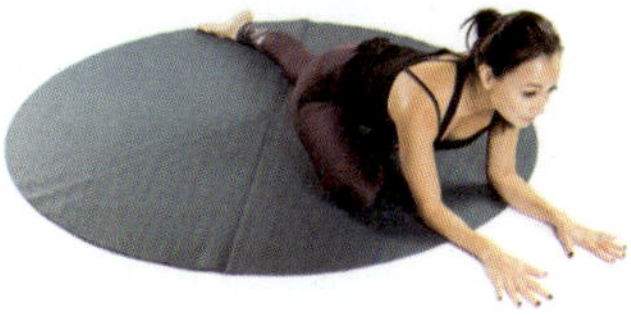	56	바깥쪽 허벅지, 볼기근(둔근), 허리근(요근)	양 쪽으로 9차례 깊게 호흡
아기와 함께하는 편한 비틀기 자세 (Easy Twist With Baby) 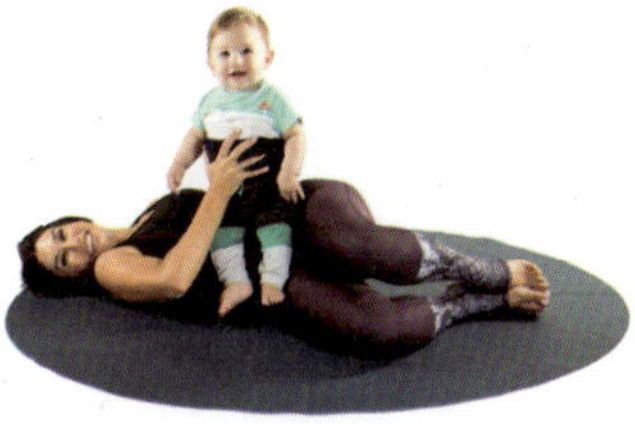	194	바깥쪽 허벅지와 골반	오른쪽에서 5차례 깊게 호흡한 후 왼쪽에서 5차례 깊게 호흡
아기와 함께하는 브릿지 자세 (Bridge Pose With Baby) 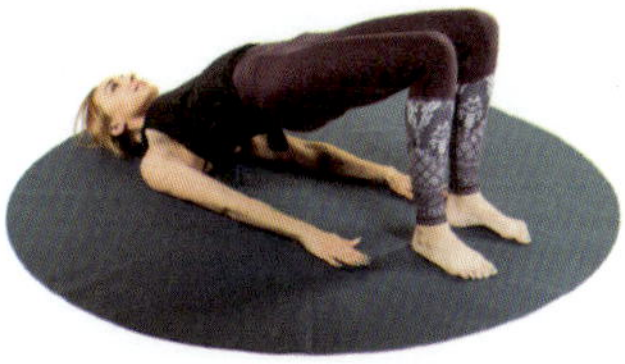	155	허리, 볼기근(둔근), 햄스트링	"런던 브릿지London Bridge"노래를 부르면서 브릿지 자세로 5차례 깊게 호흡
아기와 함께하는 깊은 휴식 자세 (Deep Relaxation Pose With Baby) 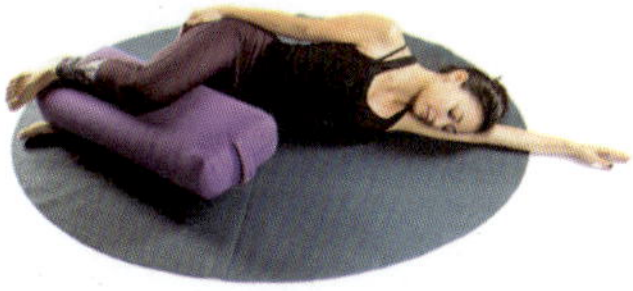	66	전신	1-3분

오 베이비 (OH BABY): 산후 기본 운동

이 연습은 아기에게 만들어지고 있는 자세 근육들에서 착안해서 만들어졌고 아기가 태어난 지 최소 4-5개월이 지나서 머리와 목을 가눌 수 있을 때 사용해야 한다. 아기들을 엎어놓는 시간 동안 등 근육에 힘을 얻기 시작할 때, 아기들이 많은 시간을 코브라 자세(Cobra), 업 독 자세(Up Dog), 심지어 변형된 보트 자세(modified Boat Pose)와 같은 요가 자세들로 있음을 알아채게 될 것이다. 이를 통해 발달되는 코어 근력은 하루 종일 사용되는 것이며, 이 연습에서 수행하고 있는 움직임들은 4-5개월이 지난 아기들의 움직임들과 매우 비슷하다. 엄마는 초기 산후 회복 단계를 지난 후이고, 코어 안정화근들을 조금 더 단련하기 시작할 수 있는 시기이다. 이 움직임들은 주로 본인의 체중을 들어올릴 때 도움을 주는 힘의 견고한 기반을 재건하는 데 도움이 되는 기본적인 움직임들이고 원하는 경우, 더 무거운 중량을 들어 올리도록 진행할 수 있음을 참고하라.

운동	페이지	중점	횟수/시간
아기 자세(Child's Pose) 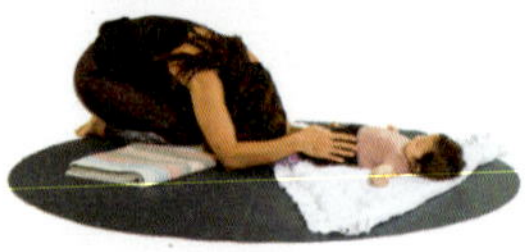	59	허벅지를 부드럽게 스트레칭, 안정감을 느끼게 함	들이쉬고 내쉬는 숨의 길이가 동일하게 신경 쓰며 느리고, 깊게, 집중하여 9차례 호흡.
영웅 자세(Hero Pose) 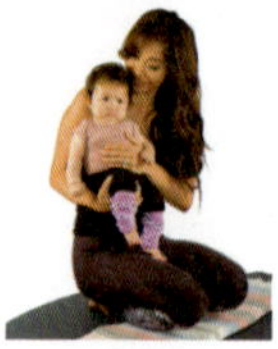	195	복근, 배가로근(복횡근), 허리를 예열	위를 응시할 때 숨을 들이쉬고, 척주를 굽힐 때 숨을 내쉬면서 3차례 수행; 원할 경우, 무릎 아래에 완충재를 넣어도 된다.
아기와 함께하는 무릎을 꿇은 태양 경배 자세(Kneeling Sun Salutation With Baby) 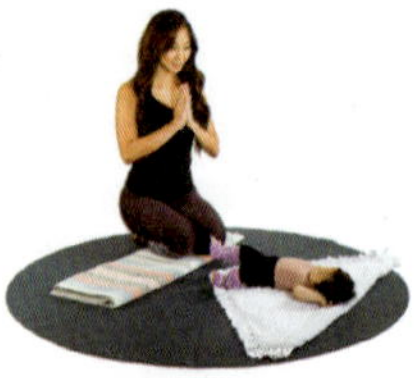	192	코어 안정화	오른쪽에서 3-5차례 깊게 호흡, 가운데에서 균형을 잡으며 잠시 휴식, 그 후 왼쪽에서 3-5차례 깊게 호흡
메뚜기 자세(Locust Pose) 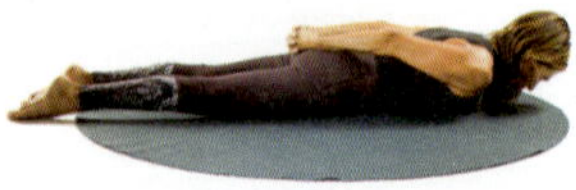	222	햄스트링, 허리, 팔의 근력	매 호흡마다 발꿈치가 중력에 의해 땅을 향해 내려감을 느끼면서, 5차례 느리고 깊게 호흡
하프 태양 경배 자세 (Half Sun Salutation)	48	어깨, 코어 근력과 유연성	3회; 각 움직임이 들숨 및 날숨과 일치함을 명심

운동	페이지	중점	횟수/시간
엄마와 나 (Mommy-and-Me) 태양 경배 자세 A(Sun Salutation A)	184	어깨, 세갈래근(삼두근), 코어 근력과 유연성, 햄스트링	3회; 각 움직임이 들숨 및 날숨과 일치함을 명심
브릿지 자세(Bridge Pose)에서 보트 자세 (Boat Pose)로 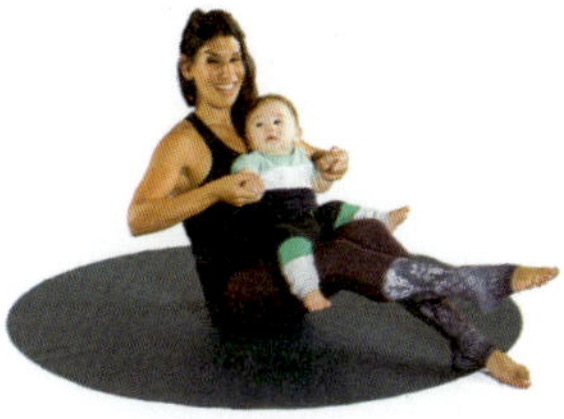	155, 190	안쪽 및 바깥쪽 허벅지 안정화근, 코어 안정화근	오른쪽에서 5차례 깊게 호흡한 후 왼쪽에서 5차례 깊게 호흡
비둘기 자세(Pigeon Pose) 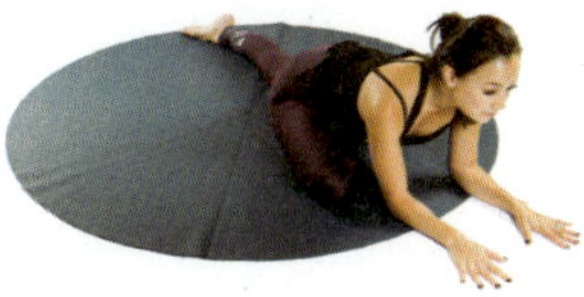	56	볼기근(둔근), 허리, 햄스트링	양 쪽에서 9차례 깊게 호흡
손바닥이 위로 향한 채 엄지발가락 잡기 자세(Supine Hand-to-Big-Toe Pose) 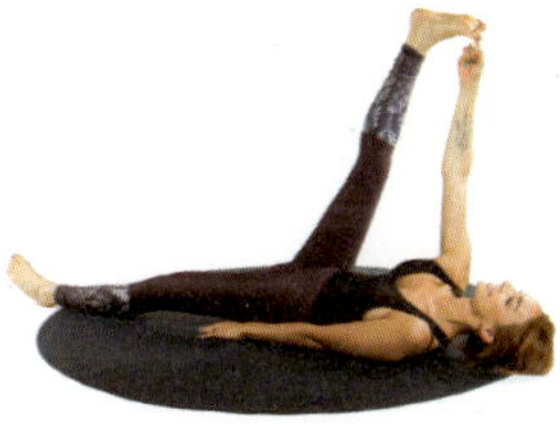	167	바깥쪽 허벅지와 골반	오른쪽에서 5-9차례 깊게 호흡한 후 왼쪽에서 5-9차례 깊게 호흡
물고기 자세(Fish Pose) 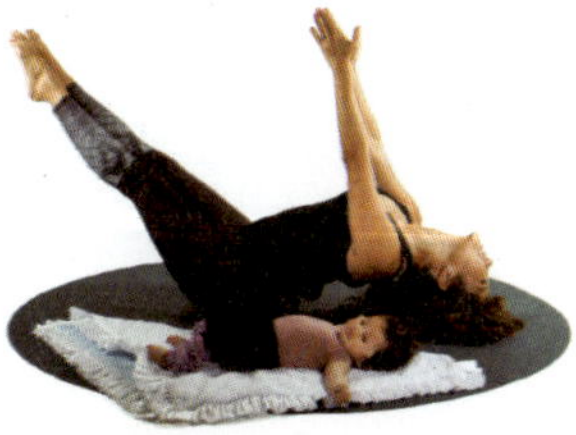	196	바깥쪽 허벅지, 볼기근(둔근), 허리근(요근)	양 쪽에서 9차례 깊게 호흡
깊은 휴식 자세(Deep Relaxation Pose) 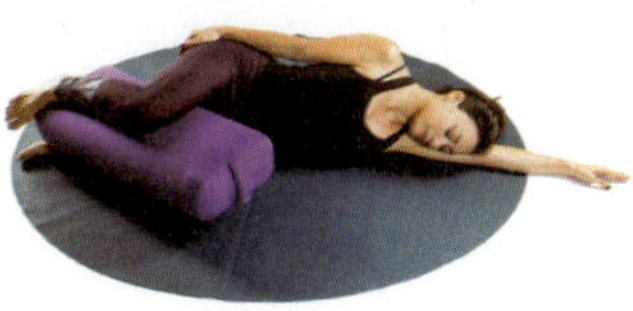	66	허벅지를 부드럽게 스트레칭, 안정감을 느끼게 함	1-3분

엄마의 동작

엄마의 동작에서의 여섯가지 요소

지난 10년동안, 나는 엄마와 아기가 함께하는 수많은 다양한 유형의 전통적 운동들과 요가 자세들을 해봤다. Mothers Into Living Fit 포맷에서 거의 모든 수업에 들어가는 6가지 주요 동작들이 있다. 다음은 내가 가장 좋아하며 아기와 함께 즐길 수 있는 6가지 동작들이다.

1. *아기와 함께하는 스쿼트(Squats With Baby):* 이 운동은 하체를 탄탄하게 하고 강화시키며 올바른 방법으로 들어올리는 근육 기억을 형성하는 데 도움이 된다.
2. *아기와 함께하는 런지(Lunges With Baby):* 이 운동은 하체를 강화시키는데 도움이 된다. 아기의 허리 주변을 손으로 받치면서 앞다리 허벅지 위에 아기를 올려놓을 수 있으려면, 조금 더 자란 아기들과 이 자세를 같이 운동하는 것이 좋다.
3. *아기와 함께하는 숄더 프레스(Shoulder Press With Baby):* 이 운동은 상체의 근력을 키우는데 도움이 되며, 그동안 아기는 엄마와 함께 움직이는 것에 즐거워한다.
4. *비행기 태우기(Flying Baby):* 이 운동은 아기와 함께하는 운동을 즐겁게 노는 것처럼 느끼게 하면서 코어 근력을 키워준다.
5. *"런던 브릿지 London Bridge" 노래를 부르면서 아기와 함께하는 브릿지 자세(Bridge Pose):* 브릿지 자세에 노래를 추가하면 볼기근(둔근)과 허리를 강화시키는 동안, 아기는 상하운동과 함께 "런던 브릿지"의 가사를 배우기 시작한다.
6. *껴안는 시간(Snuggle time):* 엄마와 아기 모두가 외부 자극에 방해 받지 않을 때 껴안고 잠시 조용히 있는 시간을 즐기는 것은 유대감을 형성하는 데 좋을 수 있다.

누구도 당신에게 말해주지 않은 정보

복직근이개 (Diasastis Recti)와 엄마와 나 (Mommy-and-Me) 운동

복직근이개(배곧은근분리)는 특히 쌍둥이 엄마, 매우 호리호리하고 탄탄한 몸을 가진 엄마들, 컨디션이 나쁜 상태인 엄마들에게 흔한 질병 중 하나이다. 무엇이 복벽의 분리를 유발했든, 피해야 할 운동들과 재활 과정을 시작하는 데 도움이 될 수 있는 운동들이 있다. 극단적인 경우, 특히 탈장(hernia)이 발생했던 경우, 외과적 수술이 필요할 수 있다. 8장에 나열된 운동 지침(exercise protocol)은 재활 과정을 시작하는 데 도움이 될 수 있다. 분리의 정도와 유형을 확인하기 위해 물리치료사나 산부인과 전문의, 그리고 경우에 따라서는 전문 개인 트레이너와 같은 숙련된 전문가의 평가를 받는 것이 중요하다.

복직근이개는 복벽의 양면 사이에 넓은 틈이 있다는 것을 의미할 수 있다. 또한, 이는 배곧은근(복직근)의 양면 사이에 위치한 연결 조직에 있는 깊은 틈을 가리킬 수도 있다. 침대에서 굴러서 나오거나 네 발로 지탱한 자세에서 다운 독 자세로 움직일 때 배가 텐트를 친 것처럼 솟아올라 있는 것을 본다면, 복직근이개가 발생했을 가능성이 높다. 전문가의 평가를 받아보라. 복근은 다른 코어 근육들과 같이 움직이고, 한 근육군이 외상을 입었다면, 다른 근육군은 대개 이를 보정할 것이고, 근육의 불균형을 유발함을 명심하라.

기존의 문제를 악화시키지 않도록 비행기 태우기(Flying Baby)와 같은 똑바로 누워서 하는 엄마와 나(mommy-and-me) 운동들을 하기 전에 복직근이개가 있는지 확인하는 것이 중요하다. 또한, 복직근이개가 있는 경우 올바르게 안는 방법도 중요할 것이다. 본부의 한쪽이 아기의 체중을 들어올리는 데 도움을 주는 동안 반대편이 보조할 필요가 없도록 일상 활동을 하는 동안 아기를 골반을 이용해 안는 것이 아니라 프론트-센터 캐리어를 사용하고 싶을 것이다. 본인이 복직근이개가 있을지도 모른다는 어떠한 우려나 의심이 있다면, 여성 건강을 전문으로 하는 물리치료사와 상담하는 것을 권장한다.

당신의 아이에 대한 사랑의 시각화

서로의 눈을 응시하기

사랑하는 아기의 눈을 들여다보는 명상의 한 형태가 있다. 눈 맞춤 이라고 부르는 이 명상은 대개 다른 또는 보다 깊은 유형의 연결을 탐구하는데 관심이 있는 커플들 사이에서 이뤄진다. 이 발상은 당신이 다른 사람의 눈을 피하지않고 깊게 응시함으로써 친밀감을 탐구한다는 것이다. 이 운동을 아기와 함께 짧고 단축된 형식으로 할 수 있으며, 대부분의 경우 아기의 눈을 응시할때 영혼이 서로 연결되는 느낌을 받을 수 있다. 이 명상을 아기와 함께 해보려면 아래의 제안을 따르라.

- 아기를 품에 안은 채 흔들의자 위에 편하게 앉아라.
- 아기를 애정 어린 시선으로 바라보고 아기의 두 눈을 들여다 보라.
- 아기들도 당신의 눈을 들여다 볼 경우가 많을 것이다. 당신의 아이가 그러지 않아도 괜찮다; 아기의 두 눈을 계속해서 바라보라.
- 어떠한 감정이나 생각이 드는지 주목하고, 그 경험을 재단하려 하지 마라.
- 이 운동 전부는 1~2분이 걸릴 것이다.

맛있는 음식들

모유 수유는 많은 에너지가 필요하다. 내 친구와 임산부도우미 Lori Bregman는 맛있는 에너지 바이트들을 개발했다. 이 바이트들은 수유를 하고 있는 산모의 필요 열량을 보조하며 잠재적으로 모유 생산량을 증가시킬 수 있다. 수유를 하는 산모들은 하루에 대략 450~500 칼로리가 추가로 필요하다는 것을 명심하라.

수유기 에너지 바이트

Lori Bregman 제공

으깬 귀리 2 컵　　　　　　유기농 아몬드 버터 1 컵

아마씨 갈은 것 1/2 컵과 썬 클로렐라 가루 1/2 티스푼

맥주 효모 1 티스푼　　　　유기농 다크 초콜릿 칩 1/2 컵

꿀 1/3 컵

재료들이 잘 섞일 때까지 함께 저어줄 것. 굳을 때까지 30분간 식힌 다음, 한입 크기의 공들로 만들라. 냉장고에 보관하거나 나중에 사용하려면 최대 1개월간 냉동 보관하라.

산출량: 한입 크기의 공 사이즈에 따라 다름

복부 폭발 시리즈 (Belly Blaster Series)

요가와 피트니스에서, 가장 많이 팔리는 책 제목들, 제품들, 비디오들은 모두 코어에 관한 것들이다. 나는 이것을 인정하기 싫지만, 출산 후 다시는 날씬한 배를 가질 수 없을지도 모른다고 걱정했다. 심지어 날씬한 배를 만들수 있는 방법에 대한 지식을 갖춘 피트니스 전문가지만, 그것이 내게 효과가 없을지도 모른다고 걱정했다. 임신 전 날씬한 배를 만드는 것은 항상 어려웠고, 이후에는 더 어려워질 수도 있다고 걱정했다. 놀랍게도, 내 복부는 두번째 아기를 낳은 후에 그 어느 때보다 탄탄하다. 더 어렵게가 아닌 더 영리하게 운동할 수 있게 도움이 되도록 일부 기본 사항들을 변경했으며, 이것을 공유할 수 있게 되어 기쁘다.

출산 후 당신의 몸

모든 힘든 일에 대한 내 접근법은 항상 힘을 찾기 위해 모든 관점을 살펴보는 것이다: 육체적, 정신적, 정서적. 왜 나는 항상 배에 무거운 무게를 지탱하고 있는지에 대한 이유를 살펴볼 때, 영양 및 운동뿐 아니라 배에 연결된 생각들과 감정들에 대해 고려해야 했다. 내가 처음 임신했을 때는, 매일매일 하루종일 내 배를 사랑해줬다. 나는 오랜 시간동안 이 신체 부위에 아주 비판적이었고 이로 인해 비판과 부정적인 혼잣말로 가득찬 집을 아기를 위해 만들었다는 것을 깨달았다. 이 신체 부위에 사랑과 빛을 보내고 근육, 조직, 긍정적 에너지로 가득찬 공간을 상상할 때라는 것을 알게됐다.

나는 첫째 아들을 출산한 후에 배가 임신 전보다 날씬함을 발견하고 놀랐다. 배를 사랑하는 것이 날씬하게 만들었다고 말하는 것이 아니지만, 이 부위로 무엇을 지탱하고 있을 것인지 생각하는 것이 중요하다고 본다. 배와 무슨 관계인가? 거울을 보고 미소지었는가? 그렇지 않다면, 지금이 바로 시작할 때이다. 당신의 배는 기적을 행했다; 안전한 공간, 아기가 성장하고 튼튼하게 자랄 수 있는 안식처를 마련했다. 아기를 위해 공간을 만든 여성의 신체*(당신의 신체)*가 발휘한 놀라운 능력을 찬양하라. 과도하다 느끼지 않는다면, 배가 행한 노고에 감사를 표해도 된다.

육체적으로, 당신의 배는 아기를 지탱하기 위해 확장되었다. 당신의 갈비뼈들과 장기들은 아기를 위한 공간을 만들기 위해 천천히 비켜줬다. 이제 아기가 태어난 지 최소 3개월이 지났으므로, 보다 깊은 복부 운동을 탐구하기 시작해도 된다. 왜 3개월을 기다려야 하냐면, 당신의 몸이 회복될 시간이 필요하기 때문이다.

많은 출산 전문가들은 이 산후 3개월의 기간을 임신의 네번째 단계라고 한다. 처음 3개월은 휴식, 결합, 엄마로서의 역할에 익숙해지는 기간이다. 이 "네번째 단계"를 지났고 의사가 보다 강도 높은 운동을 해도 된다고 허락했으면, 보다 깊은 코어 운동을 시작할 수 있다. 이 장에서 알려주는 겟 딥(Get Deep) 연습은 배가로근(복횡근), 배빗근(복사근), 허리, 골반바닥을 강화시키는 데 도움이 되도록 만들어졌다. 이 근육들은 조화를 이루며 운동하도록 고안되었고, 그 운동이 격렬하고 힘들지만, 결코 배를 공격하거나 배에 벌을 주는 것이 아니다. 수천번의 싯업(sit-up)과 크런치(crunch)는 복부에 하나 또는 두 개의 선을 만들어 줄 것이지만, 겟 딥에서 나오는 보다 느리고, 통제된 방법은 복부와 허리 전체가 탄력있게 만들어주도록 고안되었으며, 크런치만 할때보다 더 선명하게 만들어 줄 것이다. 또한, 이는 기능적 힘(functional strength)를 위해서도 고안되었다; 당신은 이제 아기를 안아올려야 하는 엄마이다.

요가에는 여러 근육군을 함께 사용하는 수많은 자세들과 시퀀스들이 있다. 이러한 근육의 조화적인 움직임에 대한 예시는 태양 경배 자세(Sun Salutation)에서 전신을 예열할 때 나타난다. 플랭크 자세(Plank)에서 차투랑가 자세(Chaturanga)로 움직일 때 코어에 신경을 쓰면서 안정화시키면 근육들이 앞으로 몸을 굽히거나 앉았다가 일어서는 것과 같은 기능적 움직임(functional movement)들을 통해 같이 움직이는 것을 가르칠 수 있다. 나는 물리치료사들한테서 허리의 심부근육들, 복부의 심부근육(복횡근)들, 골반바닥 근육들, 횡격막 모두가 협력하며 같이 움직인다는 것을 배웠다. 호흡을 할 때 이것을 느낄 수 있다. 아래에 나오는 간단한 운동을 해보라.

- 책상다리를 하고 앉아서, 숨을 들이쉬고 횡격막과 골반바닥 근육들이 어떻게 내려가는지 주목하라.
- 숨을 내쉬고 횡격막이 올라옴(그리고 공기를 방출하는 것을 도움)을 느끼고, 골반바닥이 올라옴을 느껴라.
- 숨을 들이쉬고 횡격막과 골반바닥이 내려감을 느껴라; 숨을 내쉬고 이들이 내부에서 올라오는 것을 느껴라.
- 이제 복부와 들숨에 주목하라. 숨을 들이쉴 때 배가 어떻게 팽창하는지 주목하라.
- 숨을 내쉬고 복부가 코르셋같이 중심선을 향해 부드럽게 안으로 들어가는 것을 느껴라.
- 계속해서 숨을 들이쉬면서 배가 팽창하는 것을 느끼고, 숨을내쉬면서 배가 천천히 수축하는 것을 느껴라.

- 이제 이 모든 것을 한번에 행하라: 숨을 들이쉬면서 횡격막이 내려가고 골반바닥이 내려가며 복부가 팽창하는 것을 느껴라.
- 숨을 내쉬고 횡격막이 올라오고, 골반바닥이 올라오며, 복부가 수축하는 것을 느껴라.

우리가 숨을 쉴 때 근육들이 어떻게 같이 움직이는지 알아보는 것은 요가 원리인 반다스 *(bandhas)*와 매우 비슷하다. 산스크리트어로 반다(bandha)는 잠금을 의미한다. 몸에서 사용될 수 있는 4가지 주요 반다스(또는 잠금)가 존재한다.

1. 물라 반다*(Mula bandha) 또는 뿌리 잠금(Root Lock)*: 물라*(Mula)*는 뿌리*(root)*를 의미한다; 물리 반다는 뿌리 차크라의 높이에서 발생하므로, 이 산스크리트어 이름은 뿌리 차크라의 이름과 비슷하다. 이는 골반바닥을 위로 들어올리는 에너지이다.
2. 우디야나반다*(Uddiyanabandha) 또는 배 잠금(Belly Lock)*: 우디야나*(Uddiyana)*는 날아서 들어오고 올라가다*(fly in and up)*를 의미한다; 이는 복부 높이에서의 에너지의 솟구침을 말한다. 이에 대한 외부적 또는 육체적 표현은 배가로근(복횡근)과 배곧은근(복직근)의 수축이다.
3. 잘란다라반다*(Jalandarabandha) 또는 목 잠금(Throat Lock)*: 서양에서는 일반적으로 하지 않는, 목 잠금은 일종의 호흡 조절이며 호흡의 길이를 늘릴 수 있다. 이에 대한 외부적 표현은 턱을 목쪽으로 내미는 것이다.
4. 만다반다*(Mahabandha) 또는 궁극적 잠금(Supreme Lock)*: 이 잠금은 3가지 잠금을 모두 동시에 사용한다.

신체의 잠금(또는 반다)들이 저명한 운동 생리학자인 Paul Chek가 *내부 단위(inner unit)*라고 부르는 것과 얼마나 유사한지 알아볼 수 있다. 이 말은 횡격막이 최대한 위에 있고, 골반바닥은 제일 아래에, 배가로근(복횡근)은 앞에, 뭇갈래근(다열근)은 뒤에 있는 것을 말한다. 이것을 어떠한 작업이든 신체가 이를 수행하는데 도움이 되도록 함께 작동하는 파워를 주는 내부 실린더라고 상상할 수 있다. 고대 요가의 설명은 힘과 의식이 신체의 동일한 3가지 위치에서 유지되는 점에서 상당히 비슷하다. 동양과 서양의 가르침에서 유사점들을 살펴보면, 다양한 신체 부위들이 마치 음악가들이 교향곡을 협주하는 것처럼 같이 작동한다는 것을 알 수 있다: 각 부위는 할당된 역할이 있고 무언가 훌륭한 것을 생성하기 위해 모두가 함께 작동한다. 특히 이 예시에서, 무언가 훌륭한 것은 아기에게 키스하는 동안 골반바닥을 수축하고(이로 인해 요실금이 존재하지 않음), 복근을 수축하며(이로 인해 허리 통증이 존재하지 않음), 턱을 부드럽게 내밀면서 아기를 들어올려 키스하는 간단한 행동일지도 모른다.

3대 주요 체형

피트니스에서는 보통 3가지 주요 체형(somatotype)에 대해 말한다. 각각의 체형(외배엽 ectomorph, 중배엽 mesomorph, 내배엽 endomorph)은 특별한 체격을 가진다 (그림 10.1 참조).

- *외배엽 (Ectomorph)*들은 다른 두가지 체형보다 체지방이 더 적고 더 얇은 경향이 있다.
- *중배엽 (Mesomorph)*들은 다른 두가지 체형보다 좀 더 근육질이고 근육량이 보다 쉽게 늘어나는 경향이 있다.
- *내배엽 (Endomorph)*들은 서양 배 체형(pear-shaped)이 많고 하체에 지방이 더 많다.

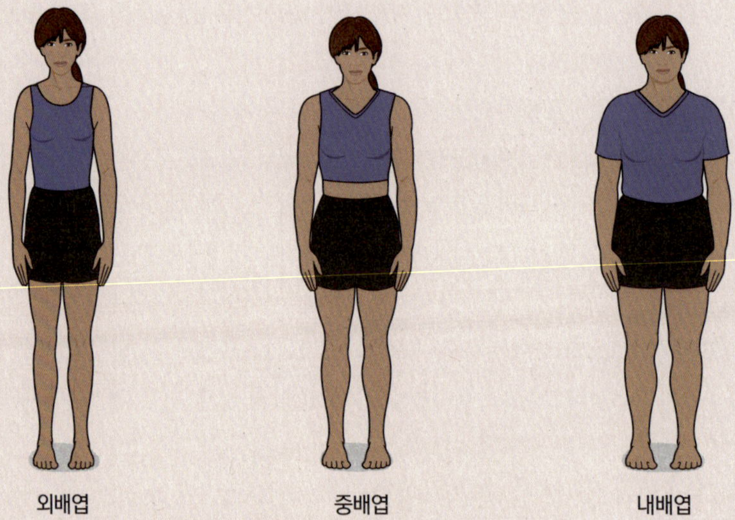

그림 10.1 3대 주요 체형: 외배엽, 중배엽, 내배엽.

아유르베다 의술에서는, 이와 비슷하게 체형을 분류하는 시스템이 있으며, 어떤 질병이 각각의 체형에 발생하는 경향이 있는지 나타내는 것에 조금 더 중점을 둔다. 아유르베다 의사들은 당신의 도샤(dosha) 또는 체형에 따른 특정한 식단들과 적절한 건강 상태를 위해 당신의 체형에 따라 몸의 밸런스를 잡는 특정한 방법들을 권고한다. 다음은 각 도샤와 어떤 음식들이 밸런스를 맞추는데 도움이 되는지에 대한 간략한 설명이다.

- *카파 (Kappha, 땅):* 일반적으로 큰 체구, 느린 소화, 느린 신진대사, 계절성 알레르기를 보이는 성향. 양파와 마늘같은 자극적인 음식을 좋아함. 캐디나 디저트와 같은 정제 설탕을 싫어함.
- *피타 (Pitta, 불):* 체온이 높음, 열정적, 목표 지향적인, 발진, 염증, 속쓰림이 발생하기 쉬움. 케일 샐러드 같이 차갑고 쓴 음식을 좋아함. 매운 고추와 같이 자극적이고 매운 음식을 싫어함.
- *바타 (Vatta, 바람):* 셋 중 가장 마른 체형. 정력적이고 창의적, 머리가 멍한 상태인 경향이 있고 걱정이 너무 많음, 변비를 보이는 경향이 있음. 고구마 스프와 같이 따뜻하고 땅속에 있는 달콤한 음식들을 좋아함. 차가운 탄산 음료를 싫어함.

출산 후 운동

25년간 피트니스와 요가를 하면서, 나는 다양한 복부운동 머신, 장치, 동작을 많이 봤으며 이것은 매우 효과적인 것부터 매우 어리석은 것까지 다양했다. 몇 년 전, 나는 복부의 각 부위(하부 복근, 상부 복근, 복사근)를 위한 동작을 포함한 프로그램을 만드는 것이 중요하다고 배웠다. 그러나 정보는 바뀌고 진화하므로, 최신 경향을 배우는 것이 중요하다. 나는 몇 년 간 크런치(crunch), ab 롤(ab roll), ab 슬링(ab sling), 사이드 밴드(side bend)를 해왔다. 이러한 움직임들은 근육을 다소 선명하게 만들어줄 수 있지만, 실질적인 근력과 심부 복근의 컷팅은 다른 유형의 훈련을 통해서 만들어진다는 것을 알게 됐다. 전신 움직임들과 시퀀스들은 대단히 효과적이고 출산 후 코어 근력을 성공적으로 되찾을 수 있게 해준다.

특정 신체 부위에 집중하는 것이 논리적으로 보이지만, 사실상 전신 운동을 할 때 더 많은 칼로리를 연소하고 신체가 기능적 단위로서 작동하도록 가르친다. 프로그램을 만들 때 많은 트레이너들이 주로 넣는 크런치는 복근을 강화시키는데 도움이 될 수 있지만 상부 복근 부위만 대상으로 한다 (그림 10.2a 참조).

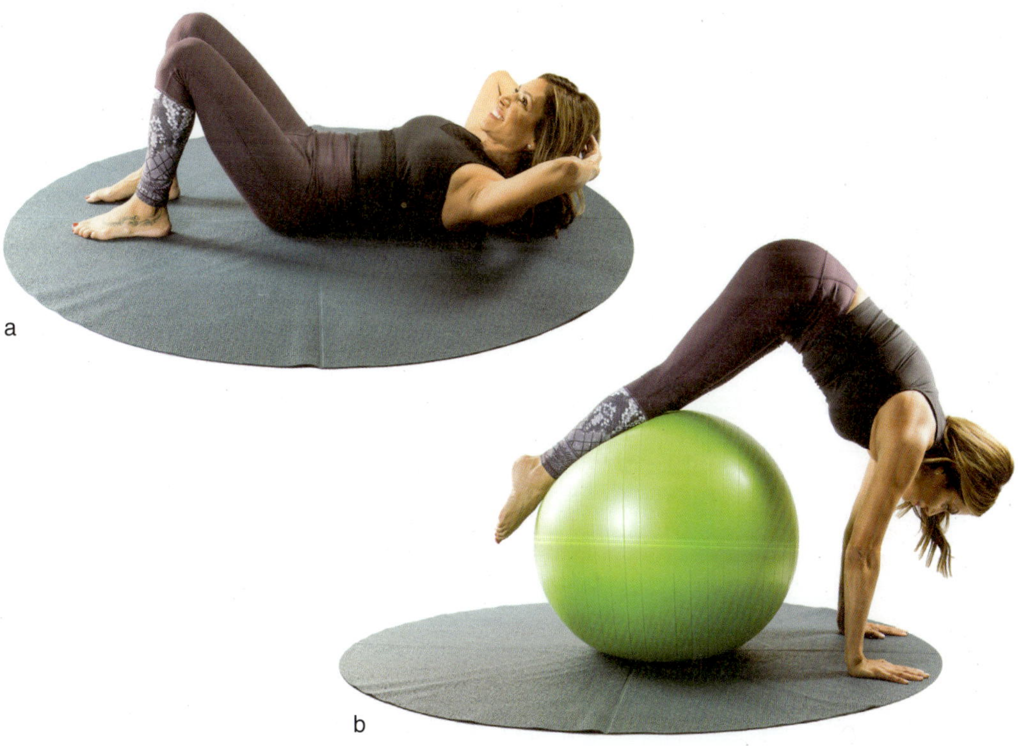

그림 10.1 크런치와 같이 단일 근육군의 사용(a)과 짐볼 위에서 취하는 파이크 자세(Pike) (b)와 같이 다수의 근육군 사용 비교.

이러한 이유로, 짐볼 위에서 취하는 파이크 자세와 같은 전신 운동을 하는 것이 훨씬 효과적이다 (그림 10.2b 참조). 짐볼 위에서 파이크 자세를 취하면 어깨와 코어의 안정화근들을 사용하게 된다. 이것은 당신이 이 운동에서 주로 배와 허리의 앞쪽에 신경쓰는 동안, 배빗근(복사근)들과 어깨뼈(견갑골)을 받쳐주는 근육들 또한 활성화 됨을 의미한다. 시간이 없는 엄마들에게는, 보다 건강해지고 몸매를 다듬는 데 전신 운동을 하는 것이 훨씬 효과적이다. 이 훈련 유형은 시간을 아낄뿐 아니라 더 재밌고 하기 싫은 일을 덜 하는 기분이 들게 한다.

몸과 배를 위한 영양 섭취

복부를 강하게 만들고 안쪽에서부터 강하다 느껴지도록 하는 것은 단지 복부를 어떻게 단련하는가에만 달린 것이 아님을 명심해야 한다. 적절한 영양 섭취가 당신이 원하는 결과를 얻을 수 있는 비결이다. 피트니스 커뮤티니에서는 음식이 외양에 어떤 영향을 주는 지에 대한 다양한 의견들이 있다. 대부분의 트레이너들은 당신이 먹는 것의 최소 50%가 당신이 어떻게 보이는 지를 결정한다고 말할 것이며, 일부 트레이너들은 더 나아가서 70%에 가깝다고 말할 것이다. 어느 쪽이든, "복근들은 부엌에서 만들어진다"는 트레이너계의 오래된 격언은 여전히 잘 들어맞음이 분명하다.

시스템에 적절한 연료를 공급하면 에너지가 공급되고, 본인의 소화기 계통에 맞는 음식들을 섭취하면 팽만감과 불편함을 피하는데 도움이 될 것이다. 상충되는 조언들로 인해 어떤 식단이 당신에게 가장 좋은지 알아보기가 어려울 수 있다: 팔레오(paleo), 완전 채식주의(vegan), 케토제닉(ketogenic), 생식(raw). 수백가지의 식단이 존재하고 모두에게 적합한 것은 없다. 다음은 성공적인 영양 섭취를 도와줄 수 있는 몇 가지 기본 가이드라인들이다.

- 물을 마셔라; 우리의 신체는 물을 필요로 하고, 물은 에너지를 증가시킨다고 밝혀졌다.
- 가공 식품보다 더 많은 에너지를 제공하는 건강에 좋은 자연 식품을 선택하라.
- 과일과 채소는 필수 미네랄과 비타민을 함유하고 있으므로, 매일 섭취하라.
- 아기에게 주고 싶지 않은 것은 먹지 마라; 아기에게 좋지 않은데, 본인 몸에 넣고 싶은 것이 있는가?
- 무지개를 먹어라; 형형색색의 다양한 식품들은 신체에 필요한 모든 영양소를 얻도록 도와줄 것이다.

아유르베다 의학은 사람들이 이러한 영양 섭취 가이드라인들의 대부분을 따르도록 권장한다. 무지개 먹기와 다양한 맛(단맛, 신맛, 짠맛 등등)의 섭취가 아주 중요하다. 수많은 요가 수행자들은 이 장의 앞부분에 나오는 3대 주요 체형에 대한 부가 설명에서 논의된 아유르베다식 원칙에 따라 본인의 식단을 고른다. 아유르베다 지문에서 볼 수 없으며 내가 이 리스트에 추가한 한 가지 팁은 아기에게 먹이는 것을 먹으라는 것이다. 이 팁은 엄마로서 그리고 트레이너로서 내 개인적 경험에서 비롯된 것이다. 하루는 내 아들에게 마실 물을 주는데, 아들이 내 더블 에스프레소 한 모금을 달라고 했다. 그 순간 나는 아들을 위해 건강에 대한 모범이 되고자 했었다는 것을 깨달았다. 내가 아들에게 주지 못할 것이면, 왜 나는 스스로 그것을 섭취하고 있을까? 이것은 당신이 섭취하려 하는 것이 정말 건강한 것인지에 대한 아주 좋은 판별법이기 때문에, 나는 이 팁을 항상 엄마들 및 아빠들에게 알려준다.

우리 모두는 에너지를 조금이나마 채워줄 것이나 달달한 간식을 종종 간절히 원하지만, 우리 아이들에게 기꺼이 먹일 수 있는 음식들을 섭취함으로써 성공적인 영양 섭취를 할 수 있다. 일반적으로 말하자면 우리는 매일 아침, 점심, 저녁을 먹으며 간간이 간식을 섭취한다. 이는 우리가 올바른 영양 섭취를 위해 최소 21번의 기회가 있다는 것을 의미한다. 일주일에 20번 클린 이팅(clean eating)을 하고 최소 1번 건강한 음식을 먹는다면, 당신은 목표를 달성할 수 있게 생활한 것이다. 전반적인 패턴이 건강하고, 가끔 한번씩 치트 밀(cheat meal)을 섭취해도 된다. 수많은 보디빌더들과 피트니스 전문가들은 의도적으로 주간 계획에 치트 밀을 한 번 넣는다. 치트 밀은 심리적인 부스트를 제공하고 박탈감을 느끼지 않게끔 도와줄 수 있다. 일부 영양학자들은 심지어 치트 밀이 신진대사율을 높임으로써 체중 감량의 정체기를 지날 수 있도록 도와줄 수 있다고 말한다.

혈당 안정화

1990년대에 생화학자 Barry Sears는 *Zone Diet*라는 유명한 책을 저술했다; 이는 주류 출판물에서 혈당 안정화에 관하여 논한 첫번째 책이었다. 이 책의 기본 개념은 우리가 지방, 탄수화물, 단백질의 특정한 비율을 필요로 한다는 것이다. 이 책에서 제시된 비율은 30-40-30으로, 30%의 지방, 40%의 탄수화물, 30%의 단백질을 말한다. 모두에게 적용되는 식습관을 찾는 것은 거의 불가능하지만, 이 책은 특정 음식들이 혈당을 상승시키고, 그 이후 혈당을 떨어트리거나 에너지를 급격히 떨어트릴 수 있다는 것에 대한 관심을 불러일으켰다.

정제 설탕이 많이 함유된 음식은 혈당을 상승시킬 것이다. 우리 모두는 사탕과 많은 디저트들이 다량의 설탕을 함유하고 있다는 것을 알고 있지만, 그 이외에 얼마나 많은 음식들에 다량을 설탕이 들어가는지 알면 놀랄 것이다. 파스타, 빵, 토르티야, 씨리얼, 탄산음료는 모두 체내 혈당 수치를 높일 수 있다. 당뇨병 전증 환자라면, 포도당(혈당)의 일정한 상승이 인슐린 저항과 당뇨로 이어질 수 있다. 수많은 웹사이트와 책에는 각 음식에 대한 글리세믹 지수(glycemic index)를 길게 나열하고 있다. 이 목록들은 어떤 음식이 포도당 수치를 높이는 경향을 보일 것인지 알려준다.

어떤 식습관이 가장 좋을까?

수많은 종류의 다양한 식습관이 존재하고, 본인에게 가장 잘 맞는 것을 결정하는 것은 본인에게 달려있다. 다음은 건강한 식단을 만드는 몇 가지 다양한 방식들에 대한 기본 가이드이다.

- *완전 채식주의자 (Vegan):* 계란, 유제품, 동물에게서 획득한 어떠한 제품도 먹지 않음.
- *채식주의자 (Vegetarian):* 동물성 고기든 생선이든 동물의 고기를 먹지 않음.
- *페스코 채식주의자 (Pescatarian):* 채식주의자와 동일하지만, 생선은 먹음.
- *락토/오보 채식주의자 (Lacto/ovo vegetarian):* 동물성 고기를 먹지 않지만, 달걀과 유제품은 먹음.
- *팔레오 (Paleo):* 채소, 과일, 견과류, 뿌리채소, 고기를 먹음. 가공 육류를 먹지 않음. 사냥과 채집을 하던 고대인의 능력을 나타내는 팔레오 식단을 기반으로 함.
- *케토제닉 (Ketogenic):* 단백질과 지방 섭취량이 많고, 탄수화물은 적게 섭취함. 신체가 더 많은 지방을 태우도록 함.
- *마크로바이오틱 (Macrobiotic):* 음양(남성 에너지와 여성 에너지)의 균형을 맞춘다고 함; 현지에서 키운 통곡물류, 콩류, 채소, 해조류, 발효콩 제품들, 과일을 강조함.

매 끼니마다 탄수화물, 단백질, 지방의 균형을 맞추려 노력하면 혈당 수치를 안정화시키는 데 도움이 될 수 있다. 각 개인별 이상적 비율은 다른 사람들는 살짝 다를 것이다. 또한, 당신이 지금 엄마로서 어떠한 단계에 있는지에 따라, 필요로 하는 영양소가 다르다. 예를 들어, 모유 수유 중에는, 살짝 증가된 칼로리 섭취량을 필요로 할 것이다. 채소나 과일을 더 섭취하면 칼로리를 건강한 방식으로 증가시킬 수 있고, 사과 위에 아몬드 버터를 살짝 올리거나 브로콜리 위에 저지방 치즈를 살짝 얹으면 탄수화물의 추가 섭취(과일과 채소들)에 지방과 단백질이 추가될 것이다.

어떤 엄마들은 혈당 수치를 유지하기 위해 3시간마다 식사를 정말로 잘 하는 반면, 어떤 엄마들은 간헐적 단식이나 주스를 만들어 마시는 것으로 충분하다 믿는다. *당신의 건강하고 섹시한 임신*은 내면에서부터 건강하고 섹시하다 느껴지게 하는 것에 집중한다. 다양한 음식 조합들을 실험하고 그 경험을 즐겨라. 모험심을 갖고 먹는 것을 포함해 당신이 하는 모든 일을 즐겨도 된다.

음식이 어떤 감정을 느끼게 하는지 확인하기

문화, 종교, 입맛, 생활비로 인하여 당신에게 맞는 식습관이 어떤 것이든, 한 시간 뒤에 기분을 좋게 하는 음식이 어떤 것인지, 그리고 어떠한 음식이 무기력하게 만들고, 팽만감을 주고, 가스를 차게하는지 알아보는 것을 시작할 수 있다. 소화는 영양학에서 중요한 주제이고, 다양한 음식 조합을 즐기고, 심지어 음식 일지를 사진으로 남기는 것을 권장한다. 대부분의 엄마들에게, 그들이 먹고 마시는 모든 것에 대한 섭취량을 기록하라는 생각은 특히 식사 시간도 기록해야 하는 경우에 현실적이지 않다. 하지만, 용량이 큰 스마트폰이나 태블릿(사랑스러운 아이들의 사진을 수천장 찍기위해)을 가지고 있을 것이며, 따라서 무엇을 먹든지 사진을 찍을 수 있을 것이다. 하루를 마무리하면서, 사진들을 스크롤하여 음식의 양과 사진을 찍은 시간을 확인하라.

또한 하루종일 기분이 어떠했는지 확인하라. 활기차고 기분이 좋았었는가? 배고파서 화가 났었는가? 피곤하고, 짜증나고, 배고파서 화가 났었다면, 지방, 단백질, 탄수화물을 몸에 맞는 비율로 제대로 섭취하지 않았을 가능성이 높다. 가장 좋은 식습관을 지시하기보다, 당신을 위해 가장 좋은 조언은 스스로가 수사관이 되어서 몸에 무엇이 가장 좋은지 살펴보라는 것이다. 무엇이 건강한 느낌을 들게 하고, 기운이 나게 하며, 행복한 엄마라고 느끼게 하는가?

음식은 여흥거리가 아님을 참고해 줄 것. 마지막 문장을 읽고 피자는 *날 행복하게 해주는데* 라고 생각했다면, 나도 그 마음을 완전히 이해한다. 우리 모두는 가끔 즐겨먹는 치트 푸드(cheat food)가 있다. 그러나 음식을 연료라고 생각해보라; 낮은 등급의 연료(도넛, 패스트 푸드, 달달한 청량음료)를 우리 몸에 넣으면, 대개 불편함을 느낀다. 이 불편함은 장내 가스, 팽만감, 에너지의 급격한 저하, 피부 발진 등이 있을 수 있다. 그 대신, 고품질의 음식을 몸에 연료로 주입하면 기분을 좋게 하고 편안하게 느껴질 것이다. 가스나 소화불량으로 인한 통증으로 몸을 웅크리는 것은 건강하거나 섹시하다 느끼기 힘들고, 내 생각에 당신은 좋은 기분을 느낄 가치가 있는 사람이다. 당신은 가족의 중심이고 내 목표는 당신이 환상적이게 보이고 느끼도록 도와주는 것이다.

출산 후 요가 자세와 운동

임신기간 동안, 당신의 코어 근육들은 아기를 위해 안전한 보금자리를 만들었었다. 이제는 이 공간을 다시 복구시키고 근력을 회복시킬 때이므로, 천천히 복부에 불을 다시 지피라. 복부를 갑작스레 공략하지 않는 것이 중요하다. 그 대신, 내면에서부터 근력을 다시 키우는 데 집중하라. 복부 근육들을 하나의 코르셋이라 생각하고 이 코르셋이 숨을 끝까지 내쉴 때마다 부드럽게 안으로 당기는 것을 보조함을 느끼면 도움이 될 수 있다. 요가 수행은 안정화근인 코어 근육들의 힘을 자연스럽게 길러줄 것이다. 천천히 이 강한 기반을 재건하고, 참을성을 갖고 이 "파워하우스 근육들"을 생성했을 때 임신 전보다 훨씬 강해질 수 있음에 놀라지 마라.

포어암 사이드 플랭크 자세 Forearm Side Plank Pose

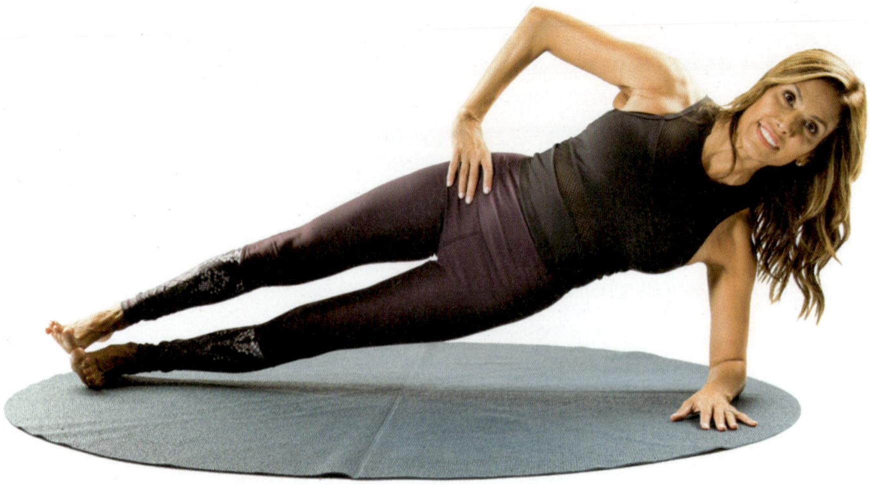

좋은 점

이 자세는 배빗근(복사근)과 코어 안정화근을 강화시킨다.

감정

바닥에서 몸을 띄운 채 복부의 옆면에서 힘을 느껴보라. 플랭크를 하는 것이 유행이었던 때를 기억할 것이다. 그 즈음에, 인간 깃발(human flag)처럼 거리 표지판을 잡은 채 몸을 지면과 평행한 자세를 만들던 사람들이 많았다. 이 모든 운동들은 지면에서 몸을 띄우면서 몸의 체중을 이용하고, 무게를 이용하는 방법에 대한 깊은 지식을 알려주고 인지하게 한다. 요가 수행자들은 이것을 우디야나 반다(uddiyana bandha) 또는 복부 잠금(belly lock)이라고 부른다; 심부 복부 근육들을 수축된 상태로 유지하는 것에 대한 인지는 이러한 유형의 동작을 더 길게 유지하게 한다. 안쪽에서부터의 생체역학에 대해 배우기 시작하면서 힘에 대해 탐구하고, 즐겁게 논다고 생각하는 것을 잊지 마라.

자세 지도

- 바닥에 왼쪽으로 몸을 돌려 누운 자세로 시작하라.
- 왼쪽 팔뚝을 바닥에 올려놓고 엉덩이를 바닥에서 띄우라 (그림 참조). 오른손은 오른쪽 골반 위에 올려놔도 된다.
- 배빗근(복사근)에 집중하면서 전체 코어에 힘을 주고 양쪽 골반이 직선을 이룸을 느껴라.
- 30~60초간 자세를 유지한 후, 방향을 바꿔라.

조정

이 운동을 더 힘들게 만드려면, 위쪽 다리를 들어올릴 수 있으며 이에 따라 해당 다리가 아래쪽 다리에서 대략 4~6인치 가량 떠있게 된다. 양쪽 골반과 어깨가 직선을 계속해서 이루도록 하라.

짐볼 위에서의 파이크 자세 Pike Pose on Stability Ball

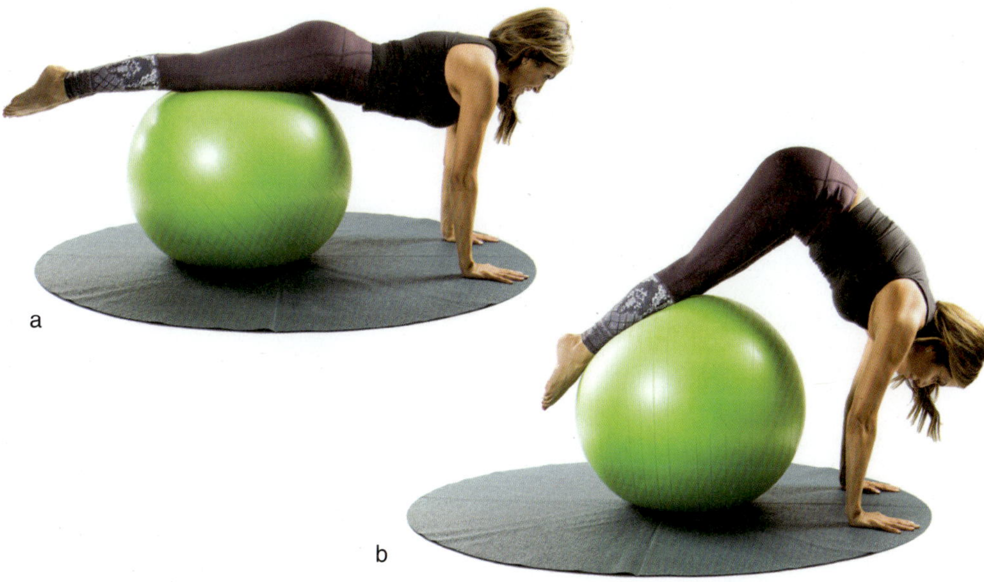

좋은 점

이 운동은 배가로근(복횡근)과 복근을 중심으로 코어 안정화근들을 강화시킨다.

감정

하계 올림픽을 본 적이 있다면, 다이빙 선수들이 파이크 자세를 취하고 가끔은 발가락을 잡는 모습을 봤을 것이다. 내면의 운동 선수에 연결하고 힘을 줘서 공이 천천히 굴러가게 하라. 보기에는 가장 쉬운 운동같아 보이지만, 대부분 가장 힘든 운동들이다. 인내심을 갖고 균형을 잡으면서 이 운동을 우아하고 유체(fluid)의 동작으로 하게끔 노력하라.

자세 지도

- 짐볼 위에 배를 대고 엎드려서 양 손으로 바닥을 짚은 자세로 시작하라.
- 양 손으로 천천히 앞으로 나아가면서 다리를 따라 공이 발등(운동화를 신었을 때는 운동화 끈)에 올 때까지 굴려주고, 양 손은 어깨 바로 아래에 위치시켜 푸쉬-업(플랭크) 자세가 되게 하라.
- 숨을 내쉬고 복부에 힘을 줘서 엉덩이를 들어올려 파이크 자세를 취할 때 복근을 수축시켜라 (그림 b 참조).
- 시작 자세로 돌아오면서 숨을 들이쉬라. 반복하라.

조정

어떠한 이유로 인해 균형을 잡기가 어렵거나 짐볼이 없는 경우에는, 이 운동을 뒤집어서 보트 자세(Boat Pose)로 바꿔도 되며, 이 또한 파이크 자세의 일종이다. 보트 자세를 한다면, 숨을 들이쉬면서 상체와 하체를 천천히 내리고 보트 자세 또는 파이크 자세로 올라가면서 숨을 내쉬라.

짐볼 위에 엎드려서 다리 들어올리기 Prone Leg Lift on Stability Ball

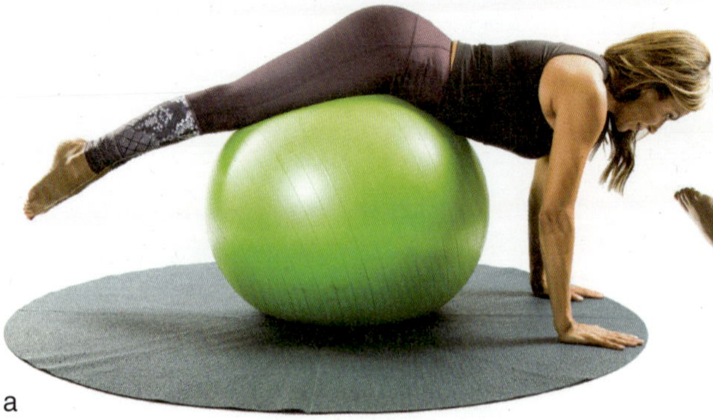
a

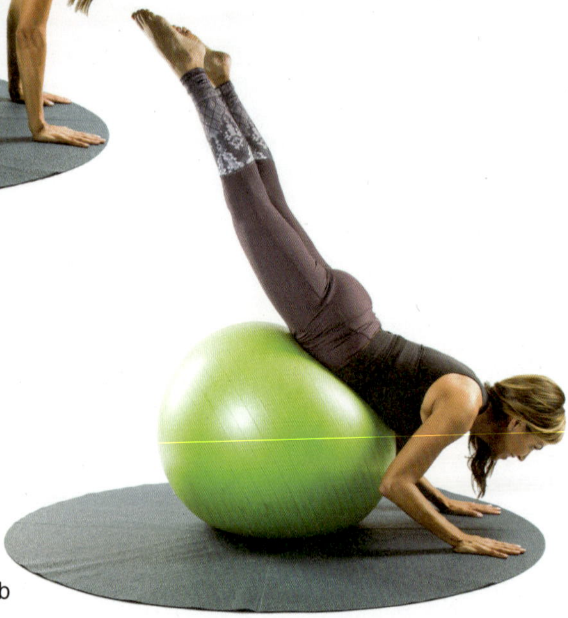
b

좋은 점

이 운동은 허리와 햄스트링을 중점으로 코어 안정화근을 강화시킨다.

감정

이 운동은 재밌으며 가벼운 태도로 접근해도 된다. 양 다리를 수면 아래위로 첨벙거리는 돌고래의 꼬리라고 상상해 보라.

자세 지도

- 짐볼 위에 배를 대고 엎드려서 양 손으로 바닥을 짚은 자세로 시작하라 (그림 a 참조). 양 손은 어깨 넓이만큼 벌려야 하고 양 어깨는 양 손목과 직선을 이뤄야 한다.
- 숨을 내쉬고 양 다리를 허공을 향해 높게 들어올릴 때 양 발을 엉덩이 넓이보다 몇 인치 더 넓게 유지하라 (그림 b 참조).
- 천천히 양 다리를 내리고 양 팔을 펴주면서 숨을 들이쉬라.
- 숨을 내쉬라; 양 다리를 들어올리고 허리와 햄스트링의 힘을 느끼면서 양 팔꿈치를 자연스럽게 살짝 굽혀라.

조정

초보자는 다리를 한번에 하나만 들어올려도 된다. 양 쪽 다리를 같이 들어올릴 수 있는 자신감이 들 때까지 다리를 번갈아가면서 들어올려라.

누워서 짐볼 넘기기 Supine Stability Ball Pass

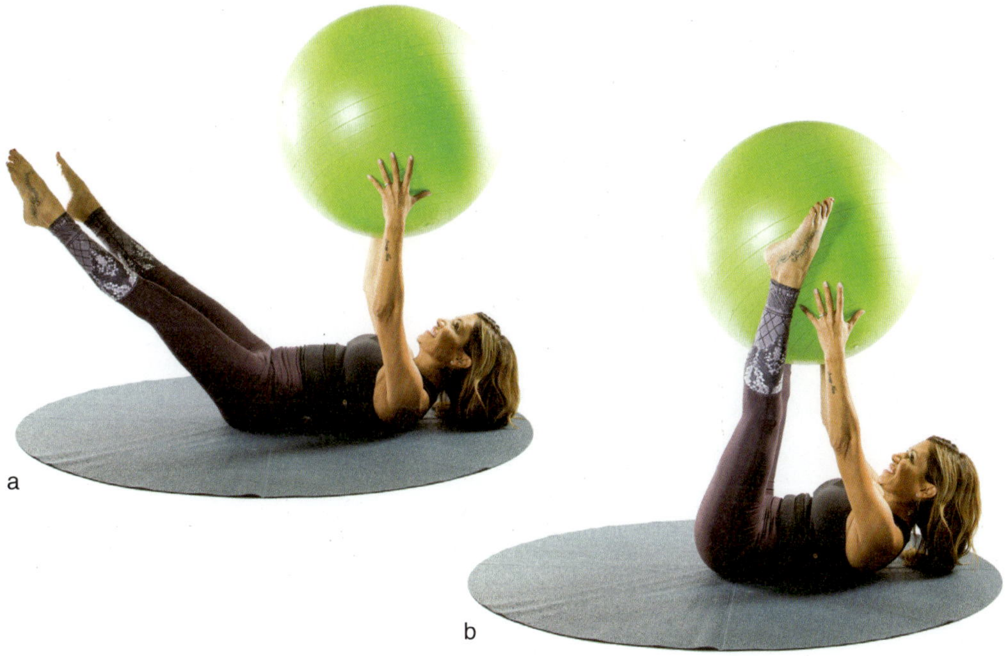

a

b

좋은 점

이 운동은 복근, 배가로근(복횡근), 허리근(요근)에 중점을 두고 코어 안정화근을 강화시킨다.

감정

짐볼을 사용하는 대부분의 운동들은 사실상 재밌다; 이는 마치 큰 비치 볼을 가지고 노는 느낌을 받으며, 특히 변형 동작을 취하고 양 발로 공을 잡을 때 그렇다. 피트니스가 즐거울 수 있다는 점을 명심하라!

자세 지도

- 양 팔을 머리위로 뻗어서 양 손 사이에 짐볼을 위치시킨 채 똑바로 누운 자세로 시작하라 (그림 a 참조).
- 상체와 양 다리를 천천히 들어올려서 뒤집힌 파이크 자세(보트 자세)를 취하고, 공을 손에서 발로 넘겨라 (그림 b 참조).
- 양 다리, 양 팔, 머리, 양 어깨가 바닥 위에 닿을 때까지 상체와 하체를 늘어뜨리라.
- 다시 일어나서 뒤집힌 파이크 자세를 취하고 공을 발에서 손으로 넘기라. 수 차례 반복하라.

조정

이 운동을 더 힘들게 만드려면, 공을 발 쪽으로 던져서 발목 사이로 공을 받아도 된다. 이 변형 자세에서, 여전히 크런치 자세를 하면서 공을 발에서 손으로 넘기지만, 공이 손에 있을 때는 매번 던져준다.

앉은 채 몸통 비틀기 Seated Twist

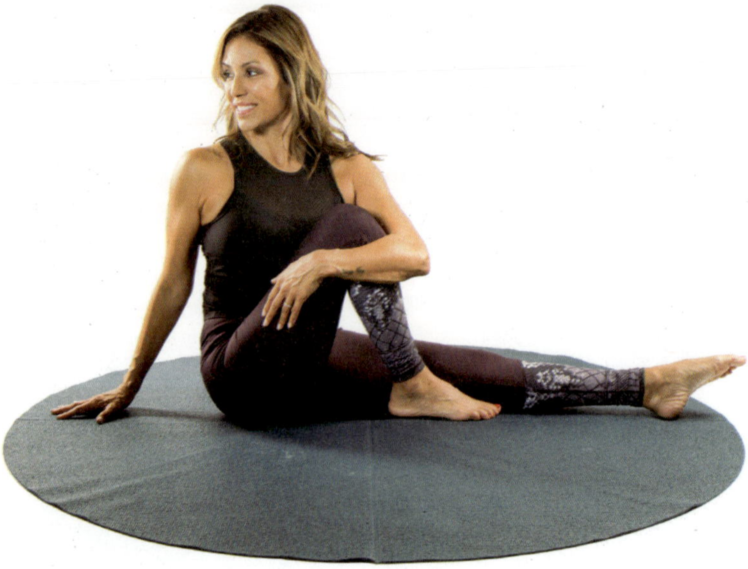

좋은 점
이 자세는 배빗근(복사근)에 중점을 두고, 코어 안정화근을 운동시킨다.

감정
비틀기 자세들은 사실상 몸을 해독시키는 자세이다. 요가 강사들은 비틀기를 할 때는 신체가 더 이상 필요하지 않은 것들을 짜내고 있다고 말하길 좋아한다.

자세 지도
- 양 다리를 앞으로 곧게 뻗은 채 앉은 자세로 시작하라. 오른쪽 무릎을 굽혀서 발을 지면에 붙여라.
- 오른손으로 엉덩이에서 대략 10~12인치 뒤쪽 바닥 위에 올려놓아라.
- 숨을 들이쉬고 척주를 늘려주면서 왼팔을 하늘을 향해 들어올려라.
- 숨을 내쉬고 상체를 오른쪽으로 비틀어줄 것. 왼팔을 오른쪽 무릎 바깥으로 가져오고 손바닥을 바깥쪽으로 돌려라 (그림 참조).
- 깊게 호흡을 계속하고, 숨을 내쉬는 것은 더 깊게 자세를 취하는 시작점임을 명심하라. 이것은 숨을 내쉴 때마다, 공기를 방출하며, 이것은 불편하지 않은 한 몸을 조금 더 깊게 비틀도록 한다.
- 수 차례 호흡한 후, 잠시 쉬었다가, 방향을 바꿔라.

조정
편안함을 위해 궁둥뼈결절(좌골결절) 아래에 접은 담요 한장을 놓아도 된다.

수피 롤 Sufi Roll

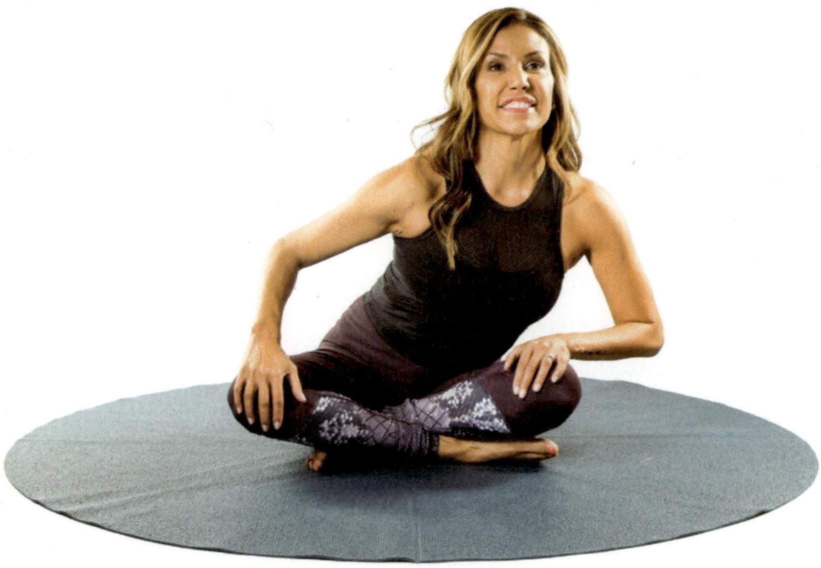

좋은 점

이 운동은 코어 안정화 근육들을 부드럽게 예열시킨다.

감정

궁둥뼈결절(좌골결절)이 부드럽게 땅을 누르는 느낌과 하체가 주는 강하고 안정적인 기반에 연결하라. 상체는 자유롭게 움직일 수 있게 하라. 요가의 비전 가르침에 따르면, 하체는 땅의 속성에 해당하고, 척주는 물의 속성에 해당한다. 하체가 뿌리를 내리는 감각과 상체의 유동적인 감각을 느껴라.

자세 지도

- 양 다리를 교차시켜 편한 자세(Easy Pose)로 앉아서 시작하라. 바닥 위의 궁둥뼈결절(좌골결절)을 느껴라.
- 상체가 왼쪽으로 원을 그리며 천천히 움직이게 하라 (그림 참조). 이 아주 느린 움직임은 임신기간 중에도 안전하다는 것을 참조하라.
- 상체를 한 방향으로 수 차례 원을 그린 후, 중심을 잡고 잠시 쉰 후, 방향을 바꿔라.

조정

편안함을 위해 궁둥뼈결절(좌골결절) 아래에 접은 담요 한장을 놓아도 된다.

필라테스 롤-다운 Pilates Roll-Down

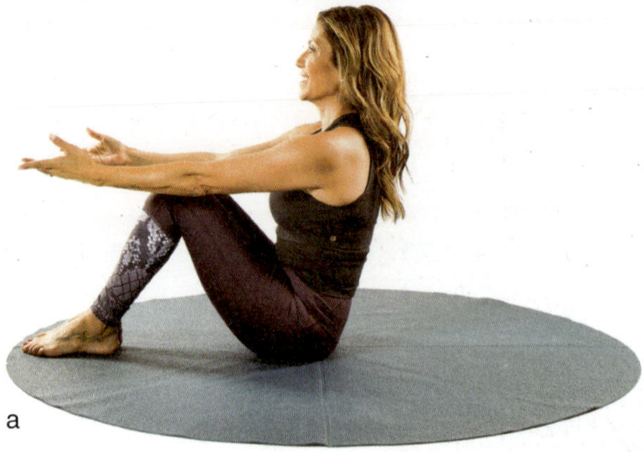

a

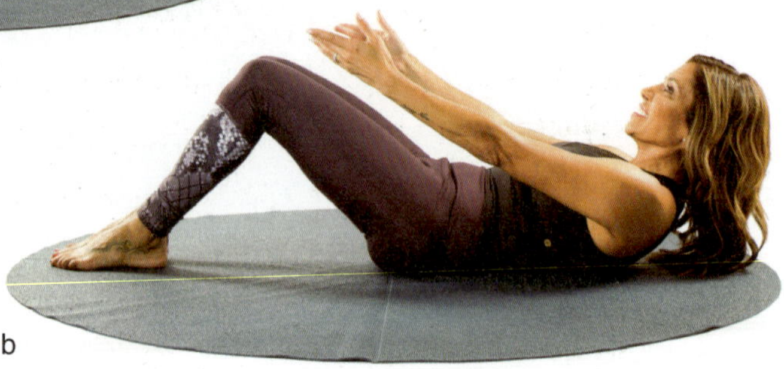

b

좋은 점

이 운동은 복부와 허리에 중점을 두고, 코어 안정화근을 움직인다.

감정

마치 다른 사람의 손을 잡으려는 것처럼 상체가 일어나는 느낌과 양 손이 위로 뻗어지는 느낌이 있다. 다른 사람이 손을 잡을 수 있도록 공중 그네 곡예사가 양 손을 들어올리는 것을 생각해 보라. 누군가가 당신 위에 서서 당신을 일으키려 돕는 것을 상상하라. 실제로는, 당신을 일으키려 돕는 것은 당신의 호흡과 체내의 심부 코어 근력일 것이다.

자세 지도

- 바닥 위에 앉은 자세로 양 무릎을 굽히고 양 발로 바닥을 누르면서 시작하라 (그림 a 참조). 양 팔을 곧게 앞으로 뻗어라.
- 숨을 들이쉬고 척주를 길게 늘린 상태를 유지하면서 몸을 매트로 눕히고, 몸을 눕힐 때 가슴뼈(흉골)을 들어올려라 (그림 b 참조).
- 숨을 내쉬면서 다시 일어나서 시작 자세로 돌아가라.

조정

이 운동을 처음 배운다면 발바닥을 땅에 붙인 채 유지하는 것이 힘든다. 발가락을 쇼파의 밑에 넣어서 발바닥을 지면에 붙어있는 상태를 유지하는 데 도움을 줄 수 있다. 이 옵션을 선택한다면, 양 무릎이 굽혀진 상태를 유지하라. 유아나 어린 아이가 있으면, 발 위에 앉도록 요구해서 엄마가 슈퍼히어로처럼 강해지는데 도움을 줄 수 있는 게임으로 만들 수 있다.

복사근 비틀기와 함께 필라테스 롤-다운
Pilates Roll-Down With Oblique Twist

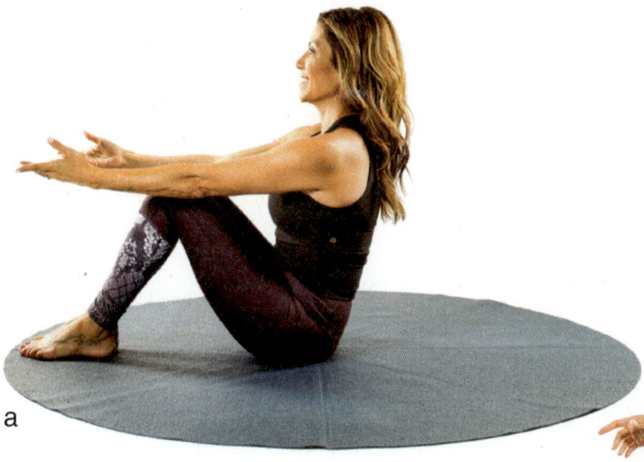
a

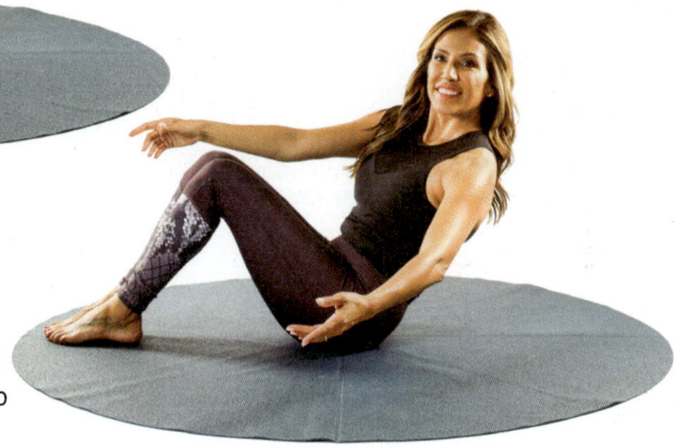
b

좋은 점
이 운동은 허리에 중점을 두고, 코어 안정화근을 움직인다.

감정
올림픽 스케이트 선수들은 본인의 움직임이 쉬워보이도록 수십년 간 훈련을 했다. 힘든 움직임을 우아하게 보이도록 하는 것은 엄청난 힘이 필요하다. 마치 양쪽을 미끄러지는 것처럼 보이도록 이 움직임을 편안하고 우아하게 수행하라. 천천히 움직이면서 내면의 올림픽 선수와 연결하라.

자세 지도
- 바닥 위에 앉은 자세로 양 무릎을 굽히고 양 발로 바닥을 누르면서 시작하라 (그림 a 참조).
- 숨을 들이쉬며 양 팔을 양 옆으로 벌리고 상체를 45°를 이루게 눕히면서 몸통을 왼쪽으로 비틀어 줄 것 (그림 b 참조).
- 다시 몸을 일으켜서 상체가 정면을 바라보는 시작 자세로 돌아오고, 다시 상체를 내리면서 오른쪽으로 비틀어주는 동작을 오른쪽에서 수행하라.
- 양 쪽을 번갈아가면서 수행하고 매 회마다 중앙으로 돌아오라. 몸통을 비틀 때마다, 이 동작이 느리고 통제된 움직임인지 그리고 허리는 움직임 사이에 부드럽게 움직여 보호하고 있는지 확인하라.

조정
앞의 운동에서와 같이, 양 발을 소파 아래에 넣거나, 아이에게 발 위에 앉도록 요구해도 된다.

복부를 굽히는 포인터 독 자세

Pointer Dog Pose With Abdominal Flexion

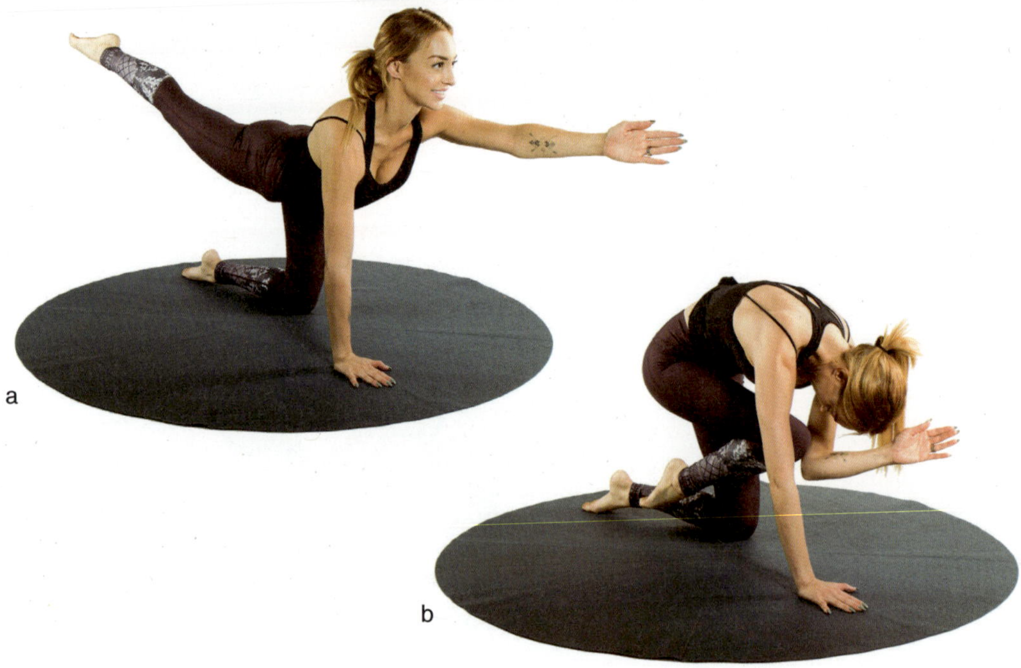

좋은 점

이 움직임은 배가로근(복횡근)과 복근을 강화시킨다.

감정

요가 수행자들과 여타 많은 동양 의학자들은 복부를 불의 속성에 해당한다고 한다.
무릎을 끌어당길 때마다, 힘을 불꽃을 배에 저장하고 있다고 상상하라.

자세 지도

- 양 발을 엉덩이 넓이만큼 벌리고 양 손을 어깨 넓이만큼 벌린 채 사지를 이용해 엎드린 자세로 시작하라.
- 숨을 들이쉬면서 왼팔을 앞으로 뻗고 오른쪽 다리를 뒤로 뻗어라 (그림 a 참조).
- 숨을 내쉬고 척주를 둥글게 말면서 팔꿈치를 무릎으로 당겨라 (그림 b 참조).
  팔꿈치를 무릎으로 당길 때마다 심부 복부 근육들의 힘에 집중하고, 숨을 내쉬라.
- 이 움직임을 원하는 만큼 반복한 후, 반대편에서 동일하게 수행하라.

조정

추가적인 쿠션을 위해 접은 담요 한 장을 무릎 아래에 깔아도 된다.

메뚜기 자세 Locust Pose

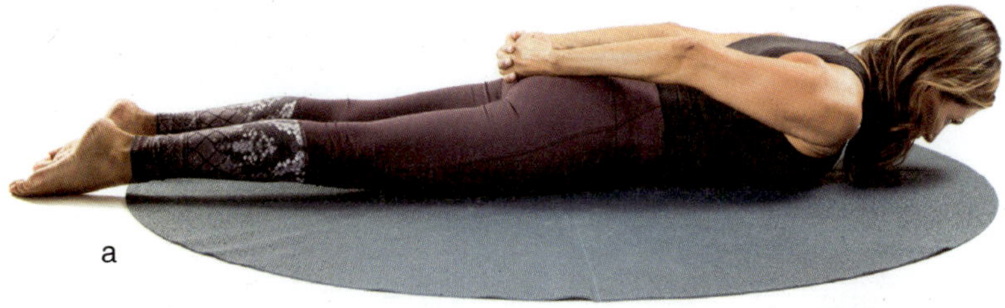

a

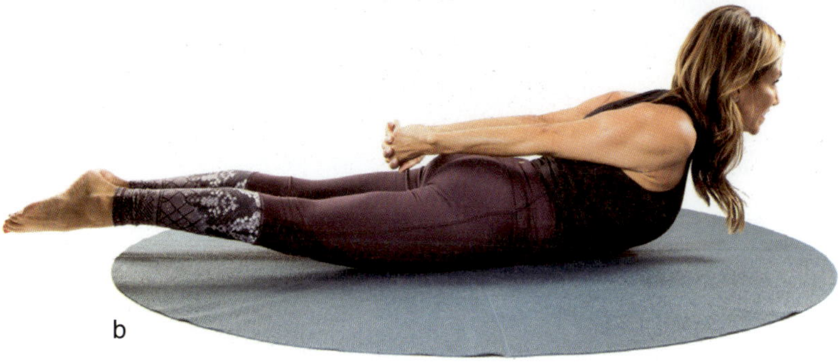

b

좋은 점

이 자세는 허리에 중점을 두고, 코어 안정화근을 강화시킨다.

감정

피트니스에서 이 자세는 전통적으로 슈퍼맨 자세(superman)라고 불린다. 요가에서는 이 자세를 메뚜기 자세라고 한다. 어떻게 부르든, 이 자세는 날고 있는 느낌을 준다. 파워를 이용해 우아하게 신체를 들어올려지도록 도와주는 허리의 힘에 집중하면서 신체가 허공에서 매우 가볍게 느껴지게 하라.

자세 지도

- 엎드린 자세로 양 다리를 곧게 뻗고 양 팔을 뻗어서 깍지를 끼고 엉덩이 위에 올려 놓은 자세로 시작하라. 양 발은 엉덩이 넓이만큼 벌려져야 한다 (그림 a 참조).
- 양 다리, 가슴, 머리를 요가매트에서 천천히 들어올리고, 양 발목을 모으면서 양 팔을 엉덩이에서 들어올려라 (그림 b 참조). 허리에서 근육의 강한 수축을 느낄 것이다.
- 전신을 바닥에 천천히 내리면서 내려가는 것을 조절하라. 반복하라.

조정

이 운동의 강도는 간단한 물리학 법칙을 따른다: 지렛대가 길수록, 더 큰 일이 필요하다. 이 운동을 조금 더 쉽게 만드려면, 양 팔을 옆구리에 붙이라. 허리는 여전히 활성화 상태일 것이지만, 어깨에 부상이 있거나 어깨가 민감한 경우에 좋은 옵션이다. 또한, 더욱 편하게 하려면 볼기뼈 아래에 접은 담요 한장을 놓아도 된다.

스핑크스 자세 Sphinx Pose

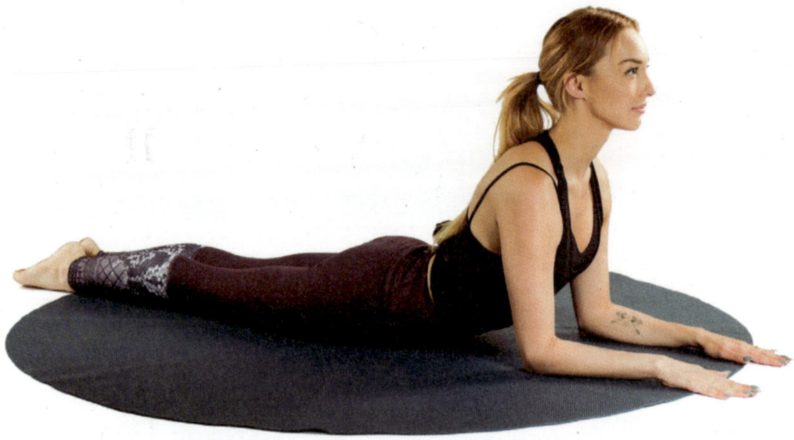

좋은 점

이 자세는 복부를 스트레칭하면서 허리를 강화시킨다.

감정

이집트의 스핑크스처럼, 이 자세로 호흡을 깊게하며 가슴을 올려줌으로써 평온하고 숭고한 힘을 느껴라. 이 장엄한 자세로 정수리를 하늘을 향해 들어올리고 목을 우아하게 늘려줄 것.

자세 지도

- 바닥에 엎드린 채 양 다리를 뒤로 곧게 뻗으며 엉덩이 넓이만큼 벌리라. 양 다리를 살짝 안쪽으로 돌려라.
- 상체를 들어올리면서 양 팔뚝을 요가 매트 위에 올려라. 어깨뼈(견갑골)을 천천히 척주를 향해 안쪽으로 당겨라 (이것을 어깨뼈 오므리기라고 부른다).
- 호흡을 깊게하여 이 부드러운 후굴자세(backbend)를 취하면서 척주를 늘려주고 가슴을 들어올려라 (그림 참조).

조정

추가적 쿠션을 위해 볼기뼈 아래에 접은 담요 한 장을 놓아도 된다.

이 모두를 한번에 해보기

이전 장의 엄마와 나(Mommy-and-Me) 연습들에서 근력, 유연성, 심혈관 지구력의 기준치를 했으면, 이제는 그 기준을 살짝 올릴 때이다. 의사의 허락을 받으면, 산후 코어 연습들을 이 장의 마지막에 추가해서 코어 근력을 향상시키는 데 도움을 줄 수 있다. 이 연습들은 구체적으로 심부 복부 근육들을 목표로 하며 올바른 자세와 군살없는 배를 다시 회복하는 데 도움이 될 수 있다.

엄마의 동작

복부 지방 폭발시키기

복부를 대상으로 정하면, 상부 복부 근육, 하부 복부 근육, 배빗근(복사근)을 단련하는 것이 중요하다. 딥 코어(Deep Core) 운동 프로그램은 세 가지 모두에 대한 운동을 포함하고 있다. 이 움직임들을 통달했다 느낀다면, 복부 지방을 폭발시킬 더욱 심화된 움직임으로 진급할 수 있다. 고등학교 체육 수업으로 돌아갔다 생각하라; 당신은 버피 운동(Burpee)을 기억하고 있을 것이다!

버피 운동은 빠르고 효과적이며, 전신을 단련시킨다. 나의 개인 회원들 중 대다수에게 이 간단한 운동이 강하게 느껴지는 코어와 강하게 보이기까지 하는 코어 사이의 차이를 만들어 줄 수 있다. 나는 기능이 형태보다 훨씬 중요하다 생각하지만, 우리 모두는 멋지게 보이고 싶다는 것도 알고 있다. 당신이 열심히 운동을 할 예정이라면, 결과를 보는 것이 계속 건강 증진과 피트니스를 하게 만드는 추가적인 동기를 부여할 수 있다. 버피 운동을 하는 방법에 대한 자세 지도는 11장을 참고하라.

누구도 당신에게 말해주지 않은 정보

산후 복대 사용하기

많은 회사들이 출산 후 산모들이 착용하는 코르셋모양의 복대들을 생산한다. 이 복대들 또는 묶음천들은 수많은 문화권에서 일반적이다. 멕시코에서는 많은 여성들이 분만 후 faja라고 부르는 앞에 언급한 것과 같은 복대를 사용한다. 미국에서는 이 제품들이 대개 유명인들의 지지를 받으며 더욱 란제리처럼 보이도록 스티칭이나 레이스 디자인으로 화려하게 장식한다. 이 압박 의류들의 목적은 자궁이 퇴축 과정을 겪는 동안(정상 사이즈로 다시 수축함) 복부 근육들과 허리를 보조하는 데 도움을 주는 것이다. 점점 더 많은 여성들이 산후 40일이 지나고서 이 복대를 사용하기 시작한다. 다음은 당신이 고려해야 할 몇 가지 장·단점들이다.

장점

- 코어를 보조한다.
- 복직근이개 또는 탈장을 갖고 있는 사람들에게 좋다.
- 압박을 준다.

단점

- 불편하거나 간지러울 수 있다.
- 값이 비싸며, 특히 제왕절개 부위를 위해 아주 편안한 고급 복대가 필요한 경우에는 더욱 그렇다.
- 때때로, 코어 근육들이 외부의 보조에 의존하게 된다.
- 복대가 너무 조이면, 부가적인 압력으로 인해 스쿼트를 할 때 요실금이 발생할 수 있다.

당신의 아이에 대한 사랑의 시각화

출산 후의 본인 몸을 사랑하라

이 상상은 아기에게 수유하거나 아기를 안고 있으면서 할 수 있는 좋은 명상이라서, 수유를 하는 엄마들에게 알려주고 싶다. 수유의자(glider)나 소파에 허리를 세우고 바르게 앉아라. 예쁜 아기를 부드럽게 안고서, 두 눈을 감고 호흡을 점점 느리게 가져가라. 본인 몸 전면, 특히 가슴과 배의 부드러움을 느껴라. 아기가 당신의 품 속으로 얼마나 편안하게 파고드는지 살펴보라. 배에 주의를 기울이고 이 신체 부위에 당신이 어떤 생각을 갖고 있는지 살펴보라. 배에 대해 생각할 때 제일 먼저 생각나는 3가지 단어가 무엇인가? 이 단어들 중 비판적이거나 불쾌한 것이 있다면, 부드러운 신체 부위인 이곳에 아기가 파고드는 것을 느끼면서 비난을 의식하고 멈추려고 해보라. 이 푹신한 부분은 대략 40주 동안 아기의 집이었고 아이가 자라기에 안전한 공간을 만들어 주었다. 아기에게 살 곳을 주고, 영양을 제공하며, 보호를 하는 기적과도 같은 능력을 보여준 당신의 배에 감사를 표하라.

이제 당신의 복부에 원하는 바를 생각해보라. 당신의 코어가 튼튼하고, 받쳐지며, 강하길 원하는가? 어떻게 불리고 만들고 싶은지 곰곰이 생각하면서 생각나는 단어들에 주목하라. 여왕처럼 허리를 더욱 펴고 바른 자세로 앉은 채 집중해서 힘을 느껴보라. 본인의 신체가 삶의 여러 단계에 적응하고 변화하는 능력에 감사하라. 신체가 당신의 의사를 알아차리게 하라. 예를 들어, 당신이 코어를 강화하고자 한다면, 안쪽 코르셋 근육들을 부드럽게 엮여있음을 느끼고 신체와 정신이 당신이 뱃속에 아기를 품고 있다가 이제는 아기를 품안에 안고 있음을 알게하라. 장래에 할 운동이 본인의 상상에 자극될 수 있게 목적을 세워라. 천천히 두 눈을 뜨고, 명확한 목적을 세움으로써 코어 근력을 회복하는 과정을 시작했음을 깨달아라.

맛있는 음식들

캘리포니아 주 Venice Beach에 있는 Gold Gym에서 운동하는동안, 운동선수이자 사업가인 Shannon Yorton Penna를 만나게 된 기쁜 일이 있었다. Quest bars의 창안자인 Shannan은 맛이 뛰어나며 건강하고 균형잡힌 물품들을 만드는 데 있어서 천재적이다. 다음은 맛있는 치즈케이크에 대한 그녀의 레시피이다.

직접 만드는 껍질 없는 치즈케이크

Quest 창안자인 Shannan Yorton Penna 제공

- 달걀 4 알
- 사워크림 8 온스
- 크림치즈 8 온스
- 레몬 주스 3~4 테이블 스푼
- 레몬 제스트 1 테이블 스푼
- 순수 수크랄로스 분말 1/8 티스푼, 또는 에리스리톨 약 1/2컵
- 바닐라 빈 씨앗 1 티스푼
- 하얀 아몬드 가루 1 컵
- Quest 단백질 파우더1 스쿱 (바닐라 맛 또는 가미되지 않은 파우더)

오븐을 350° 로 예열시켜라. 큰 볼에 재료들을 섞어라. 반죽을 떠서 머핀 틀에 넣어라.
35~40분간, 또는 치즈케이크 가운데가 마르고 윗면이 만질 수 있게 마를 때까지 구워줄 것.
산출량: 틀의 크기에 따라 4~8개의 치즈 케이크가 만들어진다.

심부 복부 근육들의 힘을 회복하기 위해선 인내심이 필요하다. 8장과 9장에 나오는 산후 운동들로 튼튼한 기반을 만들었다면, 산후 4개월 이상의 엄마들을 위한 더욱 강도 높은 움직임들을 시작해도 된다. 천천히 이 운동들을 해보라; 느리고, 신중하며, 안전한 움직임은 발사하는 것 같은(빠르거나 반동을 준) 움직임보다 훨씬 효과적으로 근력을 키울수 있다. 항상 그렇듯이, 육체적 한계 이전에 대개 정신이 먼저 포기한다는 것을 명심하면서 신체의 반응에 귀를 기울이고 필요할 때 휴식을 취하라. 힘을 내요, 엄마; 당신은 잘 할 수 있다! 짐볼은 이 연습을 하는데 필요함을 참고하라.

운동	페이지	중점	횟수/시간
산 자세(Mountain Pose) 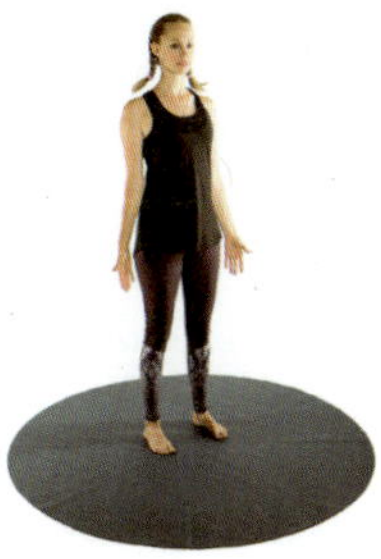	45	중심으로 향하는 에너지	들이쉬고 내쉬는 숨의 길이가 동일하게 신경쓰며 느리고, 깊게, 집중하여 5차례 호흡.
하프 태양 경배 자세 (Half Sun Salutation)	48	어깨, 코어 근력과 유연성	3회; 각 움직임이 들숨 및 날숨과 일치함을 명심
태양 경배 자세 A(Sun Salutation A)	52	어깨, 세갈래근(삼두근) 코어 근력과 유연성, 햄스트링	3회; 각 움직임이 들숨 및 날숨과 일치함을 명심
포어암 플랭크 자세 (Forearm Plank Pose) 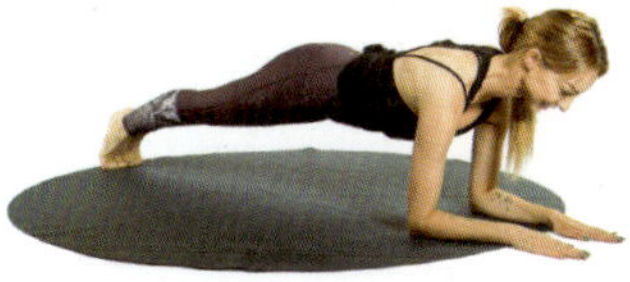	161	배가로근(복횡근), 복근, 허리, 배빗근(복사근)	30초씩 버티기; 2세트
포어암 사이드 플랭크 자세 (Forearm Side Plank Pose) 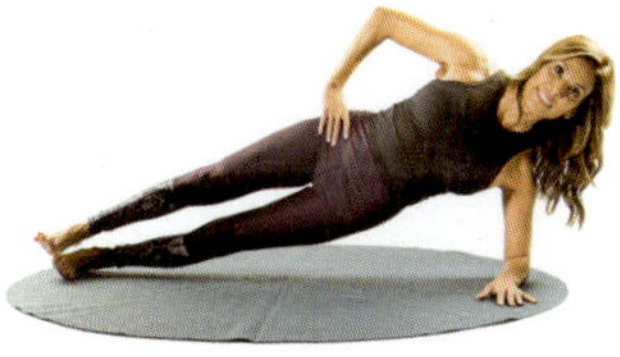	213	배빗근(복사근), 세갈래근(삼두근)	오른쪽 팔꿈치를 지면에 댄 채 3-5회 깊게 호흡 후, 왼쪽 팔꿈치를 지면에 대고 3-5회 깊게 호흡; 양쪽으로 반복하는 것은 선택사항

운동	페이지	중점	횟수/시간
짐볼 위에서 파이크 자세 (Pike Pose on Stability Ball) 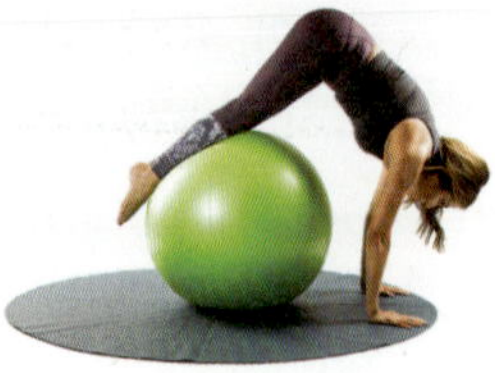	214	배가로근(복횡근), 복근, 허리, 배빗근(복사근)	8-10회씩 3세트
짐볼 위에 엎드려서 다리 들어올리기 (Prone Leg Lift on Stability Ball) 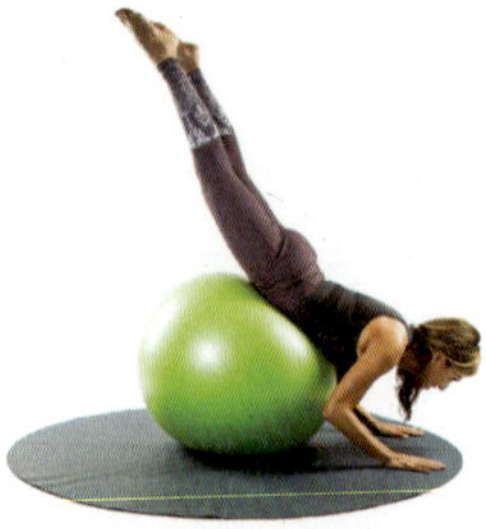	215	허리와 햄스트링	10-12회씩 3세트
누워서 짐볼 넘기기 (Supine Stability Ball Pass) 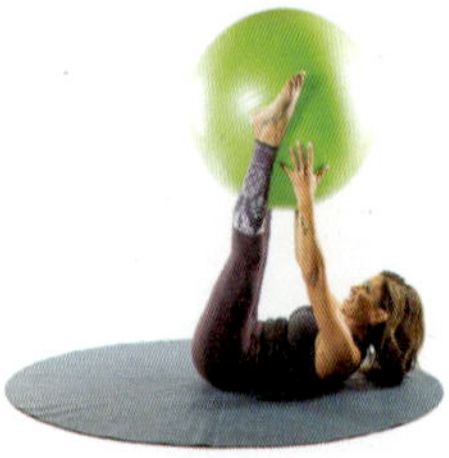	216	코어 안정화근	10-12회씩 3세트
앉은 채 몸통 비틀기(Seated Twist) 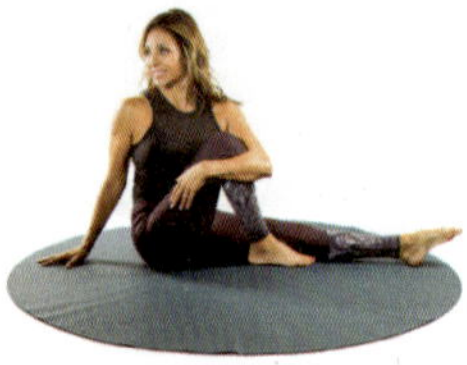	217	코어 안정화근의 스트레칭	양 쪽에서 5차례 깊게 호흡
편한 자세(Easy Pose)로 앉아서 명상하기 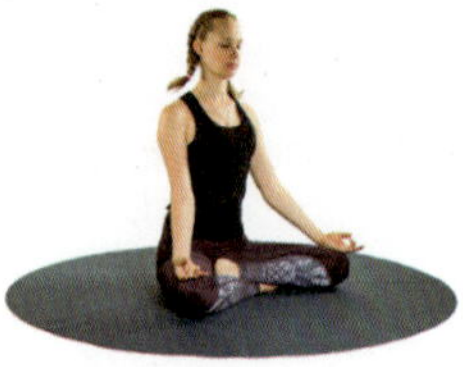	41	전신 및 정신을 진정	2-5분 또는 충분하다 느낄때 까지

코어 근육들은 코르셋과 같이 작동한다는 것을 명심하라; 이 근육들은 모든것을 중심선을 향해 안으로 끌어당기고 있게끔 도와주므로 여왕처럼 허리를 펴고 꼿꼿하게 설 수 있다. 이 연습은 산후 3-4개월 이상의 산모들을 위한 것이다. 이 운동은 느리고 꾸준한 속도로 수행해야 하기 때문에, 천천히 하라. 심장박동과 유사한 음악을 사용해 보라. 분당 95회의 비트를 보이는 노래의 예시로는 밥 말리(Bob Marley)의 "No Woman, No Cry"가 있다. 이 연습을 편하게 하려면 바닥에 두꺼운 요가 매트나 필라테스 매트를 깔 필요가 있음을 참고하라.

운동	페이지	중점	횟수/시간
수피 롤(Sufi Roll) 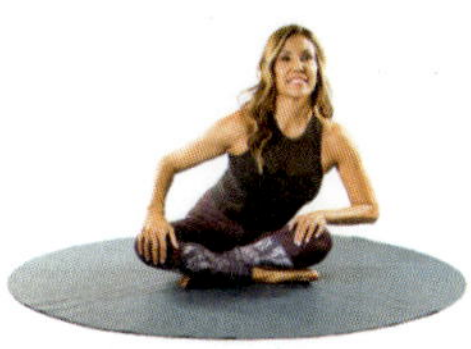	218	코어 예열하기	오른쪽으로 15번, 깊게 호흡, 왼쪽으로 15번, 깊게 호흡
유니콘과 무지개 자세 (Unicorn and Rainbow Pose) 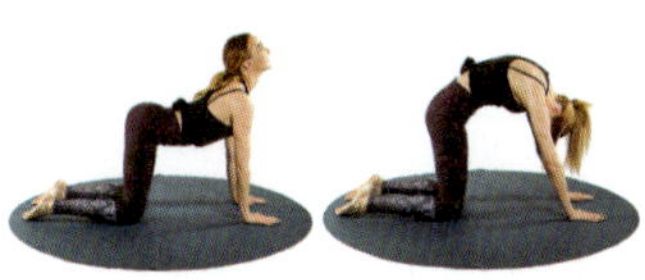	42	복근, 배가로근(복횡근), 허리 예열하기	위를 응시할 때 숨을 들이쉬고, 척주를 굽힐 때 숨을 내쉬면서 3차례 수행; 숨을 내쉴 때 사자 호흡을 하면서 3차례 더 수행
복부를 굽히는 포인터 독 자세(Pointer Dog Pose With Abdominal Flexion) 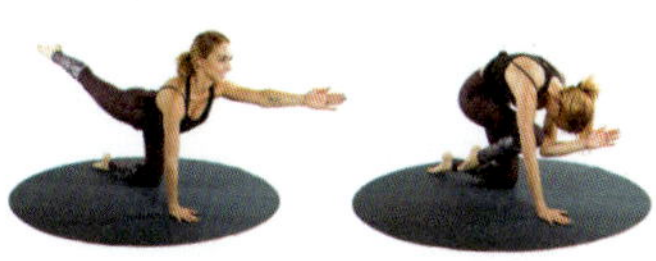	221	굽힘근으로서 복근과 안정화근으로서 배빗근(복사근)	오른쪽 팔을 앞으로 하고 왼쪽 다리를 뒤로 하면서 5회; 왼쪽 팔을 앞으로 하고 오른쪽 다리를 뒤로 하면서 5회
브릿지 자세(Bridge)에서 보트 자세 (Boat Pose)로 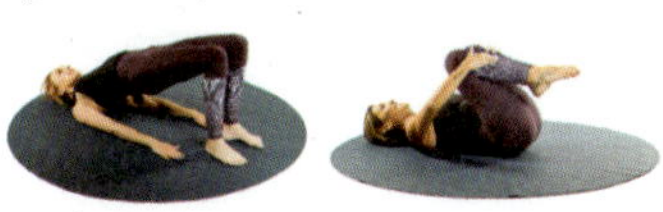	155, 190	허리, 배가로근(복횡근), 복근	느리고 매끄러운 속도로 매 자세마다 10회
필라테스 롤-다운(Pilates Roll-Down) 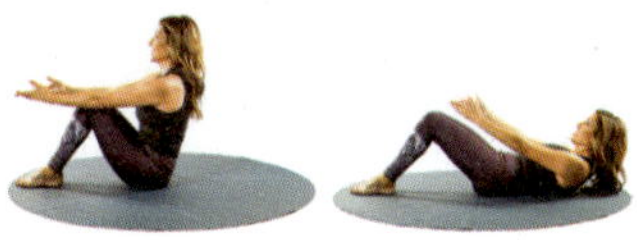	219	허리, 배가로근(복횡근), 복근	8-10회씩 2세트

운동	페이지	중점	횟수/시간
복사근 비틀기와 함께 필라테스 롤-다운(Pilates Roll-Down with Oblique Twist) 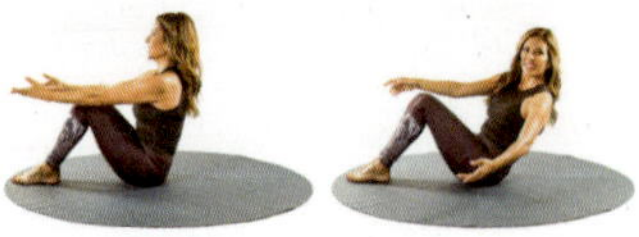	220	허리, 배가로근(복횡근), 복근, 배빗근(복사근)	8-10회씩 2세트
메뚜기 자세(Locust Pose) 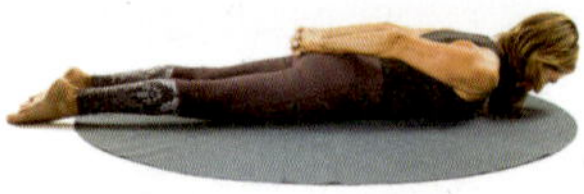	222	허리	8-10회씩 2세트
스핑크스 자세(Sphinx Pose) 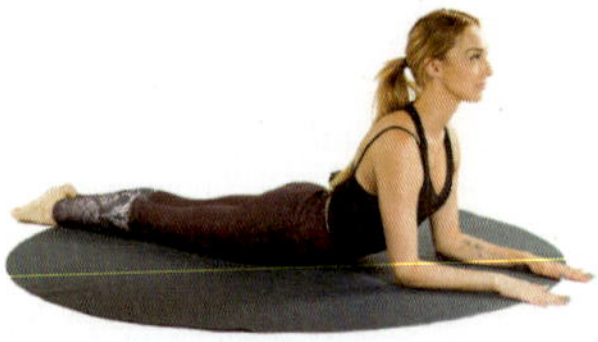	223	복부	5-10차례 느리고 깊게 호흡
아기 자세(Child's Pose) 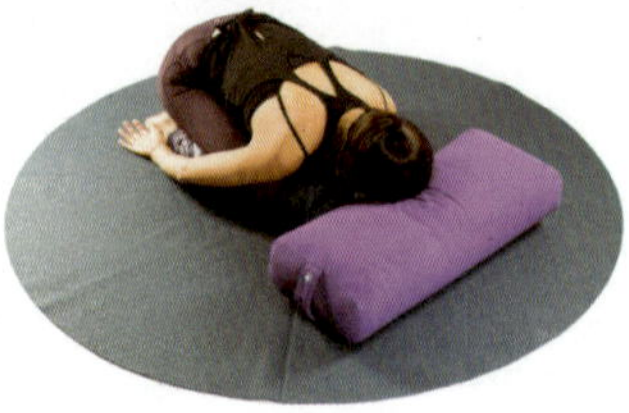	59	허리, 배빗근(복사근)	15차례 느리고 깊게 호흡

11

엄마들을 위한 자기 관리법
(Self-Care for Moms)

나는 임신했을 때 내 아들들에게 일어나는 일들을 통제할 수 있다고 생각했다. 그들이 태어나자마자, 통제는 착각이었고 모든 아이들은 각자의 방법을 갖고 있다는 것을 깨달았다. 아이들이 잠을 잘 수 없거나, 이가 나거나, 당신이 준비한 점심을 먹지 않으려 하는 날들이 있을 것이다. 통제라는 환상을 포기하는 것은 격한 가르침이 될 수 있다. 요가 수행에서 우리가 배우는 것은 삶에서 정말로 통제할 수 있는 단 한가지는 주어진 상황에 반응하는 방법이다. 충실한 자기 관리는 엄마가 되는 것에 대한 기쁨과 어려움에의 작용과 반작용을 인내심을 갖고 고를 수 있게 해준다는 것을 알아냈다.

숙면, 건강한 음식, 운동이라는 형태의 자기 관리는 돌봐야 할 아기가 있을 때 때때로 소홀해 질 수 있다. 엄마로서 우리는 가끔 내가 엄마의 책임감 이라고 이름붙인 것에 사로잡힌다. 나는 엄마들이 그들의 아이를 첫번째로 두기 때문에 운동을 하지않거나 할 수 없다고 말하는 것을 들었다. 나는 이러한 사고 방식에 동의하지 않는다. 물론, 내 아이들이 먼저지만, 내 건강과 내 아이들 중 하나를 선택하는 방식은 아니다. 소중한 친구이자 임산부 도우미인 Lori Bregman은 비행기 원리(airplane principle)를 모성(motherhood)에 적용하는 것을 알려줬다. 비행기에 문제가 생기면, 부모들은 아이를 효과적으로 도와줄 수 있으려면 본인의 산소 마스크를 먼저 써야한다. 당연히 나는 복근 운동을 비행기 사고의 심각함과 비교하는 것이 아니고, 우리가 아이들을 잘 돌봐줄 수 있으려면 스스로를 돌봐야 함을 명심해야 한다는 말이다. 계속해서 수면을 취하지 않고, 아이들이 남긴 음식을 먹으며, 자기 관리 루틴을 잘 지키지 않으면 에너지가 고갈된 엄마가 된다. 몸, 마음, 정신을 돌보면 아이를 도와줄 수 있을 뿐 아니라, 아이들에게 자기 관리의 좋은 모범이 될 것이다.

충분한 수면을 취하기

수면은 피트니스에서 자주 간과되는 부분이다. 의사들은 평균적으로 매일 밤 8시간을 자야한다고 말한다. 당신이 아이를 이제 막 낳았다면, 밤에 수유를 하고 아기를 살펴봐야 되므로 불가능할 것이며, 이것은 숙면보다 훨씬 중요하다는 것을 안다.

적절한 수면은 신체의 호르몬을 조절하는데 도움을 주는 내분비 시스템을 비롯한 신체의 모든 계통에 도움을 줄 수 있다. 인슐린은 신체가 탄수화물에서 나온 설탕을 에너지로 사용하게 해주는 호르몬이다. 수면 부족은 인슐린 저항성과 연관된다. 만성적인 수면 부족은 비만과 당뇨의 위험 인자인 인슐린 저항성의 증가를 촉진시킬 가능성이 높다. 그리고, 연구에 따르면 충분한 수면을 취한 사람들은 부족한 사람들에 비해 지방을 더 많이 태우는 것으로 나타났다. 또한, 수면 부족은 식욕을 특히 당에 대한 식욕을 불러일으키고, 당을 분해하는 신체 능력을 저하시킬 수 있다. 부적절한 수면이 신체에 미치는 영향을 상쇄시키는데 도움을 주기 위해서, 숙면을 도와주는 간단한 방법들 몇 가지를 아래에 나열했다.

- 규칙적인 운동.
- 청색광(blue light)은 수면을 방해할 수 있으므로, 전자 기기는 침실 밖에 두라.
- 가능한 한 규칙적인 수면 스케쥴을 지키려 노력하라.
- 아기들을 재우기 위해 만든 규칙적인 행동과 비슷하게 잠들기 위한 규칙적인 행동을 만들어라.
- 밤에 라벤더 오일 몇 방울을 베개에 떨어트리라.
- 침실이 시원하고 편안한 분위기를 유지하게 하라.
- 자기 전에 명상 가이드를 청취하라.
- 자기 전에 과식하지 마라.

내가 어릴 때, 분홍색 가운을 입은 실수투성이 엄마가 "Calgon, 날 데려가 줘."라고 말하는 광고가 있었다. 마술과도 같이, 그녀는 평화롭고 평온한 얼굴로 거품 욕조로 재빨리 들어갔다. 우리 모두는 이와 같이 따분한 일상에서 벗어나고 싶은 날들이 있었다. 갓난 아이의 엄마로서 당신은 수면을 박탈당한 기분이 들고, 어깨에 토사물이 묻은 채, 언제 샤워를 할 시간이 생길 지 궁금해하는 날들이 있을 것이다. 따뜻한 거품 목욕과 낮잠을 꿈꾸고 싶지만, 그럴 시간이 없는 날에는, 고대 요가 기법이 문제를 해결해 줄 것이다.

요가 니드라(nidra)는 요가식 수면을 의미하고, 이를 수행하면 상쾌하고 새로워진 느낌을 받을 수 있다. Amrit 요가 협회장인 Kamini Desai 박사는 요가 니드라를 "자연스럽게 점점 더 생각을 비우는 지속적인 뇌파 상태를 통해 내려감으로써 마음을 계속해서 비우는 것"이라 말한다. 엄마로서 자나 깨나 수많은 해야될 일들을 생각하는 것은 전적으로 정상이다. 요가 니드라는 당신의 마음을 점점 느리게 만들고 *해야 할 일*에 대해 끊임없이 생각하는 것을 멈추게 하며 몸과 마음을 휴식하도록 도와줄 수 있다.

마음과 몸을 휴식시키는 것은 건강을 위해 중요한 부분이지만, 종종 잊어버리곤 한다. 할 일이 많은 엄마인 당신은 항상 필요한 만큼 수면을 취하지 못한다는 것을 알고 있다. 요가 니드라는 빠르게 숨 돌리기 위한 쉬운 방법이다. 다음은 멋진 요가 강사이자 동양의학 석사 보유자이자 엄마인 Kali Alexander가 제공한 요가 니드라 연습을 위한 훌륭한 가이드이다.

- 잠시 진정을 하기 위한 시간을 가지라. 무릎과 머리 아래에 베개를 두고 바로 누우라. 편안한 자세를 찾기 위해 몸을 양 옆으로 몇 차례 천천히 흔드라. 코를 통해 느리고 깊게 호흡을 몇 번 반복하는데, 숨을 몇 초간 참은 후, 입을 통해 내뱉어라. 이제 몸을 일요일 아침 팬케이크 반죽처럼 펼쳐줄 것.
- 두 눈을 감고 손바닥의 볼록한 부분을 눈꺼풀 위에 올려라.
- 양 발을 중심에서 멀어지게 떨어트리라. 양 다리에 긴장이 풀리고, 골반이 무거워지며, 배가 말랑해지는 것을 느껴라. 가슴 중심부를 중심으로 부드럽게 이완시키고 머리의 무게를 중력에 맡기라.
- 목적을 상기하라. 당신의 목적을 한 단어로 간단하게 다듬어라. 수많은 단어가 떠오르면, 당신이 고르는 한가지 목적이 다른 모든 것에 접근하는 관문이 됨을 알아두라.
- 당신을 몸을 머리에서 발끝까지 살펴보라. 각 발가락, 발목, 종아리, 정강이, 무릎, 허벅지를 이완시키는 것에 관심을 돌리라. 이를 양 쪽에서 행한 뒤에 엉덩이, 골반, 샅굴부위(서혜부)에 주목하라. 배, 가슴, 가슴우리(흉곽), 몸의 뒷면, 척주의 전체 길이로 올라가라. 각 집중 부위를 차례대로 깊게 휴식시켜라. 각 집중 부위를 천천히 옮겨가면서 신체의 각 부분이 안락함을 느끼도록 충분한 시간을 줄 것.
- 손가락들, 양 손, 손목, 팔뚝, 팔꿈치, 위팔(상완), 어깨를 각각 이완시켜라.
  겨드랑이를 늘어트리라. 목, 목구멍, 머리, 두피로 관심을 계속해서 가져가라.
- 몸에 힘을 뺀 감각이 몸을 머리부터 발끝까지 휩쓸게 하면서, 깊게 숨을 들이쉬었다가 내뱉어라.
- 이제 호흡을 부드럽게 가져가고 가볍고 편하게 호흡하라. 층층이, 호흡마다, 할 수 있는 한 길게 휴식하라.
- 수행을 끝낼 준비를 하면서, 당신의 목적에 주의를 다시 돌리라. 이를 스스로 몇 번 나직히 되뇌고 이것이 당신 내면에 뿌리를 내리는 것을 관찰하라.
- 두 눈을 감은 채, 느릿느릿 몸을 일으켜라. 눈을 뜨면서 내면의 미소를 찾아라.

Kali Alexander의 허락을 받고 사용함.

다리에 경련이 일어나지 않게 하기

임신기간 중에는 다리에 경련이 자주 일어날 수 있고, 대개 잠을 잘 때 발생한다. 다음은 (근육통, 쥐 라고도 알려진)다리 경련이 발생하지 않게 하는 팁 몇 가지이다.

- 종아리 근육을 주기적으로 스트레칭하라. 다운 독 자세는 쉽고 효과적인 스트레칭 자세이다. 더 깊게 스트레칭하기 위해 발꿈치를 내리고 발가락을 들어줄 것.
- 탈수증은 경련의 위험을 높일 수 있으므로, 수분 섭취를 꼭 하라.
- 전해질 밸런스를 유지하라. 칼륨, 나트륨, 마그네륨이 부족하면, 경련이 발생할 수 있다.
- 아치를 받쳐주는 좋은 운동화를 신어라.

운동할 시간을 만들라

당신은 아마 다음과 같이 생각할지도 모른다, *수면은 훌륭하고 자기 관리는 내게 중요해, 하지만 몸매가 다시 돌아가고 있어! 내 몸매를 도와줄 수 있는가?* 인생은 멈추지 않고 출산 후 몸매를 다시 가꾸기 위해 기다려 주지 않으며, 고등학교 동창회든 베이비 샤워(baby shower)든 몸매에 신경쓰지 않고 편안하게 참석하고 싶은 행사들이 있을 것이다. 이것이 두번째 아이를 출산 후 내게도 일어난 일이라서 잘 안다. 25번째 고등학교 동창회는 막내를 출산한지 2달 뒤에 있었다. 재빨리 몸매를 다시 만들어야 하고, 피트니스에 대한 내 열정을 되돌려야 하며, 생기없이 엉망징창인 모습을 보여서는 안된다는 것을 알았다. 당신이 운동에 대해 생각하는 관점을 바꾸면 스스로 자기 관리에 시간을 할애할 수 있도록 하는데 도움이 될 수 있다. 우리 모두는 "엄마가 행복하지 않으면, 누구도 행복하지 않다."라는 표현을 들어봤을 것이다. 당신은 가족의 중심이고, 엄마로서 스스로가 행복하고 건강하게 지내는 것이 가족에게 주는 진정한 선물이다.

수년 동안 나는 헬스와 피트니스 DVD들을 위해 살을 빼야 했고, 유명인사들이 레드 카펫을 밟을 준비가 되도록 도와줬다. 필요한 경우 빨리 몸을 만드는 방법들을 꽤 많이 안다. 여기에 공개하겠다: 나는 몸을 빨리 만들기 위한 방법을 사용할 때 항상 건강하지는 않았다. 아이들을 갖기 전에, 나는 식사를 건너뛰고, 사진 촬영 전에 이뇨제를 복용하며, 내가 C+C라고 이름 붙인 카페인 섭취와 유산소 운동을 아주 많이 하는 빠른 팁과 트릭을 사용했었다. 피트니스 업계에서, 사람들이 사진 촬영을 준비할 때 하는 아주 지독한 다이어트들에 대해 들었다. 내가 들은 것 중 가장 최악의 다이어트는 소고기 육표와 커피였다. 아주 다양한 측면에서 그 다이어트를 비판하기는 정말 쉬운 일이지만, 이제는 내가 다소 나이가 들었고, 그 강사들이 필사적으로 날씬해지려고 했다는 것을 알 수 있으며, 절박한 시간이 필사적인 조치를 불러왔다고 생각했다.

절박감에서 빠져나올 준비를 하거나 터무니 없는 방법을 하기보다, 준비를 위해 해야하는 운동을 함으로써 실제로 훨씬 더 좋은 결과를 얻을 수 있고, 그 후 행사 전에 하루를 쉬어줄 것. *휴식? 그건 내가 해야 할 일의 반대가 아닌가?* 사실 스트레스는 체중을 늘리고 이를 유지시키는 데 도움이 될 수 있다. 당신의 신경계가 투쟁 또는 도피 모드에 들어갈 때, 아드레날린이 스트레스에 대한 반응으로서 코르티솔을 쏟아 내게 한다. 과도한 코르티솔은 급격한 체중 증가를 포함한 수많은 육체적 변화를 유발할 수 있다. 언제 운동을 하고 언제 쉬어야 하는지 어떻게 알까? 표 11.1부터 11.3까지는 행사 날짜가 얼마나 남았는지에 따라 몸을 상당히 빠르게 만들기 위해 따를 수 있는 기본 스케쥴을 보여준다. 당신은 휴식, 이완, 폼 롤링이 상당히 많이 포함되어 있는 것을 보고 놀랄 수도 있다. 이상하게 들릴 수도 있지만, 많은 여성들은 스트레스 감소 플랜을 넣을 때 지방과 체중이 더 많이 감소되는 결과를 보인다.

운동 과학의 세계에는 *FITT 원리*라고 하는 프로그램 설계에 대한 아주 효과적인 접근법이 있다. 머리글자들은 피트니스 프로그램을 만들때 우리가 수정할 수 있는 4가지 변수들을 상징한다.

- 주기 (Frequency)
- 강도 (Intensity)
- 시간 (Time; duration)
- 유형 (Type)

표 11.1 운동 스케쥴 견본: 행사 2달 전

	일요일	월요일	화요일	수요일	목요일	금요일	토요일
오전	30분간 걷기	SOS 연습	30분간 걷기	SOS 연습	30분간 걷기	요가 니드라	SOS 연습
오후	레스큐 미 (Rescue Me) 연습	20분간 걷기	레스큐 미 (Rescue Me) 연습	20분간 걷기	레스큐 미 (Rescue Me) 연습	휴식	휴식

표 11.2 운동 스케쥴 견본: 행사 2주 전

	일요일	월요일	화요일	수요일	목요일	금요일	토요일
오전	중량 조끼를 입고서 30분간 걷기	SOS 연습	중량 조끼를 입고서 30분간 걷기	SOS 연습	중량 조끼를 입고서 30분간 걷기	요가 니드라	SOS 연습
오후	레스큐 미 (Rescue Me) 연습	중량 조끼를 입고서 30분간 걷기	레스큐 미 (Rescue Me) 연습	중량 조끼를 입고서 30분간 걷기	레스큐 미 (Rescue Me) 연습	휴식	휴식

표 11.3 운동 스케쥴 견본: 행사 2일 전

	첫째날	둘째날
오전	중량 조끼를 입고서 15분간 오르막길 걷기	휴식
오후	SOS 연습	요가 니드라

제공된 견본 운동들에서, 운동 스케쥴의 주기가 하루에 두번임을 볼 수 있을 것이고, 이는 프로그램을 정신차리고 시작하기에 좋은 방법이다. 각 운동의 강도는 중강도이므로, 처음 며칠이 지나도 탈진하지 않는다. 각각의 운동 시간은 20~40분 사이로, 1주일에 6일 매일 평균적으로 1시간의 운동을 한다. 운동의 유형은 근력 운동, 요가, 유산소 운동(걷기)의 조합이다. 이 프로그램은 과거에 당신이 어떠한 운동을 했는지에 따라 달라질 수 있지만, 빠른 결과가 필요할 때 시도해보기를 바란다. 이 훈련 방식은 느리고, 꾸준하며, 일정한 것으로 8주를 마치고 목표를 달성할 수 있는 현실적인 방식이라는 것을 뜻한다. 내 스스로의 목표는 여러분이 목표를 성공적으로 달성할 수 있게 준비시키는 것이고 하루에 두번씩 적당히 운동하는데 익숙해지게 하는 것이다.

영양에 대한 단상

우리는 앞에서 영양에 대하여 다뤘지만, 행사를 준비하는 동안 다른 또는 부가적인 정보가 필요한지 궁금할 것이다. 균형잡힌 식단을 지키면 체중 조절에 도움이 될 수 있다. 유행하는 다이어트나 극단적인 식습관은 권장하지 않다. 사진에 잘 나오기 위해 준비하는 내 비결은 "아침은 왕처럼 먹고, 점심은 왕자처럼 먹으며, 저녁은 거지처럼 먹어라" 라는 옛 격언을 따르는 것이다. 즉, 아침을 하루에 가장 푸짐하게 차리고 밤에는 과식하지 않도록 하라. 올바른 영양 섭취를 계속하면 행사를 위해 살을 빼야 할 때 보다 빠른 결과를 보여줄 것이다. 여기서 무엇을 먹었는가 뿐 아니라 무엇을 마셨는가도 중요하다. 탄산음료, 와인, 휘핑크림이 올려진 음료를 마신다면, 몸짱이 되기는 정말로 힘든다!

최근, 점점 더 많은 산모들이 콜드 프레스(cold-pressed) 쥬스를 마시기 시작했지만, 그 중 대다수는 설탕 함유량이 높고 칼로리가 높음에 유의하라. 주스를 살 때는, 혈당이 급격히 높아지지 않도록 채소를 기본으로 한 주스를 고려하라. 또한, 아몬드 한줌을 동시에 먹는 것을 권장하며, 이에 따라 단백질과 지방도 어느정도 섭취하게 되므로 혈당이 안정적으로 유지된다. 다음은 지키기 쉬운 몇 가지 조언들이다.

- 아침을 많이 먹고 저녁을 조금 먹어라.
- 수분을 유지하라; 갈증을 배고픔으로 착각하기 쉽다.
- 간식을 휴대하고 다니라; 트레일 믹스(trail mix)를 넣은 작은 봉지는 나중에 폭식하게 되는 것을 막아줄 수 있다.
- 기록을 하라: 하루 종일 먹은 음식들의 사진을 찍고 밤에 검토하라.
- 아이들이 남긴 잔반을 처리하려 하지 마라; 이 칼로리도 몸에 추가된다.
- 음식은 연료이지 오락이 아니라는 것을 명심하라.
- 물, 블랙 커피, 차를 마셔라.

운동 선수들은 하루에 두 번 운동하기(two-a-days)라고 부르는 거의 알려지지 않은 비밀을 알고 있다. 당신은 할 일이 많은 엄마고 두 번 운동할 시간을 찾기는 어려울 수 있다. 그래서, 운동들 중 하나는 아기와 같이 할 수 있는 걷기이다. 운동 과학의 또 다른 약어는 EPOC(excess postexercise oxygen consumption; 과잉 운동 후 산소 소비)라고 하며, 트레이너들은 이를 *에프터 번(afterburn)* 이라고 알고 있다. 각각의 운동 세션이 끝날 때 신체가 지방과 칼로리를 계속해서 태우는 짧은 시간이 존재한다. 하루에 두 번 운동하기의 개념은 이 시간을 하루에 두 번 활용하는 것이다.
걱정하지 마라; 매주 하루는 쉬는 날이 있으며, 당신의 생활에 맞게 스케쥴을 조정할 수 있다.

아침 산책은 신진대사가 일어나기 시작하도록 도와줄 것이다. 행사 2달 전에 상쾌한 산책으로 시작할 수 있다. 행사가 2주 남았을 때는, 아기의 체중이 20파운드 이하라면, 아기를 안고 걷는 것을 적극 추천한다. 아기가 그보다 무겁거나, 유모차를 더 좋아하면, 중량 조끼를 입고 유모차를 밀면서 산책을 할 수 있다. 15파운드짜리 조끼는 대부분의 온라인 쇼핑몰에서 찾아볼 수 있다; 가격은 $20(기본형)부터 $100(예쁜 디자인)까지로 구성되어 있다. 패션말고는 제품 간 큰 차이점은 거의 없다.

하루에 두 번 운동하는 것은 처음에는 너무 많다고 들릴 수 있지만, 행사를 위해 몸매를 빨리 만들어야 할 때, 이 운동 유형들로 내 고객들은 큰 성공을 거뒀으므로 당신에게 장담할 수 있다. 두 가지 독립된 운동 시간들의 리듬에 적응하는 것은 몇 일 걸릴 수 있지만, 곧 적응하고 결과를 보기 시작할 것이다. 속성 다이어트나 녹초가 될 만큼 과도한 운동으로 스스로에게 벌을 줄 필요가 없다. 실제로, 당신은 보다 많은 에너지를 갖고 있음을 깨달을 것이다.

자기 관리를 위한 요가 자세와 운동

이 책에 나와있는 운동들은 최소한의 장비가 필요하도록 고안되었다. 당신의 체중은 근력 운동을 위한 좋은 도구이며, 이 운동들을 본인의 집 또는 헬스장에서 편안하게 할 수 있다. 종종 당신의 아기가 짐볼과 폼 롤러로 놀고 싶어할 것이다. 아기가 당신이 안쪽에서부터 바깥으로 운동하고 몸을 관리하는 것을 보게 하라. 강력한 코어는 아기를 안아올리는 것부터 유모차를 차에 넣고 빼는 것까지 모든 것에 도움이 될 수 있다.

아기가 기어가기 시작하면 코어 운동을 조금 더 추가할 좋은 타이밍이다. 당신은 매일 아기와 같이 놀고 그들을 웃게하느라 바닥에 앉아있는 시간이 길 것이다. 아기와 놀아주면서 본인의 코어 강화 움직임 몇 개를 같이 해보라. 예를 들어, 당신의 아이가 스스로 균형을 잡기 위해 당신의 어깨나 엉덩이를 사용해 일어나려고 노력하는 동안 포어암 플랭크 자세를 유지할 수 있을 것이다. 방식으로, 엄마와 아기가 같이 건강해질 수 있다. 당신이 즐거워하면, 아기는 이것을 보고 느낄 것이며, 당신은 근력 운동 몇 가지를 놀이시간에 합칠 수 있다.

광배근에 폼 롤러 사용하기 Foam Roller for the Latissimus Dorsi

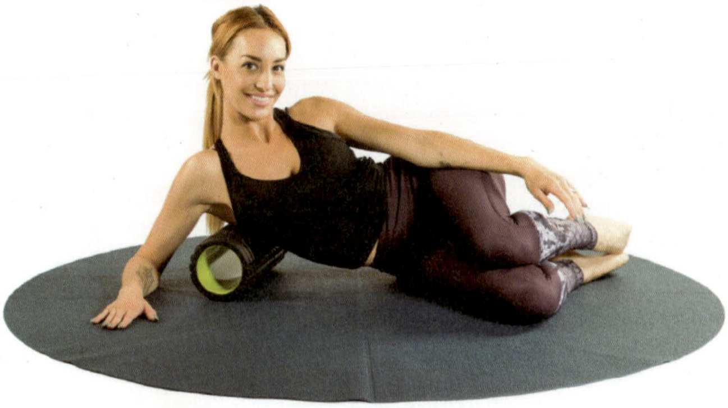
a

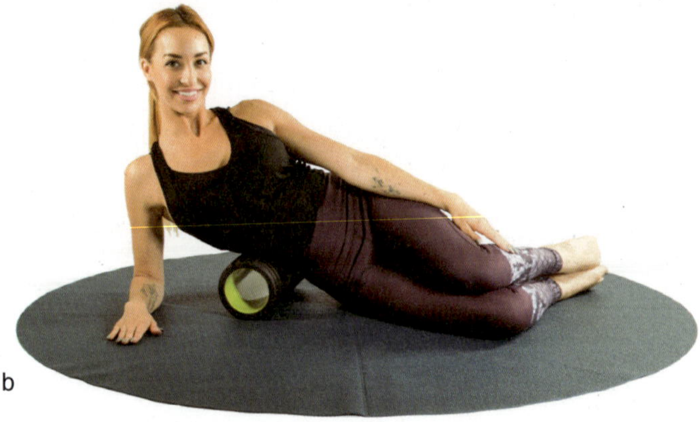
b

좋은 점

이 운동은 넓은 등근(광배근) 근처 근막의 긴장을 풀어주고 회복을 도와준다.

감정

광배근을 따라 세로로 내려오며 마사지하는 느낌을 즐겨라. 양팔을 벌리고 섰을 때, 이 근육들은 날개같이 보인다. 긴장을 밀어서 날려버리면서 무거운 것이 날개에서 떨어져 나가고 있다고 상상하라.

자세 지도

- 폼 롤러를 겨드랑이 아래에 위치시키고 오른쪽으로 누운 자세로 시작하라 (그림 a 참조). 팔뚝을 바닥에 올려놓은 채 오른팔을 귀에 나란하게 직선으로 뻗어라.
- 왼쪽 팔뚝은 왼쪽 엉덩이 위에 올리고 폼 롤러를 겨드랑이부터 허리 바로 위까지 천천히 굴려라 (그림 b 참조), 그 후 다시 위로 굴려라.
- 오른쪽에서 수회 반복 후, 방향을 바꿔라.

둔근에 폼 롤러 사용하기 Foam Roller for the Glutes

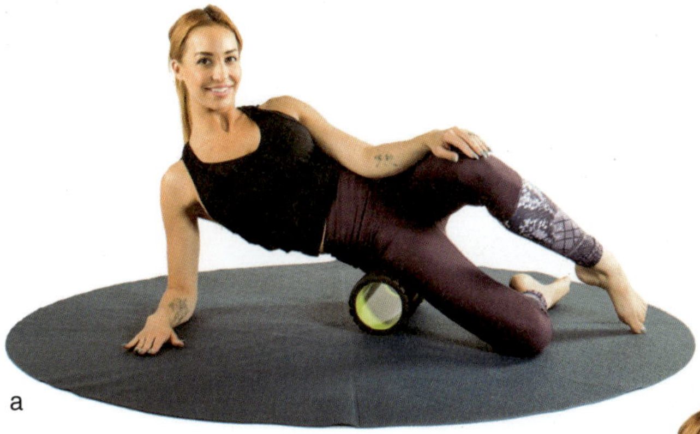

a

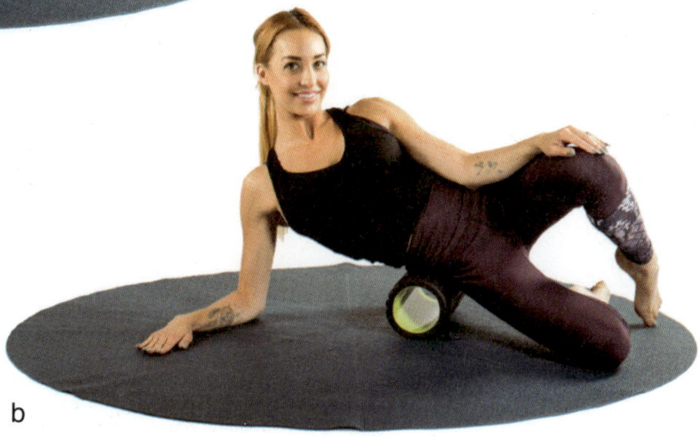

b

좋은 점

이 운동은 볼기근(둔근) 주위 근막의 긴장을 풀어주고 회복을 도와준다.

감정

이것은 우리가 기분좋은 통증이라 부르는 느낌을 준다. 움직임은 다소 불편하고, 어깨 마사지를 시작할 때 약간의 불편함과 매우 비슷하다.

자세 지도

- 폼 롤러를 가로로 두고(요가 매트의 가로에 평행하게) 그 위에 앉은 자세로 시작하라.
- 왼쪽 발목을 오른쪽 종아리 위로 넘기고, 왼손을 왼쪽 무릎 위에 올려라. 오른손은 오른쪽 어깨뼈 앞에 놓아라 (그림 a 참조).
- 몸을 천천히 앞뒤로 움직여 폼 롤러를 굴려라 (그림 b 참조). 천천히 이 움직임을 하면서 특히 긴장된 부위가 느껴지면 깊게 호흡하면서 해당 부위 위를 몇 차례 굴려 줄 것.
- 수회 반복 후, 방향을 바꿔라.

조정

볼기근(둔근)을 보다 강하고 깊게 마사지하고 싶으면, 폼 롤러 대신 테니스 공 위에 볼기근의 바깥 부분(엉덩이 가쪽)으로 앉을 수 있다. 특히 긴장된 부위를 찾을 때까지 공을 천천히 굴리고 매우 작게 그 위에서 공을 굴려줄 것.

장경인대에 폼 롤러 사용하기 Foam Roller for the IT Band

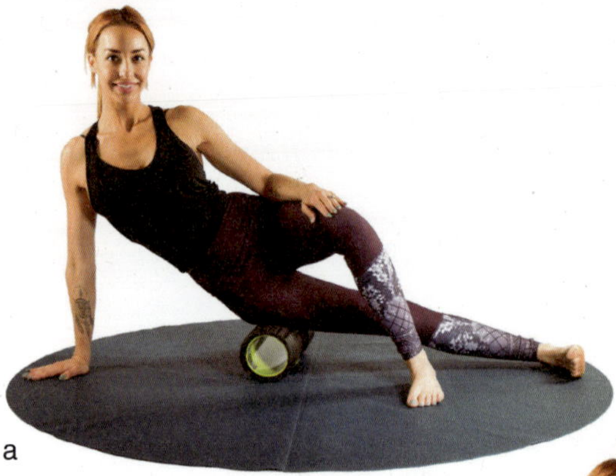

a

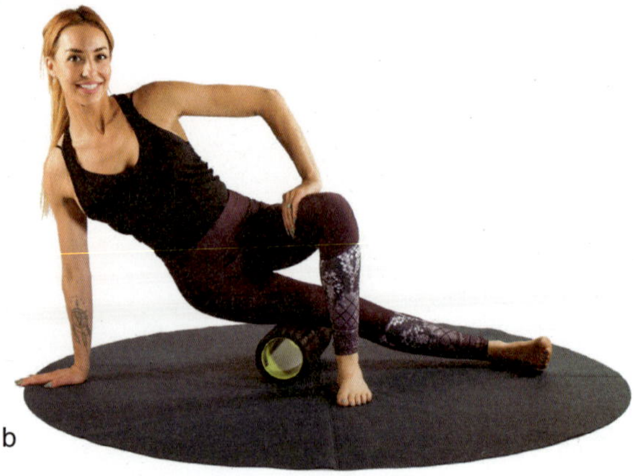

b

좋은 점

이 운동은 엉덩정강근막띠(장경인대) 주위 근막의 긴장을 풀고 회복을 도와준다.

감정

폼 롤러를 굴리면 마사지를 받는 것과 매우 비슷한 느낌이다. 천천히 이 운동을 하고 자기관리에 전념하는 시간을 즐겨라.

자세 지도

- 폼 롤러를 요가 매트의 3/4 부근에 수평하게 놓아라.
- 오른쪽 엉덩이 아래쪽 모서리로 폼 롤러 위에 앉고 오른손으로 바닥을 짚어라. 왼쪽 발은 오른쪽 무릎 앞쪽 바닥 위에 올려놓아라 (그림 a 참조).
- 몸을 천천히 움직여서 폼 롤러가 다리를 따라 엉덩이 아래부터 무릎 바로 위까지 아래로 구르게 하라 (그림 b 참조). 그 후 무릎에서 허벅지 위까지 굴려라.
- 폼 롤러를 굴릴 때 천천히 움직이고 호흡을 깊게하라.

조정

각 다리를 따라 위 · 아래로 몇 차례 굴리는 것이 효과적임을 명심하라. 이 움직임이 다소 강하게 느껴질 수 있지만, 약하게하면 오래 걸린다. 천천히 하면서 신체의 반응에 귀기울여라.

폼 롤러 위에서 물고기 자세 Fish Pose on Foam Roller

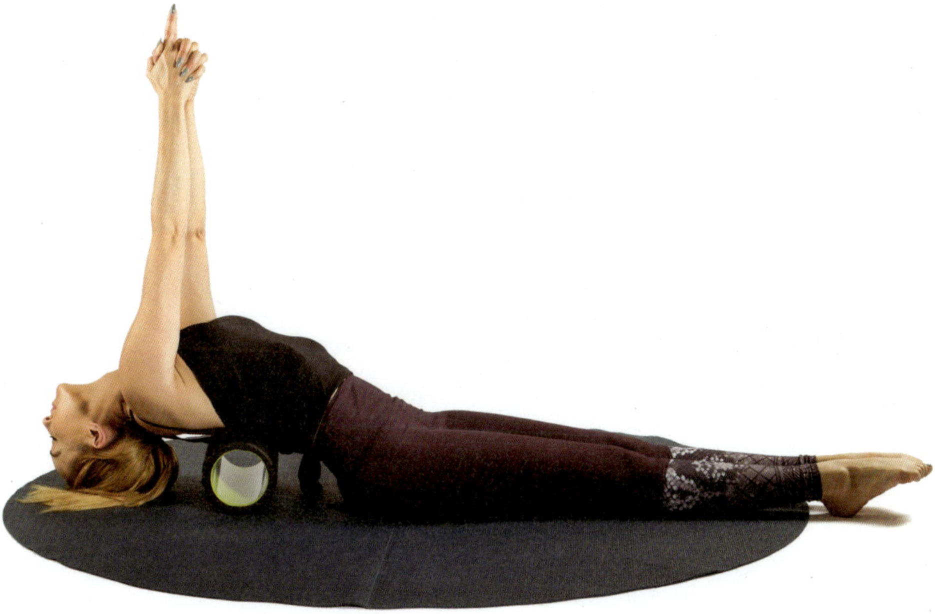

좋은 점
이 운동은 가슴과 복부 근육들을 스트레칭하고 늘려준다.

감정
가슴이 마치 물고기의 등인 것처럼 하늘을 향해 들어올려라. 양 팔을 하늘을 향해 뻗은 채로 하는 변형 자세를 취한다면, 양 팔은 물고기의 지느러미를 나타낸다. 즐거운 생각을 하면서 당신이 취하고 있는 형상인 물고기를 상상하라.

자세 지도
- 양 다리를 앞으로 곧게 뻗고 폼 롤러를 엉덩이 뒤에 놓은 채 앉은 자세로 시작하라.
- 양 손을 폼 롤러 뒤로 천천히 가져가고 뒤로 눕기 시작하라. 폼 롤러의 위치를 조정해서 어깨뼈 바로 아래에 위치하게 하라 (그림 참조). 모범 자세에서는 양 팔을 하늘을 향해 뻗고, 깍지를 끼며, 검지는 위를 가리킨다.
- 느리고, 깊게, 의식하면서 호흡하라.

조정
더 쉬운 변형 자세를 취하려면, 양 팔을 단순히 몸 옆에 위치시키고 양 손은 바닥에 올려놓아라.

버피 Burpee

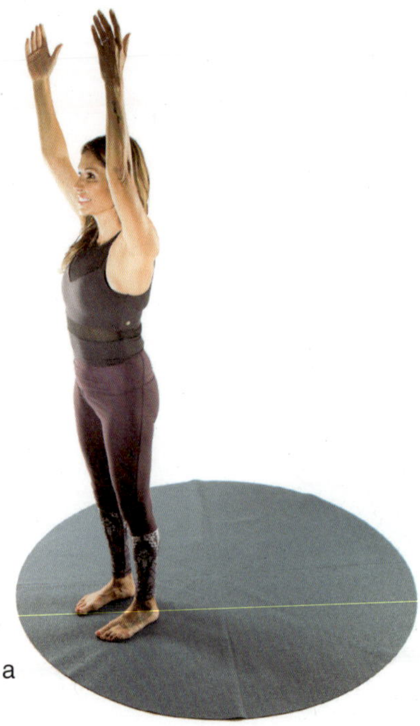

a

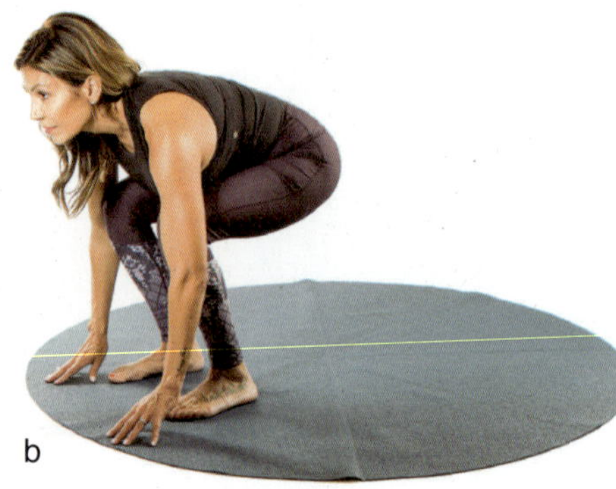

b

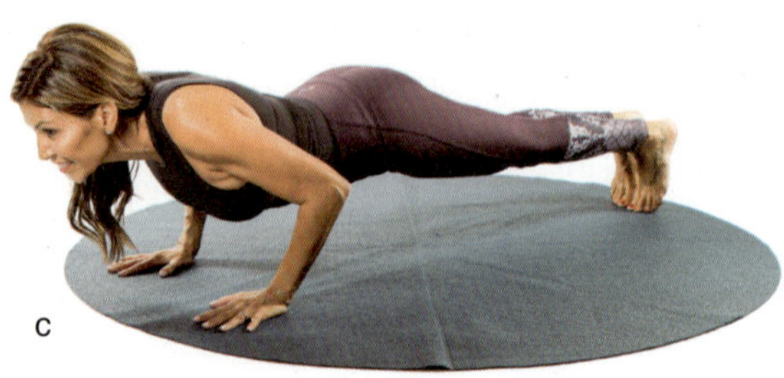

c

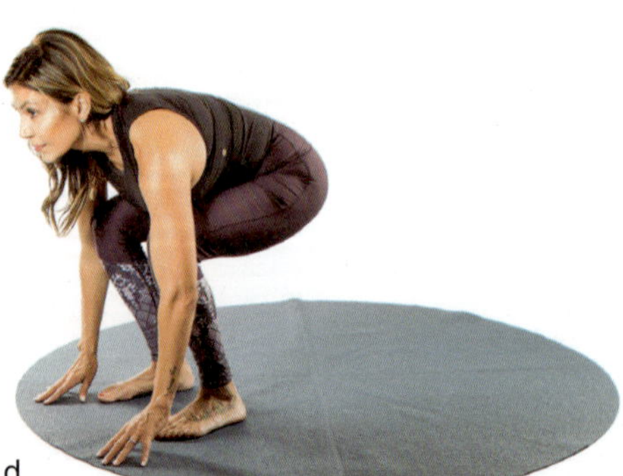

d

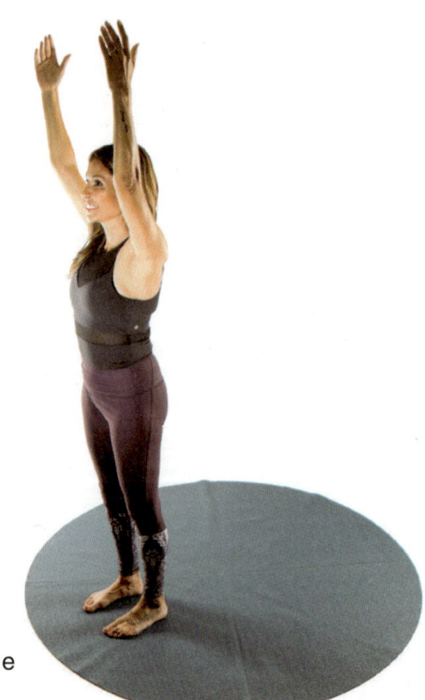

e

좋은 점

버피는 전신 운동이다. 이 운동을 하면 코어 운동과 함께 근력 강화 및 심혈관 운동이 이뤄진다.

감정

쿤달리니 요가에서는 크리야(kriya)라고 부르는 일련의 움직임이 있다. 버피와 비슷한 이 움직임들은 분노를 정화하는데 도움이 된다고 한다: 신체를 물리적으로 밀면, 신체에서 투지를 빼앗다. 신체에서 투지를 빼앗으면, 마음에서 투지를 빼앗다. 이러한 방식으로, 분노가 가라앉기 시작한다. 근육, 관절, 심장을 긍정적인 방향으로 운동시키면서 스트레스를 완화하는데 도움이 되도록 버피를 행하라.

자세 지도

- 양 발을 엉덩이 넓이만큼 벌린 채 허리를 펴고 꼿꼿이 선 자세로 시작하라 (그림 a 참조).
- 엉덩이를 낮춰서 딥 스쿼트(deep squat) 자세를 취하고 양 손으로 바닥을 짚어라 (그림 b 참조).
- 뒤로 점프해서 푸쉬-업에서 내려간 자세를 만들라 (그림 c 참조).
- 푸쉬-업 자세로 앞을 향해 양 손을 바라보고 점프해서 일어나면서 스쿼트 자세를 취하는데 이 때 양 손은 여전히 바닥을 짚고 있어야 한다 (그림 d 참조).
- 폭발적으로 위로 일어나며 점프하면서 양 손을 머리 위로 올리고 (그림 e 참조) 시작 동작부터 반복하라.

조정

앞뒤로 점프하는 것이 불편하다면, 발을 뒤로 내딛어 푸쉬-업 자세를 취한 후 앞으로 내딛어서 일어서도 된다. 발을 앞뒤로 내딛는 동작을 할 때는, 양 쪽의 균형을 유지하기 위해 매번 리드하는 발을 번갈아가며 딛어야 한다.

얼터네이팅 리버스 런지 Alternating Reverse Lunge

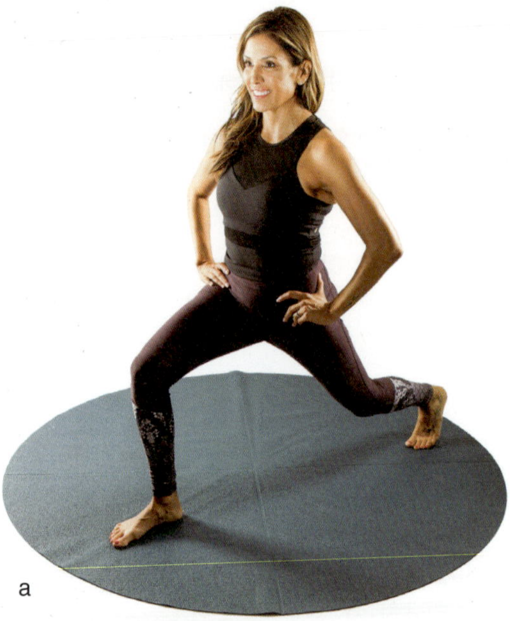
a

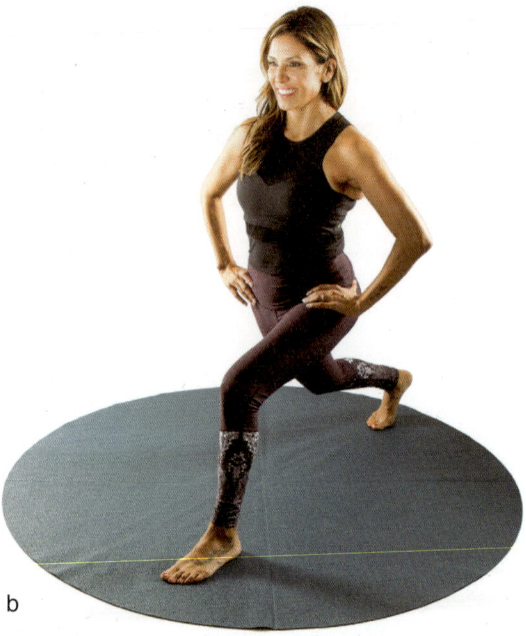
b

좋은 점
이 운동은 하체를 강화시킨다.

감정
얼터네이팅 리버스 런지는 힘든다. 힘든 동작은 근력을 키워주고 있음을 자각하고, 매번 반복할수록 강해지고 있음을 명심하라.

자세 지도
- 양 발을 엉덩이 넓이만큼 벌리고 양 손을 골반에 올린 채 선 자세로 시작하라.
- 숨을 들이쉴 때, 왼발을 뒤로 내밀어 오른쪽(앞쪽) 무릎을 90°로 만들며 런지 자세를 취하라 (그림 a 참조). 오른쪽 무릎은 바닥에 닿을락말락 할 것이다. 상체는 꼿꼿하게 세운 상태를 유지하고 코어 근육에 힘을 줘야 한다.
- 시작 자세로 돌아가면서 숨을 내쉬라. 방향을 번갈아가면서 하라 (그림 b 참조).

조정
이 운동은 중량을 추가하면 훨씬 어렵게 만들 수 있다. 양 손에 덤벨을 들거나 바벨을 등 윗부분과 어깨에 걸치면 상체의 운동량을 증가시키고 심박수 또한 증가할 것이다. 발을 뒤로 내밀어 런지 자세를 취하면서 바이셉스 컬(biceps curl)을 수행함으로써 상체 운동을 추가할 수도 있다.

변형 물구나무서기 Modified Handstand

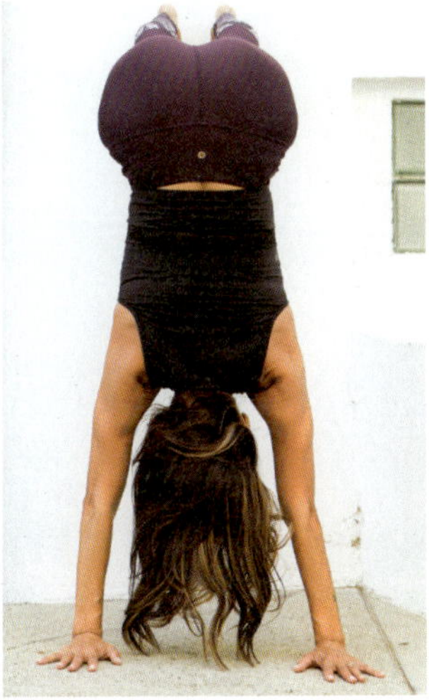

a

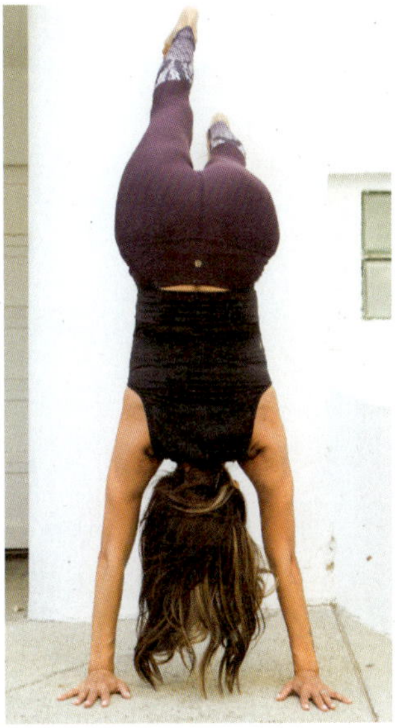

b

좋은 점

물구나무서기는 각각의 자세에서 협동능력, 안정성, 강화가 필요하기때문에 전신 근력을 발달시키도록 도와준다.

감정

역위 자세(Inversion)는 머리를 심장 아래로 가져가고 세상을 다른 관점에서 보게 한다. 새로운 관점에서 사물을 보는 것을 즐기고 다양한 관점에서 삶을 보면 새로운 시각이 생김을 명심하라.

자세 지도

- 벽에서 대략 12인치 떨어져서 벽을 등지고 선 자세로 시작하라.
- 골반을 굽혀서 앞으로 굽히기 자세(Forawrd Fold)를 취하는데, 양 손은 어깨 넓이로 벌려서 바닥을 짚어라. 양 손을 어깨 넓이로 벌린 채 신체가 90°를 만들도록 등 뒤의 벽에 한쪽 발을 올린 후, 반대쪽 발도 올려라 (그림 a 참조).
- 양 다리가 곧게 펴질때까지 발로 벽을 천천히 타고 올라가라. 보다 힘든 동작을 하고 싶으면, 천천히 오른쪽 다리를 하늘을 향해 똑바로 들어올려 3-5회 호흡한 후, 다리를 바꿔줄 것 (그림 b 참조).
- 깊게 호흡하고, 내려올 준비가 되면, 한쪽 발을 천천히 바닥으로 내린 후, 반대쪽 발도 내리며, 앞으로 굽히기 자세의 시작 자세로 끝낼 수 있다.

조정

처음에 다리를 완전히 올리기가 너무 두렵다면, 무섭지 않은 정도로만 올려라. 괜찮아요; 중요 기관들(뇌와 심장)을 보호하는 것은 자연스러운 일이다. 신체가 90°를 이룰 때까지만 발로 벽을 타고 올라가려 시도해도 된다 (그림 a 참조). 이 변형 자세로 근력과 균형감이 발달되며, 시작하기에 좋은 부분이다.

엉덩이를 들어올리면서 하는 스트레이트 레그 크런치
Straight Leg Crunch With Hip Raise

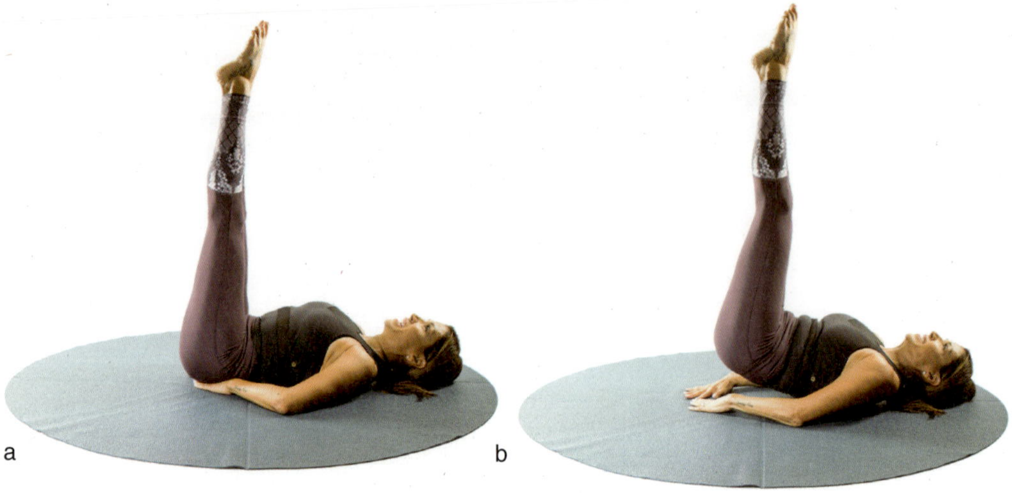

a b

좋은 점
이 운동은 배가로근(복횡근)과 복근의 아래쪽 섬유들에 집중하며 코어를 강화시킨다.

감정
천장에 X표시가 있고 발로 X표시를 누르려 하고 있다고 상상하라. X표시는 얼굴 위가 아닌 엉덩이 바로 위에 수직하게 있어야한다. 이 간단한 상상은 하체를 X표시를 향해 들어올리면서 이 운동을 바르게 수행하도록 도와줄 것이다.

자세 지도
- 똑바로 누운 채 다리를 허공을 향해 위로 곧게 뻗어서 90°가 된 자세로 시작하라 (그림 a 참조). 양 손은 손바닥이 아래로 가게 해서 엉덩이 아래 바닥에 놓아라.
- 천천히 골반과 양 다리를 천장을 향해 위로 곧게 들어올리면서, 발목, 무릎, 골반이 확실하게 일직선을 이루는지 신경써라 (그림 b 참조). 이 움직임은 미끄러지는 것처럼 느껴져야지 하체로 갑자기 점프하는 것처럼 느껴져서는 안된다는 점을 유의하라.

조정
이것을 처음 해봤다면, 확실하게 양 다리가 골반과 일직선을 이루고 얼굴로 다시 떨어지지 않도록 하기 위해, 양 팔로 당신의 양 다리를 잡아줄 누군가가 있으면 도움이 될 수 있을 것이다. 또는 이 운동을 바르게 하고 있는지 확인하기 위해서 거울 앞에서 해도 된다. 대부분의 운동들처럼, 무릎을 살짝 굽히면 허리에 압박이 줄어들 것이다. 또한, 받침을 추가하기 위해 허리 아래에 접은 담요 한 장을 사용해도 된다.

차투랑가 자세 Chaturanga Pose

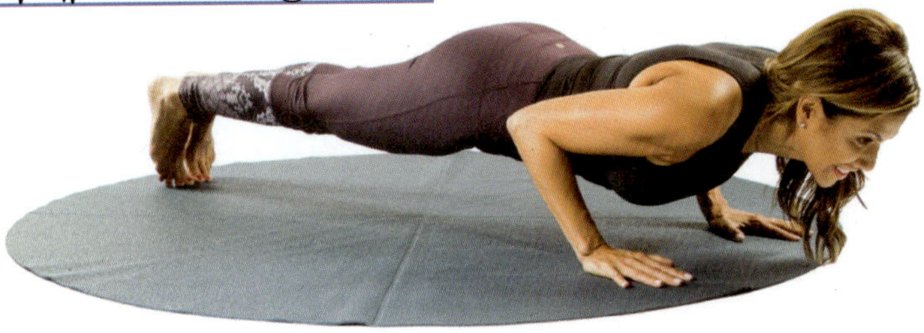

좋은 점

이 자세는 가슴근육(흉근), 세갈래근(삼두근), 코어 안정화근을 강화시킨다.

감정

스페인어로 푸쉬-업은 라가티하(largartija)라고 하며, 이는 도마뱀을 의미한다. 이 동작에서 아래로 내려갔을 때, 도마뱀같이 신체가 바닥 위에 떠있게 된다. 일종의 놀이라 생각하는 접근 방식과 가벼운 태도를 유지하라.

자세 지도

- 양 손을 어깨 넓이로 벌린 채 플랭크 자세(푸쉬-업에서 올라온 상태)로 시작하라.
- 코어 근육들에 힘을 주고 팔꿉지를 천천히 굽히면서 몸통이 바닥에서 떠있는 상태를 유지한 채 숨을 내쉬라 (그림 참조). 척주를 길게 늘린 상태를 유지하고 시선은 살짝 전방으로 요가 매트 윗부분에서 대략 12인치 앞쪽을 바라보라.
- 팔을 펴면서 이 운동을 수회 반복해도 되고, 플로우 시퀀스의 일부로서 이 움직임을 즐겨도 된다.

조정

양 무릎을 바닥에 대고 변형된 차투랑가 자세(modified Chaturanga, 4장 참조)를 취해도 된다.
양 무릎을 바닥에 대면 저항이 줄어들고, 이 운동이 보다 쉬워진다.

이 모두를 한번에 해보기

신체에 신경을 쓰는 것은 매일 아침 활력감을 느끼는 능력에 있어서 필수적이다. 열심히 운동하는 것은 항상 신체에 필요한 것이 아니다. 큰 행사가 다가올 경우, 휴식이 근육 회복의 필수 요소임을 명심하라. 꽉 조여있고, 긴장된 근육들은 레스큐 미(Rescue Me) 연습에서 큰 도움을 받을 수 있다. 반면에 당신의 운동 프로그램 강도를 더 높이기 시작할 때가 되면(신체가 출산에서 회복되고, 적절한 휴식을 취했으며, 의사의 허락을 받음), SOS 연습이 칼로리를 연소시키고 몸매를 만드는데 도움이 될 수 있다. 당신에게 필요한 것이 무엇인지 검사하는 쉬운 방법은 격일로 20분씩 산책하면서 산책이 끝난 후 어떤 기분인지 살펴보는 것이다. 에너지가 고갈되고 기가 빨린 느낌이 들면, 폼 롤러를 꺼내서 자기관리 시간을 가지라. 활력이 넘치고 더 할 준비가 되었다 느껴지면, SOS 운동을 하라. 신체가 보내는 피드백을 잘 수용하는 것을 명심하라. 운동은 절대로 벌칙의 형태가 되어서는 안된다.

레스큐 미 (RESCUE ME): 내면에 집중하는 산후 요가 연습

아기를 낳고 엄마가 되려면 안아올림, 스트레칭, 육체 노동이 많이 필요하다. 어떤 날에는 신체가 운동하는 것보다 더 많은 일을 필요로 한다. 이 연습은 산후 6~8주 이상 또는 의사의 허락을 받은 산모들을 위한 것이다.

내면으로 관심을 돌리고 피로가 쌓인 근육들 및 긴장된 연결 조직을 마사지하는 시간을 가지면 환상적인 느낌을 받을 수 있다. 이 운동은 내면에서부터 바깥으로 마사지를 받는 느낌을 주기 위해 고안되었다. 이 연습을 위해 폼 롤러와 요가매트가 필요함을 참조하라.

운동	페이지	중점	횟수/시간
아기 자세(Child's Pose) 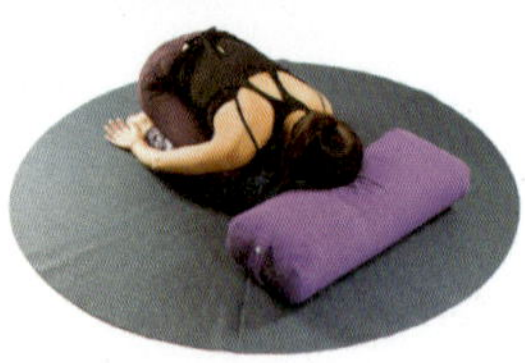	59	허리와 엉덩이의 스트레칭; 안락함을 느끼게 함	들이쉬고 내쉬는 숨의 길이가 동일하게 신경쓰며 느리고, 깊게, 집중하여 3-5차례 호흡.
유니콘과 무지개 자세 (Unicorn and Rainbow Pose) 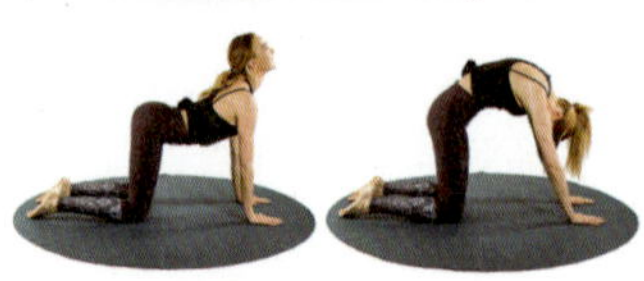	52	허리, 복부	5회; 출산 후에는 꼬리뼈를 살짝 앞으로 내밀어도 된다
척주에 폼 롤러 사용하기 (Foam Roller for the Spine) 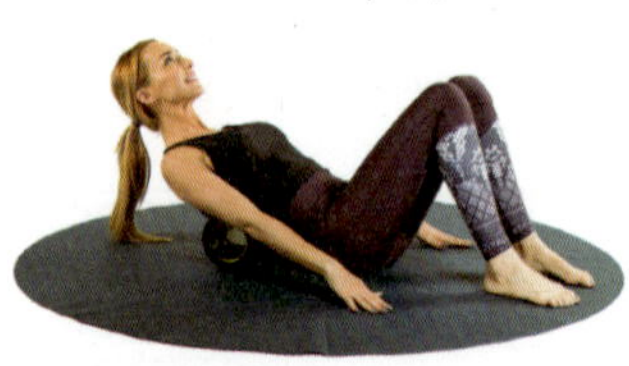	166	척주를 지탱하는 근육들	등에 대고 60-90초
광배근에 폼 롤러 사용하기 (Foam Roller for the Latissimus Dorsi) 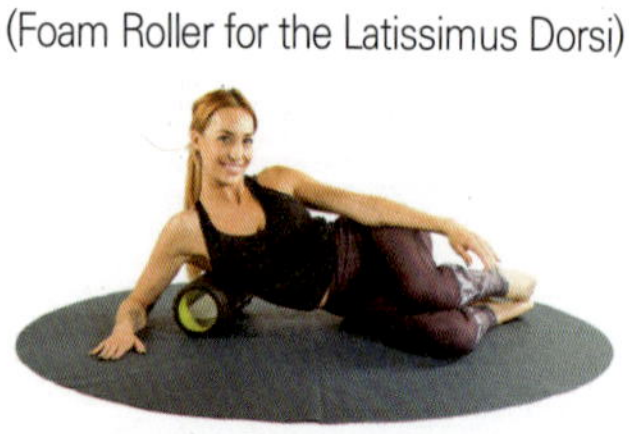	236	넓은 등근(광배근)	양쪽으로 60-90초

운동	페이지	중점	횟수/시간
둔근에 폼 롤러 사용하기 (Foam Roller for the Glutes) 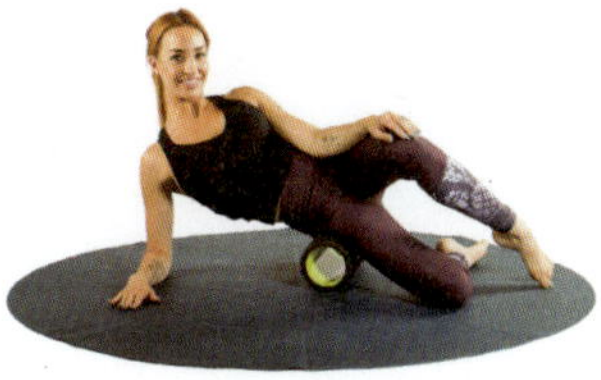	237	볼기근(둔근)	양 쪽으로 60-90초
장경인대에 폼 롤러 사용하기 (Foam Roller for the IT Band) 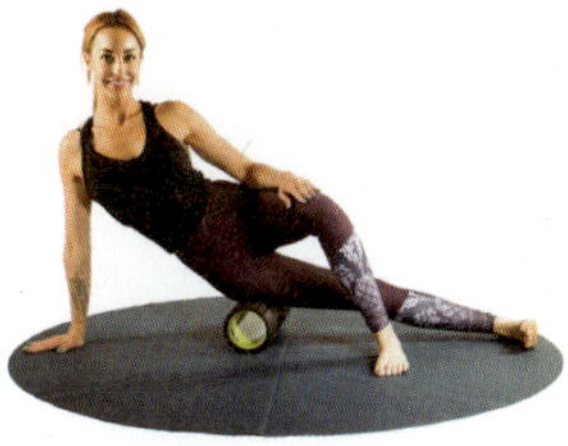	238	엉덩정강근막띠(장경인대)	허벅지 옆쪽에 대고 60-90초
폼 롤러 위에서 물고기 자세 (Fish Pose on the Foam Roller) 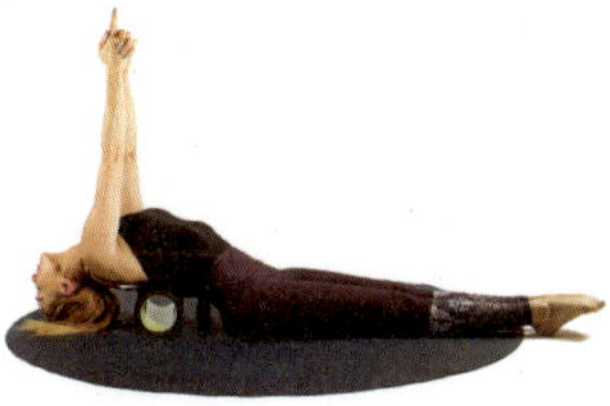	239	가슴, 복부	5-9차례 호흡
깊은 휴식 자세 (Deep Relaxation Pose) 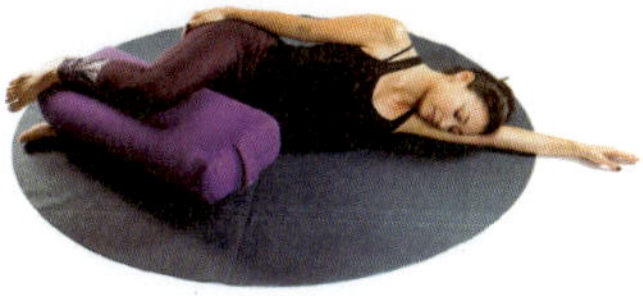	66	전신	1-3분

야 하지만 시간이 많지 않다면, 이 운동 프로그램이 몸을 만드는데 도움이 될 것이다. 이 연습은 산후 3~4개월 이상 또는 의사의 허락을 받은 산모들을 위해 만들어 졌다. 운동들과 요가 자세들은 전신을 운동시키기 위한 것이므로, 이 운동을 천천히 하고 세트 사이에 휴식을 취하면 각 운동을 100%로 할 수 있다.

운동	페이지	중점	횟수/시간
하프 태양 경배 자세 (Half Sun Salutation)	48	어깨, 코어 근력과 유연성	3회; 각 움직임이 들숨 및 날숨과 일치함을 명심
태양 경배 자세 B(Sun Salutation B)	80	전신	3회; 각 움직임이 들숨 및 날숨과 일치함을 명심
버피(Burpee) 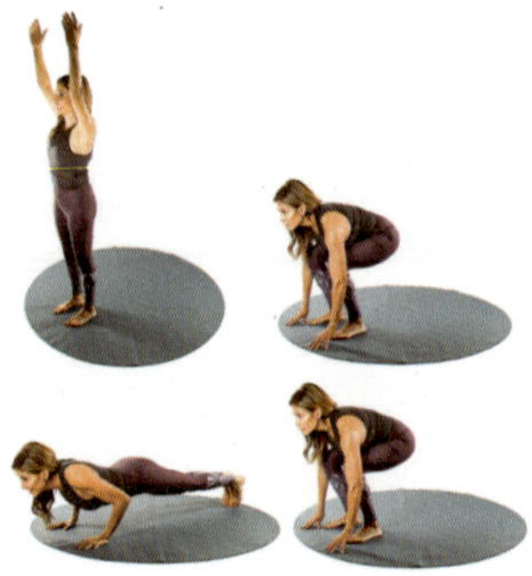	240	전신	5-8회씩 3세트
얼터네이팅 리버스 런지 (Alternating Reverse Lunge) 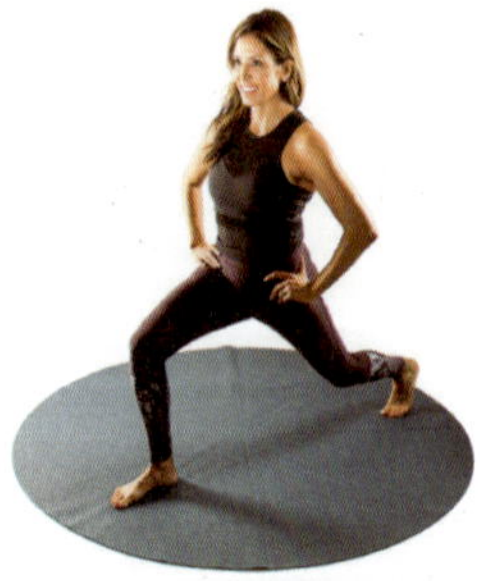	241	하체	양 쪽으로 10-12회씩 2-3세트
차투랑가 자세(Chaturanga Pose) 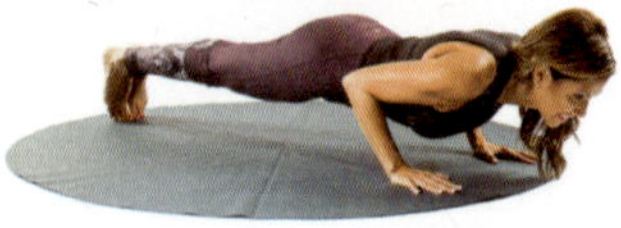	244	가슴, 세갈래근(삼두근), 어깨	5-8회씩 3세트

운동	페이지	중점	횟수/시간
변형 물구나무서기 (Modified Handstand) 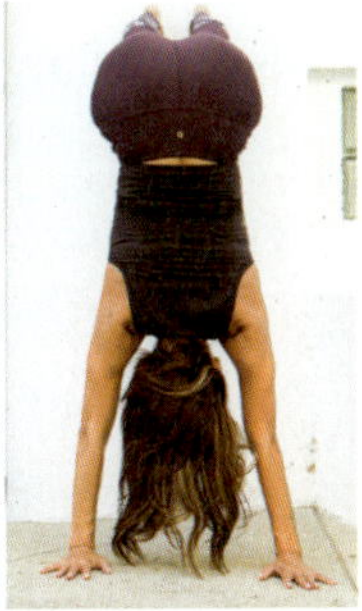	242	가슴, 세갈래근(삼두근), 어깨, 코어	물구나무 선 자세가 자신있을때 3-5차례 깊게 호흡
엉덩이를 들어올리면서 하는 스트레이트 레그 크런치(Straight Leg Crunch With Hip Raise) 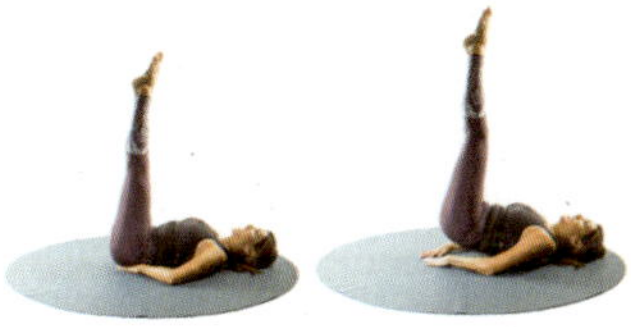	243	코어 근육	10-15회씩 3세트
누운 채 몸을 비틀어 엄지발가락 잡기 자세(Supine Hand-to-Big-Toe Pose with a Twist) 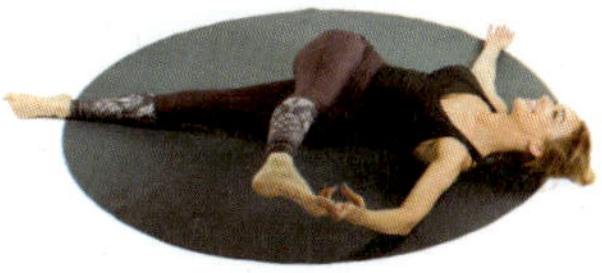	168	바깥쪽 허벅지와 엉덩이	양쪽으로 5-9차례 호흡
깊은 휴식 자세 (Deep Relaxation Pose) 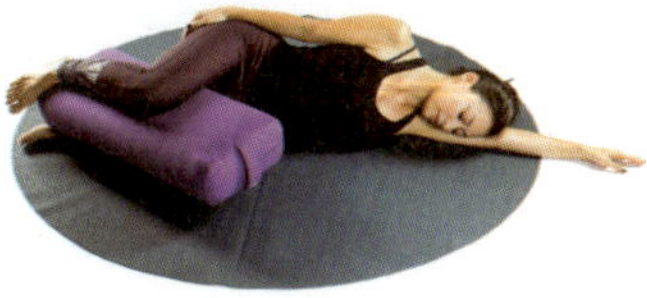	66	전신	1-3분

엄마의 동작

레터럴 레이즈 (Lateral Raise)

앞으로 몇 달 안에 행사가 다가올 것을 알고 있다면, 외관상 빠르게 효과를 보기 위해 할 수 있는 가장 쉬운 운동들 중 하나가 레터럴 레이즈이다. 레터럴 레이즈는 어깨 근육들 특히 측면 어깨세모근(삼각근) 또는 어깨 측면을 단련시킨다. 이 운동은 위팔 근육이 선명하게 해주고 상체 전체의 몸매가 좋아보이게 도와줄 수 있다. 또한, 어깨 근육들을 단련하고 어깨에 근육을 조금 붙이면, 1980년대에 어깨 패드와 흡사하게 허리가 얇아보이는 착시 현상을 불러일으킨다.

이 운동을 위해서는 5~10파운드 사이의 손에 들만한 아령들이 필요할 것이다. 아령이 없다면, 세탁용 세제(어린이의 손에 닿지 않는 곳에 보관) 2통과 같이 무게가 나가는 가정용품으로 대체해도 된다.

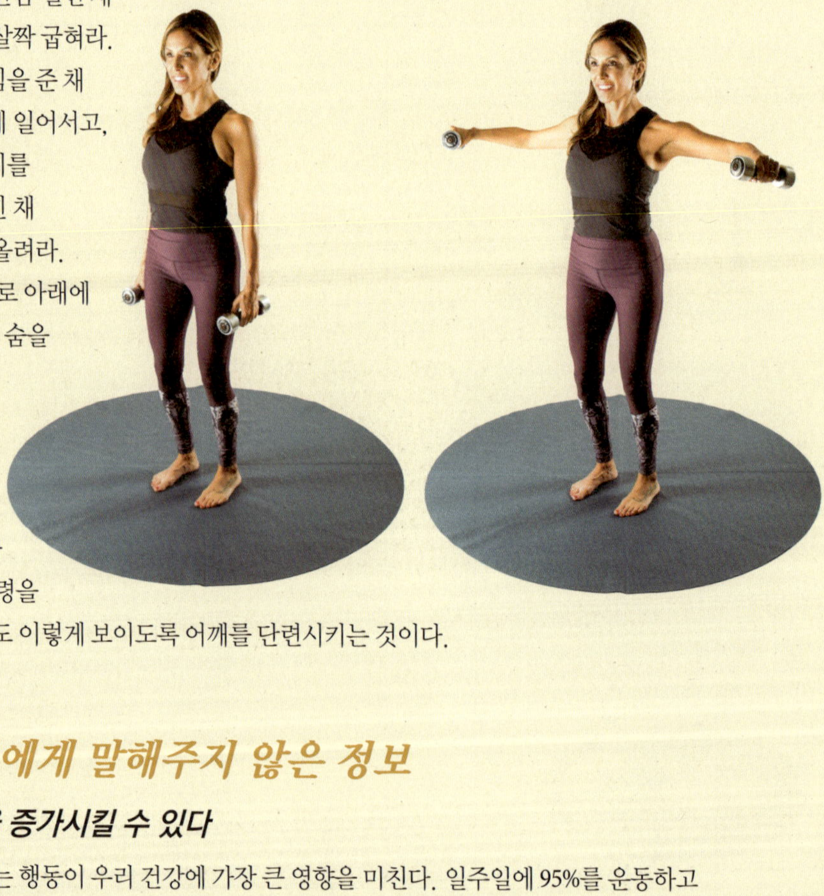

양 발을 엉덩이 넓이만큼 벌린 채 시작하고 양 무릎을 살짝 굽혀라. 코어에 자연스럽게 힘을 준 채 허리를 펴고 꼿꼿하게 일어서고, 숨을 내쉬면서 팔꿈치를 자연스럽게 살짝 굽힌 채 양 팔을 옆으로 들어올려라. 양 손이 어깨 높이 바로 아래에 왔을 때 잠시 멈추고, 숨을 들이쉬면서 천천히 내려라. 12~15회 수행하고, 들어올린 자세에서 어깨가 자연적으로 긴장됨을 확인하라. 목표는 아령을 들고 있지 않을 때에도 이렇게 보이도록 어깨를 단련시키는 것이다.

누구도 당신에게 말해주지 않은 정보

치트 밀은 성욕을 증가시킬 수 있다

우리가 제일 많이 하는 행동이 우리 건강에 가장 큰 영향을 미친다. 일주일에 95%를 운동하고 건강한 식단을 섭취한다면, 치트 밀을 섭취해도 괜찮다; 실제로, 일부 전문가들은 이를 권장한다. 다음은 치트 밀이 유익할 수 있다는 것에 대한 근거이다.

- 치트 밀은 박탈감을 방지할 수 있다(심리적 이점).
- 치트 밀은 체중 감량 정체기를 지나는데 도움이 될 수 있다(육체적 이점).
- 렙틴의 증가(특히, 탄수화물에서)는 성욕 증가에 도움이 된다(생리적 이점). 렙틴은 배고픔, 식욕, 리비도(libido)를 조절하는데 도움을 주는 호르몬이다. 장시간의 칼로리 제한 다이어트는 렙틴 수치를 낮춰서, 리비도 및 성욕의 저하를 유발할 수 있다(당신의 성욕은 수면부족으로 인해서도 저하될 수 있다).

내 개인 회원들에게 모든 것을 시작(신진대사, 긍정적인 인생관, 성욕)하는데 도움이 되도록 일주일에 한 번 고탄수화물 치트 밀을 섭취하도록 권장한다. 이는 일주일에 단 한 번이고 하루 종일 폭식하는 것이 아님을 주의하라. 그 한번의 식사는 당신이 먹고 싶어하는 어떠한 것(피자)도 될 수 있다.

당신의 아이에 대한 사랑의 시각화

쿤달리니 샥티 (Kundalini Shakti)를 깨우기

쿤달리니 요가는 요가 수행자 Bhajan에 의해 서양에 전파되었고, 척주의 맨 아랫부분에 나선형의 여성 에너지가 존재한다는 개념을 포함하고 있다. 이 개념은 미개발된 잠재력이 처음 3가지 차크라(뿌리, 천골, 태양 신경망)에 존재하며, 그 에너지를 가져와서 충전하고 미개발된 잠재력을 깨닫도록 도울 수 있다. 이는 너무 먼 얘기처럼 들리지만, 무언가를 듣는 방식과 느끼는 방식은 대개 전혀 다른 세계일 수 있다. 이 연습은 마치 신체를 재부팅시키는 것과 같이 생명력 에너지가 다시 깨어나고 있음을 느끼도록 도와줄 수 있다. 이 시각화와 함께 기회를 잡고 어떤 느낌이 드는지 알아보는 것을 권장한다. 쿤달리니 요가는 모든 요가가 그렇듯이 종교가 아님을 참고하라. 크리야(kriya) 기법에는 신체의 생명력을 깨우는데 도움을 주는 내부 및 외부 움직임이 있으며, 절대적으로 안전한다.

편안하게 다리를 교차시켜 명상 쿠션이나 베개를 궁둥뼈결절(좌골결절)아래에 받침으로 깔고 앉은 자세로 시작하라. 허리를 펴고 똑바로 앉고 목을 길게 늘려줄 것. 뿌리 차크라를 당신의 에너지가 대지에 뿌리를 내리게 하는 땅에 강하게 박혀있는 줄이라 상상하라. 이제 상체로 천천히 원을 그리기 시작해서 수피 롤(Sufi Roll, 10장 참조) 자세를 취하라. 상체로 계속해서 원을 그리면서, DNA 이중나선과 흡사하게 척주 주변에서 춤추고 있는 나선형의 에너지를 상상할 수 있다. 당신의 허리에서 등 중간부분으로 올라가기 시작하는 에너지를 감지하고, 보고, 느껴라. 마치 누군가가 당신의 신체가 머무는 집에 모든 불을 켠 것처럼, 당신의 내부에서 에너지가 올라가는 느낌을 의식하라. 조금씩, 이 에너지가 등 위부분으로 올라가는 것을 감지하고, 척주 주변에서 춤추고 있는 빛의 이중 나선을 계속해서 살펴보라. 이 에너지가 목의 맨 아랫부분, 머리, 마침내 정수리로 그리고 그 너머로 올라가게 하라. 척주 맨 아랫부분에서부터 에너지가 올라가는 것을 느끼고 머리에 떠오르는 어떠한 이미지나 생각들에 주목하면서 계속 앉은 자세로 호흡을 하라. 완료됐다는 느낌이 들면, 두 눈을 천천히 뜨고, 머리에 떠오르는 어떠한 새로운 생각들을 기록하라.

맛있는 음식들

캘리포니아에 위치한 Gold's Gym Venice(보디빌딩의 메카로 알려져 있음)에서 운동하는 동안, Shannan Yorton Penna라는 엄청난 여성 보디빌더를 만났다. Shannan은 마트에서 팔고있는 유명한 Quest bar를 만들었고, 그녀의 맛있는 레시피들에 당신은 매우 만족할 것이다. 다음은 그녀의 단백질 피자를 만드는 그녀의 레시피이다.

단백질 피자 껍질 (Protein Pizza Crust)

Shannan Yorton Penna제공
모짜렐라 조각치즈 1 컵
파마산 조각치즈 1/2 컵
크림치즈 2 온스
하얀 아몬드 가루 3/4 컵
큰 달걀 1 알

오븐을 425°로 예열하라. 모짜렐라, 파마산, 크림치즈를 전자레인지에 사용이 가능한 볼에 섞고 전자레인지에 30초간 돌리라. 전자레인지에서 꺼내고 저어줄 것. 다시 전자레인지에 30초간 돌리고 저어줄 것. 아몬드 가루와 달걀을 첨가하라. 재료들이 섞이고 식기 시작할 때까지 포크로 섞어준다. 그 후, 손으로 치대고 피자 크러스트 모양을 만들어 코팅된 팬 위에 올려라(손으로 크러스트 모양을 만들기가 어려울 수 있다; 크러스트 위에 황산지를 올리고 밀대로 밀어주면 모양을 잡기 쉽다). 크러스트를 1인분으로 자르거나 나이프 또는 큰 쿠키틀을 이용해 모양을 낼 수도 있다. 당신이 원하는 방식(크리스피하게 갈색 또는 살짝 밝은 금색을 띄게)으로 완성될 때까지 12-14분간 구워줄 것. 오븐에서 꺼내서 원하는 토핑을 올리고, 5~7분간 더 구워줄 것.
산출량: *피자 한 판*

40세 이상의 산모들에 대한 통찰

(Insights for Moms Over 40)

*고령 임신(Advanced maternal age)*은 35세를 넘어서 임신한 여성을 지칭하는 용어로 사용되곤 했다. 최신 용어는 노인 의학(geriatric)으로, 이는 우리가 늙은 것처럼 느끼게 한다. 나는 첫 아이를 37세에 가졌고 아주 위험하다고 여겨졌다. 의사는 내가 아주 건강하지만, 내 나이때문에 고위험 전문가에게 보내질 것 같다고 설명했다. 고위험 전문가는 내 임신은 정상이고 건강하므로 걱정할 필요가 없다고 말했다. 나는 같은 의사를 42살이 되어서 두번째 임신과 함께 만나게 되리라고는 상상도 못했다. 두 번의 임신 모두 계획적이었지만, 40대에 다시 임신을 하게되리라고는 생각해 본 적이 없었다. 두번째 아이를 분만하는 날, 나는 내가 병원에서 가장 나이가 많은 산모라는 것에 놀라지 않을 수 없었다. 나는 분만실 간호사에게 내가 정말로 그들이 여태까지 본 가장 나이가 많은 산모인지 물었고, 그들은 웃으며 "전혀 아니에요"라고 말했다.

여성들은 40대 후반에도 아이를 잘 낳고 있다; 내 임산부도우미는 최근 행복하고 건강한 임신을 한 52세의 산모를 도와줬다. 늦게 아기를 낳는 여성들은 고령임신으로 인한 특별한 어려움들에 대해 찾아보는 것이 중요하다. 나를구식이라고 불러도, 나는 여전히 노인 의학(geriatric)이라는 단어를 사용하지 못한다. 일부 여성들에게는 늦은 나이에 수정이 잘 안되는 문제가 발생하고 임신하기 위해 대부분 체외수정(IVF)과 같은 도움이 필요하다. 심지어 수정에 문제가 없더라도, 35세를 넘어가면서부터 신진대사가 다소 저하되기때문에, 몸매를 회복하기가 조금 더 힘들 수 있다. 하지만, 늦은 나이에 임신한 후 근력을 회복한 아주 멋진 여성들이 존재한다; 이러한 여성들 중 두 명에게 그들의 이야기를 나눠달라고 요청했다.

나이는 정말로 숫자에 불과하고 우리 모두는 어떠한 나이가 되어도 가장 건강하고 최고의 상태가 되기 위해 노력할 수 있다. 가끔은, 회원들이 내 몸매가 타고나서 몸을 만들기 위해 운동할 필요가 없을 것이라 생각한다. 나는 46세로 갑상선 질환이 있으며 36세 이후에 낳은 아이가 둘 있다. 나는 내가 해냈기 때문에, 당신이 늦은 나이에 출산한 뒤 몸매를 되돌릴 수 있음을 확신하며, 매일 이를 행하는 점점 더 많은 여성들을 만난다. 나이를 먹을수록 지혜로워진다는 말이 있고, 인생에서 분별력을 가지는 것을 점차 배우며, 여기에는 운동도 포함된다. 유동식 다이어트, 폭식 후 운동, 과식 후 징벌적 운동을 하며 죄책감을 주기적으로 느끼던 시대는 지나갔다. 균형잡힌 운동, 균형잡힌 식사, 운동, 음식, 신체 사이의 건강한 관계가 스스로를 바라보는 시각을 변화시키는데 도움이 될 수 있다.

40세가 넘은 당신의 몸

40세를 넘어가면, 여성의 신체에 변화가 발생한다. 이 변화들과 함께 자간전증(preeclampsia), 임신성 당뇨(gestational diabetes), 조기 분만(preterm delivery), 태반의 문제를 포함한 특정 질병에 대한 위험도가 높아진다. 30대와 40대에 임신한 대부분의 여성들은 정상적인 임신을 하게 되지만, 건강 관리 전문가들이 당신에게 위험성에 대해 책임지고 알려줄 것이다.

당신의 호르몬과 당신의 나이

호르몬의 균형은 임신기간 동안 그리고 그 이후에 있어서 중요한 주제 중 하나이다. 40대에는 폐경기 전후와 폐경기에 호르몬 수치가 살짝 변화함을 알 수 있다. 다음은 호르몬의 기능을 이해하기 위한 기본적인 안내사항이다.

- *사람 융모생식샘 자극 호르몬(Human chorionic gonadotropin;HCG)*은 태반이 되는 세포에 의해 생성된다. 임신 테스트기를 사용하면, HCG의 존재유무를 검사하게 된다. HCG는 임신기간 내내 배란을 중지시킴으로써 난소에 영향을 미치며, 본질적으로 신체가 임신했음을 알려준다.
- *프로게스테론(Progesterone)*은 자궁벽을 포함한 민무늬 근육 세포를 이완시킨다. 프로게스테론은 성장하는 태아의 건강을 보조하기 위해 자궁에 혈액 세포로 두꺼운 안감을 만들어서 강화시킨다. 민무늬 근육 세포의 이완은 소화에 영향을 미치고 흔히 임신기간 중 변비를 유발할 수 있다. 또한, 프로게스테론은 산모의 신체가 낯선(태아의) DNA를 용인하도록 도와준다.
- *에스트로겐(Estrogen)*은 아기의 부신에서 호르몬 생성을 촉진하고 산모의 자궁을 강화시시켜서, 자궁이 옥시토신(oxytocin)에 반응하도록 한다. 폐경기동안에는 에스트로겐 농도가 감소한다.
- *옥시토신(Oxytocin)*은 분만을 유발한다(옥시토신의 합성 형태인 피토신과 흡사하게)고 한다. 옥시토신은 분만을 위해 자궁 경부를 늘리고 출산 후에는 가슴이 우유를 생성하게 한다.
- *프로락틴(Prolactin)*은 가슴이 우유를 생성할 수 있게 준비시키는 호르몬이다; 이는 진정 효과가 있다고 한다.

- *릴랙신(Relaxin)*은 아기가 골반을 통과할 수 있도록 분만을 준비할 때 인대들을 풀어주고 이완시킨다.

산모의 심박수

태아가 자랄 때 심장이 더 많은 혈액을 자궁으로 뿜어내야 하므로 당신의 심장은 임신기간 동안 더 열심히 일을 해야 한다. 이 추가적 작동으로 인해 휴식 시 심박수는 분당 약 70회(임신 전)에서

Theresa의 이야기: 40세에 임신

피트니스 산업에서, 소수의 놀라울 정도로 건강한 여성들이 특정 신체 부위로 유명하다. 1990년대 후반에 Theresa Hessler(지금은 Sauter)라는 이름의 여성이 복근으로 유명해졌고 빈번하게 수많은 국내 피트니스 잡지들의 지면을 장식했다. 2012년에 Gold's Gym에서 운동할 때, 첫째 딸을 임신한 상태였던 Theresa를 만났다. 나는 그녀가 멋진 복근을 가진 모델이라는 것을 알아차렸고, 그녀의 아름답고 치열한 정신이 코어 근육들보다 훨씬 강하다는 것을 곧 알게 되었다. 나는 임신과 피트니스에 있어서 그녀가 길고 어려운 길을 걸어왔음을 알게 되었다. Theresa는 내게 자극을 주는 사람이다; 그녀는 무엇이 참된 인내이고 내면의 힘인지 내게 보여줬다. 우리가 얘기를 나눌 때마다, 나는 여성들이 진정 얼마나 강한지 느꼈다. 다음은 내게 말한 그녀의 이야기이다.

Desi: *당신이 겪은 엄마가 되는 여정에 대해 얘기해줄 것.*

Theresa: *내가 엄마가 되기까지 수많은 어려움이 있었다. 먼저 나는 좋은 사람을 찾고 40세에 결혼을 했다. 우리는 결혼하자마자 임신을 시도하기 시작했다. 임신 테스트에 양성이 뜨기까지 오래 걸리지는 않았다. 실망스럽게도, 이는 화학적 임신으로 끝나서 얼마 살지 못했다. 나는 이것이 매우 길고 고단한 여정의 시작일 뿐이었다고 이해하려고 했다. 2년간의 불임치료, 다량의 임신 촉진제, 네번의 유산 후, 잠시 휴식기를 가졌다. 쉬는 동안, 첫째 딸 Chloe를 자연스럽게 임신하게 됐다. 의사의 말에 따르면 그녀는 기적이었다. Chloe가 태어나고 1년 후, 우리 가족을 완성시키기 위해 한 명의 아이를 더 낳기로 결정했다. 44세에 가임하기 위한 치료가 잘 될 가능성이 높지 않다는 것을 알고 있었기 때문에 우리는 즉각 난자 공여를 받기로 결정했다. 기증자의 주기는 13개의 유전적으로 정상인 배아를 생성했었다. 우리는 첫 이식 후 임신이 단번에 성공할 것이라 생각했다. 불행히도 실제로는 그렇지 않았다. 4번을 더 유산한 후, 내가 가진 난자로 임신을 시도했을 때보다 더 많은 임신 촉진제들을 먹고 있는 자신을 발견했다. 나의 6번째 이식에서 성공적으로 임신하게 되었다. 그 결과, 건강한 딸 아이가 태어났다. 하지만, 이로 인해 건강이라는 막대한 보상을 지불해야 했다.*

Desi: *건강에 대해 더 얘기해달라.*

Theresa: *건강과 피트니스는 내 열정이었다. 이는 내가 아주 어렸을 때부터 항상 내 일부분이었다. 첫째 아이를 낳는 날까지 운동을 했다. 하지만, 둘째를 임신했을 때, 임신기간 중 대부분의 시간을 몸이 아팠다는 것을 깨달았다. 둘째를 분만 후, 내가 매우 아프다는 것을 알게 됐다.*

Theresa의 이야기: 40세에 임신

혈압은 180/110으로 치솟았고, 콜레스테롤 수치가 높았으며, 혈당 문제, 부신 피로, 갑상선 기능 저하증(hypothyroidism), 소화 불량, 아구창(thrush), 질염이 있었고, 결국 암 진단을 받았다. 빨리 조취를 취해야 할 필요가 있다는 것을 깨달았다. 의사는 수많은 약을 처방하려 했다. 하지만, 약물로 이 사태에 약물로 미봉책을 사용하는 것은 장기적으로 치료를 도와줄 해결책이 아니라는 것을 깨달았다. 문제의 근원을 파악해야 할 필요가 있었다. 나는 항상 보다 전체적인 관점을 갖고 있었고, 모든 임신 촉진제를 먹어본 결과, 의약품들은 최후의 수단으로 남겨둬야 한다고 생각했다.

Desi: *산후 육체적 회복 및 운동에 대해 말해달라. 운동을 할 수 있었는가?*

Theresa: *Maddy를 낳은 후, 나는 매우 아팠다. 모든 임신 촉진제들이 건강에 큰 피해를 입혔다고 생각했고, 내 딸은 밤에 잠을 자지 않아서 정말 많은 것들을 바꿔야 했다. 내가 정말로 휴식을 취해야 한다는 말을 들었고, 그래서 피트니스 프로그램을 위해 매일 딱 10분씩 바깥에 나가기 시작했다. 나는 집 근처에서 운동으로 스쿼트, 런지, 푸쉬-업, 플랭크와 체중을 이용한 운동들을 하기 시작했다.*

얼마 지나지 않아서, 심박수를 높이기 위해 몇 차례 고강도 인터벌 훈련을 시작했지만, 내가 지쳐있고 마치 독감에 걸린 것과 같음을 느꼈다. 정말로 내가 한만큼 주의해야 했다. 나는 여러 번의 불임 치료를 받았던 내 나이대의 수많은 여성들이 신체에 피해를 끼치는 그 약들에 대해 비슷한 경험을 했을 것이라 생각한다. 내 경우, 나는 천천히 피트니스에 복귀했고, 10분간 운동한 후 다음날 어떻게 느끼는지 살펴보려 했다. 다음날 몸이 좋지 않다고 느끼면, 그 날은 휴식을 취하려 했다. 결국 나는 단순히 신체가 하는 말에 귀를 기울임으로써 20분간의 운동을 할 수 있는 몸을 만들었고, 그 후 30분으로 늘어났다. 2년 반이 지났고, 이제는 체육관에 가서 운동을 하고 다음날에도 건강하다. 돌아오는 길이 아주 길었다.

Desi: *당신의 에너지와 근력을 회복하는데 어떤 것이 도움이 됐나?*

Theresa: *내게 있어서, 내 일일 주기를 재편성하기 시작했을 때 여러가지가 바꼈다. 코르티솔 수치를 다시 균형에 맞춤으로써 수많은 것들이 고쳐질 수 있다는 것을 배웠다. 내 코르티솔 수치는 밤새 깨어있고 2시간마다 모유수유를 함으로 인한 수면 부족때문에 매우 낮았다. 수많은 다른 산모들과 마찬가지로, 한밤중에 일어나는 것은 매우 힘들수 있다. 바깥이 아직 어두울 때 일어나는 것은 자연스럽지 않고, 그래서 라이트 박스(light box)를 하나 구입했다. 코르티솔 수치를 올리기 위해 아침에 라이트 박스를 사용하기 시작했다. 내 개인적인 연구에서, 기본으로 돌아가는 것이 신체의 회복을 많이 도와준다는 것을 발견했다. 리듬을 다시 찾기 위해서는 수많은 보충제나 약이 필요하지 않다. 리듬을 다시 찾는 가장 좋은 방법은 해가 떠오를 때 일어나고, 그것이 불가능하다면, 라이트 박스가 정말 큰 도움이 될 수 있다.*

Theresa Sauter의 허락을 받고 사용함.

분당 80-90회 정도로(임신 중) 증가하게 된다. 몇년 전, 임신한 여성에 대한 적응증(indication)은 운동 중 심박수가 분당 140회를 넘어가면 안된다는 것이었다. 심혈관 피트니스 수준이 다양하고, 심박수 검사는 보편적이지 않으므로, 해당 수치는 오늘날에는 흔히 사용되지 않는다.
오늘날, 트레이너들과 강사들은 임산부에게 토크 테스트(talk test)를 사용하는 경우가 많다. 토크 테스트는 정확히 들리는 대로이다: 숨이 찬 느낌이나 소리를 내지 않고 몇 문장을 말할 수 있어야 한다. 편안하게 말할 수 없다고 느껴지면, 너무 과도하게 운동하고 있는 것이다.

40세 이상을 위한 운동

35살이 넘어가면 신진대사가 느려지고, 과거에 유지를 위해 했던 운동이 더이상 충분하지 않다. 체중의 느린 증가는 1년에 1~2파운드의 형태로 꾸준히 상승할 것이다. 10년 후 옷장에 맞는 옷이 하나도 없기 전까지는 이것이 말도 안되는 것처럼 들릴 것이다. 추가적인 심혈관 운동을 조금 더 하는 시간을 만들고 집에 걸어갈 때는 더 먼 길을 택하면 본인에게 편안한 체중을 유지하는 능력을 기르는데 도움이 될 수 있다. 운동을 더 많이 하는 것은 항상 필수적이진 않다. 대신, 운동을 더 자주하고(할 수 있다면 1주일에 6일), 가벼운 아령을 들고서 적당히 강도를 높이며, 하루에 5분씩 걷는 시간을 늘리고, 크로스-트레이닝을 하라.

또한, 수년간 수천명의 여성들과 운동하면서, 나 스스로를 포함한 많은 여성들이 임신기간 동안 엉덩이에 탄력을 잃음을 발견했다. 엉덩이는 임신으로 인한 몸무게 증가로 다소 커지지만, 출산 후에 마치 엉덩이가 아래로 쳐지는 느낌을 받을 수 있다. 이것은 나이를 먹었을 때에도 발생할 수 있다; 근육량과 근력 일부 그리고 엉덩이의 탄력을 잃는다. 스쿼트와 런지는 내가 가장 선호하는 하체 운동들이다. 때때로 스플릿 스쿼트라고 불리는 런지는 다리와 엉덩이에 근력과 선명도를 향상시키는데 아주 효과적으로 도움이 된다. 이 두 운동들은 간편하다; 어디에서나, 어느 때건, 체중 이외에 어떠한 장비 없이 할 수 있다.

스쿼트는 거의 모든 유형의 운동에서 볼 수 있는 움직임의 한 종류이다. 우리의 신체는 무릎과 엉덩관절(고관절)을 굽히도록 만들어져 있다. 스쿼트에는 수많은 종류가 존재한다: 스모 스쿼트(sumo squats, plié), 플라이오메트릭 스쿼트(plyometric squats), 외다리 스쿼트(single leg squats, lunges), 고블릿 스쿼트(goblet squats) 등등. 스쿼트를 하면 볼기근(둔근), 네갈래근(사두근), 햄스트링, 종아리, 코어 근육의 강화를 포함해 좋은 점이 많다. 물리치료의 세계에서 의사들은 이 근육들을 후면사슬(posterior chain)이라고 한다. 사회에서 우리는 앉아있을 때가 많고 거울을 통해 볼 수 있는 근육들을 단련하는 것이 당연하기 때문에 후면사슬 근육들이 다소 무시되는 일이 흔하다.

임신기간 중 그리고 출산 후 후면사슬 운동은 산모에게 좋다. 임신기간 중에는 예쁜 아기의 체중이 배를 앞으로 당기고 신체의 무게중심이 변한다. 단련을 하지 않으면, 이 모든 것들이 허리를 긴장시키고 후면 사슬을 약화시킨다. 게다가, 출산 후에는 앉아서 아기를 한쪽 골반 위에 올려놓고 있는 시간이 많다. 복부, 엉덩관절 굽힘근(고관절 굴곡근), 햄스트링, 허리 사이에 수많은 불균형이 발생할 수 있다. 볼기근(둔근)을 올바르게 단련하면 매우 흔하게 발생할 수 있는 이러한 근육 불균형의 일부를 바로잡는데 도움이 될 수 있다. 근력의 균형을 맞추고 궁극적으로 자세 교정을 도와줄 수 있는 후면사슬 운동들에는 스쿼트, 런지, 데드리프트, 글루트 브릿지, 힙 익스텐션이 있으며, 이 운동들은 모두 이 장의 뒷부분에 나온다.

겹치는 운동들과 다른 움직임 시스템들 사이에 동일해 보이는 수 많은 운동들을 보면 다음과 같은 의문이 들 것이다: *어떤 것이 제일 좋은 운동인가?* 내가 여태 들어본 가장 좋은 답은 내 친구이자 미스 올림피아 참가자였던 Joanne Lee Cornish의 답이었던 “가장 좋은 운동은 당신이 하고 싶어 하는 운동이다” 이었다. 당신이 재밌게 즐길 운동 하나를 찾는 것은 해당 운동으로 인한 좋은 점만큼이나 중요할 수 있다. 즐거움은 그 운동을 장기간 꾸준히 하도록 할 것이고, 신체, 마음, 정신에 도움이 될 수 있다. 내 회원 중 한명이 어떠한 움직임에 불편을 느낄 때는, 이에 사용할 수 있는 별도의 도구 세트가 있다. 운동의 즐거움은 수많은 다양한 형태로 나타난다: 요가, 피트니스, 댄스, 필라테스, 걷기, 인도어 사이클, HIIT 트레이닝, 등등. 다양한 운동에서 유사점들을 찾아보라; 다양한 운동에서 겹치는 움직임들에서 신체가 움직이도록 만들어진 방식들을 알게 될 것이다. 우리의 신체는 명확하게 스쿼트, 일어서기, 굽히기, 비틀기, 걷기, 밀기, 당기기를 하도록 만들어 졌다.

40세 이상의 산모들을 위한 요가 자세와 운동

나이를 먹을수록 지혜로워진다고 한다. 내 경험에 따르면, 40대가 되면 본인의 신체가 어떻게 움직이는지에 대한 식견도 높아진다. 40년동안 신체를 사용하며 살면, 본인의 신체가 무엇을 하고 싶어하고 무엇이 본인의 신체에 좋은지 확실하게 알 것이다. 40대의 출산전후 피트니스를 위한 내가 가장 선호하는 운동들 중 일부가 여기에 나온다.

Amy의 이야기: 40세 이상의 건강한 임신

1990년도 후반, 나는 멕시코의 Cabo San Lucas에 살았고, 거기에 작은 헬스장을 갖고 있었다. 당시에는 현지 매장에서 아주 소수의 미국 피트니스 출판물들만을 구할 수 있었지만, Oxygen 잡지는 항상 있었다. 몇몇 기사에서 힘과 우아함을 상징하는 한 여성을 다뤘으며, 그녀는 엄청난 에너지를 가진 것처럼 보였다. 나는 그녀의 사진을 잘라서 내 냉장고에 붙였다. 그 모델은 Amy Fadhli였다.

내가 Amy Fadhli Raymond를 캘리포니아에 위치한 Gold's Gym in Venice에서 만났던 2017년으로 빠르게 넘어가 보자. 나는 그녀에게 그녀가 내 냉장고에 붙어 있었다고 털어놨다. 지금 나는 그녀의 남편, Tito Raymond와 같이 일을 하고 있고 Amy를 알게 되었다. 그녀는 지금의 아름답고 건강한 가족을 만들기 위해 40대에 가임하기 위한 치료를 받았던 엄청나게 멋진 여성이다. 다음은 그녀의 이야기와 산모들을 위한 피트니스에 대한 그녀의 조언이다.

늦은 나이(나는 첫 아이를 40세에 낳았다)에 임산부가 될 때, 나이뿐 아니라 두 임신 모두 체외수정을 했기 때문에, 임신기간 동안 휴식을 취하라는 얘기를 들었다. 배아가 안정화될 때(6주차의 첫 심장 박동)까지 기다린 후, 점진적으로 내 운동 요법을 다시 시작했다. 이것에는 일일 저항 훈련과 실내 자전거, 일립티컬, 트레드밀, 거대한 StepMill 위에서 하는 유산소 훈련이 포함되어 있었다. 산부인과 의사의 권유에 따르면, 내 자신의 한계는 심박수가 140bpm을 넘지 않도록 하는 것이었다. 이 권고안이 다소 바뀌었다는 것을 알지만, 12년 전에는 이것이 여전히 권장되는 바였다. 나는 복부 운동도 하지 않았다. 나는 이것이 중요하다 생각했고 나의 임신 클리닉 의사는 내 복부가 임신기간 동안 조금 쉬어줄 필요가 있다고 생각했기 때문에 복부 운동에 반대했다.

하지만, 스쿼트, 런지, 달리기를 통해 나는 계속해서 내 코어가 힘을 발휘하게 하였고 복근이 어느 정도 멋진 상태를 유지하도록 했다. 내 두 아이들을 제왕절개를 통해 분만한 후 이것이 이롭다는 것이 증명될 것이었다! 내 심박수를 140 아래로 낮게 유지하기 위해, 중량을 낮춰야 했다. 예를 들어, 125파운드로 스쿼트를 하는 대신, 100-105파운드로만 할 수 있었다. 운동 강도는 꽤나 낮았다. 무리해서 운동하지 않기 위해 매 세트 사이에 조금 더 길게 휴식을 취해야 했다.

첫번째 임신에서, 나의 체중은 고작 28파운드가 늘었고 두번째 임신에서(3년 반 후) 약 31파운드가 늘었다. 나의 취향에 따라 계속 건강하고 상당부분 유기농인 식단을 먹었다. 그러나 무언가가 땡기는 날에는, 그것을 질리도록 먹었다! 임신 후 회복은 내가 생각했던 것보다 훨씬 쉬웠다. 두번의 임신을 모두 제왕절개로 분만했기 때문에, 나는 흉터 조직이 활동을 방해할 수 있음에 대해 잘 알고 있었다. 그래서 첫날부터 유모차를 밀면서 병원 복도를 걷기 시작했다. 3-4일 병원에서 지낸 후 집에 돌아왔을 때, 나는 유모차와 함께 빠르게 걷는 것을 시작했고 이것이 회복에 큰 도움이 되는 것처럼 보였다!

나는 회복에 관련해서 아무 문제가 없었고, 2주안에 헬스장으로 돌아갔으며, 당연히 가볍게 운동했다. 제왕절개 이후 6주이내에 플랭크와 가벼운 크런치와 같은 복근 운동을 조금씩 시작할 수 있었다. 나는 정말로 복근 운동이 제왕절개 이후 불가피하게 형성되는 흉터 조직을 없애는데 도움이 되었다고 생각한다.

스쿼트 Squat

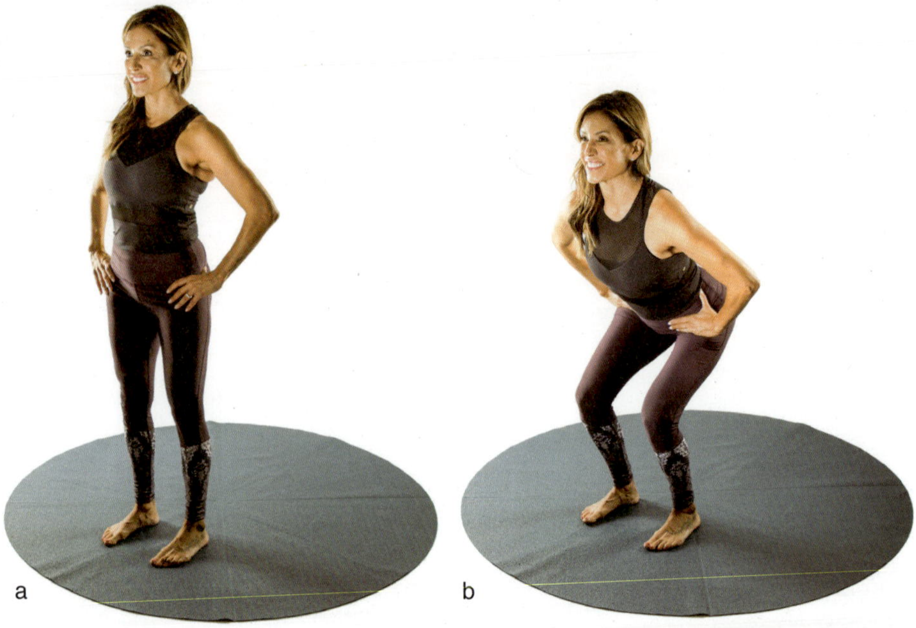

a b

좋은 점

이 운동은 하체에서 특히, 볼기근(둔근), 햄스트링, 네갈래근(사두근), 배가로근(복횡근)에 집중하여 전신을 강화시킨다.

감정

스쿼트는 하체 근력이 전부이다. 다리, 볼기근(둔근), 코어의 파워를 느껴라. 이 움직임은 운동선수들이 항상 하는 자세를 연상시킨다. 승마 기수부터 아이스 하키 선수들까지 모두가 최고가 되기 위해 스쿼트를 한다. 당신이 가장 좋아하는 운동에 자극을 받고 당신이 한 명의 운동선수라는 것을 명심하라.

자세 지도

- 일어서서 양 발을 엉덩이 넓이만큼 벌리고 발가락들이 앞을 똑바로 가리키게 하라 (그림 a 참조).
- 마치 의자에 앉고 있는 것처럼 엉덩이를 내리면서 숨을 들이쉬고, 양 손은 골반 위에 올려라 (그림 b 참조).
- 다리를 천천히 펴면서 숨을 내쉬고 일어선 자세로 돌아가라. 운동하는 내내 코어에 힘을 유지하라.

조정

이 운동은 의자를 엉덩이 뒤에 두고 해도 되며, 스쿼트 자세가 얼마나 깊어야 하는지를 촉각적 신호로 알 수 있다. 스쿼트를 할 때 마다, 적절한 깊이에 도달하도록 엉덩이로 의자를 살짝 건드려라.

파이어댄서 스쿼트 Firedancer Squat

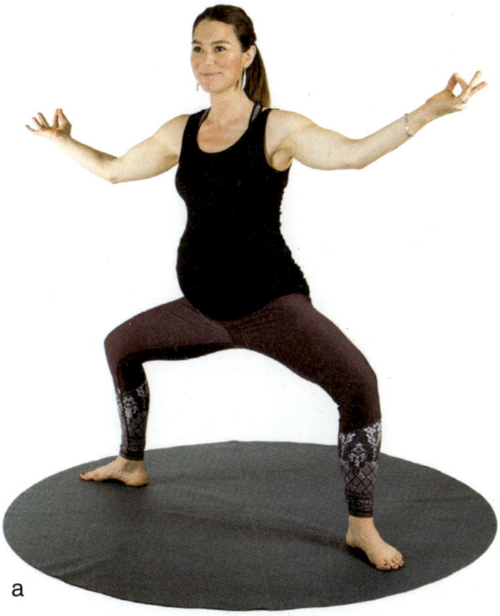
a

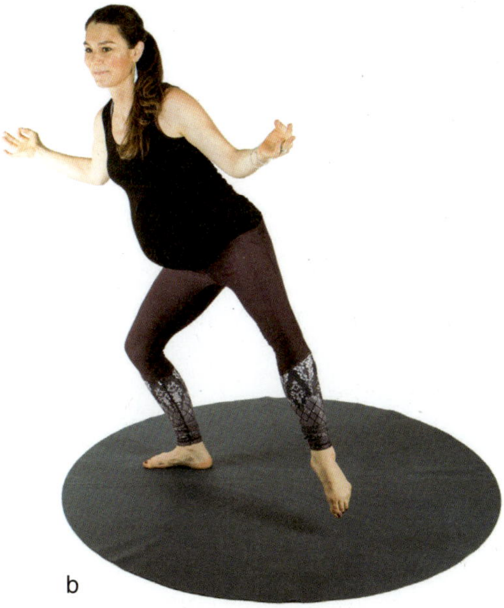
b

좋은 점

이 운동은 네갈래근(사두근), 볼기근(둔근), 골반바닥근을 중심으로 하체 전부를 강화시킨다.

감정

하와이 사람들의 파이어 댄서들이 야자나무 잎을 손목이나 발목에 두르고 딥 스쿼트(deep squat)를 하는 것을 본 적이 있다면, 힘있게 스쿼트하는 모습을 알 것이다. 그들은 바닥을 바닥에서 들어올렸을 때도 대지와 연결된 것처럼 보인다. 하체의 파워를 느끼고 척주 맨 아래쪽에서부터 땅으로 이어지며 지면에 뿌리를 내리는 선을 상상하라.

자세 지도

- 양 발을 엉덩이 넓이만큼 벌린 채 허리를 펴고, 똑바로 서고, 코어에 살짝 힘을 주면서 시작하라.
- 양 무릎을 천천히 굽히고 가슴을 수직으로 유지한 채 엉덩이를 뒤로 내밀어서 스쿼트 자세를 취하라 (그림 a 참조).
- 숨을 내쉬고 왼발을 들어올리면서 다리가 똑바로 펴질때까지 반정도 일어나라 (그림 b 참조).
- 숨을 들이쉬고 양 발을 바닥에 댄 채로 스쿼트 자세로 돌아가라.
- 숨을 내쉬고 왼발을 들어올리면서 다리가 똑바로 펴질때까지 반정도 일어나라.
- 방향을 바꿔가면서 이 운동을 계속하라.

조정

낮은 스쿼트 자세를 유지하기가 너무 힘들면, 스쿼트 중간에 다리를 완전히 펴서 올라와도 된다.

스쿼트 점프 Squat Jump

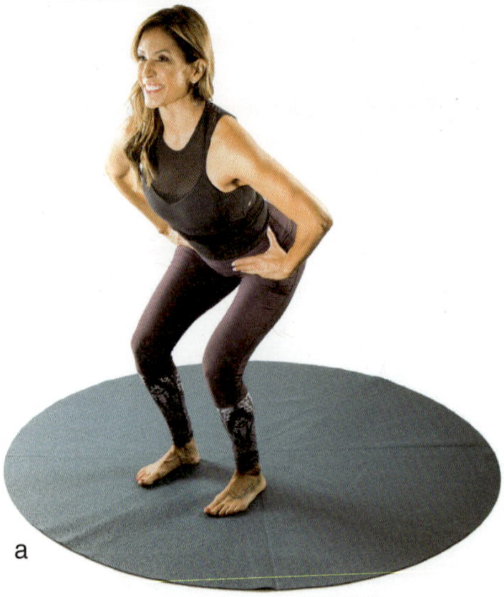
a

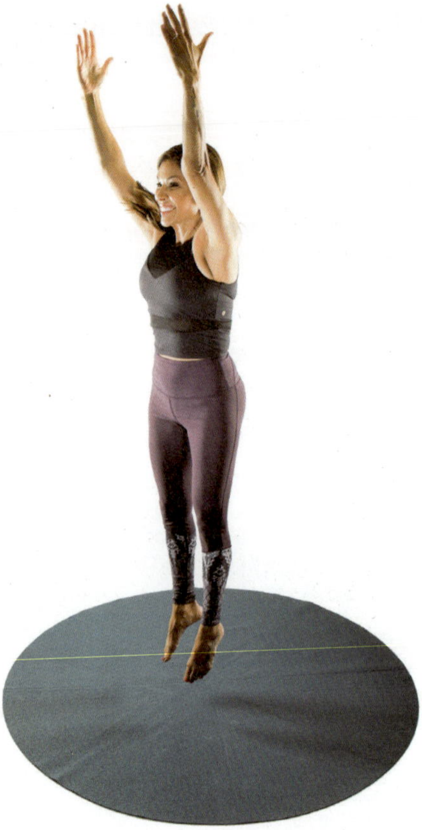
b

좋은 점

이 운동은 하체 특히, 볼기근(둔근), 햄스트링, 네갈래근(사두근), 배가로근(복횡근)에 집중하여 전신을 강화시킨다.

감정

이 운동의 느낌은 강하고 폭발적이다. 움직임을 공격한다기 보다는 게임이라 생각하라. 작은 아이들은 자주 천장이나 농구 골대 위를 만지기 위해 점프를 한다. 머리에서 최소 3피트 위쪽에 노릴 수 있는 시각적 목표를 찾고, 매번 이곳을 향해 뻗어라. 즐겨라!

자세 지도

- 서서 양 발을 엉덩이 넓이만큼 벌리고 발가락들을 똑바로 앞을 향해 가리키게 하라.
- 마치 의자 위에 앉는 것처럼 엉덩이를 낮추면서 숨을 들이쉬고, 양 손은 골반 위에 올려라 (그림 a 참조).
- 머리 위로 손을 뻗으면서 허공을 향해 점프할 때 숨을 내쉬라 (그림 b 참조). 점프할 때는 코어에 힘을 줄 것.

조정

이 운동은 원하는만큼 동작을 크게 하고 폭발적으로 해도 된다. 여러번 반복할 수 있는 리듬을 찾기 위해 속도를 조정해서 힘들지만 숨이 차지는 않게 하라.

점핑 런지 Jumping Lunge

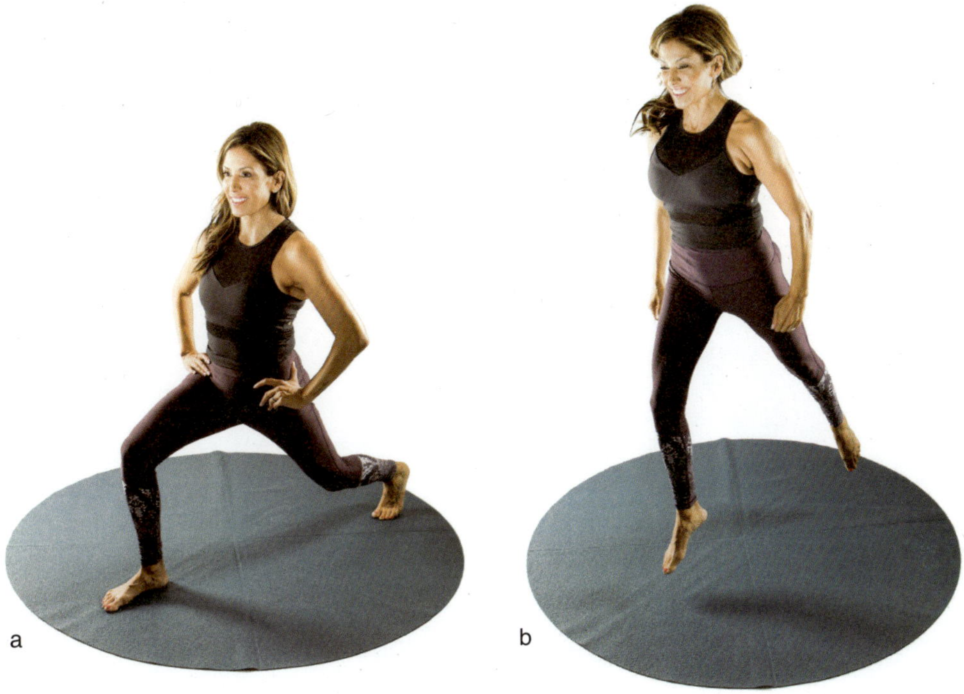

a b

좋은 점
이 운동은 하체를 강화시키면서 심혈관 지구력을 길러준다.

감정
이 운동은 마이클 조던이 슛을 하는 사진과 비슷하다 보이고 그렇게 느껴진다. 이 생각은 당신이 허공에 떠 있는 시간을 늘리면서 매번 우아하게 착지하려 한다는 것을 말한다. 당신에게 자극을 주는 사람을 생각하라 - 점프를 하는 동안 파워를 얻는 유명 아이스 스케이트 선수나 농구 선수. 운동기량이 높은 이러한 사람들한테는 착지하는데 힘을 들이지 않는 것처럼 해주는 우아함이 있다.

자세 지도
- 양 발을 엉덩이 넓이만큼 벌리고 코어에 힘을 준 채 시작하라.
- 양 손을 골반 위에 올리고 왼쪽 발을 뒤로 빼면서 점프해서 오른쪽 무릎이 90°를 이루는 런지 자세를 취하라 (그림 a 참조).
- 다시 위로 점프하고 가슴을 수직으로 계속 유지시킨 채 상공에서 다리를 바꿔라. (그림 b 참조).

조정
더욱 폭발적으로 움직이기 위해서는, 양 팔을 마치 달리고 있는 마냥 움직여서 다리를 바꿀 때 힘이 나게 도와줄 수 있다. 반복하라.

런닝맨 Running Man

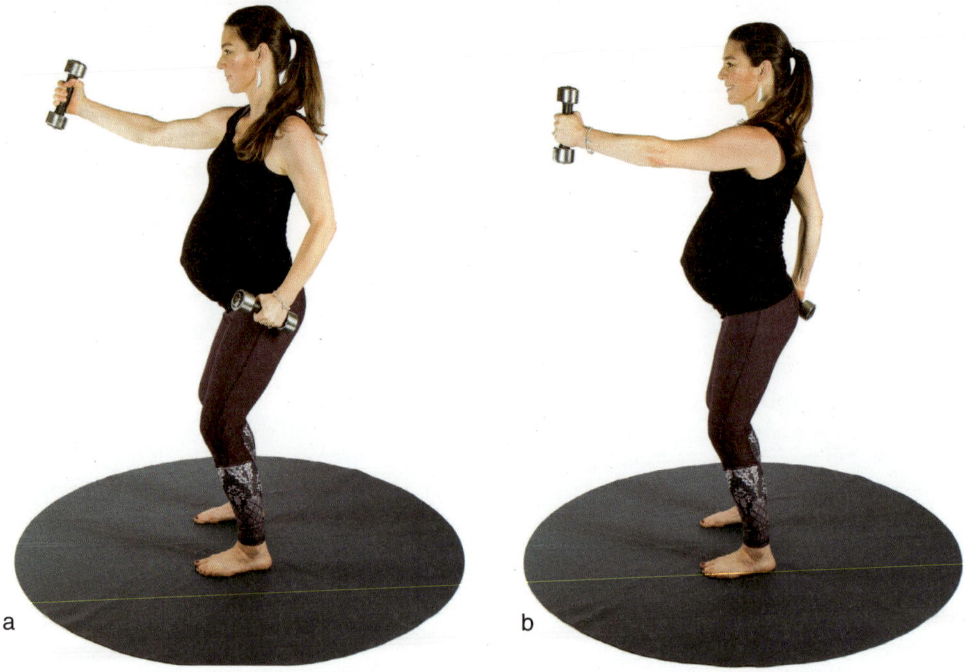

a b

좋은 점

이 운동은 코어 근육들에 살짝 힘을 주면서 어깨를 강화시킨다.

감정

이름이 말하듯이, 이 움직임은 달리고 있을 때의 팔 동작을 연상시킨다; 번갈아가며 들어올리는데 자연적인 리듬이 있다.

자세 지도

- 서서 양 발을 엉덩이 넓이만큼 벌리고 양 무릎을 부드럽게 굽혀줄 것.
- 양 손에 덤벨을 들고, 왼쪽 팔을 뒤로 본인이 편안하게 느끼는 각도까지 펴주면서 오른손을 천천히 들어올려 90°(어깨 높이)를 만들라.
- 방향을 바꾸고 이내 오른팔을 뒤로 펴주면서 왼팔을 들어올려라.
- 깊게 호흡하면서 방향을 계속 바꿔가면서 하라.

조정

이 운동을 덜 힘들게 만드려면, 양 발과 무릎을 엉덩이 넓이만큼 벌린 채 웨이트 트레이닝 벤치나 접이식 의자 위에 앉아라. 엉덩이를 받쳐주면 이 운동을 할 때 코어가 한결 편해지게 해줄 것이고, 골반이 무겁게 느껴지는 날(특히, 임신 후기)에 좋다.

벽을 손으로 짚으며 전사 3 자세
Warrior 3 Pose With Hands on Wall

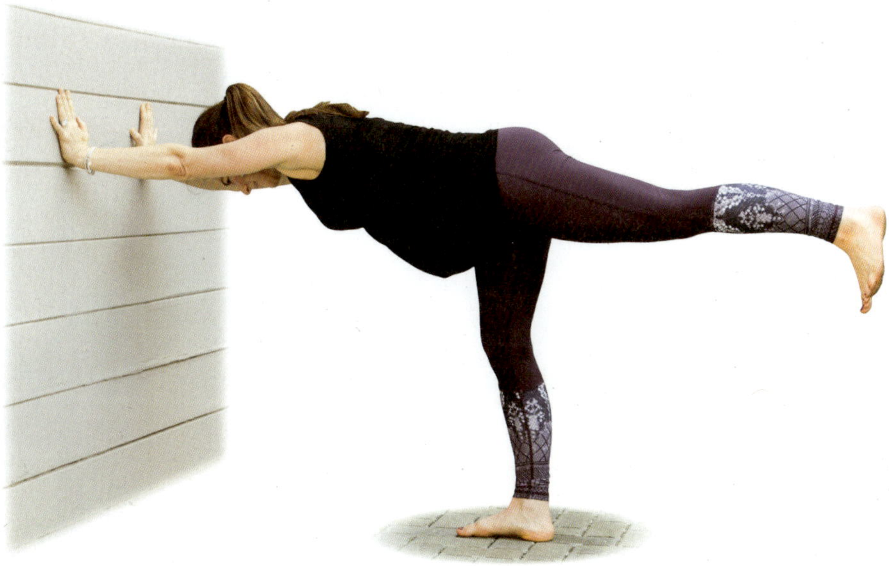

좋은 점
이 자세는 지탱하는 다리의 안정화근과 들어올린 다리의 햄스트링을 강화시킨다. 이는 또한 복근과 배빗근(복사근)에 살짝 힘이 들어가게 한다.

감정
전사 3 자세에서는 앞으로 나아가는 느낌을 받는다. 전사가 땅에서 일어난 후(전사 1), 칼을 뽑고 (전사 2), 공격을 하면서 앞으로 돌진한다(전사 3). 엄마가 되기 위해 앞으로 돌진하면서, 본인의 힘과 파워(엄마의 파워)를 느껴라.

자세 지도
- 벽을 바라보고 선 자세로 시작해서 양 손으로 벽을 짚고 몸통을 바닥에 평행하게 만들어서 몸이 90°가 될 때까지 뒷걸음질 쳐라. 팔꿈치가 잠기지 않도록 팔꿈치를 부드럽게 한 채 양 팔을 곧게 편 자세를 유지하라.
- 숨을 내쉴 때 왼쪽 다리를 천천히 들어올리고 마치 당신이 아기를 안쪽에서 바깥쪽으로 받치고 있는 것처럼 코어가 천천히 들어올려짐을 느껴라 (그림 참조).
- 지탱하는 다리를 곧고 강하게 유지하고, 바닥과 엉덩이를 직각으로 만들라.
- 방향을 바꾼다.

조정
복직근이개가 있거나 쌍둥이를 임신 중이면, 이 자세는 시퀀스에서 제외하라.

덩키 킥 Donkey Kick

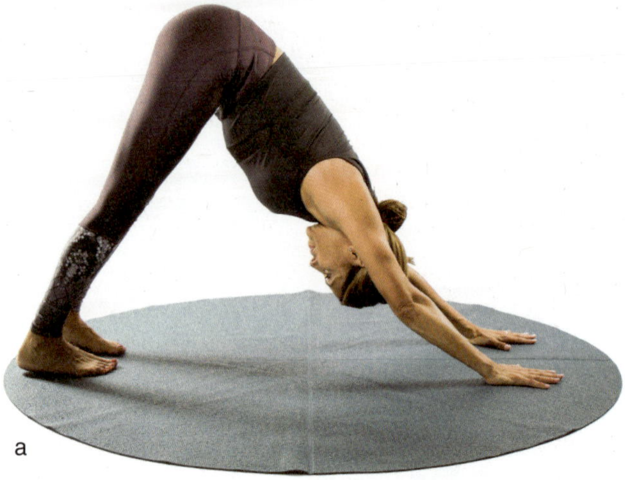

a

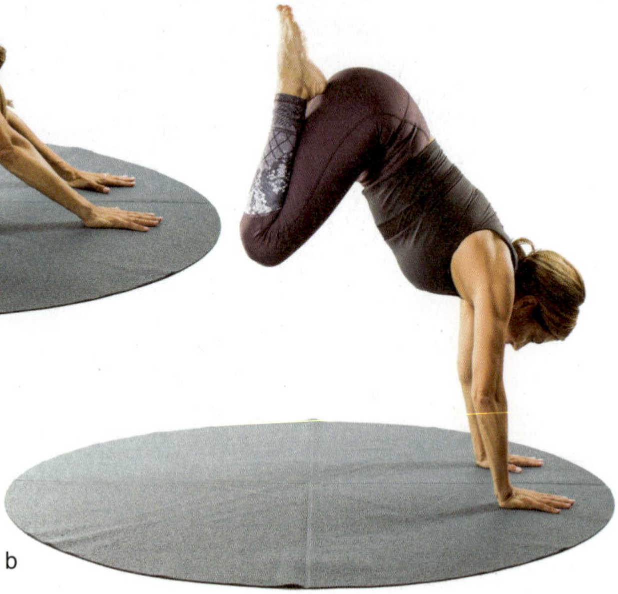

b

좋은 점

이 운동은 세갈래근(삼두근), 허리, 볼기근(둔근)을 중점으로 전신을 강화시킨다.

감정

덩키 킥은 결국 점프해서 물구나무 서기를 배우기 위한 준비로서 하체를 들어올리는 느낌을 받는다. 어떤 특정 자세를 목표로 하여 집중하기보다는, 허공에 짧게나마 떠있는 느낌을 즐겨라. 가벼운 마음으로 즐겨라.

자세 지도

- 양 손은 어깨 넓이로 양 무릎은 엉덩이 넓이로 벌린 채 양 손과 양 무릎을 바닥에 대고 엎드린 자세로 시작하라.
- 엉덩이를 들어올려서 다운 독 자세를 취하라 (그림 a 참조).
- 숨을 내쉴 때, 본인의 엉덩이를 발로 차려는 것처럼 발꿈치를 차올려라 (그림 b 참조). 양 발이 바닥에 닿을 때, 무릎을 굽혀서 허리가 압박을 받지 않도록 하라.
- 원하는 만큼 반복하라.

조정

바닥에서 불과 몇 인치만 떨어지도록 아주 낮게 점프를 하면 이 운동을 보다 쉽게 만들 수 있다.

의자 자세에서 보트 자세로 Chair Pose Into Boat Pose

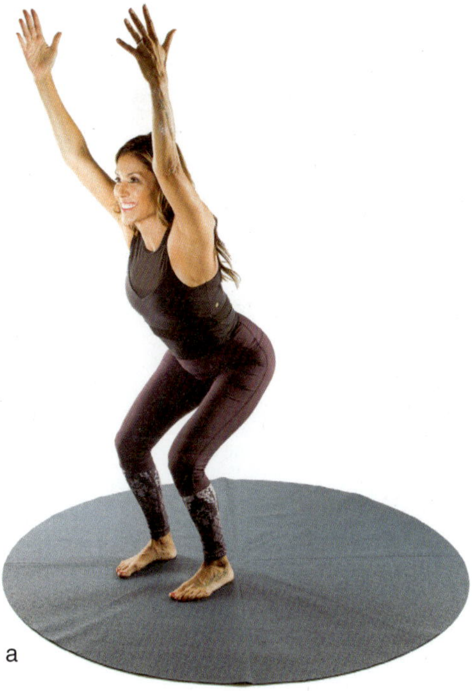

a

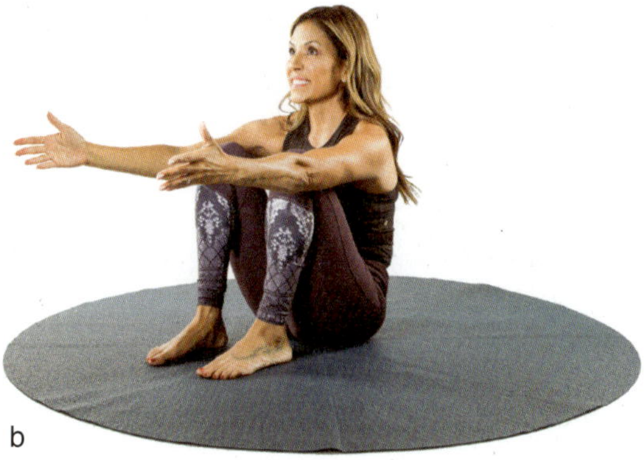

b

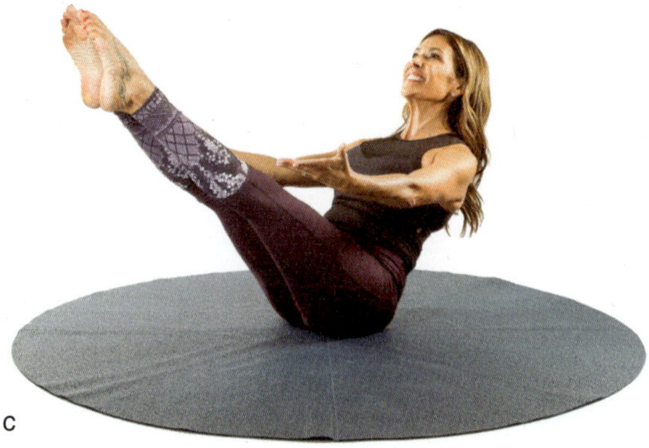

c

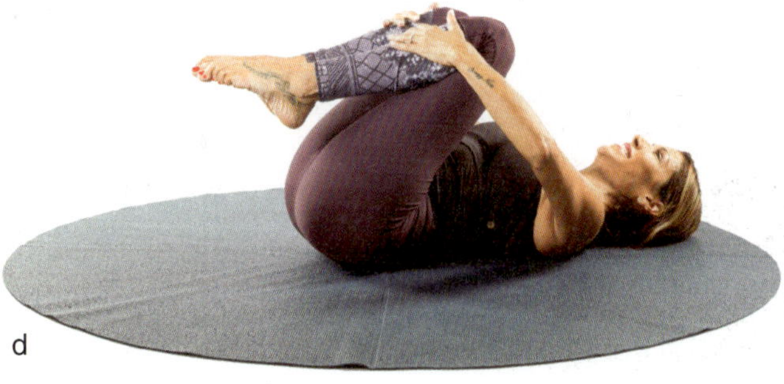

d

좋은 점

이것은 전신 운동으로, 서 있는 자세에서 바닥에 눕고 다시 일어나면서 여러 근육들을 사용한다.

감정

웃카타아사나(Utkatasana) 또는 의자 자세(Chair Pose)는 이 자세가 전기 에너지와 흡사한 느낌을 주기 때문에 번갯불 자세(Lightning Bolt Pose)라고도 알려져 있다. 일어서 있을 때 맹렬한 에너지를 느껴라. 보트 자세로 넘어갈 때, 이 에너지는 물의 에너지 또는 물에 떠 있는 에너지가 된다. 이 운동은 불과 물(또는 음과 양)사이의 균형이 잡힌 느낌을 준다. 맹렬한 상태에서 물 흐르는 듯한 상태가 되며 앞뒤로 움직이는 본인의 능력이 발휘하는 파워를 느껴라. 이것은 산모들에게 중요한 기술 중 하나이다; 우리는 아이들을 맹렬하게 보호하지만, 통제의 환상을 없애는 흐름과 함께 가기도 한다.

자세 지도

- 양 발을 엉덩이 넓이만큼 벌리고 코어 근육들에 힘을 준 채 일어선 자세로 시작하라.
- 의자에 앉으려 하는 것처럼 엉덩이를 내리면서 스쿼트 자세를 취하라. 양 발과 양 무릎이 같은 넓이로 벌려졌는지, 그리고 양 무릎이 똑바로 앞을 향하는지(안팎으로 벌려지지 않는지) 확인하라.
- 양 팔을 귀에 평행하게 만들려 노력하면서 머리 위로 들어올려라 (그림 a 참조).
- 네갈래근(사두근)과 코어의 힘을 느끼면서 깊게 호흡하고 바닥에 앉을 때까지 스쿼트 자세로 깊게 앉아라 (그림 b 참조).
- 바닥에 닿으면, 상체를 뒤로 45° 각도로 기울이고 양 발을 모은 채 다리를 들어올려 45°를 만들어라. 양 팔을 똑바로 앞을 향해 뻗고 가슴뼈(흉골)을 들어올려 보트 자세를 취하라 (그림 c 참조).
- 호흡을 3-5회 하는 동안 코어 근육들을 활성화 시킨 채 보트 자세를 유지하라.
- 보트 자세에서 의자 자세로 다시 전환하기 위해서, 뒤로 등을 대고 누워서 양 무릎을 가슴쪽으로 부드럽게 껴안아줄 것 (그림 d 참조). 양 발을 엉덩이 넓이만큼 벌린 채 바닥을 딛기 위해 몸을 앞으로 흔들고, 다시 일어나라.

조정

양 어깨가 민감하거나 단단하게 뭉쳐있으면, 의자 자세를 취한 채 양 팔로 선인장 자세(Cactus Pose)를 취해도 된다. 선인장 자세는 팔꿈치를 굽혀서 골대처럼 보이는 자세를 지칭한다. 앉은 뒤 무릎을 굽힘으로써 보트 자세를 변형시킬 수 있다; 이 방식은 복부에 부담이 덜 간다. 허리가 민감하다면 이 변형 자세를 취하라.

활 자세 Bow Pose

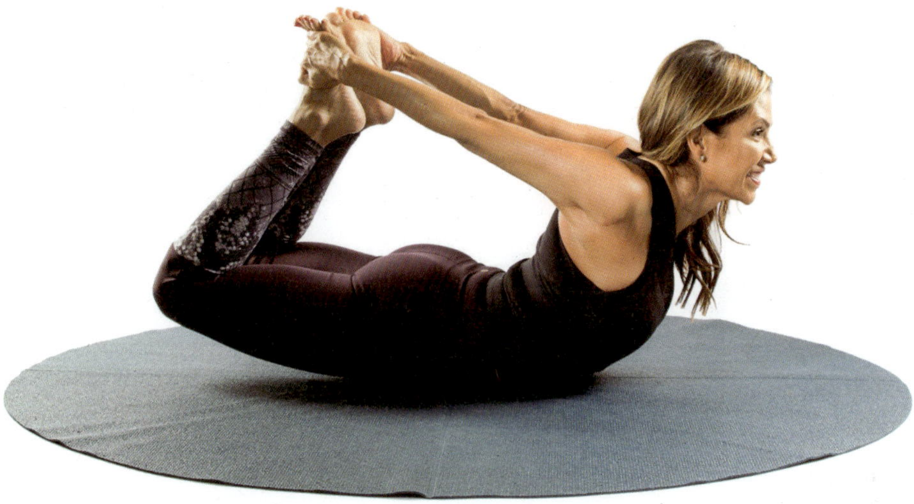

좋은 점
이 자세는 허리의 근육들을 강화시킨다. 또한, 이 자세는 복부, 가슴, 어깨 앞쪽을 포함한 신체의 앞쪽을 스트레칭 시킨다.

감정
이 자세의 이름은 궁수의 활과 화살과 비슷한 모양 및 느낌을 가리킨다. 당신은 오늘 본인 에너지의 화살로 어디로 가리키고 있는가? 활 자세를 취하기 전에, 두 눈을 감고 궁수의 활을 상상해보라. 준비가 되면, 두 눈을 뜨고 몸으로 방금 상상한 형상을 만들라.

자세 지도
- 양 발이 엉덩이보다 넓게 벌어지지 않게하면서 엎드린 자세로 시작하라.
- 양 무릎을 굽히고 양 손을 양 발의 족궁 상단에 가져가라 (오른손은 오른발에, 왼손은 왼발에).
- 가슴을 들어올리고 양쪽 어깨뼈(견갑골)을 척주 방향으로 부드럽게 당기면서 마치 양 발을 양손을 향해 뒤로 차고 있는 것처럼 느껴라.
- 깊게 호흡하고 허벅지와 가슴을 바닥에서 떨어지도록 들어올려라 (그림 참조).

조정
이 자세를 보다 쉽게 만들기 위해 스트랩을 사용할 수 있다. 스트랩을 양 손으로 잡고 양 발의 족궁 상단 주변을 감싸라. 상체와 하체를 동시에 들어올려라.

사이드 플랭크 변형 자세 Modified Side Plank Pose

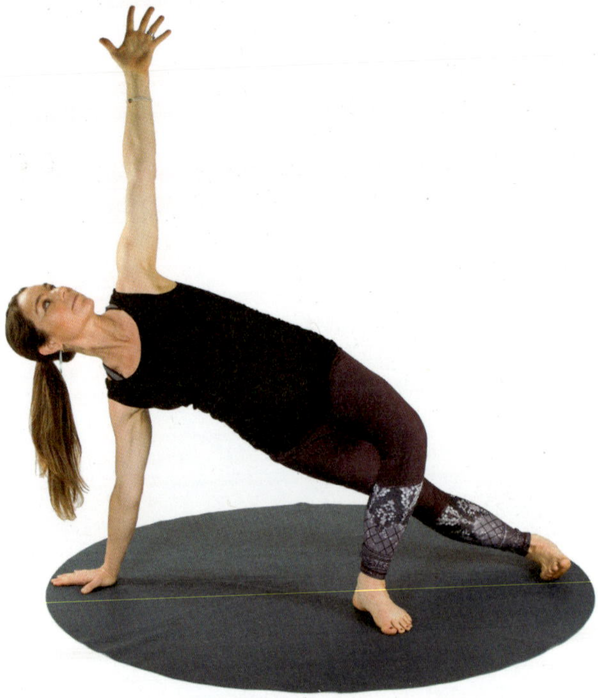

좋은 점

이 자세는 어깨의 안정화근, 세갈래근(삼두근), 배빗근(복사근)을 강화시킨다.

감정

이 풀 사이드 플랭크(Full Side Plank)의 변형 자세는 아래쪽 팔로 체중을 지지하는 비슷한 느낌을 준다. 이 움직임은 근력이 필요하고 신체에 완전히 집중한 상태여야 한다. 본인의 힘과 파워를 느끼는데 집중하라.

자세 지도

- 플랭크 자세(푸쉬-업에서 올라와 있는 자세)에서 오른손을 얼굴 바로 아래에 놓고 왼손은 하늘을 향해 위로 뻗어라.
- 발바닥을 바닥에 붙이고 무릎을 굽히면서 왼발을 앞으로 내딛어라.
- 엉덩이를 들어올리고 깊게 호흡하라 (그림 참조).
- 방향을 바꿔라.

조정

이 운동이 당신에게 너무 쉽다면, 양 발을 쌓거나 흔들어도 된다. 뱃속에 있는 예쁜 아기의 체중이 몸을 앞으로 당길 수 있으므로, 이 변형 자세는 임산부에게 좋다. 이 운동을 할 때 발을 바닥에 붙이도록 변형시키면 시도하기가 더 쉬워지고 균형을 잡기가 쉬워질 것이다.

90-90 스트레칭 Stretch

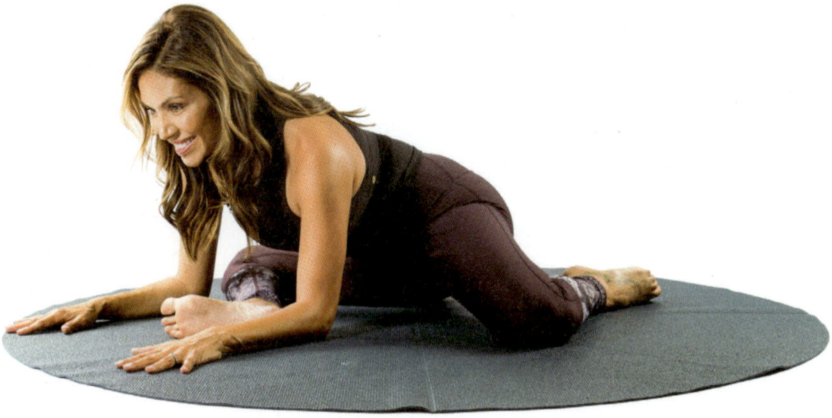

좋은 점

이 자세는 앞쪽 다리의 바깥쪽 엉덩이 및 허벅지 그리고 뒤쪽 다리의 네갈래근(사두근) 및 허리근(요근)을 스트레칭 시킨다.

감정

이름이 나타내듯이, 이 스트레칭은 매우 각이 진 형태이다. 임신 후 몸을 스트레칭하는 새로운 방법으로 이것을 사용하라 (이 스트레칭은 많은 곡선형 및 반동성 움직임을 포함한다).

자세 지도

- 양 다리를 앞으로 뻗은 채 바닥에 앉은 자세로 시작하라.
- 오른쪽 무릎을 90°로 굽히면서 오른쪽으로 돌리라. 오른쪽 골반을 바깥쪽으로 회전시켜라.
- 왼쪽 다리를 당겨서 뒤로 뻗고 왼쪽 무릎을 바깥쪽을 향해 돌리면서 90°로 굽혀라.
  양 손으로 몸 앞쪽 바닥을 짚고 있어도 된다.
- 느리고 깊게 호흡을 하고 최소 30초간 스트레칭을 하라. 방향을 바꿔라.

조정

이 스트레칭을 더 깊게하고 싶으면, 양쪽 팔꿈치를 바닥에 대고 스트레칭하기에 좋을 정도로 몸을 앞으로 굽혀라.

이 모두를 한번에 해보기

40대 이상의 산모들을 대상으로 한 2가지 연습들이 여기에 나온다. 인디펜던트 우먼 연습(Independent Woman practice)은 산전 루틴(prenatal routine)의 일종으로 신체의 밸런스(특히, 오른쪽과 왼쪽, 상체와 하체, 몸의 앞쪽과 뒤쪽 사이의 밸런스)를 맞추는 데 도움이 된다. 점프 포 조이 연습(Jump for Joy practice)는 산후 루틴(postnatal routine)의 일종으로 근력을 회복하는 시동을 걸기 위해(문자 그대로 그리고 형태적으로) 고안되었다.

인디펜던트 우먼 (INDEPENDENT WOMAN): 40세 이상의 산모들을 위한 산전 연습

사회에서는 40대에 아기를 가진 여성에 대해 말이 많다. 외부의 소리들을 흘려보내고 명상으로 인도하는 본인의 자신감 있는 목소리를 들어라; 그 자신감이 오늘 및 매일 당신의 움직임을 자극하게 하라. 이 운동의 이름은 중의적이다: 자주적이고 자신감 있는 여성을 위해 고안된 것 이외에도, 이 운동은 한쪽이 다른쪽과 독립적으로 운동하는 것을 의미하는 양방향의 움직임(bilateral movement)에 초점을 맞추고 있다. 주로 쓰는 방향을 선호하는 것은 정상이다. 오른손잡이라면 오른쪽을 선호할 것이며, 이것이 첫번째 임신이 아니라면 오른손을 자유롭게 두어서 차 문을 연다거나 전화를 받을 수 있도록 다른 아이를 왼쪽 골반이나 어깨로 안고서 많은 시간을 보낼 것이다. 이 운동은 오른쪽과 왼쪽 사이의 불균형을 드러나게 할 것이며, 균형을 기를 수 있도록 해주고 양쪽을 독립적으로 강화시켜라. 격일로 최소 20~30분씩 산책하는 것에 더하여 일주일에 2~3일을 이 루틴으로 즐겨도 된다. 항상 그렇듯이, 이것 또는 어떠한 운동 프로그램을 시작하기 전에 의사의 검사를 받아라.

운동	페이지	중점	횟수/시간
산 자세(Mountain Pose)로 명상 (Meditation) 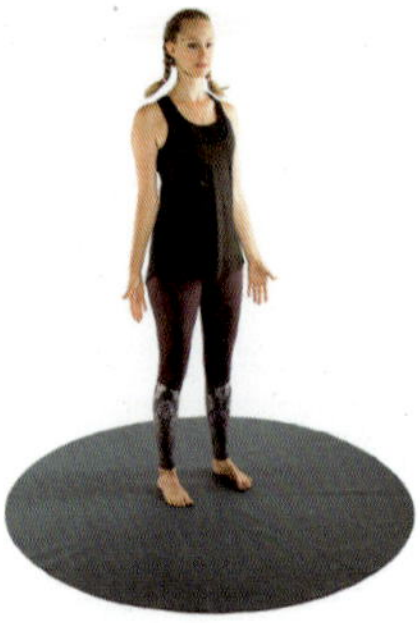	45	중심으로 향하는 에너지	들이쉬고 내쉬는 숨의 길이가 동일하게 신경쓰며 느리고, 깊게, 집중하여 9차례 호흡.
하프 태양 경배 자세 (Half Sun Salutation)	48	어깨, 코어 근력, 유연성	3회; 각 움직임이 들숨 및 날숨과 일치함을 명심
파이어댄서 스쿼트(Firedancer Squat) 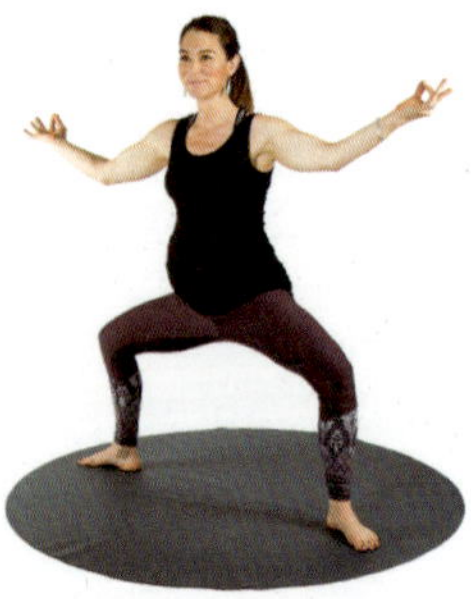	258	하체에 집중, 특히 볼기근(둔근), 네갈래근(사두근), 심부 코어 근육, 골반바닥근	10회씩 2-3세트

운동	페이지	중점	횟수/시간
얼터네이팅 리버스 런지 (Alternating Reverse Lunges) 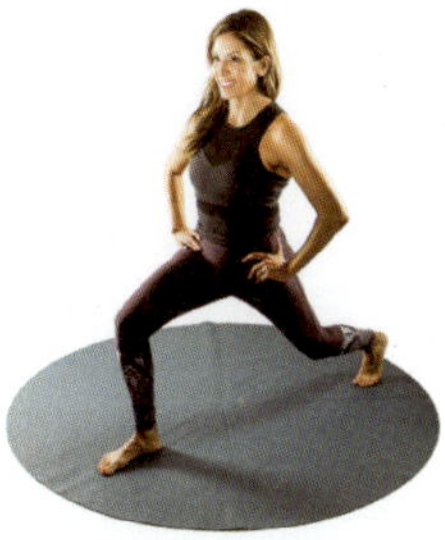	241	하체	양쪽으로 10-12회씩 2-3세트
서서 고관절 외전시키기 (Standing Hip Abduction) 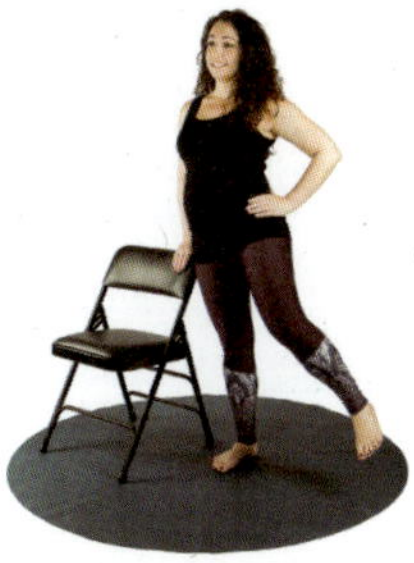	90	바깥쪽 허벅지와 엉덩이	12-15회씩 2세트
런닝맨(Running Man) 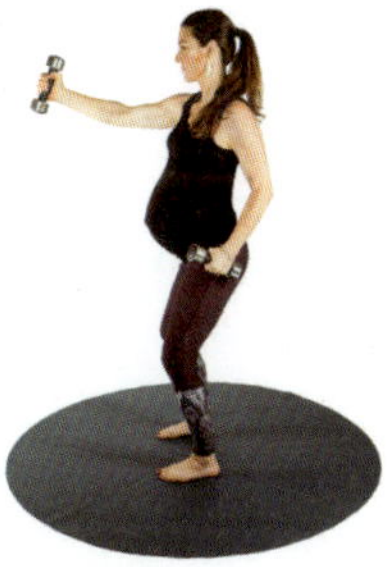	261	배가로근(복횡근), 어깨	3-5 lb 중량을 이용하여 총 20회씩 2세트
사이드 플랭크 변형 자세 (Modified Side Plank Pose) 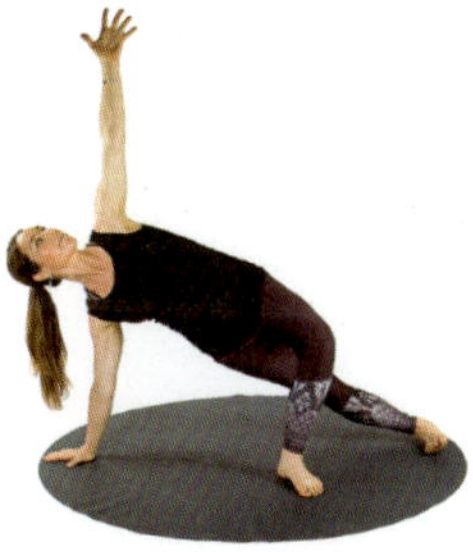	267	배빗근(복사근), 세갈래근(삼두근)	오른손으로 바닥을 짚은 채 3-5회 호흡한 후, 왼손으로 바닥을 짚고서 3-5회 호흡; 양쪽으로 반복하는 것은 선택사항

회복 (Recovery)

운동	페이지	중점	횟수/시간
벽을 손으로 짚으며 전사 3 자세(Warrior 3 Pose With Hands on Wall) 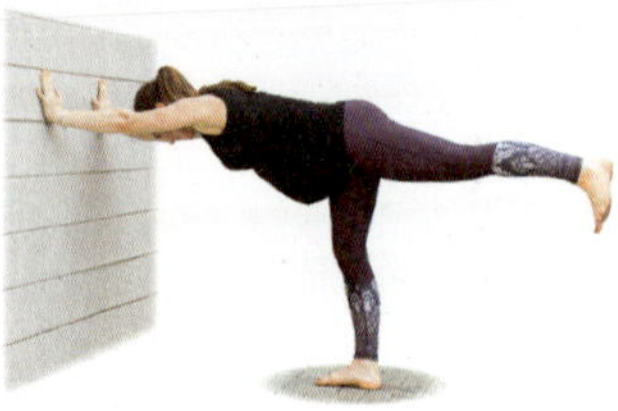	262	지지하는 다리의 안정화근, 들어올린 다리의 햄스트링, 코어 근력	양쪽으로 5차례씩 깊게 호흡; 양쪽으로 반복하는 것은 선택사항
비둘기 자세(Pigeon Pose) 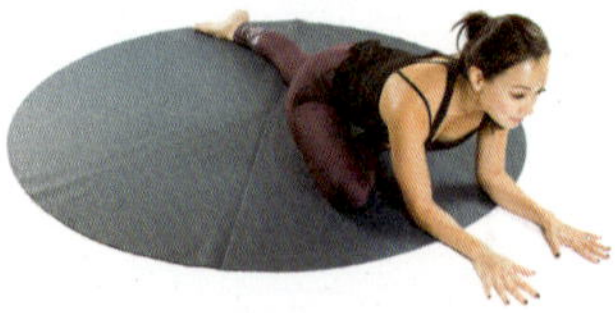	56	바깥쪽 엉덩이, 허리	양쪽으로 9차례씩 깊게 호흡
장경인대 비틀기 자세(IT Band Twist) 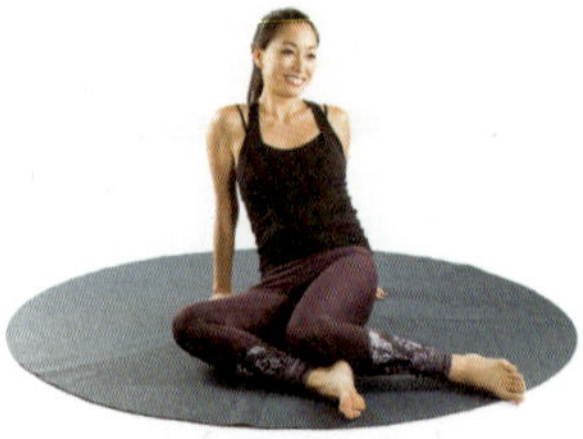	57	엉덩정강근막띠(장경인대)	양쪽으로 5차례씩 깊게 호흡
물고기 자세(Fish Pose) 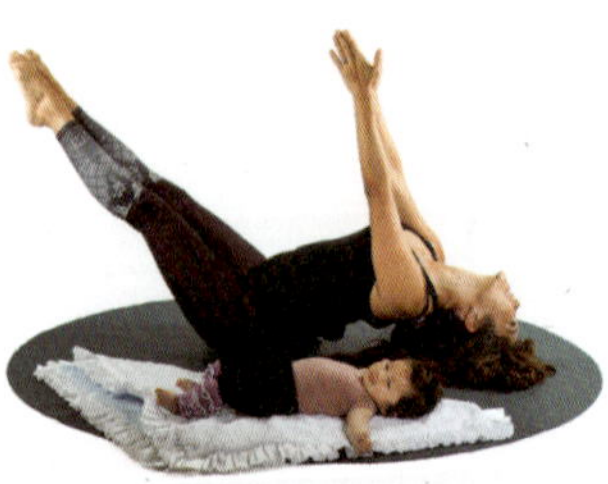	196	가슴근(흉근), 복근	등 가운데부분 아래에 블록이나 받침을 두고서 5차례 깊게 호흡
깊은 휴식 자세(Deep Relaxation Pose) 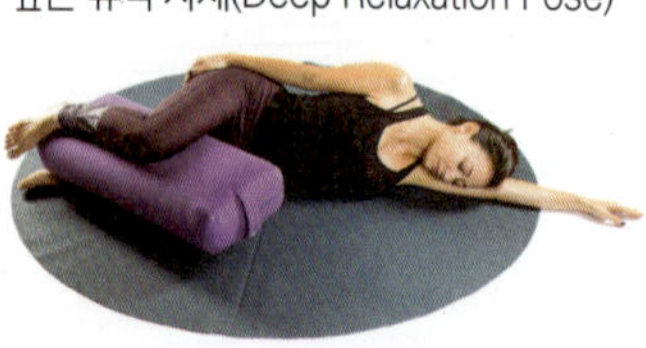	66	전신	1-3분

점프 포 조이 (JUMP FOR JOY): 40세 이상의 산모들을 위한 산후 연습

당신이 아이를 8주 전에 낳았든 18년 전에 낳았든, 40세가 넘어서 몸을 만드는 것은 20대에 몸을 만드는 것과 좀 다르다. 나이를 먹으면서 신진대사가 느려지며 신진대사를 시작시키기 위해 신체가 조금 더 힘들게 해줘야 한다. 이 연습에는 즐겁게 점프할 수 있는 플라이오메트릭 훈련(plyometric training)이 포함되어 있다! 점프를 할 때 요실금(LBL)이 발생하는 것을 발견하면, 점프할 때 마다 제일 높게 떳을 때 케겔 운동을 하라. 이것은 요실금에 도움이 될 뿐 아니라, 이는 요가 수행자들이 물라 반다(mula bandha)라고 부르는 것으로, 뿌리 잠금(root lock)을 의미한다. 뿌리 잠금은 골반바닥 근육들과 관련이 있다. 골반바닥을 들어올림으로써, 더 큰 파워로 더 가볍게 착지하게 될 것이다. 이것은 플라이오메트릭을 하면서 매번 점프 후 착지하는 단계에서 연습되어야 한다. 참조: 이 운동에서는 신발은 선택사항이다. 신발을 신겠다고 결정하면, 적절한 쿠션이 들어 있는지 확인하라(예: 산지 1년이 안된 신발).

운동	페이지	중점	횟수/시간
화환 자세(Garland Pose) 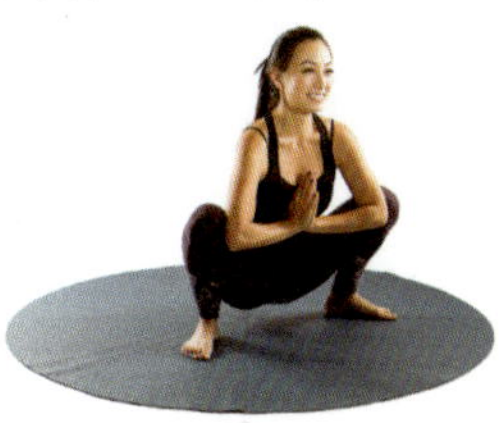	63	중심으로 향하는 에너지	들이쉬고 내쉬는 숨의 길이가 동일하게 신경쓰며 느리고, 깊게, 집중하여 9차례 호흡.
스쿼트(Squat) 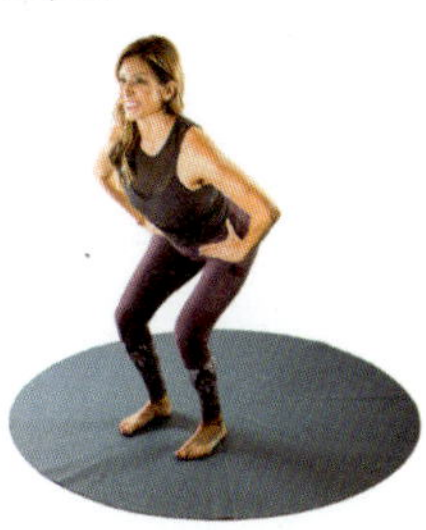	257	하체와 코어 안정화근	10-12회씩 3세트
스쿼트 점프(Squat Jump) 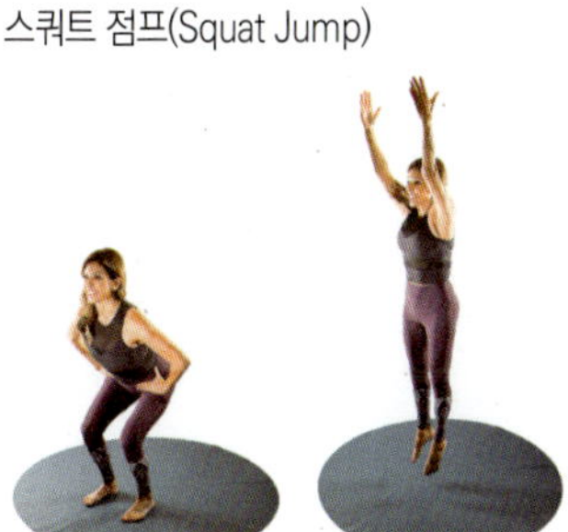	259	전신(하체와 코어를 중점으로)	10-12회씩 3세트

회복 (Recovery)

운동	페이지	중점	횟수/시간
버피(Burpee) 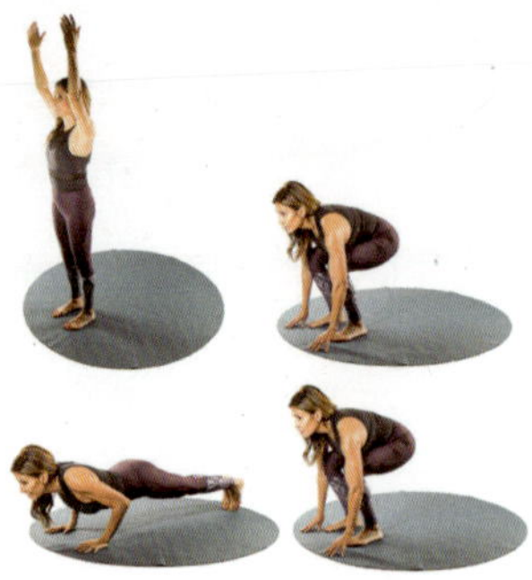	240	전신	5-8회씩 3세트
점핑 런지(Jumping Lunge) 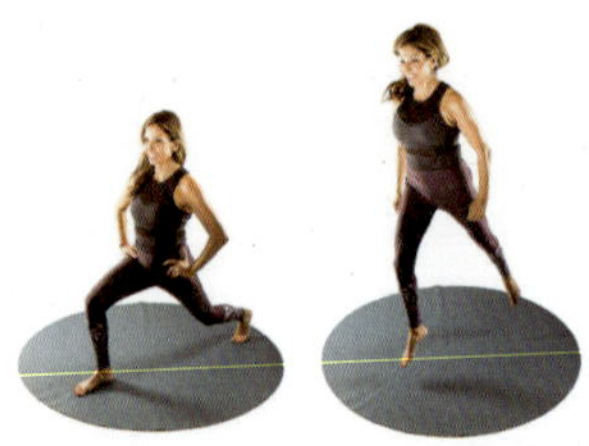	260	전신(하체와 코어에 집중하여)	10-12회씩 3세트(총 합)
덩키 킥(Donkey Kick) 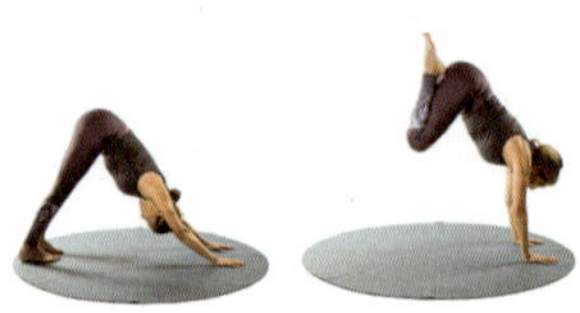	263	전신(하체와 코어에 집중하여)	10-12회씩 3세트(총 합)
의자 자세에서 보트 자세로 (Chair Pose Into Boat Pose) 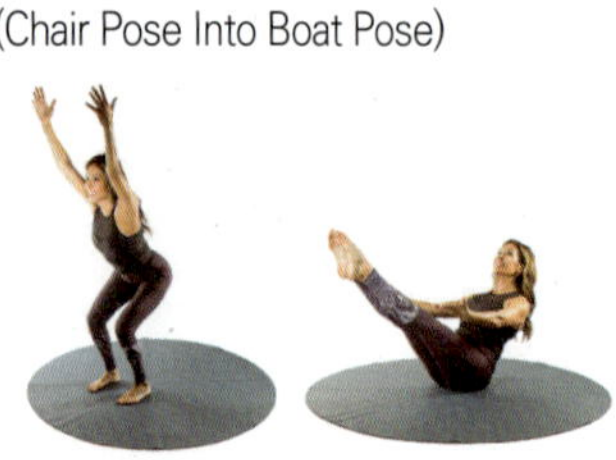	264	전신(하체와 코어에 집중하여)	8-10회씩 3세트
90-90 스트레칭 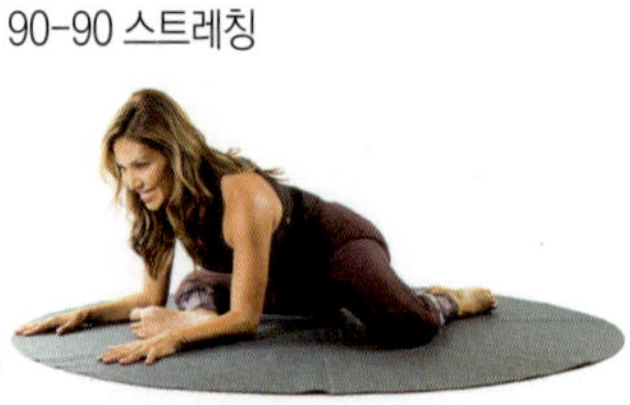	268	앞쪽 다리의 바깥쪽 엉덩이, 뒤쪽 다리의 네갈래근(사두근)과 허리근(요근)	양쪽으로 9차례씩 깊게 호흡

운동	페이지	중점	횟수/시간
보트 자세에서 브릿지 자세로 (Boat Pose Into Bridge Pose) 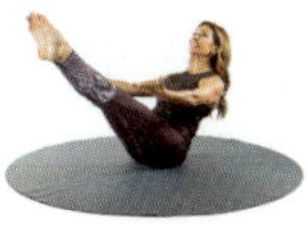 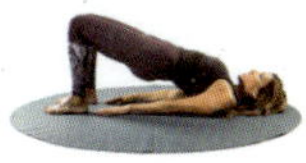	264, 155	허리, 배가로근(복횡근) 복근	각 자세 당 10회씩, 부드럽고 느린 속도로 수행.
앉은 채 몸통 비틀기(Seated Twist) 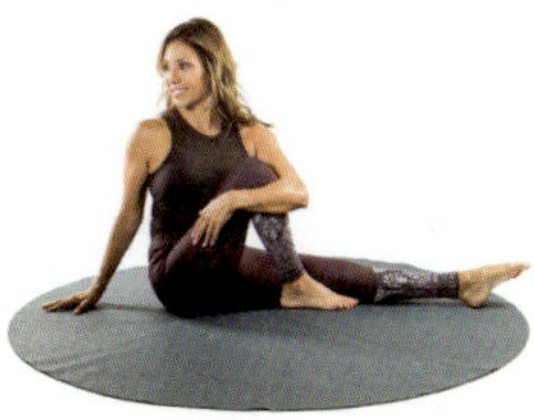	217	코어 안정화근(스트레칭)	양쪽으로 5차례씩 깊게 호흡
활 자세(Bow Pose) 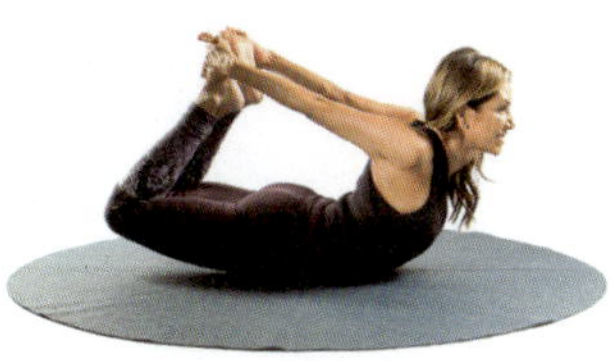	266	허리, 복부, 어깨의 앞쪽	5차례 깊게 호흡
화환 자세(Garland Pose) 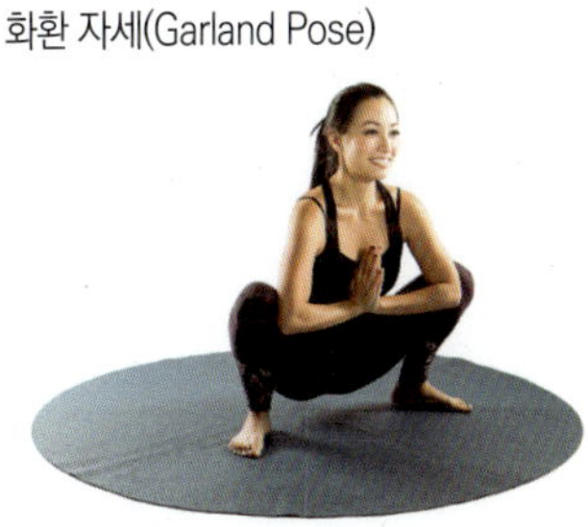	63	중심으로 향하는 에너지	들이쉬고 내쉬는 숨의 길이가 동일하게 신경쓰며 느리고, 깊게, 집중하여 9차례 호흡.

본인의 진심을 말하기

임신을 하게 되면, 다른 사람들은 자연스레 당신이 경험한 기적에 교감하고 싶어한다. 생판 모르는 사람이 당신에게 다가와서 본인이나 본인의 가장 친한 친구의 임신에 대한 끔찍한 이야기들을 말하는 경우가 빈번할 것이다. 어떤 사람들은 예쁜 아기가 있는 배가 육안으로 보일만큼 튀어나오면 당신의 배를 만지기 시작할 수도 있다. 나는 이것 중 어떠한 행위를 하는 것을 상상할 수 없다. 하지만, 모든 사람들은 다르고 타인의 원하지 않는 발언과 접촉에 대한 내 견해는 나이를 먹으면서 누그러졌다. 나는 사람들은 흔히 놀라운 어떤 것과 교감하기 위한 노력의 일환으로 악의없이 이러한 잘못들을 저지른다고 믿기로 했다. 그들은 당신의 임신이라는 아름다움을 보고 이를 만지고 싶어한다. 아니면 그들은 아름다운 배를 보고 이것이 불편하고 동정이 필요할 것이라고 짐작한다. 이러한 경우에는, 항상 그렇듯이 당신의 진심을 말해도 된다.

본인의 진심을 말하는 것은 항상 쉬운 일이 아니고, 가끔은 두려움을 느낄 것이지만 해야한다. 누군가가 당신의 배를 만지고 있고 그들이 만지지 않았으면 할 때는, 손을 부드럽게 치우고 "내 배를 만지지 않아주셨으면 좋겠어요"라고 말해도 된다. 그게 당신의 가족 중 누군가이고 그들이 당신에 대해 나쁘게 생각할지도 모른다고 걱정될 때는, 선을 긋는 것은 당신에게 달려있음을 명심하기 바란다. 임신기간 중 건강한 경계(healthy boundaries)들을 세우면 출산 후 건강한 경계들을 세우기가 훨씬 쉬워진다.

나이를 먹으면서 내게 자신감과 배짱이 같이 생기는 것을 발견했다. 점점 더 많은 여성들이 40대에 아이를 낳고 있고, 어떤 사람들은 아이를 늦게 낳으면 더 힘들다고 주장할 수도 있지만, 내 직접적인 경험에 비춰봤을 때 좋은 점 또한 있다. 내가 임신 중 경험한 좋은 점 중 하나는 스스로를 위해 큰 소리를 칠 용기를 준다는 것이다. 수많은 젊은 여성들처럼 나는 다른 사람들을 즐겁게 하고 그들이 나를 좋아하게 해야된다는 생각에 고통받곤 했다. 나는 내가 첫 아이를 임신했을 때 유명한 요가 강사의 수업에 참석했을 때를 기억한다. 이 강사는 수업의 모든 인원이 서 있는 자세로 몸통 비틀기 자세(Standing Twist)를 취하도록 했다. 그는 나를 앞으로 불러내서 "어디 다쳤어요?" 라고 물어봤다. 나는 그에게 내가 임산부라는 것을 다시 한번 알려줬고 그는 "내 부인은 임신 중에 이 자세를 했고 아무 문제가 없었어요."라고 말했다. 나는 그 순간 그 수업을 박차고 나와야 했었지만, 그가 나를 동료로서 좋아해주길 바랐다.

40대에 두번째 임신을 하고 임신 중기에 나는 비슷한 상황에 다시 처하게 됐다. 이번에는 다른 강사의 수업에 참여하고 있었고 그는 내게 엎드려서 코브라 자세를 취하라고 말했다. 나는 "아이를 깔고 엎드리라고요?" 라고 말했다. 나는 그를 매우 무서워했고 내 진심을 말하면서 새로 찾은 자신감에 미소가 지어졌다.

나는 사람들이 잘못된 정보를 줄 때 그들에게 소리를 쳐야한다고 말하는 것이 아니고, 당신 또한 귀를 기울일 필요가 없다. 40대가 되면 대부분은 본인이 어떤 사람인지 그리고 무엇이 본인을 화나게 하는지 잘 안다. 무언가가 당신의 마음에 들지 않거나, 누군가가 당신을 겁먹게 하거나, 위협하거나, 나쁜 정보를 알려주려 하고 있을 때는, 그 자리를 떠나도 된다. 그리고, 이건 요가 강사들과 개인 트레이너에게도 적용된다. 당신 내면의 지혜는 당신을 인도할 것이고 당신의 신체는 어떤 것이 옳은지 아닌지를 알려줄 것이다. 신체의 지혜에 귀를 기울이고 내부적 조치를 믿어라.

엄마의 동작

능동적인 브릿지 자세 (Active Bridges)

요가에서의 브릿지 자세는 볼기근(둔근)보다 허리에 조금 더 집중한다. 피트니스에서의 브릿지 자세는 볼기근에 많이 집중한다. 나는 이 자세를 양쪽 방식으로 모두 연습해봤고, 이는 완전히 동일한 움직임이지만 특정 신체 부위를 주목함으로써 강조하고 싶은 신내 부위를 고를 수 있음을 알게 되었다. 나는 둔근 브릿지를 좋아하며, 브릿지 자세를 취해서 들어올렸을 때 "둔근에 힘을 줄 것" 라고 말하는 것을 생각해보면 요가 커뮤니티에서 다소 반항적인 존재이다. 엄마로서, 나는 후면 사슬 단련의 좋은 점을 알고 있으며 후면 사슬을 대상으로 한 움직임은 어떠한 것이든 좋은 운동이다. 나는 두 가지 운동을 혼합하는 것을 좋아한다. 다음은 내가 능동적 둔근 브릿지를 하는 방법이다.

- 똑바로 누워서 무릎을 굽히고 양 발은 엉덩이 넓이로 벌린 자세로 시작하라. 모든 발가락들이 똑바로 앞을 향해 가리키고 양 무릎이 무릎과 수직한지 확인하라 (그림 a 참조).
- 엉덩이를 천천히 무리하지 않는 선에서 높이 들어올리면서 가슴이 수평하게 확장되고 복부가 수직하게 늘어나는 느낌을 받게 한다 (그림 b 참조). 어깨가 단단하게 뭉쳐있을 때는 요가 매트의 양 옆을 잡아도 되고, 어깨가 살짝 더 넓을 때는 손바닥을 바닥에 올려놓아도 된다.
- 엉덩이를 들어올린 상태에서 모든 발가락들이 똑바로 앞을 향해 가리키도록 유지하면서, 볼기근을 수축시키고 이 강력한 근육군이 들어올리는 것을 보조하게 하라. 심장 중심부에 공간이 넓음을 느끼고, 호흡하라.
- 이내 들어올릴 때마다 둔근을 수축시키면서 10차례 허리를 내리고 들어올려라.

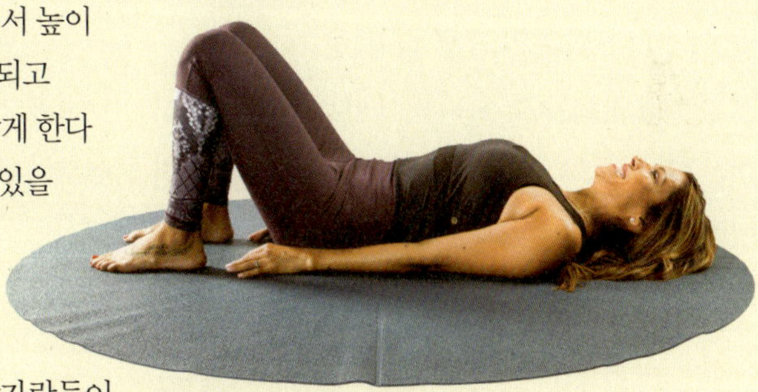

a

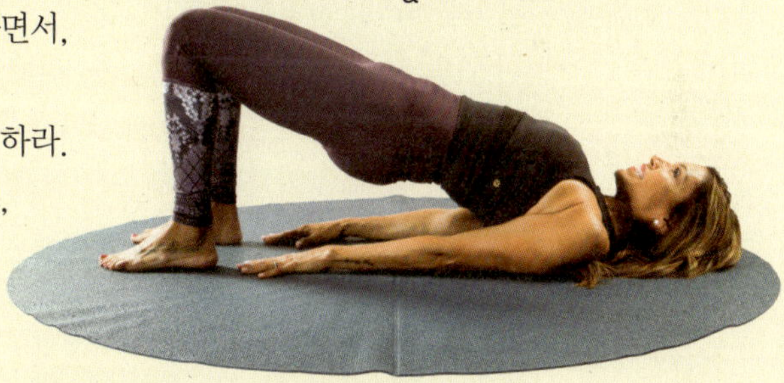

b

능동적 브릿지 자세를 취하면 허리와 볼기근에 좋고, 이 자세는 어떠한 장비도 필요하지 않기 때문에 휴가지에서도 집에서도 할 수 있다. 아기 또는 유아와 운동을 하고 있다면, "런던 브릿지" 노래를 부르면서 아기를 가슴 위에 눕혀놓거나 유아를 무릎 위에 앉혀놓고 해도 된다. "falling down" 소절을 부를 때 마다, 엉덩이를 바닥에 내린 후 계속해서 올렸다 내려라. 당신의 아기는 하나의 게임이라 생각하며 재밌어하고 자주 웃을 것이다.

누구도 당신에게 말해주지 않은 정보

월경전 증후군 (PMS)과 카페인

전 세계의 여성들에게 있어서 월경전 증후군(premenstrual syndrome)은 감정 기복, 체중 변동, 두통, 팽만감, 기타 불쾌한 징후들을 야기할 수 있다. 연구원들은 카페인 섭취가 월경전 증후군을 악화시킬 수 있음을 발견했다. 다른 한편으로는 카페인이 건강에 미치는 좋은 점을 입증한 연구가 있다. Mothers Into Living Fit을 위해서 카페인 섭취를 줄이되 완전히 끊을 필요는 없는 중립적인 섭취를 권장한다. 일일 섭취량을 한 잔의 커피에 해당하는 200-300mg으로 제한하라. 또한, 커피 말고도 카페인이 있음에 유의하라. 당신의 식단에 숨겨져 있을 수 있는 카페인 섭취원에는 탄산음료, 초콜릿, 아이스크림, 에너지 드링크가 있다.

당신의 아이에 대한 사랑의 시각화

본인 신체의 이야기를 살펴보기

휴식 자세(Relaxation Pose)로 누워서, 편안하게 몸을 펼치라. 안대가 있는 경우, 내면 살짝 깊은 곳에 집중하고 외부 자극으로부터의 감각을 회수할 수 있기 위해 눈을 가리라. 요가 수행자들은 이것을 프라티야하라(pratyahara)라고 하며, 감각의 철수(sense drawl)라는 의미이다. 호흡을 점차 느리게 만들고 생각 또한 느려지고 있음을 감지하라. 당신의 집중과 주의를 신체의 왼쪽으로 옮기라. 왼쪽 폐에 집중하고, 허리 왼쪽편에 집중하라. 이내 천천히 신체의 왼쪽을 왼발부터 머리의 왼쪽까지 꼼꼼하게 살펴보라. 신체의 왼쪽에 있는 어떠한 문신, 흉터, 부상, 트라우마, 기쁨에 관심을 기울이라. 이쪽에는 어떠한 이야기가 있는가? 신체 왼쪽에 대해 생각할 때 어떠한 기억들이 생각나는가? 신체 왼쪽에 관련된 어떠한 꼬리표나 비판거리가 있는가? 여기가 강한 쪽인가? 여기가 유연한 쪽인가? 신체 왼쪽이 더이상 도움이 되지 않는 어떠한 이야기를 붙잡고 있는가? 깊게 호흡하고 과거의 고통에서 벗어나면서 깊은 호흡을 느껴라. 스스로를 어떠한 어려운 상황에 처한 주인공이라고 생각하라(당신은 실제로 그런 사람이다). 당신은 지금 여기에 있고 모든 과거의 트라우마와 역경에서 살아남았다. 신체의 왼쪽 모든 곳에 빛, 사랑, 긍정적 에너지를 줄 것.

이내 천천히 당신의 집중과 주의를 몸의 오른쪽으로 옮기고 다시 한번 이쪽을 오른발에서 머리의 오른쪽까지 꼼꼼하게 살펴보라. 신체의 오른쪽에 관련된 어떠한 이야기, 감정, 생각, 기억을 감지하라. 신체의 오른쪽에 집중하고 다시 한번 신체의 오른쪽 모든 부분에 빛, 사랑, 긍정적 에너지를 줄 것.

요가 수행자들이 생명의 나무라 부르는 신체의 중심선인 척주에 주목하라. 신체의 양쪽이 이 중심선에서 조화롭게 결합되도록 하라. 어떠한 트라우마나 어려움이 신체의 중심선에 발생했다면, 신체의 양쪽이 당신의 중심선을 받치고 강화시키고 있음을 느껴라. 당신의 신체가 발끝부터 머리끝까지 그리고 그 위로 계속해서 빛나고 즐겁다고 상상하라. 지금 이 순간으로 다시 주의를 천천히 돌리고, 본인의 힘에 집중하라. 당신은 당신 본인의 이야기에서 주인공임을 명심하라. 당신의 신체가 당신을 위해 해왔고 앞으로도 계속 할 모든 것에 대해 감사하라. *Shanti*.

맛있는 음식들

다크 초콜릿

다크 초콜릿은 많은 상점에서 손쉽게 구할 수 있고 건강에 좋은 점이 많다. 다음은 다크 초콜릿이 건강에 좋은 점이다:

- 암 예방 가능성
- 항산화 영양소가 풍부한 슈퍼푸드
- 심장 건강 개선 가능성
- 뇌 기능 향상
- 혈압 안정화 보조
- 항산화 영양소가 풍부함

다크 초콜릿을 살 때는, 설탕이 아주 적게 들어있고 트랜스 지방이 없으며 코코아가 70%이상 함유된 fair trade나 유기농 초콜릿을 알아보라. 본인의 입맛에 맞는 브랜드(맛있어야 한다)를 고르고, 일일 최대 1온스 이하의 다크 초콜릿만 섭취하라.

참고문헌

American College of Obstetricians and Gynecologists (ACOG). July 2017. "Frequently Asked Questions Pregnancy." https://www.acog.org/Patients/FAQs/Exercise-During-Pregnancy

American College of Sports Medicine (ACSM). "The ACSM Definition of Cardiovascular Exercise." https://livehealthy.chron.com/acsm-definition-cardiovascular-exercise-7996.html

American College of Sports Medicine (ACSM). "Resistance Training For Health And Fitness." https://www.prescriptiontogetactive.com/app/uploads/resistance-training-ACSM.pdf

Babycenter. 2018. "Your Six-Week Postpartum Checkup." www.babycenter.com/0_your-six- week-postpartum-checkup_1152300.bc

Better Movement. "The SAID Principle." www.bettermovement.org/blog/2009/0110111

Carney, D.R., A.J.C. Cuddy, and A.J. Yap. 2010. "Power Posing: Brief Nonverbal Displays Affect NeuroendocrineLevels and Risk Tolerance." http://datacolada.org/wp-content/ uploads/2015/05/Carney-Cuddy-Yap-2010.pdf

Centers for Disease Control (CDC). "Healthy Pregnant or Postpartum Women." https://www. cdc.gov/physicalactivity/basics/pregnancy/index.htm

Centers for Disease Control (CDC). 2018. "Physical Activity Guidelines." www.cdc.gov/cancer/dcpc/prevention/policies_practices/physical_activity/guidelines.htm

Chopra, D. "5 Steps to Harness the Power of Intention." www.mindbodygreen.com/0-9603/5- steps-to-harness-the-power-of-intention.html

Chopra, D. 2005. Magical Beginnings, Enchanted Lives. New York: Three Rivers Press.

Clapp, J. 2012. Exercising Through Your Pregnancy. Omaha, NE: Addicus Books.

Cornish, J.L. Personal interview.

Crawford, N. "Exercising With Your Baby: The Babywearing Workout." https://breakingmus- cle.com/fitness/exercising-with-your-baby-the-babywearing-workout

Csikszentmihalyi, M.

Fit For Birth. N.D. "A Mother's Emotions Affect Her Unborn Child." http://getfitforbirth. com/a-mothers-emotions-affect-her-unborn-child

Gaskin, I.M. "Reducing Fear of Birth in U.S. Culture." https://www.youtube.com/watch?v=S9LO1Vb54yk

Guha, A. 2006. "Ayurvedic Concept of Food and Nutrition." http://opencommons.uconn. edu/cgi/viewcontent.cgi?article=1025&context=som_articles

Livestrong. "13 Benefits of Weightlifting That No One Tells You About." www.livestrong.com/slideshow/1008208-13-benefits-weightlifting-one-tells

Mayo Clinic. "Healthy Pregnant or Postpartum Women." https://www.cdc.gov/physicalac- tivity/basics/pregnancy/index.htm

Merriam-Webster. www.merriam-webster.com/dictionary/intention

Michael, R. "What Self-Care Is—and What It Isn't." Psych Central. https://psychcentral.com/blog/what-self-care-is-and-what-it-isnt-2

Morin, A. "The Secret of Becoming Mentally Strong." https://www.youtube.com/watch?v=T- Fbv757kup4

National Fitness Hall of Fame. 2007. www.nationalfitnesshalloffame.com/sattlerdrthomas.html

Orloff, J. 2014. "Yahoo Parenting: Is A 'Mother's Intuition' Real?" https://drjudithorloff.com/is-mothers-intuition-real/

Rosen, R. 2014. "Who Was Patanjali?" Yoga Journal. www.yogajournal.com/yoga-101/who-was-patanjali

Sattler, Thomas. Personal interview.

Wikipedia. "Linea Alba (Abdomen)." https://en.wikipedia.org/wiki/Linea_alba_(abdomen)

Wikipedia. "Linea nigra." https://en.wikipedia.org/wiki/Linea_nigra

Wilkes, C., M. Sagar, R.R. Kidd, and E. Broadbent. 2017. "Upright Posture Improves Affect and Fatigue in People With Depressive Symptoms." www.researchgate.net/publica- tion/305760982_Upright_posture_improves_affect_and_fatigue_in_people_with_depres- sive_symptoms

Wilson, J. 2017. "How Much Is Too Much Exercise When You're Pregnant?" www.cnn.com/2013/09/20/health/pregnant-woman-weightlifter-crossfit/index.html

저자 소개

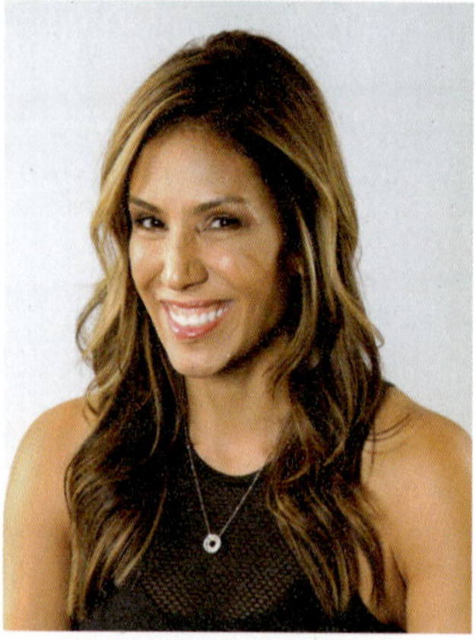

Desi Barlett(공인 퍼스널 트레이너, 요가 국내 공인 요가 지도자)는 20년이 넘는 세월 동안 건강과 웰니스에 대해 가르쳐 왔다. 그녀는 활발한 동기부여자이자 국제적인 발표자 겸 대변인을 널리 구하고 있었다. 그녀의 교습법은 내면의 즐거움을 이용하고 이 상태를 겉으로 표현하는 움직임을 만든다.

Barlett은 본래 시카고에서 무용을 부전공으로 운동학 학위를 취득했고, 기업체 피트니스 석사 학위를 취득했다. 그녀는 요가, 퍼스널 트레이닝, 임산부 및 산후 피트니스, 그룹 피트니스에 대한 고급자 자격증을 갖고 있다. 그녀는 미국 스포츠 의학회와 미국의 공인 퍼스널 트레이너 협회를 통해 평생 교육을 제공하고 있다. 그녀는 미 해군 및 Manduka, Gaiam, Equinox, Mattel을 위시한 수많은 대기업들에서 일했다.

Barlett은 Los Angeles에서 Alicia Silverstone과 Kate Hudson을 위시한 수많은 유명인사들과 일했다. 그녀의 고무적이고 특별한 수업은 ABC, NBC, Fox, Univision, Hallmark, Lifetime과 같은 방송사에서 소개되기도 했다. 그녀는 전 세계의 사람들과 운동의 기쁨에 대한 메세지를 열정적으로 전하고 있으며, 그녀의 DVD는 미국, 라틴 아메리카, 유럽에 배포되고 있다. 현재, 그녀는 Better Belly Yoga, Latin Groove, Total Body Tone 과 같은 요가, 피트니스, 댄스에 관련된 DVD를 찍었다. 그녀는 피트니스와 요가의 많은 분야에서 다양한 경력을 갖고 있으며 Gaiam의 제품 담당 책임자 및 Equinox Santa Monica의 그룹 피트니스 매니저였고, Manduka에서 새로 원형 요가매트를 만들었다. 현재 그녀는 Manduka의 홍보대사이며 그들이 개최하는 커뮤니티 행사의 책임자이다.